影像学核心复习系列丛书

Steven L. Blumer / David M. Biko / Safwan S. Halabi

PEDIATRIC IMAGING *A Core Review*

儿科影像学

核心复习

斯蒂夫·L. 布鲁默

主 编 〔美〕大卫·M. 比科

萨夫万·S. 哈拉比

主 译 钟玉敏

天津出版传媒集团

天津科技翻译出版有限公司

著作权合同登记号:图字:02-2019-106

图书在版编目(CIP)数据

儿科影像学:核心复习 / (美)斯蒂夫·L.布鲁默(Steven L. Blumer),(美)大卫·M.比科(David M. Biko),(美)萨夫万·S.哈拉比(Safwan S. Halabi)主编;钟玉敏主译. —天津:天津科技翻译出版有限公司,2022.5

(影像学核心复习系列丛书)

书名原文:Pediatric Imaging: A Core Review

ISBN 978-7-5433-4191-3

Ⅰ.儿… Ⅱ.①斯… ②大… ③萨… ④钟… Ⅲ.①小儿疾病-影像诊断 Ⅳ.①R720.4

中国版本图书馆 CIP 数据核字(2021)第 250977 号

本书提供了药物的适应证、副作用和剂量疗程,可能根据实际情况进行调整。读者须阅读药品包装盒内的使用说明书,并遵照医嘱使用。本书的作者、编辑、出版者或发行者对因使用本书信息所造成的错误、疏忽或任何后果不承担责任,对出版物的内容不做明示的或隐含的保证。作者、编辑、出版者或发行者对由本书引起的任何人身伤害或财产损害不承担任何责任。

授权单位:Wolters Kluwer Health, Inc.
出　　版:天津科技翻译出版有限公司
出 版 人:刘子媛
地　　址:天津市南开区白堤路 244 号
邮政编码:300192
电　　话:(022)87894896
传　　真:(022)87893237
网　　址:www.tsttpc.com
印　　刷:天津新华印务有限公司
发　　行:全国新华书店
版本记录:889mm×1194mm　16 开本　16.5 印张　350 千字
2022 年 5 月第 1 版　2022 年 5 月第 1 次印刷
定价:128.00 元

(如发现印装问题,可与出版社调换)

译者名单

主　译

钟玉敏　上海交通大学医学院附属上海儿童医学中心

副主译

盛　茂　苏州大学附属儿童医院

邵　虹　上海交通大学医学院附属上海儿童医学中心

郭　辰　上海交通大学医学院附属上海儿童医学中心

译　者（按姓氏汉语拼音排序）

贾慧惠　苏州大学附属儿童医院

刘玉奇　苏州大学附属儿童医院

欧阳荣珍　上海交通大学医学院附属上海儿童医学中心

彭雅枫　上海交通大学医学院附属上海儿童医学中心

孙　燕　上海交通大学医学院附属上海儿童医学中心

孙爱敏　上海交通大学医学院附属上海儿童医学中心

王　谦　上海交通大学医学院附属上海儿童医学中心

王晓霞　上海交通大学医学院附属上海儿童医学中心

谢玮慧　上海交通大学医学院附属上海儿童医学中心

徐　琳　上海交通大学医学院附属上海儿童医学中心

编者名单

Paul Clark, DO
Assistant Professor
Department of Radiology
F. Edward Hebert School of Medicine
Uniformed Services University of the Health Sciences
Bethesda, Maryland
Chief of Pediatric Imaging
Department of Radiology
Fort Belvoir Community Hospital
Fort Belvoir, Virginia

Kathleen Schenker, MD
Attending Pediatric Radiologist
Nemours/A.I duPont Hospital for Children
Wilimington, Delaware

中文版前言

《儿科影像学:核心复习》一书分为8个章节,基本覆盖了儿科放射学的各个系统。本书在详细阐释儿科放射学各系统疾病基本知识的同时,着眼于利用大量丰富的病例资料与高质量的图像来提高读者对疾病的理解、影像学检查方法的选择及典型图像的记忆,强调了实例训练对提高儿科放射诊断水平的重要性。

译者们在参与翻译工作的过程中,无不体会到本书的精心编排:简要而典型的病史;初步影像学检查结果的展示;可能的鉴别诊断;下一步合理的影像学检查方法及结果。书中的解析部分不但详细阐释了题目所涉及疾病的基本知识,同时对选项中的错误答案进行分析。读者在完成每一组题目后,通过解读患者的“资料”,对相关疾病的重点内容便有了不少认识,既激发了思考,又加深了印象。

愿本书的所有读者,无论是影像科住院医师,还是有一定经验的儿科放射学医师,都能通过阅读本书而有所收获。

本书翻译过程中,译者们力求精准到位,贴近原著,但难免有不当之处,敬请各位读者批评指正。

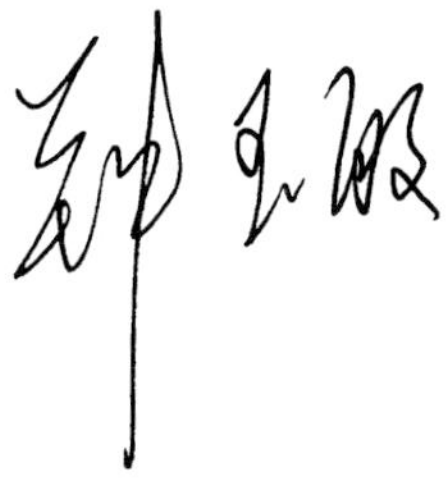

上海交通大学医学院附属上海儿童医学中心
影像诊断中心

丛书序言

《儿科影像学:核心复习》涵盖了儿科放射学的大部分领域,以类似核心考试的形式进行编排,相信会为住院医师评估并复习他们所学到的专业知识带来一定的帮助。

斯蒂夫·L.布鲁默博士、大卫·M.比科博士、萨夫万·S.哈拉比博士成功出版了这本体现"影像学核心复习系列丛书"理念和目标的《儿科影像学:核心复习》。各章采用多项选择题形式,便于读者针对某个专题进行学习。每个问题给出多个答案,每一题的正确答案不仅解释了此选项的理由,还分析了其他选项错误的原因;每个问题后还提供了相应的参考文献,以便读者进一步深入学习相关内容。

"影像学核心复习系列丛书"旨在通过300余道类似核心考试形式的问题,让住院医师、专科医师及执业医师对放射学重要概念、病例及临床实践进行复习。本书虽不能涵盖所有儿科影像学内容,但尽可能与核心考试内容保持一致,以满足临床实践需要。

作为"影像学核心复习系列丛书"的主编,我参与了编写工作,非常荣幸能与国际上多位杰出的放射学同仁一起为该系列丛书添砖加瓦。这套丛书的顺利出版离不开他们的无私奉献和辛勤付出。看到"影像学核心复习系列丛书"的读者逐渐增多,并得到了许多正面反馈,令人欣慰无比。

感谢斯蒂夫·L.布鲁默博士、大卫·M.比科博士、萨夫万·S.哈拉比博士以及撰稿人凯瑟琳·施恩科尔博士和保罗·克拉克博士。希望《儿科影像学:核心复习》能成为住院医师资格考试的绝佳备考材料,能为专科医师和放射科执业医师提供有价值的参考。

比伦·A.沙哈

丛书主编

前　言

美国放射学委员会将原来的三种美国住院医师资格考核形式缩减至目前的两种，不仅减少了测试次数，而且对内容的测试方式做了根本性的调整，通过丰富的影像学资料对病例进行推理诊断，取代了机械式死记硬背的方式，并强调日常实际病例研习的重要性。

编写此书的过程中，我们谨记以上准则。感谢保罗·克拉克博士和凯瑟琳·施恩科尔博士的付出，我们一起为此书收集了儿科放射学常见疾病及其丰富而高质量的影像资料，并针对各个病例设计能进一步激发读者思考及推理的提问，以期达到激发读者兴趣而非传统的机械式死记硬背的目的。

我们有幸师从优秀的儿科放射学医师，并在培训期间一直与他们在一起工作。我们还有幸与许多优秀的同事一起工作，他们是我们的导师，帮助我们成长，感谢他们！

通过本书，我们希望能够与年轻的放射学实习生分享我们所掌握的知识，很欣慰看到他们在专业知识上获得进步和成功。希望他们利用从本书中获得的知识，在培训和职业生涯中为儿科患者及其家庭提供高质量的诊疗。

最后，如果没有家人的理解，本书是不可能完成的。他们的理解和支持帮助我们顺利完成此书，真诚地感谢他们的支持。

斯蒂夫·L.布鲁默

大卫·M.比科

萨夫万·S.哈拉比

致 谢

我们要感谢丛书主编比伦·A.沙哈，还有劳伦女士和LWW的其他工作人员在本书的编写和出版过程中给予的指导和支持。

目 录

第 1 章　儿童胃肠道影像 …… 1

第 2 章　儿童泌尿生殖系统影像 …… 38

第 3 章　儿童肌肉骨骼系统影像 …… 70

第 4 章　儿童胸部影像 …… 105

第 5 章　儿童神经影像 …… 136

第 6 章　儿童血管影像 …… 195

第 7 章　儿童心脏影像 …… 211

第 8 章　儿童多系统疾病影像 …… 226

索引 …… 253

第 1 章　儿童胃肠道影像

问题

1　患儿，出生 2 天，胆汁性呕吐，拍摄 X 线片，下一步合理的处理方法是：

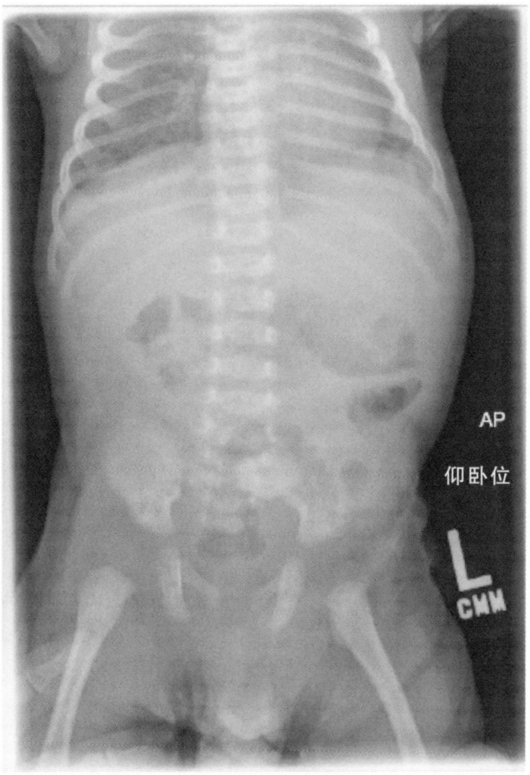

A.对比灌肠　　B.急诊上消化道造影检查

C.腹部超声　　D.无须进一步检查

2　下图所示是后续上消化道造影检查中的一幅图像，下列处理方法最合理的是：

A.腹部超声　　B.对比灌肠

C.外科急诊会诊　　D.腹部和盆腔 CT 扫描

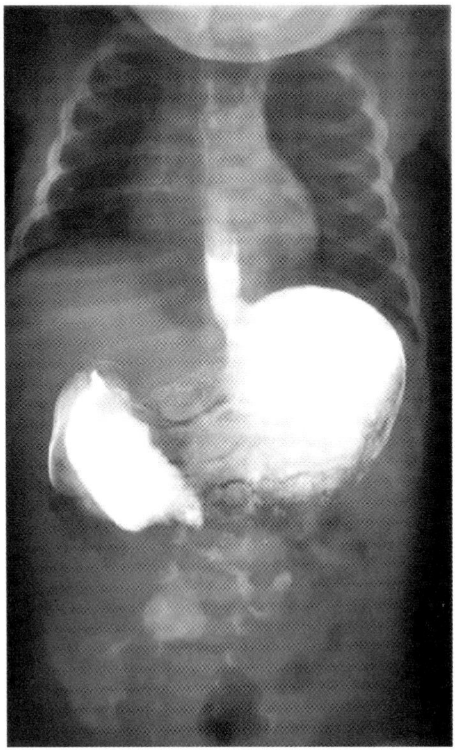

3 关于肠旋转不良和中肠扭转，以下正确的是：

A.该病通常发生于出生 1 年后

B.肠旋转不良是中肠扭转的易感危险因素

C.在肠旋转不良的患者中，盲肠通常位于正常的右下腹象限

D.肠旋转不良患者的肠系膜上动脉(SMA)与肠系膜上静脉之间的解剖位置关系正常

4 患儿，男，出生 6 周，因非胆汁样喷射性呕吐于急诊就诊。腹部 X 线片如下所示，下一步合理的处理方法是：

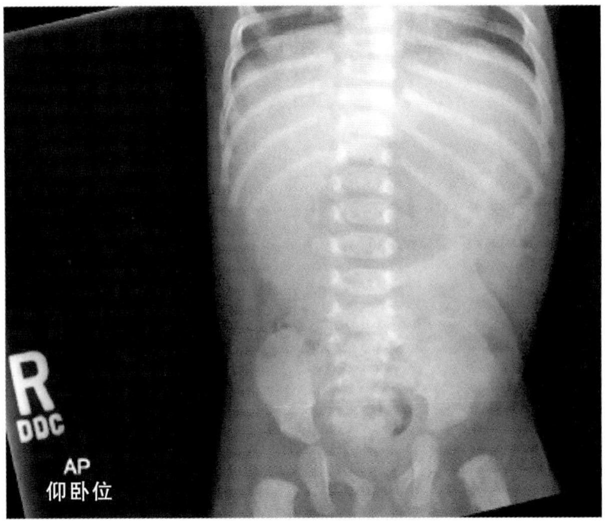

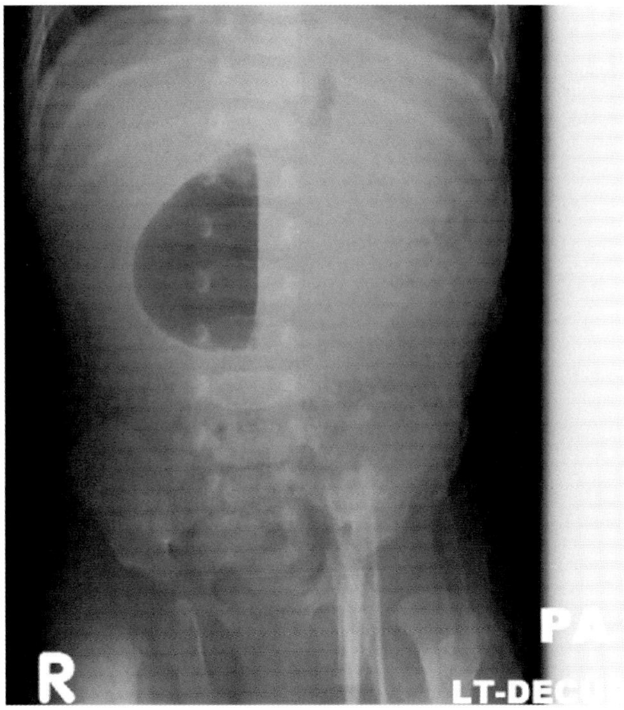

A.外科急诊会诊　　　　B.非急诊腹部超声检查

C.对比灌肠　　　　D.腹部和盆腔 CT 扫描

5 随后进行非急诊腹部超声检查，超声图像如下所示。这些图像并无明显变化。根据以上信息，以下正确的是：

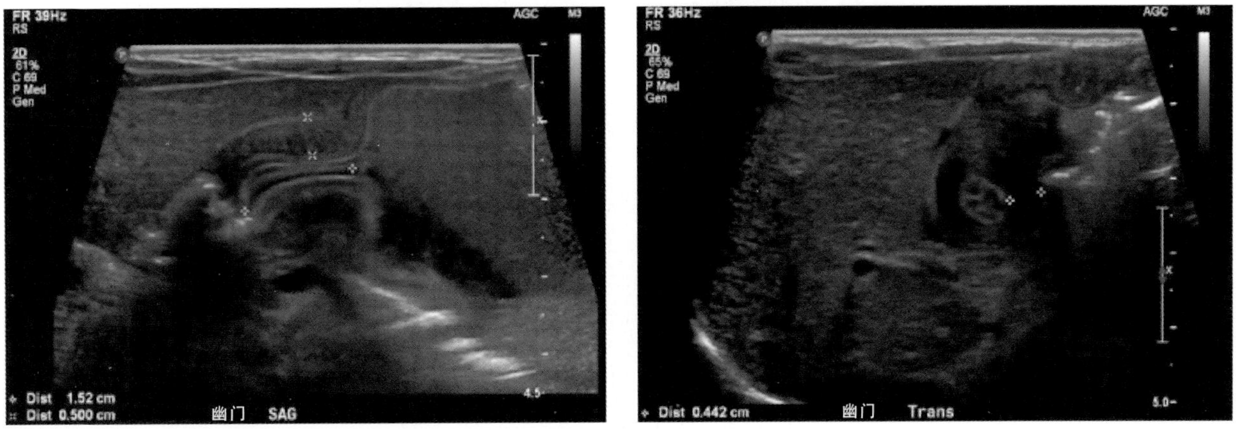

A.该病常发生于头胎女婴

B.通常用药物治疗

C.该病的超声检查可表现为“双轨”征和黏膜堆积

D.在该病的检查过程中，胃内容物通常易排空进入幽门

6 一例患儿接受腹部和盆腔 MRI 检查，典型图像如下所示。关于这些图像，以下正确的是：

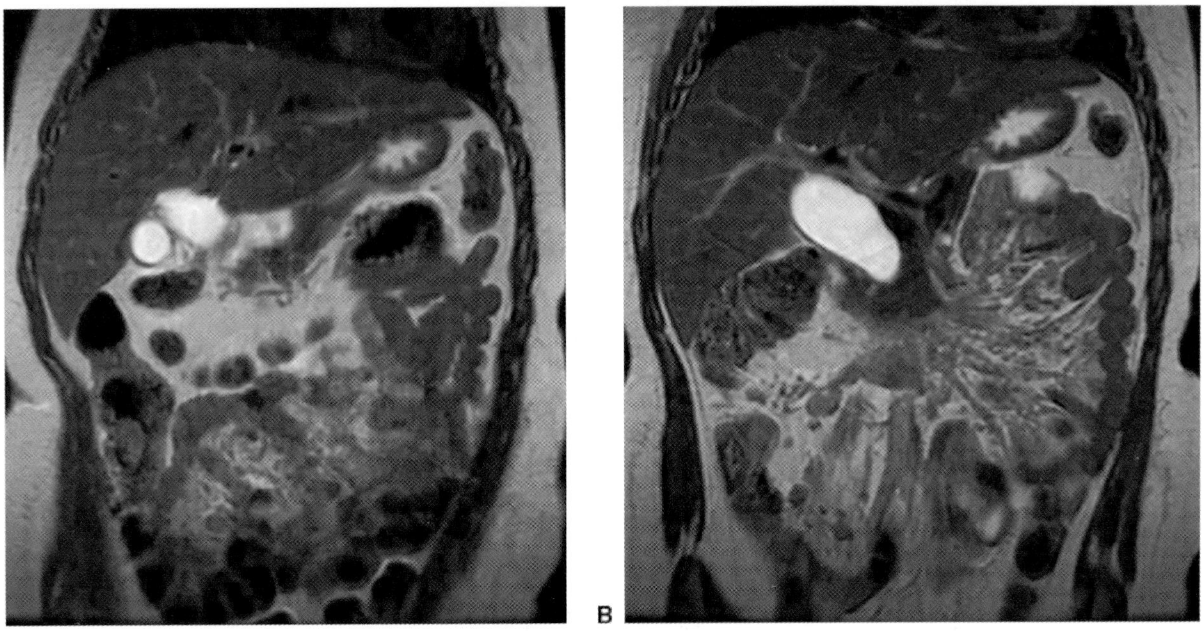
A　B

A.该病变是最常见的胆总管囊肿类型　　　　B.该病变符合胆囊炎

C.该病变符合 Caroli 病　　　　D.该病变符合胆总管囊肿ⅣA 型

7 新生儿外观正常，表现为腹胀及胎粪无法排出。其腹部 X 线片如下所示，下一步最合理的处理方法是：

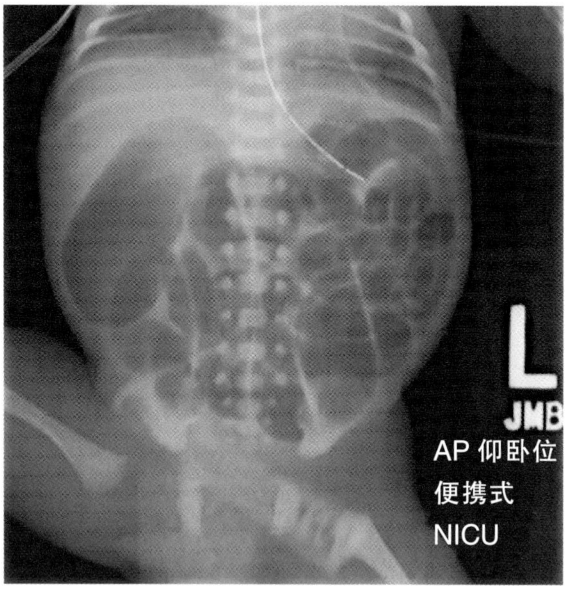

A.上消化道造影检查　　　　B.腹部超声

C.CT 扫描　　　　D.对比灌肠

8　随后对第 7 题中的患儿行对比灌肠,图像如下所示。最有可能的诊断是:

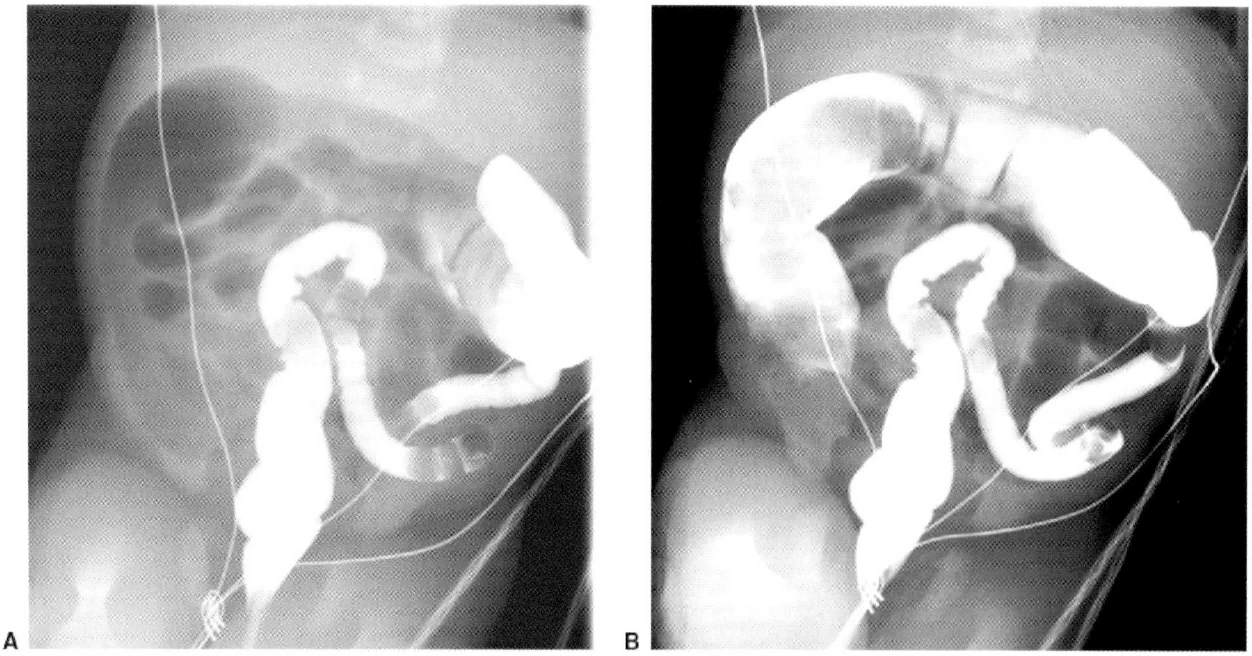

A.先天性巨结肠(Hirschsprung 病)　　　　B.结肠功能性发育不良

C.高位回肠闭锁　　　　D.低位回肠闭锁

9　关于第 8 题中的患者,以下正确的是:

A.首选治疗方法是手术治疗

B.反复使用水溶性对比剂灌肠无法缓解这一疾病

C.该病常见于患糖尿病或接受硫酸镁治疗的母亲所生的孩子

D.该病由空肠闭锁引起

10　以下哪种疾病仅发生于囊性纤维化患者中？

A.结肠功能性发育不良　　B.胎粪性肠梗阻

C.回肠闭锁　　D.空肠闭锁

11　关于细小结肠，以下正确的是：

A.常见于空肠闭锁病例　　B.在低位回肠闭锁患者中不可见

C.不常见于胎粪性肠梗阻　　D.在未经使用的结肠中可见

12　患儿，5 岁，病史不详，行 CT 扫描，图像如下所示。关于影像学发现，以下正确的是：

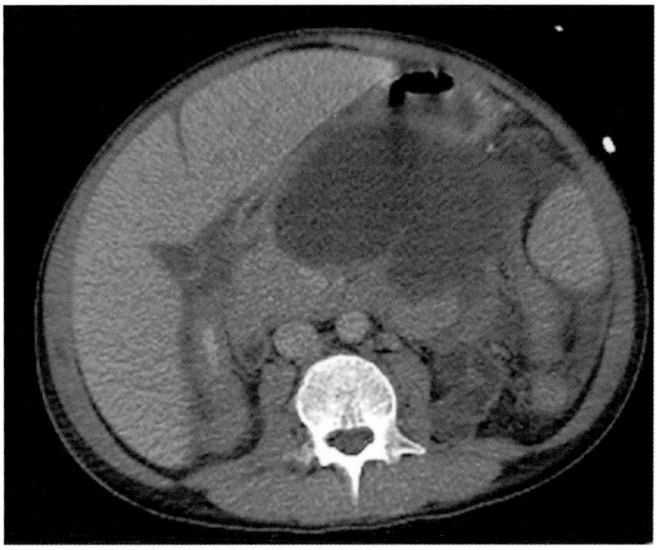

A.病因可能为非意外性创伤　　B.这是儿童胰腺炎的一种罕见并发症

C.这是儿童胰腺炎的一种早期并发症　　D.儿童胰腺炎的已知病因不超过两种

13　新生儿全身 X 线片如下所示。关于影像学发现，以下正确的是：

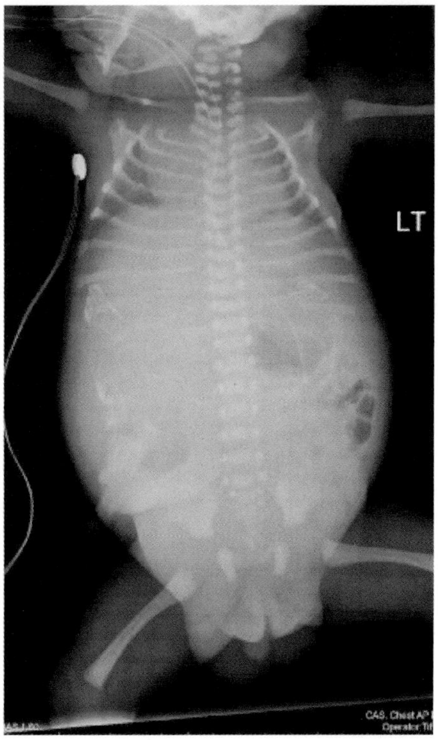

A.合并羊水过少
B.通常预后较差
C.这些表现是产前肠穿孔的结果
D.这些表现可能继发于出生后肠梗阻

14 患儿表现为新生儿黄疸合并高胆红素血症，行腹部超声检查，典型图像如下所示。下一步合理的处理方法是：

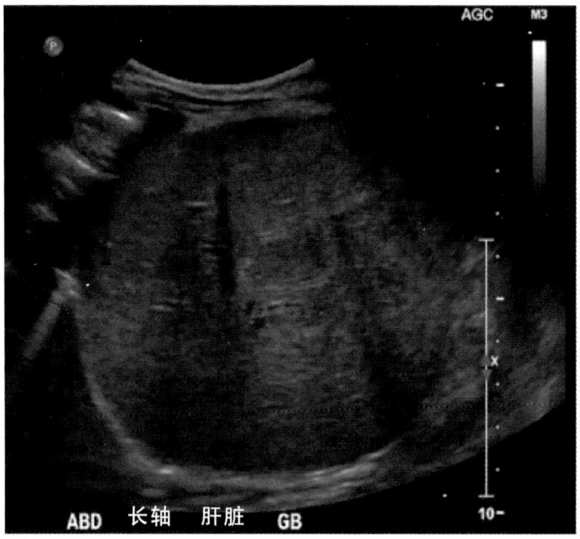

A.上消化道造影检查
B.^{99m}Tc-HIDA 扫描
C.腹部和盆腔 CT 扫描
D.无须进一步影像学检查

15 随后对第 14 题中的患儿行 ^{99m}Tc-HIDA 扫描，下列所示是静态图像，图像采集于注射同位素后 6 小时。下一步合理的处理方法是：

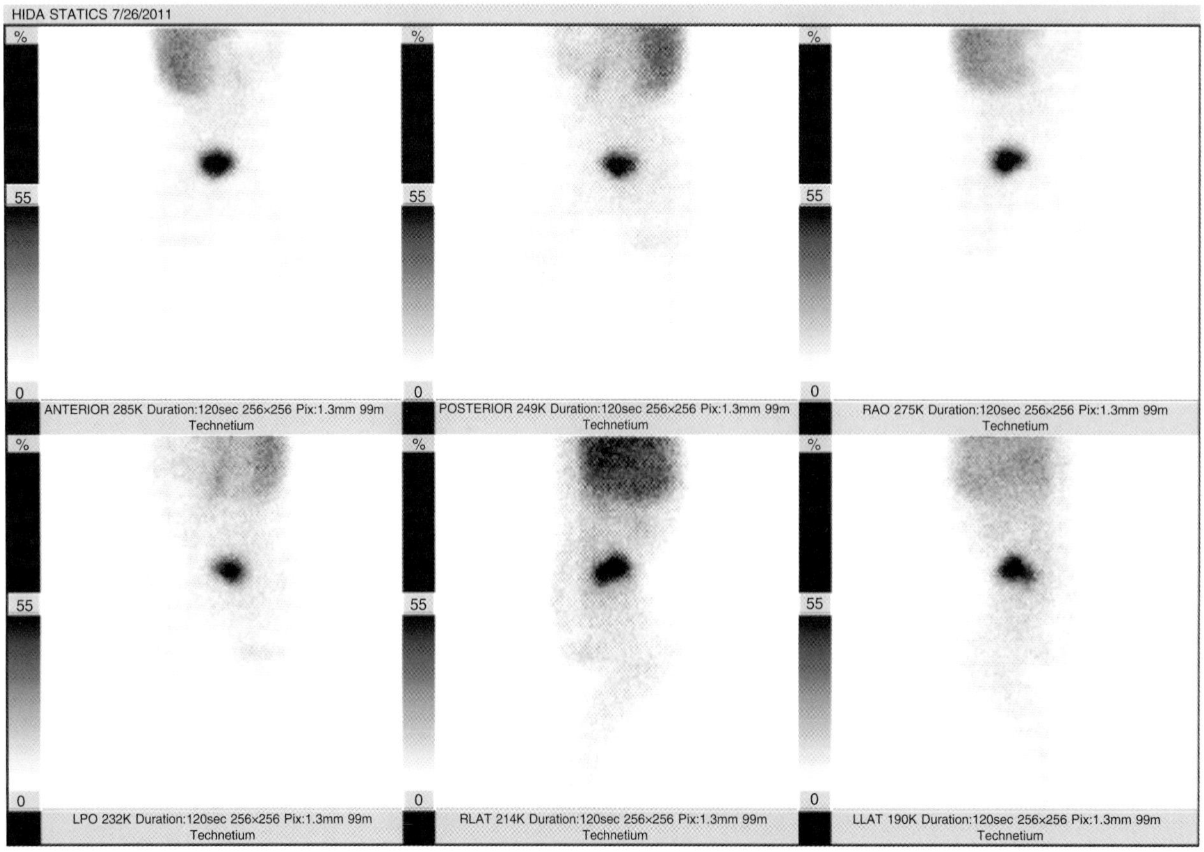

A.检查正常并应终止

B.表现符合慢性胆囊炎，应行外科急诊手术

C.应延迟 24 小时再次采集图像

D.SPECT 显像应能更好地描绘放射性示踪剂在盆腔中的积聚

16 遂决定对第 14 题和第 15 题中的患儿注射 ^{99m} 锝标记的放射性示踪剂，24 小时后采集延迟图像，持续 10min，前后位图像如下所示。关于影像学发现，以下正确的是：

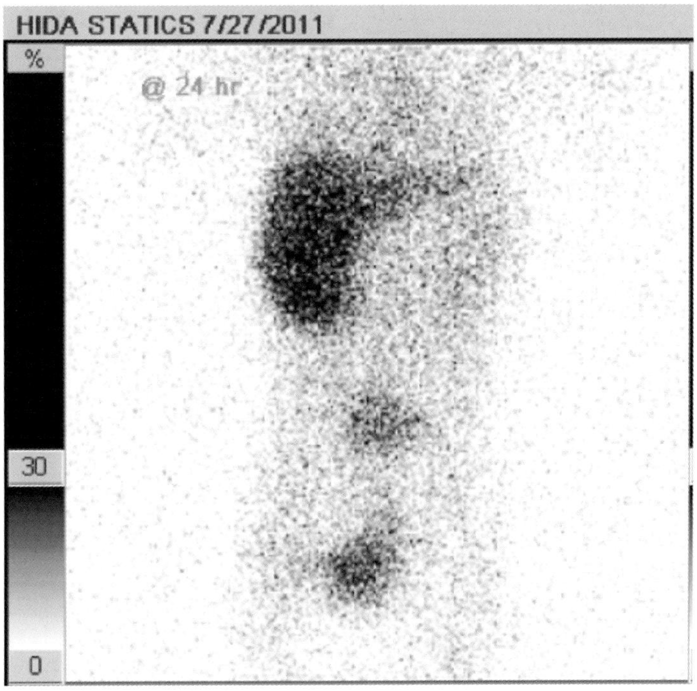

A.已排除新生儿肝炎

B.肝门空肠吻合术（Kasai 手术）为其治疗方法

C.影像学表现不符合胆道闭锁

D.患儿不太可能需要肝移植

17 在进行第 15 题和第 16 题中所述的检查之前，可以提前使用以下哪种药物以增强检查的特异性？

A.苯巴比妥

B.胆囊收缩素（CCK）

C.西咪替丁

D.吗啡

18 对一例有胃肠道出血病史的婴儿进行的超声和 CT 扫描图像如下所示。关于影像学表现，以下正确的是：

A.^{99m}Tc-Meckel 憩室同位素显像对诊断有帮助

B.病变可能起源于胰腺

C.这些表现符合最常见的胆总管囊肿类型

D.这些表现提示外生型囊性肾母细胞瘤

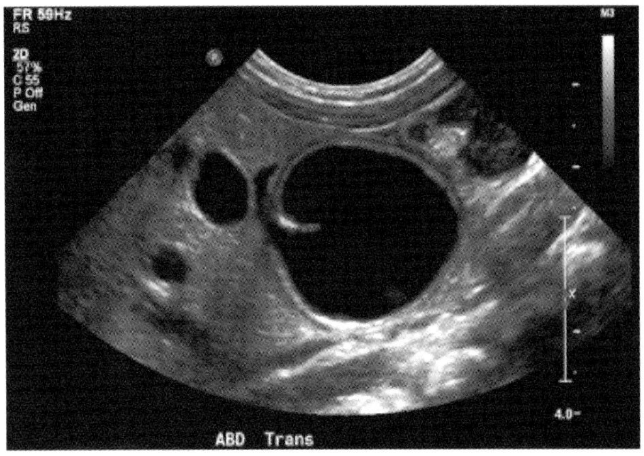

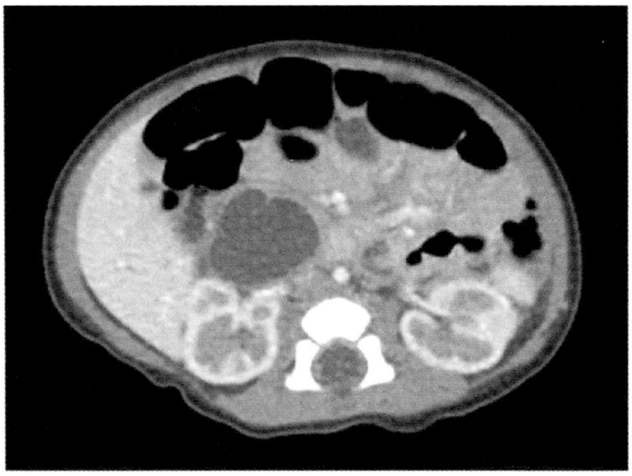

19　患儿,3岁,床旁胸部X线片中偶然发现腹部一异常密度影,如下所示。下一步合理的处理方法是:

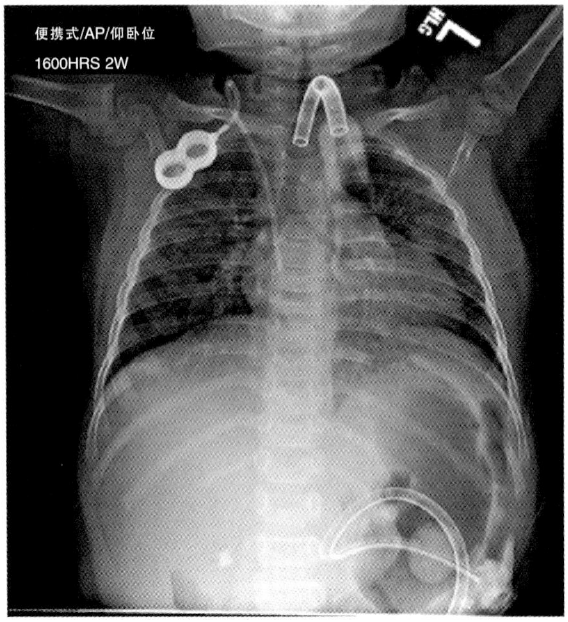

A.将异常发现告知接诊医师,并建议行腹部超声

B.无须进一步检查

C.将异常发现告知接诊医师,并建议立即行上消化道造影检查

D.将异常发现告知接诊医师,并建议急诊会诊,以检查胃空肠造口管的正确放置

20　进一步评估进行了CT(图A)和MRI检查(图B)而不是腹部超声检查,图像如下所示。最有可能的诊断是:

A.肝间叶性错构瘤　　　　B.肝细胞癌

C.肝母细胞瘤　　　　D.局灶性结节增生(FNH)

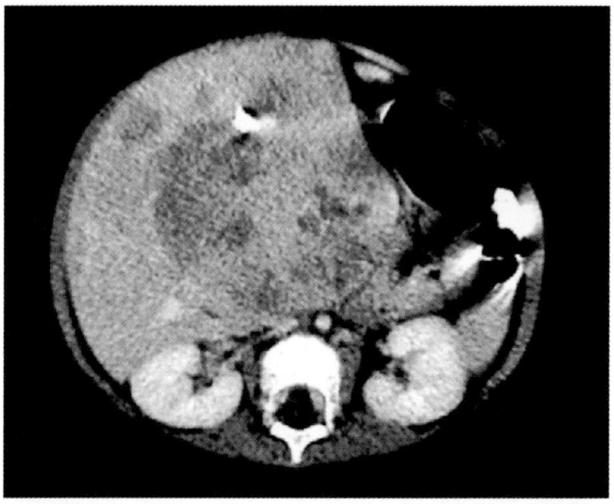
A

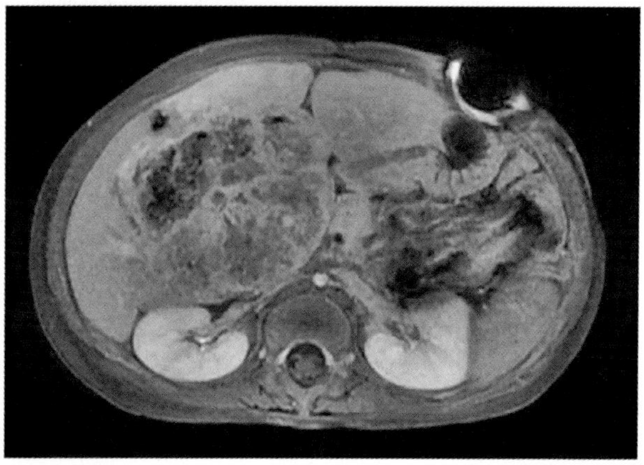
B

21 关于肝母细胞瘤,以下正确的是:

A.该病患者 AFP 通常不升高

B.与 Beckwith-Wiedemann 综合征相关

C.不合并其他先天性畸形

D.大多数肿瘤在确诊,甚至在新辅助化疗后也无法切除

22 一例青少年患者在机动车事故后出现反复呕吐。行上消化道造影检查,口服对比剂并等待较长时间后获得的图像如下所示。下一步最合理的处理方法是:

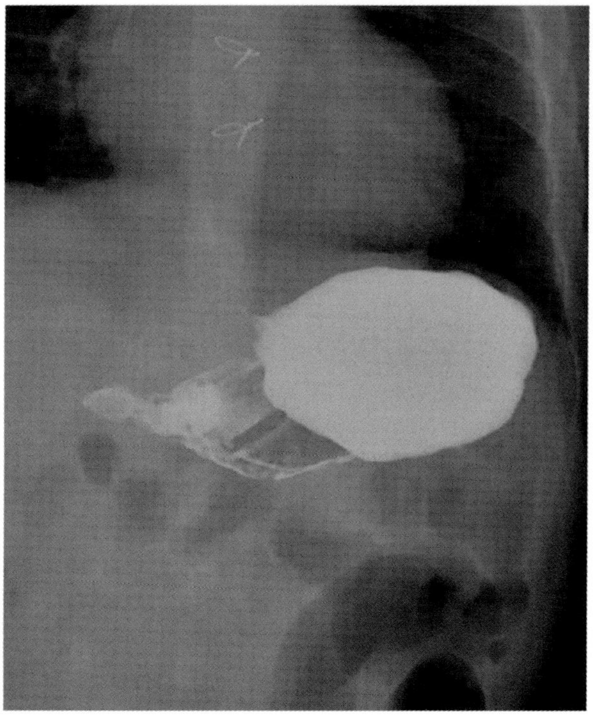

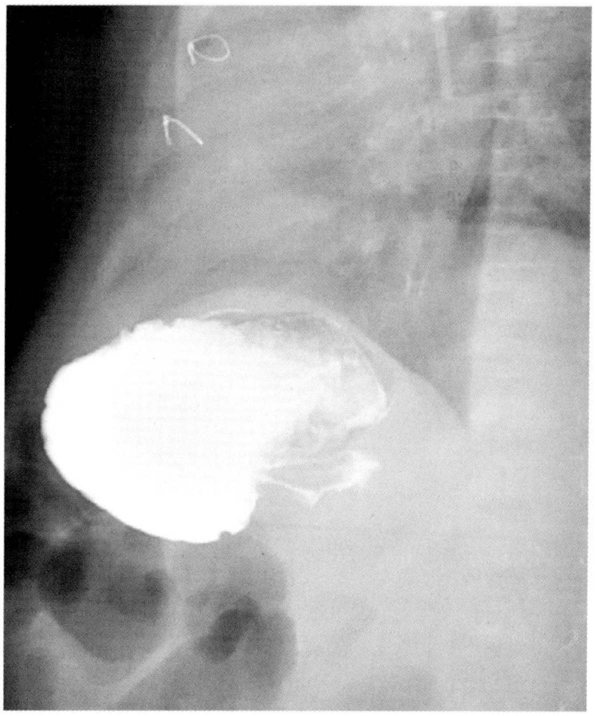

A.拍摄腹部 X 线片

B.继续等候,待小肠显影

C.胃排空功能测定

D.断层扫描

23　随后对第 22 题中的患者进行了静脉造影但无口服造影剂的 CT 扫描，图像如下所示。静脉注射造影剂。根据结果，以下正确的是：

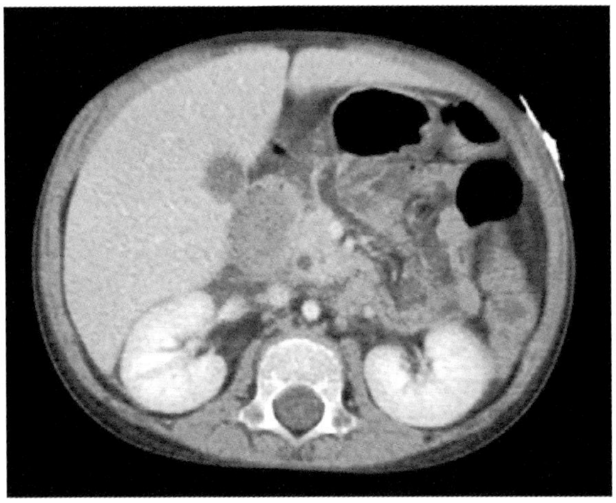

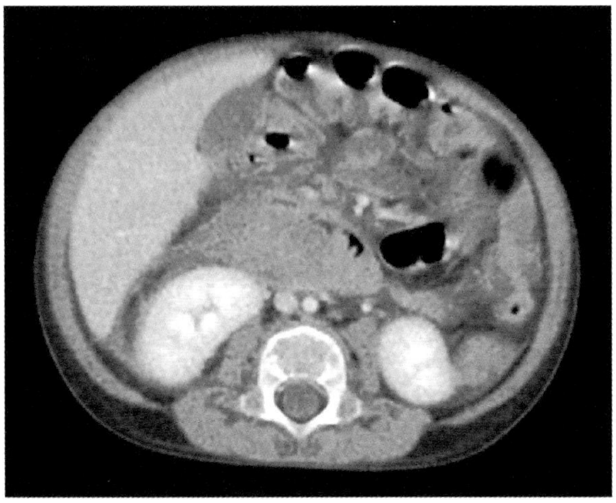

A.这些病变通常是腹部穿透伤的结果　　B.在年幼患儿中，这些病变通常与非意外创伤无关

C.抗凝通常可以防止这些病变的发生　　D.这些病变有时可由内镜活检引起

24　轴位 CT 图像如下所示。根据胰腺的影像学表现，最有可能的病因是：

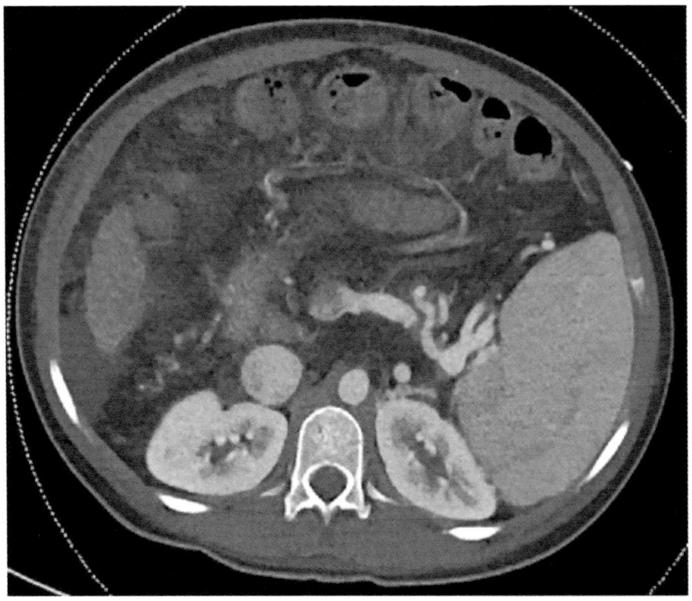

A.结节性硬化　　B.von-Hippel-Lindau 综合征

C.Sturge-Weber 综合征　　D.囊性纤维化

25　关于第 24 题所述患儿胰腺表现的最可能病因，以下正确的是：

A.该病常因于胎儿超声检查中发现肠管回声增强的表现而被怀疑

B.发汗试验对做出诊断无作用

C.支气管扩张在这些患者中很少见

D.通常诊断于成年期

26　一例幼儿有颈部淋巴结病、发热、“草莓舌”、皮疹和结膜充血等病史，超声图像如下所示。关于最有可能的病因，以下正确的是：

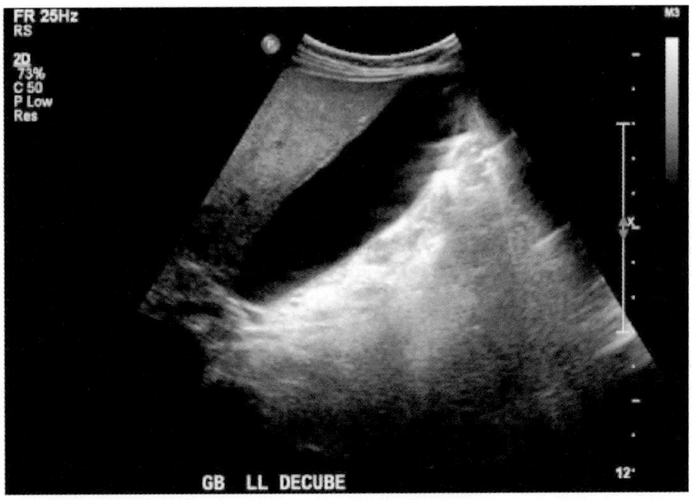

A.该病患者的心电图表现基本正常　　B.该病患者极少出现心肌炎

C.目前尚无已知的治疗方法　　D.合并冠状动脉瘤

27 于患者胃管注入 10mL 空气后拍摄图像如下所示。关于影像学表现,以下正确的是:

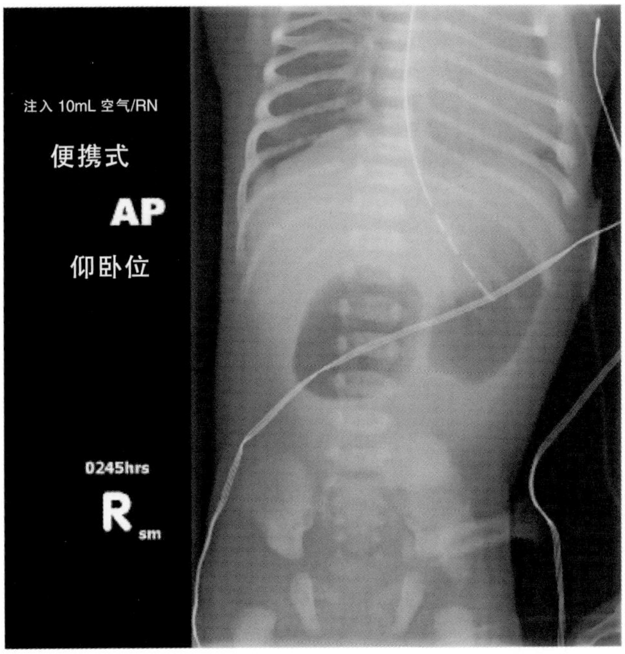

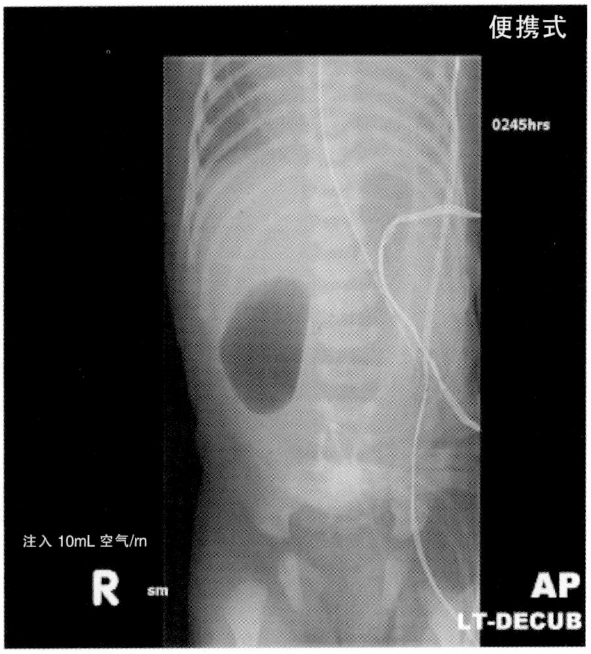

A.建议进行上消化道造影检查

B.此类情况应行药物治疗

C.这些表现由外在或内在因素导致的十二指肠梗阻引起

D.这些表现只见于 X 线片

28 关于十二指肠闭锁,以下正确的是:

A.“双泡”征是其特征性表现　　B.该病通常表现为非胆汁性呕吐

C.与唐氏综合征有很强的相关性　　D.闭锁段通常位于壶腹周围

29 胎儿 MRI 图像如下所示。关于最有可能的诊断,以下正确的是:

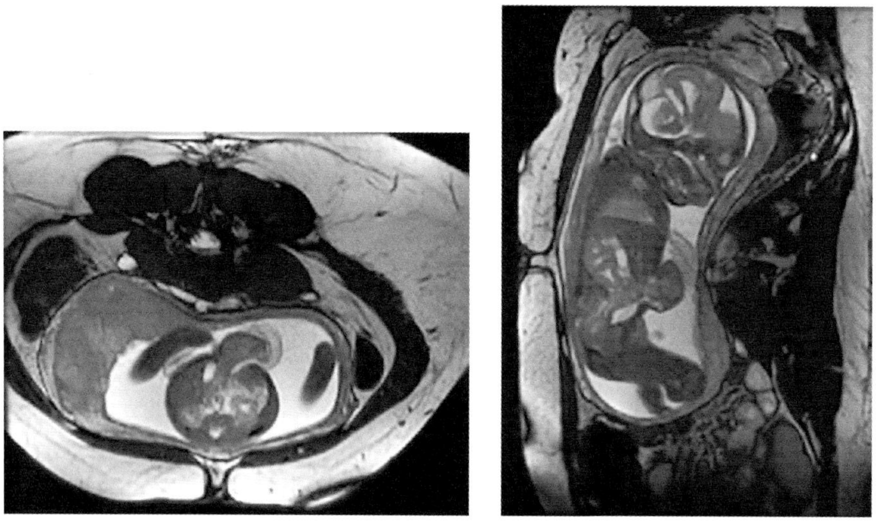

A.其他合并畸形并不常见

B.缺损通常无包膜覆盖

C.即便合并其他缺损,该病的死亡率也很低

D.脐带通常嵌入缺损中

30 关于腹裂,以下正确的是:

A.通常有中线缺损　　B.通常合并其他畸形

C.脐带通常嵌入缺损中　　D.宫内死亡率低

31 患儿为出生 3 天的早产儿,有血便病史,腹部 X 线片如下所示。下一步最合理的处理方法是:

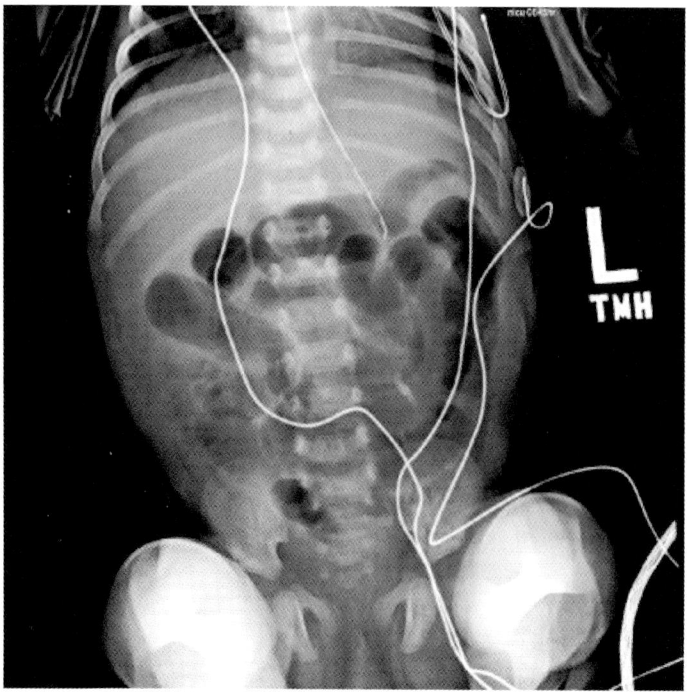

A.立即行上消化道造影检查

B.对比灌肠

C.急诊外科会诊

D.限制肠内营养,使用抗生素,并行腹部 X 线片随访

32 关于坏死性小肠结肠炎(NEC),以下正确的是:

A.大肠狭窄是已知的并发症

B.该病仅使用药物治疗

C.只发生于早产儿

D.肠壁积气为手术指征

33 对一例反复胃肠道出血的儿童进行的检查图像如下所示。关于异常病变,以下正确的是:

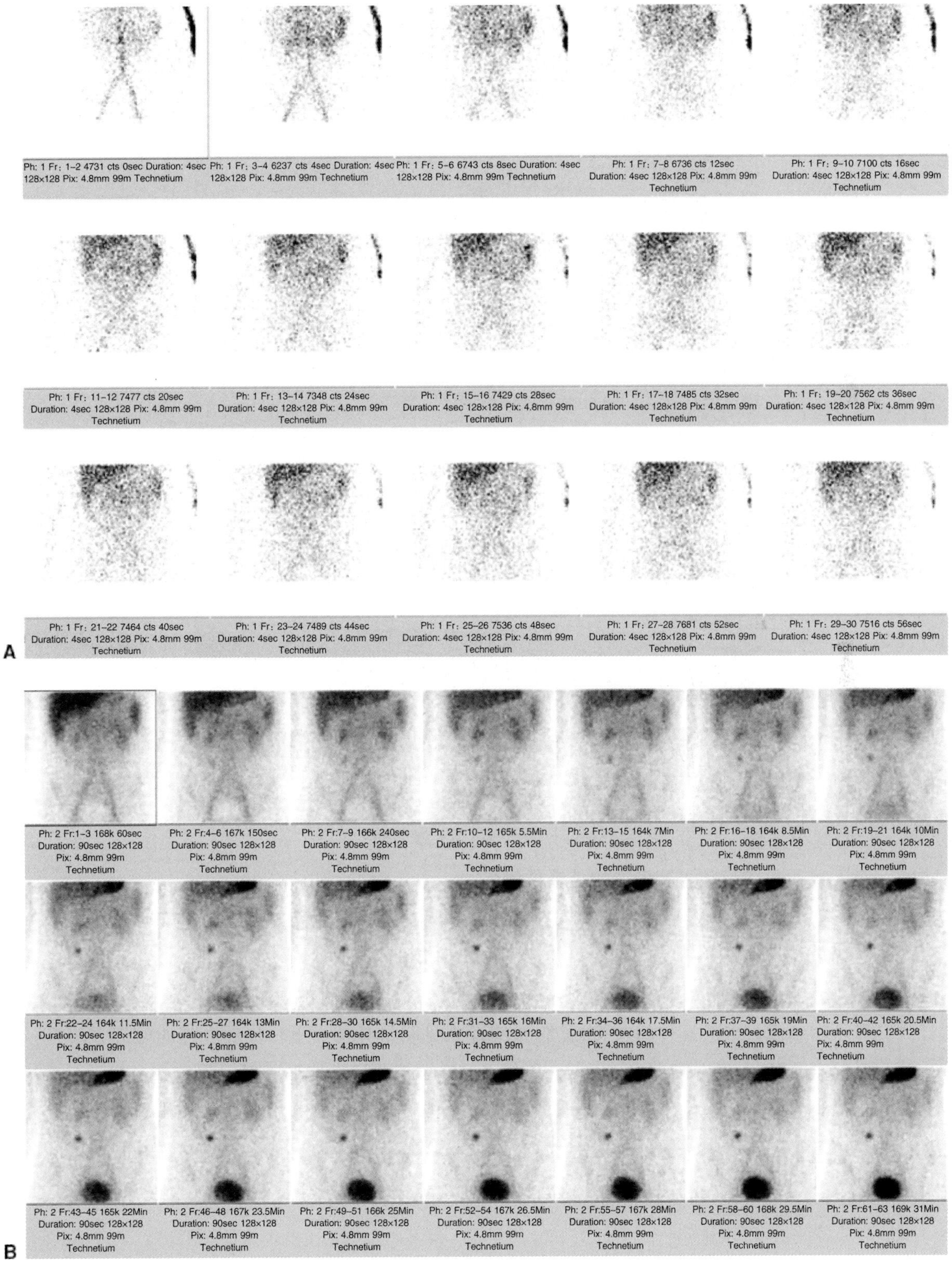

A.影像学表现提示假性憩室

B.该病最常见于右半结肠

C.这些结构最常由异位胃黏膜和胰腺黏膜构成

D.目前尚未发现该病的并发症

34 在对第 33 题中的患儿进行检查之前,提前使用以下哪种药物有助于提高检查的敏感性?

A.西咪替丁　　B.苯巴比妥

C.CCK　　D.吗啡

35 一来自新生儿重症监护病房的新生儿腹部 X 线片如下所示,以下哪一个置管不在正确的位置?

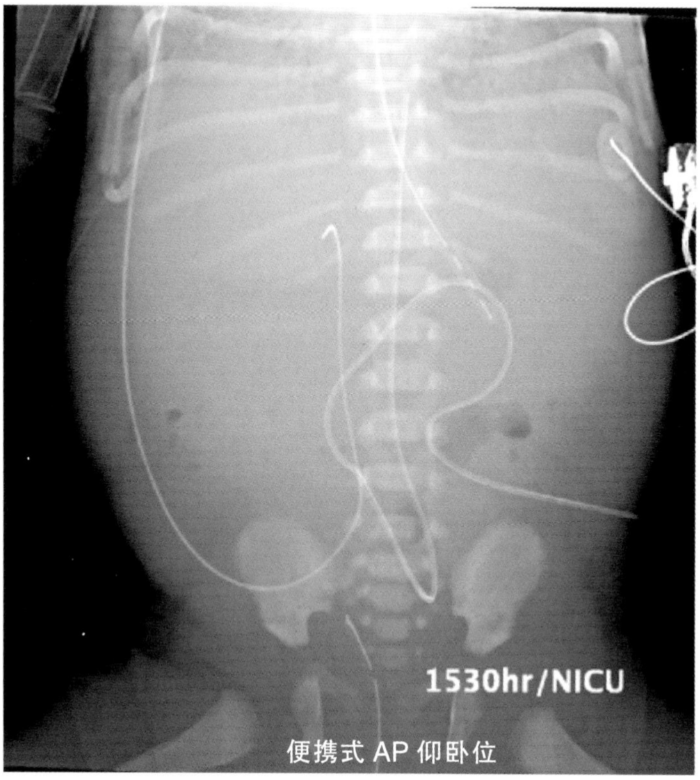

A.脐动脉置管　　B.脐静脉置管

C.膀胱导尿管　　D.鼻胃管

36 以下哪项是脐静脉置管尖端的正确位置?

A.上腔静脉-心房交界处　　B.下腔静脉-心房交界处

C.L3 或以下水平　　D.骶骨上

37 患儿,10 岁,体瘦,健康,最近出现发热和右下腹痛。体检时有肌抵抗及反跳痛,实验室检查结果显示白细胞计数升高伴核左移,腹部 X 线片未见明显异常。下一步最合理的处理方法是:

A.对比灌肠　　B.上消化道造影及小肠造影检查

C.右下腹超声　　D.腹部和盆腔 CT 扫描与静脉造影

38 对第 37 题中的患儿行右下腹部超声检查,典型图像如下所示。尽管有了如下影像学发现,临床医师仍高度怀疑阑尾炎。下一步最合理的处理方法是:

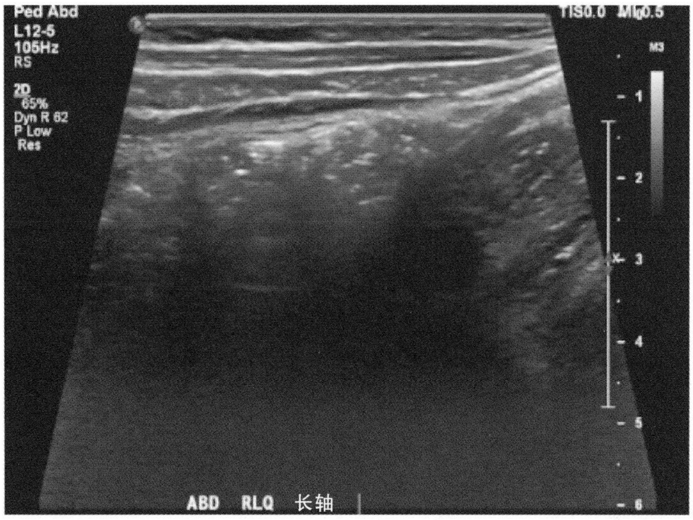

A.Meckel 憩室显像　　B.腹部和盆腔 MRI 检查

C.上消化道造影及小肠造影检查　　D.腹部和盆腔 CT 扫描与静脉造影

39 对第 37 题和第 38 题中的同一患儿进行的腹部和盆腔 MRI 扫描图像如下所示。有关异常影像表现,以下正确的是:

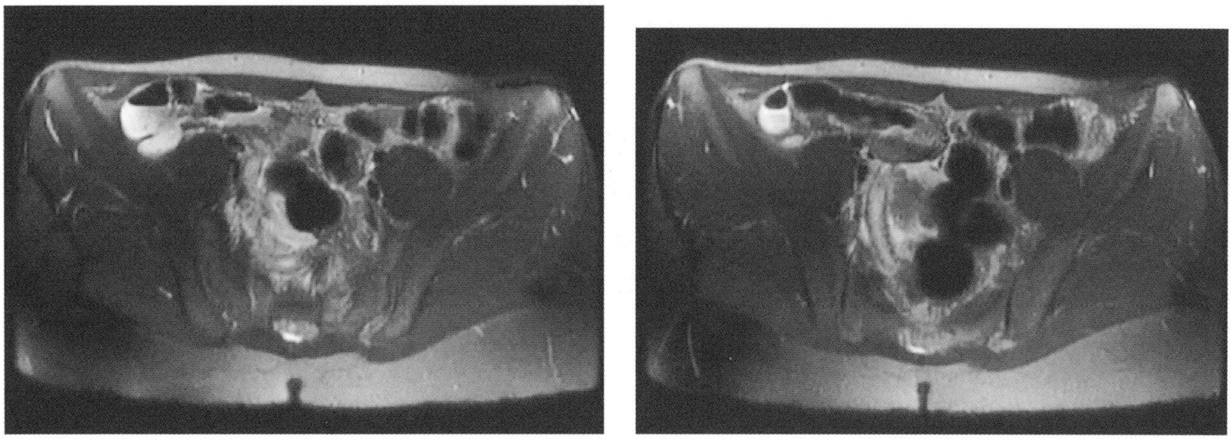

A.对于检出这种病变,CT 比 MRI 更为敏感

B.对于检出这种病变,MRI 比 CT 更为敏感

C.对于检出这种病变,CT 与 MRI 敏感性相同

D.对于检出这种病变,超声比 CT 更为敏感

40 患儿,6 月龄,有喘息史,检查图像如下所示。最有可能的诊断是:

A.检查结果正常　　B.胃食管反流

C.肠旋转不良合并中肠扭转　　D.十二指肠闭锁

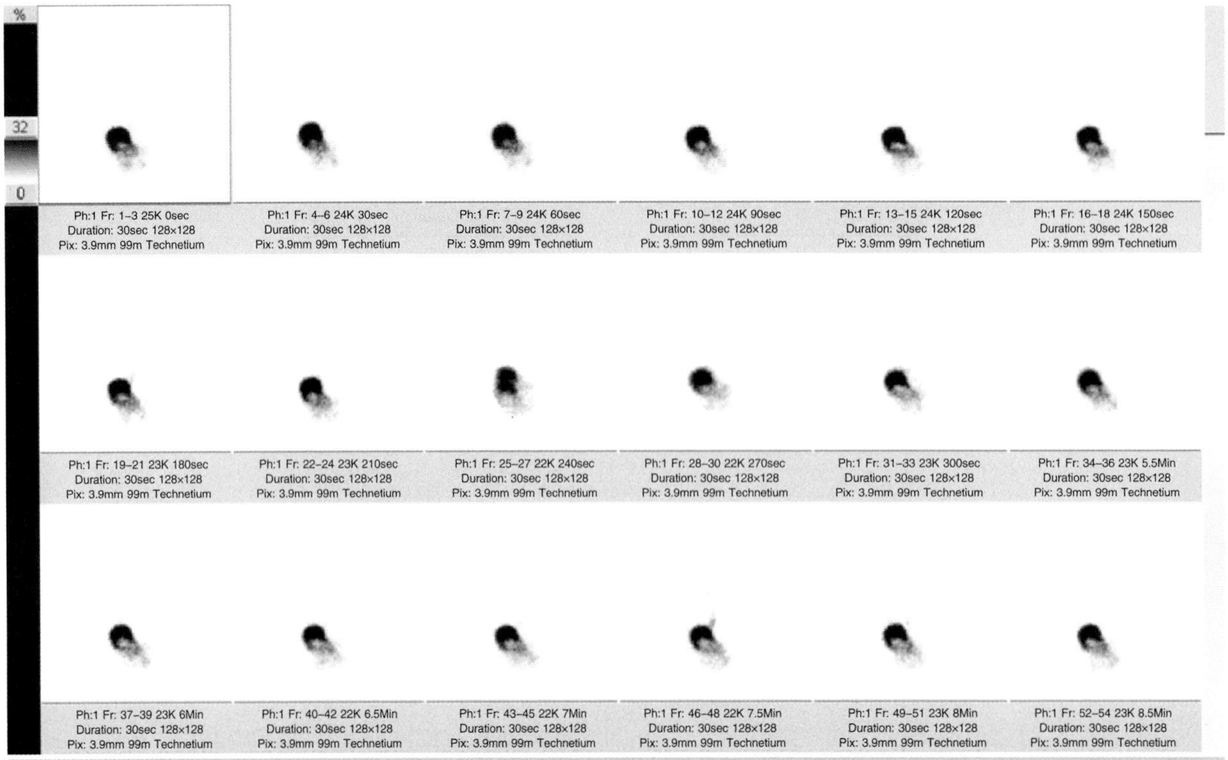

A

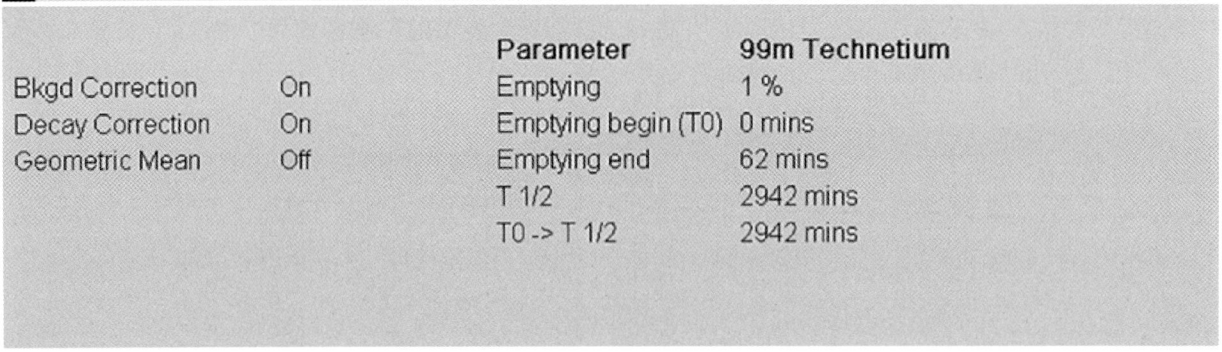

B

41 关于在第 40 题中患儿的检查所示，以下正确的是：

A.患儿胃排空很快　　B.患儿胃排空延迟

C.检查结果正常　　D.患儿可能有胆汁性呕吐

42 患者，16 岁，腹部 X 线片如下所示。关于该患者，以下正确的是：

A.X 线片正常　　B.应行盆腔超声做进一步评估

C.患者可能出现腹痛和血性腹泻　　D.应行急诊上消化道检查

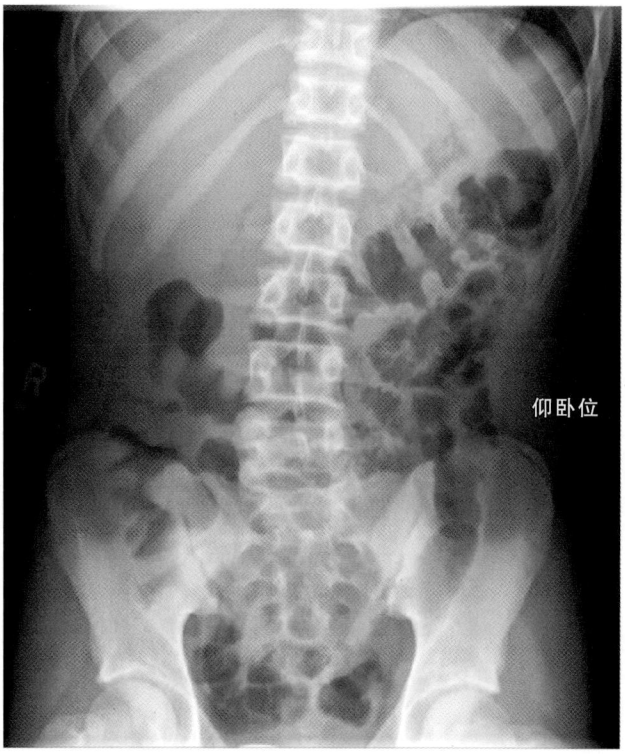

43 一幼儿因腹痛于急诊就诊，将患儿置于仰卧位和左侧卧位拍摄的腹部X线片如下所示。下一步合理的处理方法是：

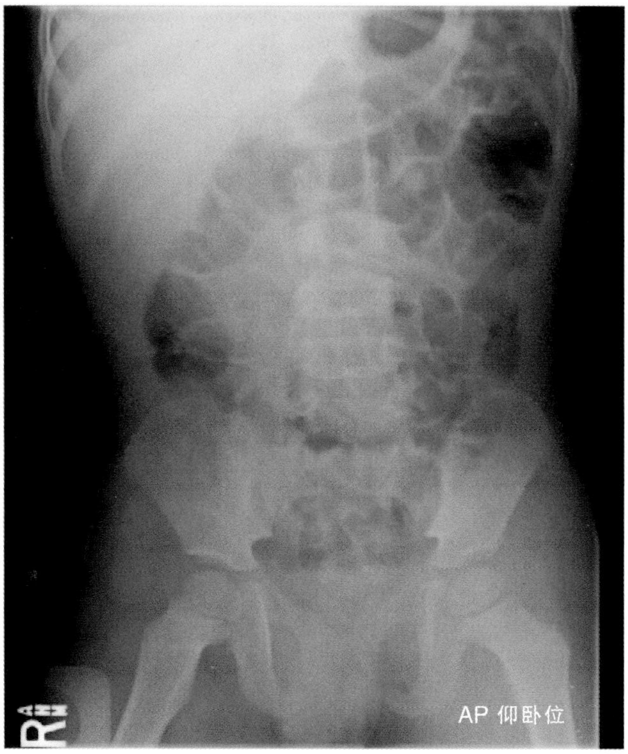

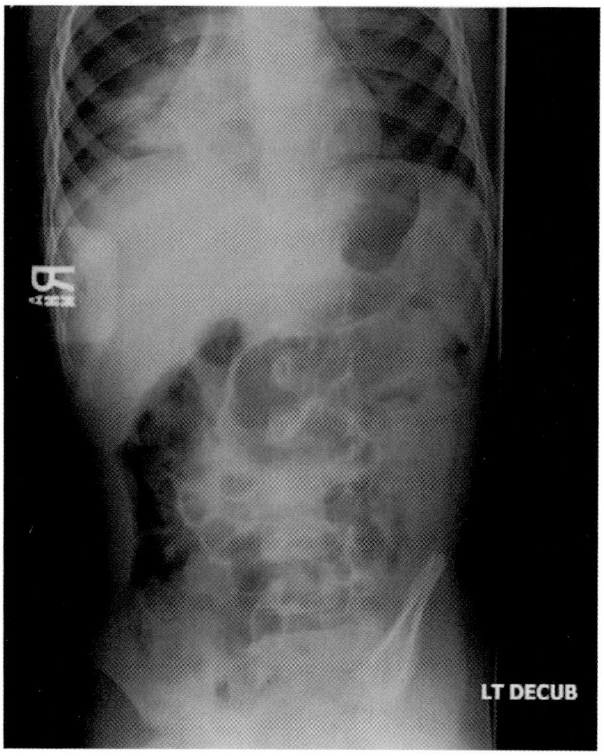

A.急诊上消化道造影检查　　B.腹部超声

C.外科急诊会诊　　D.治疗肺炎

44 对一例有长期腹痛和腹泻病史的青少年患者进行了 MRI 检查,图像如下所示。最有可能的诊断是:

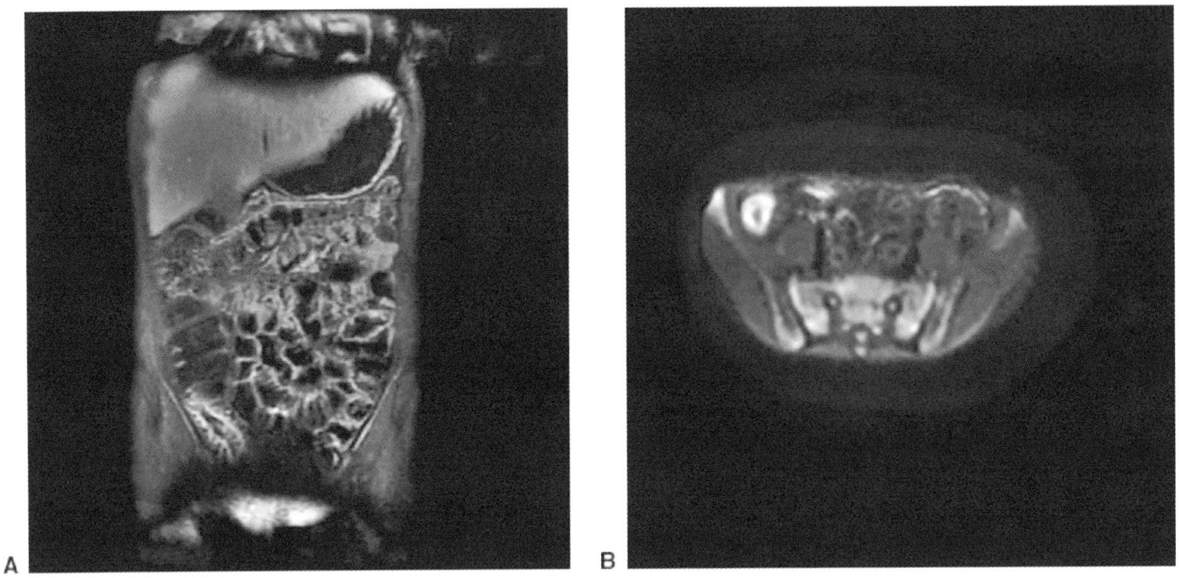

A.克罗恩病　　B.溃疡性结肠炎

C.盲肠炎　　D.假膜性结肠炎

45 患儿,出生 1 天,因腹部肿块行 CT 扫描,图像如下所示。最有可能的诊断是:

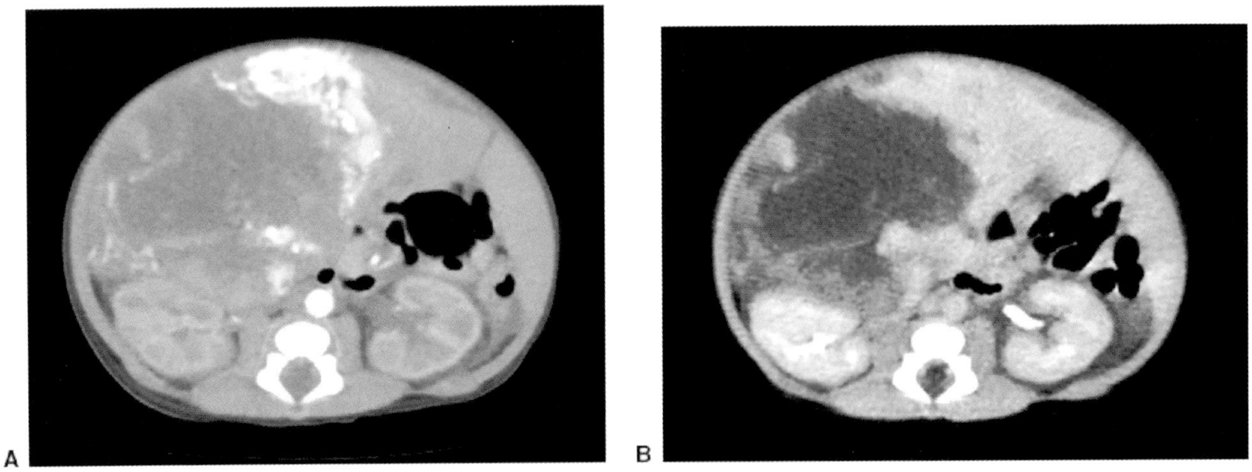

A.FNH　　B.肝细胞癌

C.局灶性脂肪浸润　　D.婴儿型血管内皮瘤

46 在对第 45 题中的患儿进行 CT 扫描之前，进行了新生儿全身 X 线片检查。关于该检查，以下正确的是：

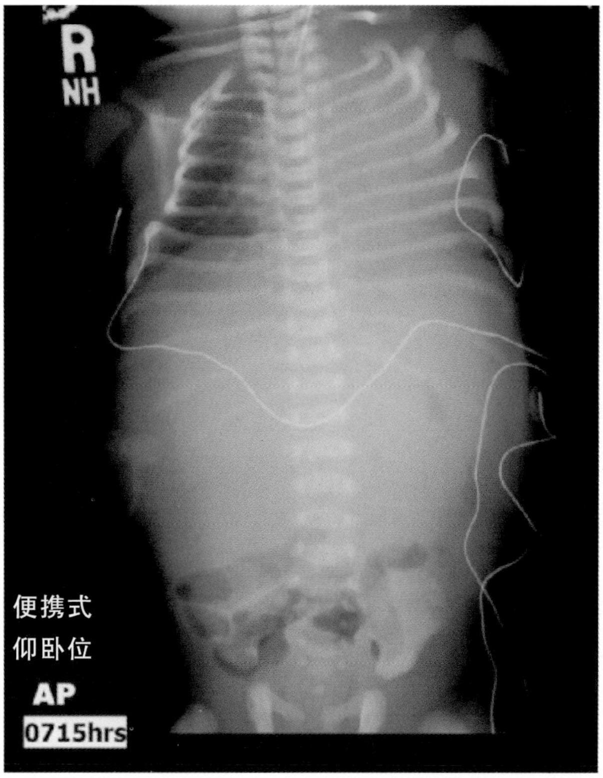

A.脾脏自发性梗死　　　　B.存在肠梗阻

C.鼻胃管位置异常　　　　D.有血管分流的迹象

答案与解析

1 **答案 B**。新生儿胆汁性呕吐是一种急症,因为这可能由肠旋转不良伴中肠扭转引起。诊断和治疗的延误可能导致小肠坏死、短肠综合征和对全肠外营养(TPN)的依赖。新生儿肠旋转不良和中肠扭转的死亡率目前为3%~5%。

腹部X线片可能表现正常,或表现为胃和十二指肠近端胀气,远端肠腔充气少。该病例患者的X线片未显示典型的与扭转有关的发现或梗阻的征象,即使如此,仍需考虑肠旋转不良和中肠扭转的可能。诊断肠旋转不良最敏感的检查是上消化道造影,敏感性为93%~100%,但在该检查诊断中,肠扭转的敏感性则为54%。

对比灌肠常用于评估远端肠梗阻的原因,但不是评估肠旋转不良和中肠扭转最敏感的检查。这项检查有助于评估盲肠的位置,盲肠通常位于腹部右下象限。80%的肠旋转不良患者的盲肠位置异常,对比灌肠有助于证实。

腹部超声也不是评估肠旋转不良或中肠扭转最敏感的检查。然而,在肠旋转不良伴中肠扭转的病例中,当肠管包裹SMA时,可见"漩涡"征,且当肠管和肠系膜血管发生扭曲时,可导致继发性静脉充盈怒张。

参考文献:Applegate KE, Anderson JM, Klatte EC. Intestinal malrotation in children: a problem-solving approach to the upper gastrointestinal series. *Radiographics* 2006;26(5):1485–1500.

Epelman M. The whirlpool sign. *Radiology* 2006;241(1):83–94.

2 **答案 C**。检查显示十二指肠水平段呈"喙状",喙状突起处及梗阻远端仅有小部分对比剂(箭头所示)。这种表现符合肠旋转不良伴中肠扭转。肠扭转的其他表现包括"螺旋"征,它描述了中肠肠扭转时十二指肠远端和空肠近端的螺旋状外观。存在如上表现的肠旋转不良伴中肠扭转的患者中,十二指肠和近端空肠不越过中线,而是向下走行。缩短的小肠肠系膜扭曲成环,形成螺旋状外观。

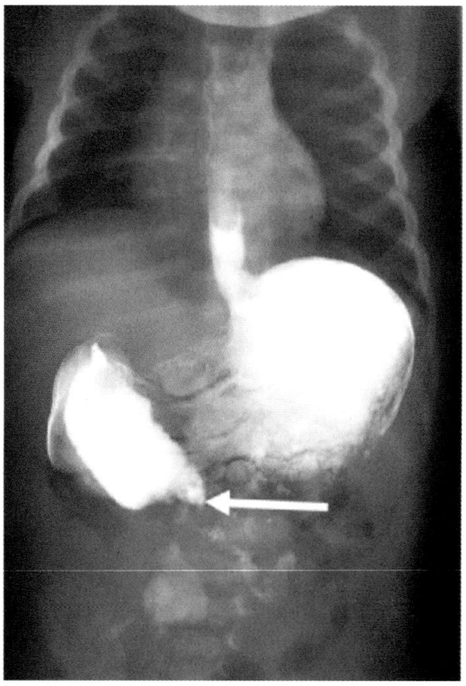

正位观察，十二指肠-空肠连接处的正常位置是在十二指肠球部水平的椎体左侧椎弓根的左旁。如果十二指肠-空肠连接处位于此水平下方或右侧,则应考虑肠旋转不良。应注意正位观察十二指肠-空肠连接处位置的下移是婴儿常见的变异。这一发现可能是由于邻近扩张的胃或肠管使屈氏韧带相对活动而移位。

在怀疑肠旋转不良的病例中,如侧位显示十二指肠-空肠连接处的位置位于后方,如同一个后腹膜结构,则基本可排除,因为在肠旋转不良的儿童中,侧位的十二指肠远端往往无法达到十二指肠球部的水平,而是朝前转向进入腹腔。

考虑到检查结果符合肠旋转不良伴中肠扭转,患者需要到手术室进一步治疗。因此,其他选项都不正确。

参考文献:Applegate KE,Anderson JM,Klatte EC. Intestinal malrotation in children:a problem-solving approach to the upper gastrointestinal series. *Radiographics* 2006;26(5):1485-1500.

Ortiz-neira CL. The corkscrew sign:midgut volvulus. *Radiology* 2007;242(1):315-316.

3 **答案 B**。肠旋转不良是中肠扭转的易感危险因素。在肠旋转不良的病例中,中肠的肠系膜附着处,特别是从十二指肠-空肠连接处到盲肠的部分异常短,因此肠管容易围绕于肠系膜上动脉和静脉逆时针旋转而形成肠扭转。如上所述,80%的肠旋转不良患者盲肠位置异常,对比灌肠可以帮助证实。在轴位图像中,肠系膜上静脉通常位于 SMA 的右前方,但 60%的肠旋转不良患者的静脉和动脉相对位置翻转。肠旋转不良通常于新生儿和幼儿中被诊断,高达 75%的有症状病例发生于新生儿中,高达 90%的有症状病例发生于出生后的第 1 年。

参考文献:Applegate KE,Anderson JM,Klatte EC. Intestinal malrotation in children:a problem-solving approach to the upper gastrointestinal series. *Radiographics* 2006;26(5):1485-1500.

4 **答案 B**。本病例的临床病史和影像学表现与肥厚性幽门狭窄有关。肥厚性幽门狭窄是一种常见于婴幼儿的疾病,其特征是幽门环状肌肥厚和胃窦-幽门管(通道)狭窄,部分由管腔内密集水肿的黏膜引起。这会导致胃出口梗阻,引起难以控制的非胆汁性喷射性呕吐。确诊儿童的年龄通常为 3 周~3 个月。男女比例约为 4:1,第一胎子女比其弟妹易感性更高。儿童非胆汁性呕吐的其他原因有幽门痉挛和胃食管反流。

患者的 X 线片显示胃胀气,左侧卧位可见气液平面。胃部远端的肠腔充气较少。这些影像学表现提示存在幽门狭窄并导致胃的出口梗阻。

下一步最佳处理步骤是进行非急诊腹部超声检查,以确认幽门狭窄的诊断,幽门狭窄不是真正的急诊,因此不需要外科急诊会诊。超声可以直接显示幽门肌。对比灌肠对诊断无帮助。腹部和盆腔 CT 扫描对做出诊断无帮助,因为明确诊断需要长时间地实时观察幽门,这会使患儿受到不必要的电离辐射。

参考文献:Donnelly LF. *Pediatric imaging the fundamentals*. Philadelphia,PA:Elsevier/Saunders,2009.

Hernanz-Schulman M. Infantile hypertrophic stenosis. *Radiology* 2003;227(2):319-331.

5 **答案 C**。超声图像显示幽门肌增厚,幽门管延长且不随时间变化而变化。这些发现符合肥厚性幽门狭窄(HPS)。如上所述,这种情况经常发生于第一胎。该病的治疗方法为幽门肌切开术。区分 HPS 和幽门痉挛非常重要,因为后者需行药物治疗。

超声检查幽门壁厚度一般<3mm,幽门管长度不超过 15mm。在该病例的图像中,横断面上的幽门壁厚达 5mm,长轴上的幽门管长度达 15.2mm。各类文献中这两种测量标

准备不相同。需要注意的是在超声检查期间,幽门可能不打开。在幽门痉挛中也会有短暂的幽门肌增厚和幽门管延长。

然而在幽门痉挛的病例中,幽门最终会打开。如果超声检查显示幽门关闭,且肌肉厚度和幽门管长度测量值异常,则必须将检查时间延长 3~5 分钟,以确认幽门持续关闭,从而排除幽门痉挛。

除上述发现外,超声上还有幽门狭窄的辅助或继发征象,包括“双轨”征。这种征象是由异常增厚的肌肉团块将幽门管压缩成两个较小的通道或轨道而产生的。此外,增厚的幽门黏膜可能会回缩并堆积在胃窦。

参考文献:Blumer SL,Zucconi WB,Cohen HL,et al. The vomiting neonate:a review of the ACR appropriateness criteria and ultrasound's role in the work-up of such patients. *Ultrasound Q* 2004;20(3):79–89.

Cohen HL,Blumer SL,Zucconi WB. The sonographic double-track sign:not pathognomonic for hypertrophic pyloric stenosis;can be seen in pylorospasm. *J Ultrasound Med* 2004;23(5):641–646.

Donnelly LF. *Pediatric imaging the fundamentals*. Philadelphia,PA:Elsevier/Saunders,2009.

6 **答案 A。**图像显示胆总管呈梭形扩张。这在右侧的第二张图像上显示最佳。Todani 分类系统用于胆总管囊肿的分型。MRI 图像所见符合Ⅰ型胆总管囊肿。注意,在图 A 中,胆囊(短箭头所示)位于胆总管的左侧(患者的右侧)(长箭头所示)。80%~90%的胆总管囊肿患者为Ⅰ型。需要注意的是Ⅰ型胆总管囊肿可根据其形态学特征进一步分为ⅠA 型、ⅠB 型和ⅠC 型。Ⅲ型胆总管囊肿仅累及胆总管的十二指肠肠内段。Caroli 病或Ⅴ型胆总管囊肿包括一个或多个节段肝内胆管的扩张。ⅣA 型胆总管囊肿包括肝内和肝外胆管扩张。

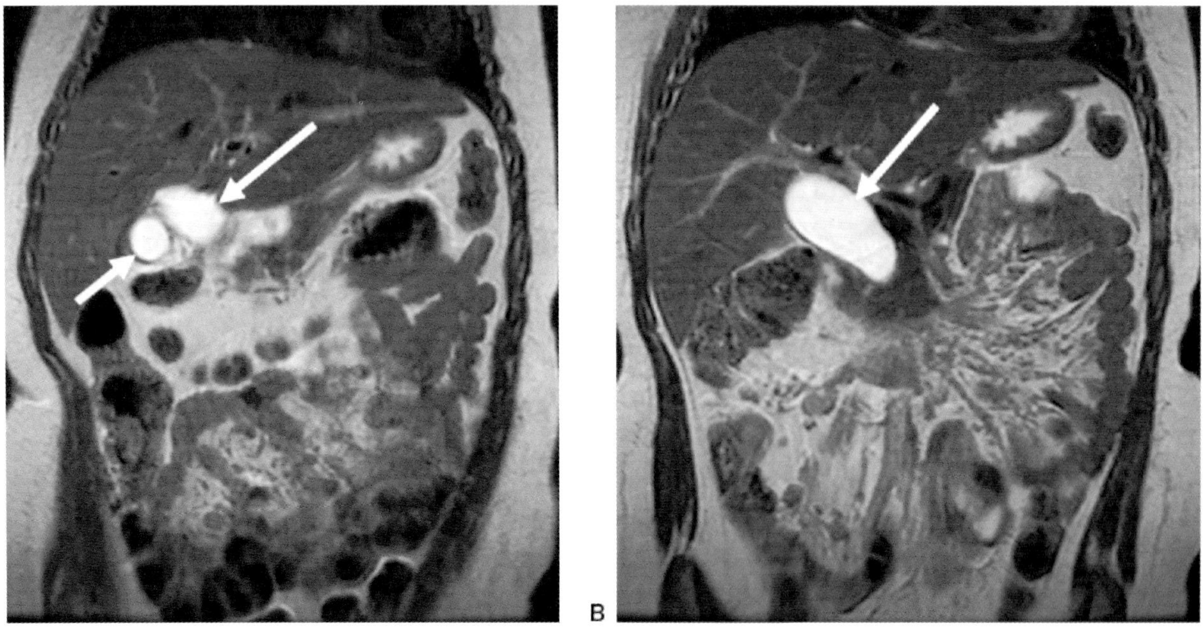

A B

胆总管囊肿的 Todani 分型

Todani 分型	影像学特征
Ⅰ型(最常见)	局限于肝外胆管(EBD)。可进一步分为: ⅠA 型(弥漫性)囊肿,累及整个 EBD ⅠB 型(局灶性)囊肿,仅累及 EBD 的局部节段 ⅠC 型(梭形)囊肿,仅累及胆总管(CBD)
Ⅱ型	EBD 真性憩室
Ⅲ型	胆总管壁内段膨大
Ⅳ型	多发,可同时具有肝内和肝外病变。可进一步分为: ⅣA 型,同时累及 EBD 和 IBD ⅣB 型,仅累及 EBD 伴多个球囊样扩张
Ⅴ型	Caroli 病,一种罕见的先天性肝内胆管囊性扩张

参考文献:Kim OH,Chung HJ,Choi BG. Imaging of the choledochal cyst. *Radiographics* 1995;15(1):69–88.

Mortelé KJ,Rocha TC,Streeter JL,et al. Multimodality imaging of pancreatic and biliary congenital anomalies. *Radiographics* 2006;26(3):715–31.

7　**答案 D**。图中所示为弥漫性扩张的肠袢,直肠未见明显充气。这些表现结合患者的临床病史提示肠道远端的梗阻。评估此类下消化道梗阻病因的最佳方法是进行对比剂灌肠造影检查。下消化道梗阻的常见原因包括先天性巨结肠(Hirschprung 病)、胎粪栓塞综合征(小左结肠综合征)(结肠功能性发育不良)、回肠闭锁、胎粪性肠梗阻和肛门闭锁或先天性肛门直肠畸形。上消化道造影是评估新生儿疑似上消化道或高位梗阻的检查。上消化道梗阻的常见原因包括中肠扭转或肠旋转不良、十二指肠闭锁或狭窄、十二指肠蹼、环状胰腺和空肠闭锁。CT 扫描不是评估疑似远端梗阻的合适的首选方法,这会使儿童受到不必要的电离辐射。腹部超声不是评估新生儿疑似远端肠梗阻的合适方法。

参考文献:Donnelly LF. *Pediatric imaging the fundamentals*. Philadelphia,PA:Elsevier/Saunders,2009.

8　**答案 B**。图 A 和图 B 所示为对比剂灌肠造影检查。在灌肠检查中,评估直肠–乙状结肠的比例很重要。正常情况下,直肠的直径应该等于或大于乙状结肠。先天性巨结肠患者的直肠–乙状结肠直径比例异常,乙状结肠直径大于直肠。

该例检查显示直肠–乙状结肠比例正常。此外,左半结肠看起来小且结肠袋减少。横结肠和升结肠扩张。由于胎粪阻塞,结肠内可见散在的充盈缺损。这些表现符合结肠功能性发育不良。

高位肠梗阻,或发生在中段回肠近端的梗阻,如高位回肠闭锁的患者,结肠内径正常。这是因为有足够近端肠腔产生的分泌物向远端运送并滋养结肠。低位肠梗阻或远端回肠或结肠梗阻的患者会有细小结肠或未使用的结肠,这是因为近端小肠无法产生足够的分泌物来滋养结肠。

参考文献:Berrocal T,Lamas M,Gutieerrez J,et al. Congenital anomalies of the small intestine,colon and rectum. *Radiographics* 1999;19(5):1219–1236.

9　**答案 C**。结肠功能性发育不良患者的首选治疗是水溶性对比剂灌肠。有时需要反复灌肠来冲洗胎粪阻塞。该病常见于糖尿病母亲或子痫前期接受硫酸镁治疗的母亲所生的孩子。空肠闭锁患者具有正常形态的结肠，原因详见第 8 题的解释。

参考文献：Berrocal T, Lamas M, Gutieerrez J, et al. Congenital anomalies of the small intestine, colon and rectum. *Radiographics* 1999;19(5):1219-1236.

10 答案 B。由于异常坚硬的胎粪积聚产生的胎粪性肠梗阻常发生在回肠远端。胎粪性肠梗阻是囊性纤维化患儿的特征性表现，并且是该病最早的临床表现。

参考文献：Donnelly LF. *Pediatric imaging the fundamentals*. Philadelphia, PA: Elsevier/Saunders, 2009.

11 答案 D。细小结肠见于有未使用结肠的情况下，如远端肠梗阻，包括低位回肠闭锁和胎粪性肠梗阻。空肠闭锁是高位肠梗阻，有足够的近端肠管产生分泌物来滋养结肠。因此，在空肠闭锁或其他近端肠梗阻患者的对比剂灌肠造影检查中可以看到正常管径的结肠。

参考文献：Berrocal T, Lamas M, Gutieerrez J, et al. Congenital anomalies of the small intestine, colon and rectum. *Radiographics* 1999;19(5):1219-1236.

Donnelly LF. *Pediatric imaging the fundamentals*. Philadelphia, PA: Elsevier/Saunders, 2009.

12 答案 A。CT 扫描显示胰腺假性囊肿，这是急性胰腺炎晚期常见的并发症，通常发生于胰周积液形成 4 周后。胰腺假性囊肿是儿童胰腺炎最常见的并发症。儿童胰腺炎应怀疑与虐待有关。儿童胰腺炎有许多已知的病因，包括继发于外伤、胆道异常、药物相关和自身免疫等病因。

参考文献：Restrepo R, Hegerott HE, Kulkarni S, et al. Acute pancreatitis in pediatric patients: demographics, etiology and diagnostic imaging. *Am J Roentgenol* 2016;206(3):632-644.

13 答案 C。腹部 X 线片显示非特异性的肠腔充气征，腹部有多处钙化。这些发现最符合胎粪性腹膜炎。这是一种无菌的化学性腹膜炎，由胎儿期肠穿孔引起，通常发生于妊娠 3 个月后。胎儿期肠穿孔的病因通常为肠闭锁、肠扭转或胎粪性肠梗阻。可合并羊水过多而非羊水过少。预后总体良好。

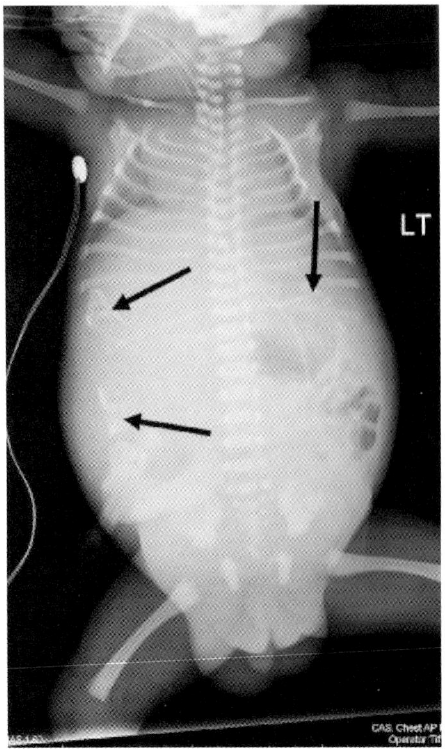

参考文献：Dähnert W. *Radiology review manual*, 6th ed. Philadelphia, PA: Wolters Kluwer Health/Lippincott Williams & Wilkins, 2007.

Donnelly LF. *Pediatric imaging the fundamentals*. Philadelphia, PA: Saunders Elsevier, 2009.

14 **答案 B**。患者胆囊窝区域的超声图像未显示胆囊。新生儿黄疸和胆囊缺如的临床表现提示胆道闭锁的可能。显示胆道闭锁的最佳方法是 ^{99m}Tc–HIDA 扫描。其他检查对诊断胆道闭锁均无帮助。如果行上消化道造影检查和 CT 扫描，将使患儿受到不必要的电离辐射。

参考文献：Kirks DR, Coleman RE, et al. An imaging approach to persistent neonatal jaundice. *Am J Roentgenol* 1984; 142(3): 461–465.

15 **答案 C**。6 小时后的图像显示肠道内无示踪剂，应 24 小时后再行延迟图像采集，用以评估放射性示踪剂是否可能排泄到肠道，因为在本研究中不能排除胆道排泄。该患者在超声检查中似乎未显示胆囊，这符合胆道闭锁所见。然而，需要注意的是虽然有些胆道闭锁患者没有胆囊，但有些胆道闭锁患者会有较少的胆囊，甚至有些患者有正常的胆囊。这例患者没有胆囊，因此不可能有胆囊炎。放射性示踪剂在膀胱内积聚，这是一个预期内的发现。

参考文献：Dähnert W. *Radiology review manual*, 6th ed. Philadelphia, PA: Wolters Kluwer Health/Lippincott Williams & Wilkins, 2007.

16 **答案 B**。24 小时后采集的图像显示肠道内仍无放射性示踪剂。放射性示踪剂再次出现在膀胱中，膀胱下方的放射性积聚是排泄至尿布的放射性示踪剂造成的。根据临床病史，影像学表现符合胆道闭锁。然而，这些表现也可以出现在新生儿严重肝炎导致肝功能低下的情况下，此时需要行肝脏活检来鉴别这两种疾病。大部分胆道闭锁患者会行 Kasai 手术（肝门空肠吻合术），对于出生<60 天的患儿，施行这个手术会有更高的成功率，这就是为什么必须尽早诊断胆道闭锁。值得注意的是，Kasai 手术是一种姑息性手术，大多数患者最终都需要肝移植。

参考文献：Bijl EJ, Bharwani KD, Houwen RHJ, et al. The long-term outcome of the Kasai operation in patients with biliary atresia: a systematic review. *Neth J Med* 2013; 71(4): 170–173.

Dähnert W. *Radiology review manual*, 6th ed. Philadelphia, PA: Wolters Kluwer Health/Lippincott Williams & Wilkins, 2007.

17 **答案 A**。怀疑有胆道闭锁的黄疸婴儿在进行 ^{99m}Tc–HIDA 扫描之前，可事先给予每日 2 次口服苯巴比妥[5mg/(kg·d)]至少 3~5 天，以增强放射性示踪剂的胆汁排泄并提高检查的特异性。苯巴比妥通过诱导肝酶刺激胆汁分泌，从而增加胆红素的结合和排泄。在 HIDA 扫描期间，如果胆囊未显影，可以给予吗啡以缩短检查时间，注射放射性示踪剂 45~60 分钟后如果肠道内有示踪剂显示可注射吗啡。它可引起 Oddi 括约肌收缩，从而升高胆管内压力，并可导致胆囊逆行充盈。西咪替丁可以在 Meckel 扫描前给予，以减少胃分泌物。CCK 是一种引起胆囊收缩的合成激素，但许多胆道闭锁患者没有胆囊。

参考文献：Dähnert W. *Radiology review manual*, 6th ed. Philadelphia, PA: Wolters Kluwer Health/Lippincott Williams & Wilkins, 2007.

Majd M, Reba RC, Altman RP. Hepatobiliary scintigraphy with ^{99m}Tc-PIPIDA in the evaluation of neonatal jaundice. *Pediatrics* 1981; 67: 140–145.

18 **答案 A**。超声图像所示的病变为无回声囊性病变，其壁为多层结构，与正常肠壁相似。这是肠重复畸形的特征表现，“囊壁”与正常肠壁重叠。这些病变通常附着于正常肠管，但偶尔会移行至肠系膜，成为肠系膜囊肿的一种类型，所以这些病变并不来源于胰腺或肾脏。此外由于无“爪”征，CT 影像显示该病变与肾脏和胰腺分界清晰。由于肠重复囊肿可能含有异位胃黏膜，Meckel(^{99m}Tc-高锝酸盐)扫描有助于做出诊断。

参考文献：Kumar R，Tripathi M，Chandrashekar N，et al. Diagnosis of ectopic gastric mucosa using ^{99m}Tc-pertechnetate：spectrum of scintigraphic findings. *Br J Radiol* 2005；78(932)：714–720.

Stoupis C，Ros PR，Abbit PL，et al. Bubbles in the belly：imaging of cystic mesenteric or omental masses. *Radiographics* 1994；14(4)：729–737.

19 **答案 A**。下图所示是胸部 X 线片，但在腹部右上象限(箭头所示)可见一形态不规则的钙化影。钙化可由多种因素引起，超声检查有助于进一步鉴别是否由肝脏肿块造成。上消化道造影检查对解释可疑肝脏钙化灶的病因没有帮助。在 X 线片上可以看到胃空肠造口管，但尖端在 X 线片之外，因此，无法确定该管是否处于合适的位置。接下来最合适的步骤是拍摄腹部 X 线片或在管内注射透视下显影的对比剂，来确定该管是否在合适的位置。此外，可疑肝脏钙化灶的病因无法通过急诊会诊或腹部 X 线片检查来确定。

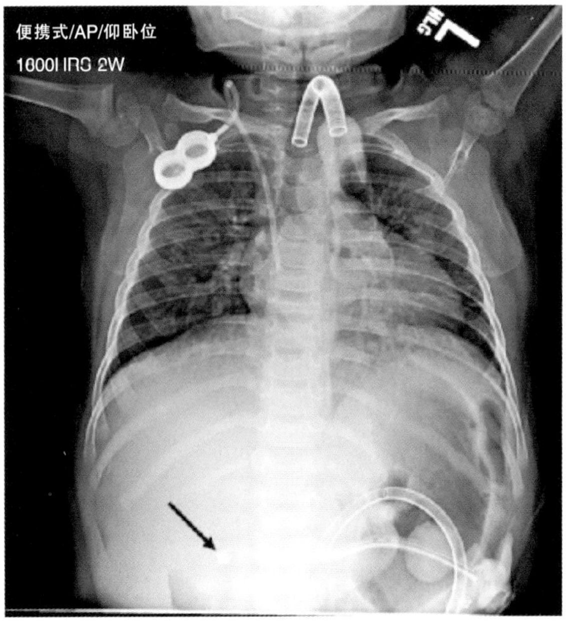

参考文献：Blickman JG，Parker BR，Barnes PD. *Pediatric radiology：the requisites*，3rd ed. Philadelphia，PA：Elsevier/Saunders，2009.

Chung EM，Lattin GE Jr，Cube R，et al. From the archives of the AFIP：Pediatric liver masses：radiologic-pathologic correlation part 2. Malignant tumors. *Radiographics* 2011；31(2)：483–507.

20 **答案 C**。图 A 是腹部 CT 增强扫描的轴位图像，显示肝脏内有一个巨大的密度不均匀的实性肿块，伴有一个大的钙化灶(长箭头所示)，这可能是在第 19 题中腹部 X 线片上看到的钙化灶。病灶周围有较小的卫星灶(短箭头所示)。图 B 是对比增强轴位 T1 脂肪饱和序列图像，同样显示肝内不均质的可见强化的实性肿块，伴周围较小的卫星灶。根据年龄和影像学表现，最有可能的诊断是肝母细胞瘤，这是一种恶性肝脏肿瘤。90%的肝母细胞瘤发生于 5 岁以下患儿。肝细胞癌也是一种恶性实性肿瘤，但在 5 岁以下患儿中很少发生。肝间叶性错构瘤是一种良性肝脏病变，常表现为复杂的囊性肿块，主要发生于5岁以下患儿。FNH大多见于成年女性,幼儿和青少年少见。由于肿块主要由肝细胞组成,其外观与正常肝脏相似,所以病变可能难以发现。有时诊断FNH的唯一线索是其对邻近结构出现的占位效应。中央瘢痕的出现可能有助于诊断FNH。

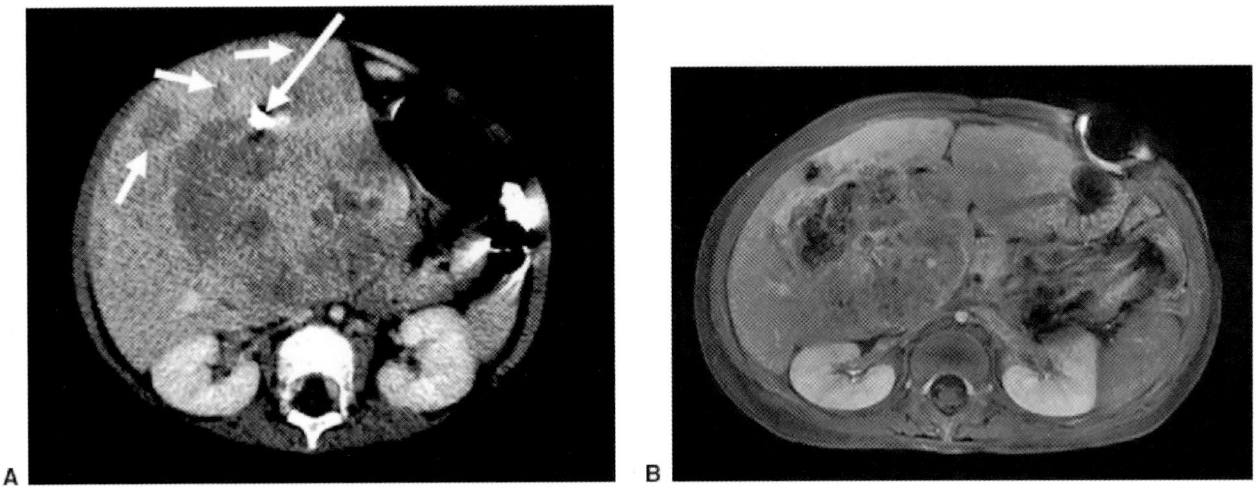

参考文献:Chung EM,Cube R,Hall GJ,et al. From the archives of the AFIP:Pediatric liver masses:radiologic-pathologic correlation part 1. Benign tumors. *Radiographics* 2010;30(3):801-826.

Chung EM,Lattin GE Jr,Cube R,et al. From the archives of the AFIP:Pediatric liver masses:radiologic-pathologic correlation part 2. Malignant tumors. *Radiographics* 2011;31(2):483-507.

Donnelly LF. *Pediatric imaging the fundamentals*. Philadelphia,PA:Elsevier/Saunders,2009.

21　**答案B**。肝母细胞瘤可伴发多种综合征,包括Beckwith-Wiedemann综合征、Gardner综合征、家族性腺瘤性息肉病、糖原累积症1A型和18三体综合征。约5%的病例与其他先天性疾病(通常是泌尿生殖系统和消化道系统)同时发生。肝母细胞瘤最有用的实验室标志物是AFP。至少90%的肝母细胞瘤患者AFP水平会异常升高。肝母细胞瘤的治疗以手术切除为主,其预后取决于肿瘤的可切除率。40%~60%的肝母细胞瘤在诊断时已无法行手术切除。然而随着新辅助化疗的应用,其中高达85%的肿瘤可以在施行新辅助化疗后行手术切除。

参考文献:Chung EM,Lattin GE Jr,Cube R,et al. From the archives of the AFIP:Pediatric liver masses:radiologic-pathologic correlation part 2. Malignant tumors. *Radiographics* 2011;31(2):483-507.

22　**答案D**。上消化道造影检查图像显示十二指肠近端梗阻。如近期有钝挫伤病史的患者,应怀疑十二指肠血肿。下一步最好的处理方法是进行腹部CT扫描,以明确十二指肠梗阻的原因是否是十二指肠血肿或其他病变。腹部X线片不能提供任何关于梗阻原因的进一步信息。如果有十二指肠梗阻,小肠造影无法为诊断提供帮助。胃排空显像用于评估胃排空进入十二指肠的速率,但这对于解释十二指肠梗阻的原因没有帮助。

参考文献:Donnelly LF. *Pediatric imaging the fundamentals*. Philadelphia,PA:Elsevier/Saunders,2009.

Swischuk Le. *Emergency imaging of the acutely ill or injured child*,4th ed. Philadelphia,PA:Lippincott,Williams and Wilkins,2000.

23　**答案D**。轴位CT增强扫描图像显示肠壁内有不均匀液体密度的病变,可能继发于十二指肠内血肿(箭头所示)。血肿导致管腔狭窄。十二指肠壁内血肿通常是钝挫伤的结果,钝挫伤可由意外创伤和非意外创伤引起。抗凝治疗也可能是自发性十二指肠壁内血肿的原因。内镜活检后也会发生十二指肠壁内血肿。

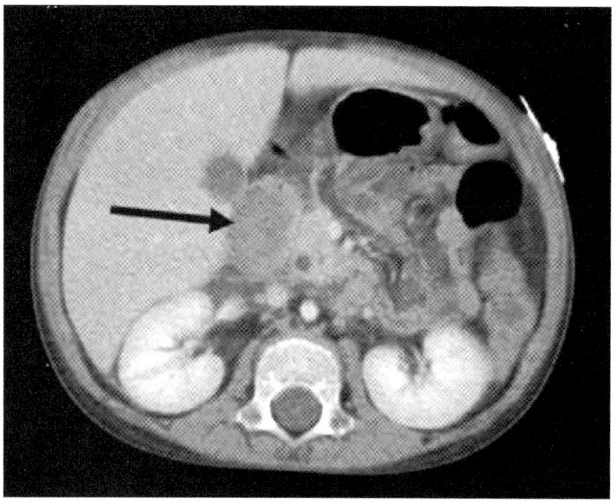

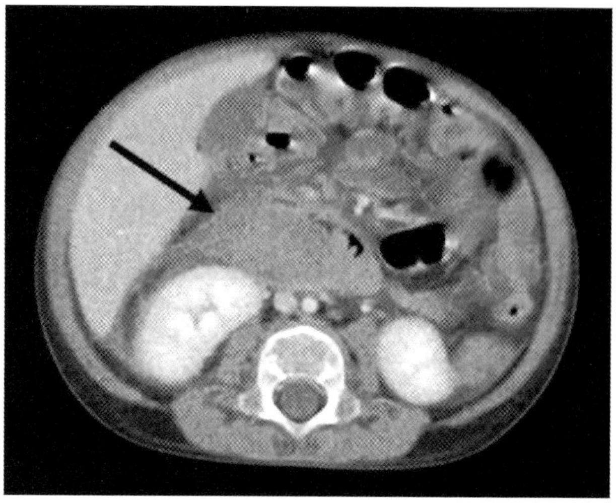

参考文献:Donnelly LF. *Pediatric imaging the fundamentals*. Philadelphia,PA:Elsevier/Saunders,2009.

Ghersin E,Gaitini D,Willis O,et al. Intramural duodenal hematoma mimicking an intestinal mass on sonography. *J Ultrasound Med* 2002;21(6):693-695.

24 **答案 D**。轴位 CT 图像显示胰腺区域广泛低密度,很难看到正常的胰腺实质。这些表现符合胰腺脂肪浸润。在儿童中,囊性纤维化是胰腺脂肪浸润的最常见病因。其他选项都不是胰腺脂肪浸润的原因。

参考文献:Vaughn DD,Jabra AA,Fishman EK. Pancreatic disease in children and young adults:evaluation with CT. *Radiographics* 1998;18(5):1171-1187.

25 **答案 A**。在 60%~70%的囊性纤维化患者中可见肠管回声增强。发汗试验有助于诊断囊性纤维化,因为该病患者汗液中钠和氯化物浓度升高。这些患者会有进行性的囊性和柱形支气管扩张,年龄>6 月龄的患儿几乎 100%会发生支气管扩张。平均诊断年龄为 2.9 岁,90%的患者在 12 岁前确诊。

参考文献:Dähnert W. *Radiology review manual*,6th ed. Philadelphia,PA:Lippincott Williams & Wilkins,2007.

26 **答案 D**。超声检查图像显示胆囊积液扩张,结合该患者的症状,符合川崎病。这种疾病经常会导致冠状动脉瘤的发生。25%的川崎病患者可发生心肌炎,严重时可引起充血性心力衰竭。据报道,房室传导阻滞可导致心电图异常。用 γ-球蛋白治疗可以减轻疾病的严重程度,并可以减少如冠状动脉瘤之类的迟发性并发症的发生。

参考文献:Dähnert W. *Radiology review manual*,6th ed. Philadelphia,PA:Wolters Kluwer Health/Lippincott Williams & Wilkins,2007.

Donnelly LF. *Pediatric imaging the fundamentals*. Philadelphia,PA:Elsevier/Saunders,2009.

27 **答案 C**。影像学表现为"双泡"征,可见于由内、外因引起十二指肠梗阻的病例。内因包括十二指肠闭锁、十二指肠狭窄和十二指肠蹼;外因包括环状胰腺、肠旋转不良伴中肠扭转或 Ladd 索带引起的梗阻以及十二指肠前门静脉。两个充满空气的气泡代表胃和十二指肠近端。在十二指肠梗阻的病因中,最常见的病因是十二指肠闭锁,可通过其他多种影像学检查方法来表现,包括上消化道检查和超声检查。对于典型表现为"双泡"征的新生儿,无须进行额外的放射学检查,应提醒外科医生做好手术计划,因为所有先天性病因引起的十二指肠梗阻都需要手术治疗。

参考文献：Traubici J. The double bubble sign. *Radiology* 2001;220(2):463–464.

28 **答案 C**。十二指肠闭锁可伴发许多先天性综合征，最主要的是唐氏综合征。约 30%的十二指肠闭锁患儿有唐氏综合征。十二指肠闭锁也可伴发 VACTERL 联合畸形（椎体、肛门直肠、心脏、气管食管、肾脏和四肢畸形）。闭锁段最常位于 Vater 壶腹的正上方或远端，所以患者通常表现为胆汁性呕吐。然而，闭锁段有时可位于 Vater 壶腹近端，因此有些患者可表现为非胆汁性呕吐。如上所述，"双泡"征见于十二指肠梗阻，可由多种内在和外在原因引起，所以该征象并不是十二指肠闭锁所特有的表现。

参考文献：Traubici J. The double bubble sign. *Radiology* 2001;220(2):463–464.

29 **答案 D**。胎儿 MRI 图像显示腹壁中线前壁缺损。肝和肠管通过缺损形成疝内容物，可见脐带嵌入缺损内（箭头所示）。这些是脐膨出的特征。脐膨出通常有包膜覆盖。脐膨出通常（54.2%）合并其他畸形，这些畸形决定了预后情况。当合并任何畸形时，死亡率为 80%；当存在染色体或心血管异常时，死亡率增加到近 100%。

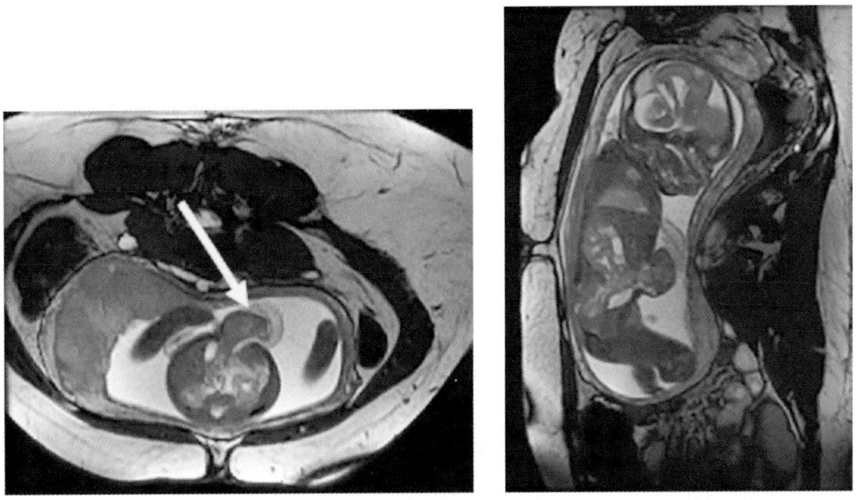

参考文献：Daltro P, Fricke BL, Kline-Fath BM, et al. Prenatal MRI of congenital abdominal and chest wall defects. *Am J Roentgenol* 2005;184(3):1010–1016.

30 **答案 D**。腹裂是胎儿肠管通过右侧脐旁腹壁缺损进入羊膜腔而形成的疝。中线处的缺损见于脐膨出的病例。腹裂没有像脐膨出的病例那样周围有包膜覆盖。腹裂的合并畸形很少见。这与脐膨出形成对比，脐膨出通常伴随其他畸形。腹裂的宫内死亡率为 10%~15%，相对较低。

腹裂与脐膨出的比较

腹裂	脐膨出
中线旁前壁缺损	中线前壁缺损
疝内容物（通常只是肠管）无腹膜覆盖，使得肠管暴露于对其有毒性的羊水中	疝内容物（通常是肠管和肝）被腹膜覆盖
合并畸形很少见	高达 66%的患者合并先天性畸形（通常为心脏畸形）

参考文献：Daltro P，Fricke BL，Kline-Fath BM，et al. Prenatal MRI of congenital abdominal and chest wall defects. *AJR Am J Roentgenol* 2005；184(3)：1010-1016.

Donnelly LF. *Pediatric imaging the fundamentals*. Philadelphia，PA：Elsevier/Saunders，2009.

31 答案D。早产儿在出生后第一周出现血便的临床病史提示有NEC。腹部X线片显示肠腔充气形态异常，伴有肠腔充气扩张和右下腹肠壁积气（箭头所示），表现符合NEC的临床病史。在X线片上无腹腔游离气体或肠穿孔的征象，所以无须急诊外科会诊。肠穿孔是NEC患者手术干预的主要指征。该病由于病史不符合上消化道梗阻，因此不是行急诊上消化道造影检查的指征。该患者可能会在之后进行对比剂灌肠造影检查，以评估结肠狭窄情况，这可能是由NEC发展而来，但是目前还无指征行对比剂灌肠造影检查。下一步最合适的处理方法是禁食、抗生素治疗并连续随访腹部X线片，以监测疾病进展。

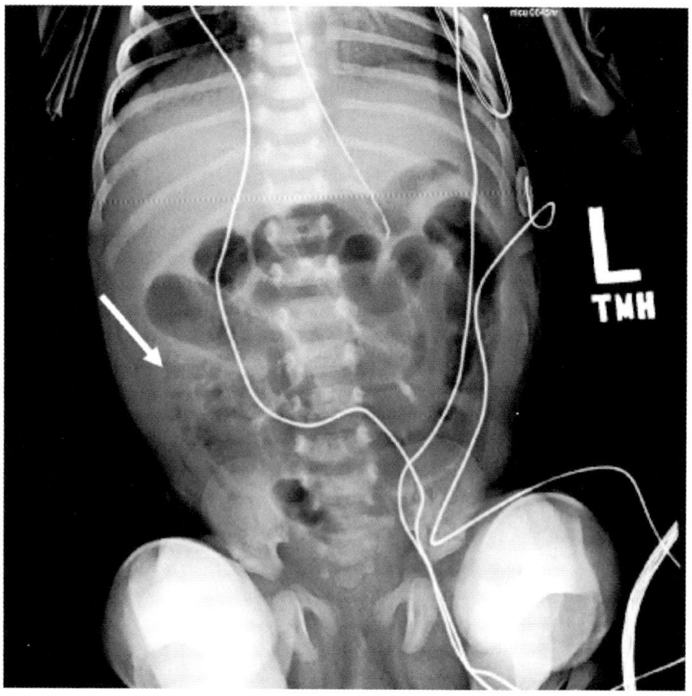

参考文献：Epelman M，Daneman A，Navarro OM，et al. Necrotizing enterocolitis：review of state-of-the-art imaging findings with pathologic correlation. *Radiographics* 2007；27(2)：285-305.

32 答案A。新生儿NEC患儿约10%为足月出生，先天性心脏病是其主要危险因素。NEC的发生率与胎龄呈反比，胎龄≤28周的婴儿和超低出生体重儿(<1000g)患NEC的风险更大。

NEC的治疗既有手术治疗，也有药物治疗。肠穿孔和腹腔游离气体是NEC外科治疗的主要指征，但肠壁积气不是外科治疗的指征。在NEC的临床路径中，肠壁内气体的出现可确诊NEC，如果没有肠壁积气，也不能完全排除NEC。如果临床表现提示NEC，应开始着手治疗。肠壁内气体的量并不一定与该病患者的临床严重程度相关，肠壁内气体的消失也不一定与临床的改善相符。文献报道30%有NEC的新生儿在腹部X线片上有门静脉积气的表现，这些患者有可能是较严重的病例。门静脉积气并不一定与致死性预后相关。如上所述，NEC可导致结肠狭窄，有NEC病史的患者常采用对比剂灌肠造影来评估结肠。

参考文献：Donnelly LF. *Pediatric imaging the fundamentals*. Philadelphia，PA：Elsevier/Saunders，2009.

Epelman M，Daneman A，Navarro OM，et al. Necrotizing enterocolitis：review of state-of-the-art imaging findings with pathologic correlation. *Radiographics* 2007；27(2)：285–305.

33 **答案 C**。所示图像来自 Meckel(^{99m}Tc–高锝酸盐)显像。检查显示在胃摄取放射性同位素的同时，腹部右下象限发现点状放射性同位素摄取，这一点在图 B 中最为明显。静脉注射 ^{99m}Tc–高锝酸盐后，含有胃黏膜的 Meckel 憩室在腹部右下象限表现为一个小圆形放射性同位素浓聚灶。Meckel 憩室是一个真性憩室，由肠壁的所有层组成，由正常小肠黏膜构成。常含有异位胃和胰腺黏膜，十二指肠、结肠或胆管黏膜较少。临床症状由憩室的并发症引起，如消化性溃疡伴出血；憩室炎；憩室翻转引起肠梗阻、肠套叠、肠扭转或憩室疝；肠结石的形成；以及憩室内瘤形成。

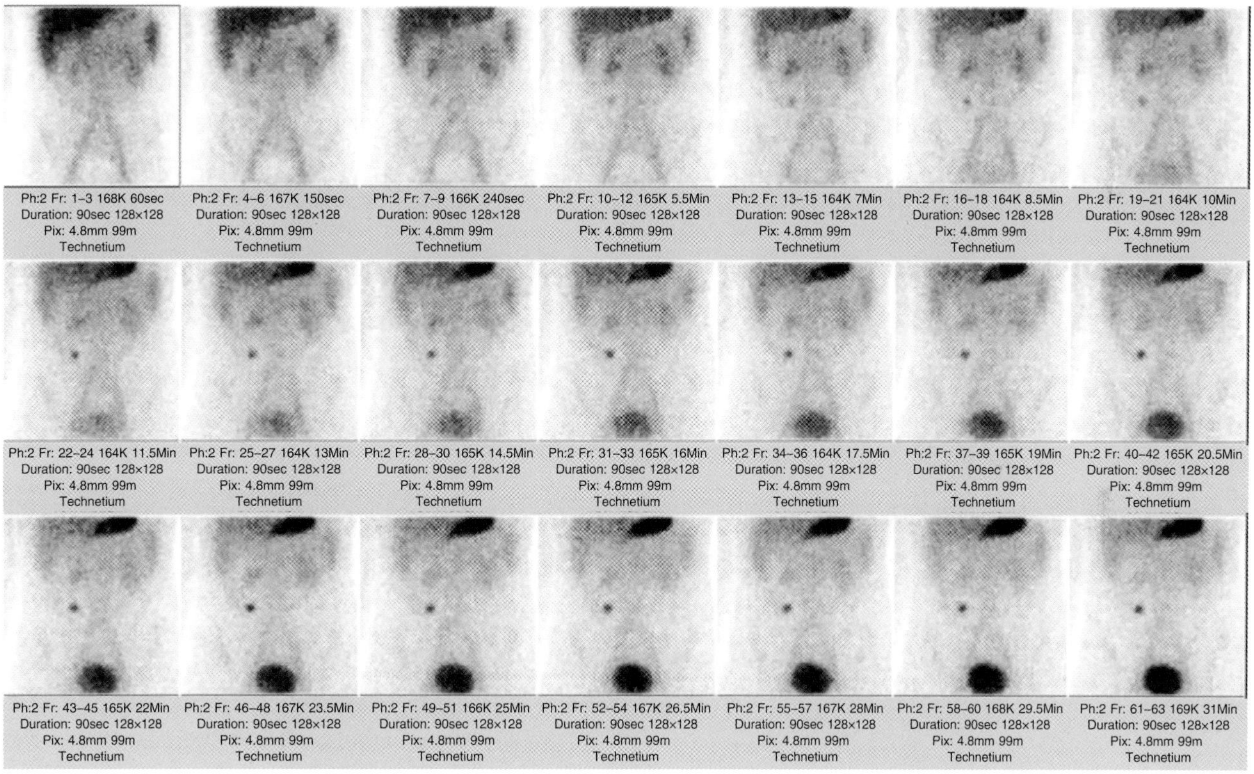

参考文献：Levy AD，Hobbs CM. From the archives of the AFIP. Meckel diverticulum：radiologic features with pathologic correlation. *Radiographics* 2004；24(2)：565–587.

34 **答案 A**。组胺 H_2 受体拮抗剂(西咪替丁、雷尼替丁、法莫替丁)抑制壁细胞的胃酸分泌，从而限制黏膜细胞摄取并释放 ^{99m}Tc–高锝酸盐，从而提高 Meckel 扫描的敏感性。苯巴比妥通过诱导肝酶刺激胆汁分泌，从而增加胆红素的结合和排泄。在进行胆道闭锁评估的 HIDA 扫描之前使用，可以提高检查的特异性。如果无法显示胆囊，在 HIDA 扫描期间给予吗啡可以缩短检查时间，通常在注射放射性示踪剂后 45~60 分钟注射吗啡。它可引起 Oddi 括约肌收缩，从而升高胆管内压力，并可导致胆囊逆行充盈。西咪替丁可以在 Meckel 扫描前给予，以减少胃分泌物。CCK 是一种引起胆囊收缩的合成激素，可在 ^{99m}Tc–HIDA 扫描前禁食超过 24 小时的患者使用。

参考文献：Dähnert W. *Radiology review manual*, 6th edition. Philadelphia, PA: Wolters Kluwer Health/Lippincott Williams & Wilkins, 2007.

Majd M, Reba RC, Altman RP. Hepatobiliary scintigraphy with ^{99m}Tc-PIPIDA in the evaluation of neonatal jaundice. *Pediatrics* 1981;67:140–145.

Spottswood SE, Pfluger T, Bartold SP, et al. SNMMI and EANM practice guideline for Meckel diverticulum scintigraphy 2.0. *J Nucl Med Technol* 2014;42(3):163–169.

35 答案 B。需要注意的是，在一张前后位 X 线片上，很难确定线和管是否确实在某些解剖结构内，因此，描述线和管的投影位置应在解剖结构上或内部。脐静脉置管的尖端投射在腹部右上象限，可能在门静脉系统内(长箭头所示)，明显位于下腔静脉-右心房交界处的下方，这是它合适的位置。脐静脉置管不应放置在右心房内，以防止心律失常的发生。脐动脉置管的尖端投射在 T8/T9 椎间盘水平(短箭头所示)，这是一个可接受的位置。脐动脉置管应置于腹主动脉较高的 T6~T10 水平或较低的 L3~L5 水平。如果放置在这两个位置中的任何一个，应该避开腹主动脉的肠系膜分支，否则会导致继发于血管夹层或血栓形成的肠道损伤。鼻胃管的末端和侧端投射在胃部。膀胱导尿管的侧端和尖端投射在膀胱之上的正常位置。

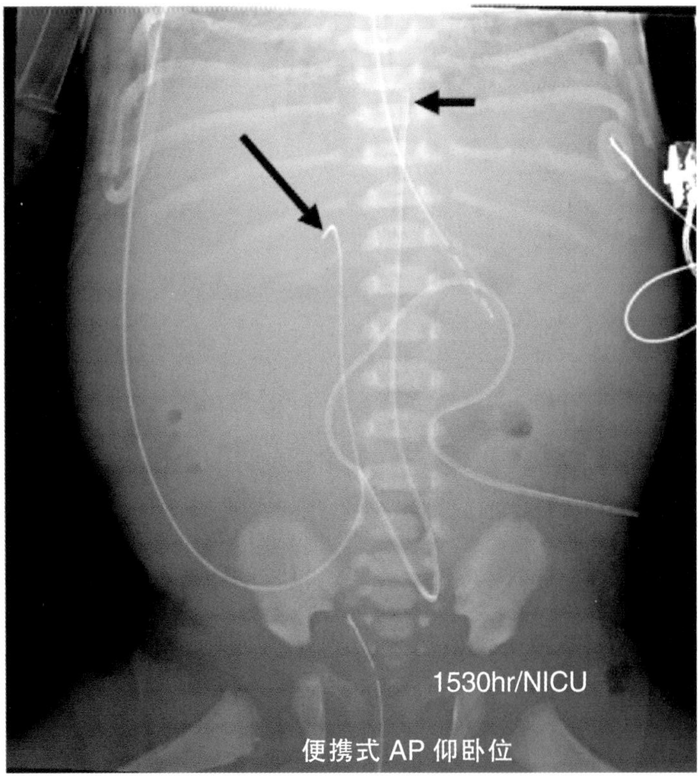

参考文献：Hunter TB, Taljanovic MS. Medical devices of the abdomen and pelvis. *Radiographics* 2005;25(2):503–523.

36 答案 B。如上所述，脐静脉置管的正确放置位置在下腔静脉-右心房交界处。在对第 35 题的解释中可以找到新生儿常用的其他主要置管的正确位置。

参考文献：Hunter TB, Taljanovic MS. Medical devices of the abdomen and pelvis. *Radiographics* 2005;25(2):503–523.

37 答案 C。临床表现考虑阑尾炎。在列出的检查中,右下象限的超声检查是评估阑尾炎的唯一合适的检查。超声是诊断儿童急性阑尾炎的首选影像学检查方法,因为超声是唯一无电离辐射的检查。

参考文献:Larson DB,Trout AT,Fierke SR,et al. Improvement in diagnostic accuracy of ultrasound of the pediatric appendix through the use of equivocal interpretive categories. *Am J Roentgenol* 2015;204(4):849-856.

38 答案 B。超声检查未能显示阑尾,也未发现阑尾炎的继发征象,如脂肪回声、脓肿或形态异常的肠袢。然而临床仍需要排除阑尾炎,在列出的检查中,腹部和盆腔 MRI 检查是唯一用于评估阑尾炎的检查。超声未确诊阑尾炎之后行 MRI 检查对小儿阑尾炎的敏感性为 100%,特异性为 96%。这些结果与已发表的阑尾炎 CT 诊断的敏感性和特异性相似,此前 CT 一直是超声未能确诊阑尾炎后的首选检查方法。然而,CT 是存在电离辐射的,而 MRI 检查无电离辐射。但是对于年幼患者或那些需要镇静才能完成 MRI 检查的患者,偏向于用 CT 评估阑尾炎,MRI 检查时间比 CT 检查要长得多,需要患者更多的配合。

参考文献:Dillman JR,Gadepalli S,Sroufe NS,et al. Equivocal pediatric appendicitis:unenhanced MR imaging protocol for nonsedated children—a clinical effectiveness study. *Radiology* 2016;279(1):216-225.

Herliczek TW,Swenson DW,Mayo-Smith WW. Utility of MRI after inconclusive ultrasound in pediatric patients with suspected appendicitis:retrospective review of 60 consecutive patients. *Am J Roentgenol* 2013;200(5):969-973.

39 答案 C。所示图像是腹部和盆腔 MRI 扫描两个轴位快速自旋回波脂肪饱和序列图像。它们显示了一个管状的充满液体的结构,伴周围水肿和邻近脂肪间隙炎性表现(箭头所示)。这些发现符合急性阑尾炎的诊断。

多个资料报道 MRI 和 CT 对于检测儿童阑尾炎的敏感性相似,对于无须镇静的患者,由于不存在电离辐射,MRI 优于 CT。CT 对小儿阑尾炎的诊断较超声敏感。然而,超声通常在 CT 或 MRI 之前使用,因为它更经济且不像 CT 那样存在电离辐射。

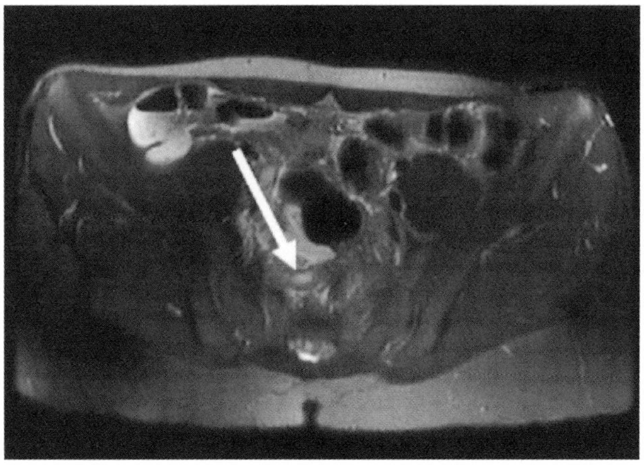

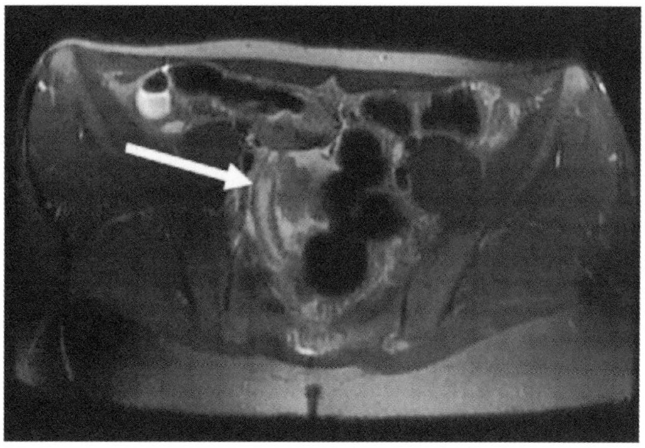

参考文献:Dillman JR,Gadepalli S,Sroufe NS,et al. Equivocal pediatric appendicitis:unenhanced MR imaging protocol for nonsedated children—a clinical effectiveness study. *Radiology* 2016;279(1):216-225.

Herliczek TW,Swenson DW,Mayo-Smith WW. Utility of MRI after inconclusive ultrasound in pediatric patients with suspected appendicitis:retrospective review of 60 consecutive patients. *Am J Roentgenol* 2013;200(5):969-973.

Strouse PJ. Pediatric appendicitis：an argument for US. *Radiology* 2010；255(1)：8–13.

40 **答案 B**。图 A 显示了胃排空试验的一组连续图像，在多个图像上显示了放射性示踪剂从胃反流到食管（箭头所示），表明该检查的结果是异常的。在此检查中，^{99m}Tc–硫胶体是与牛奶或配方奶粉混合。十二指肠闭锁用显示“双泡”征的 X 线片诊断最佳。肠旋转不良和中肠扭转用上消化道造影检查诊断最佳。

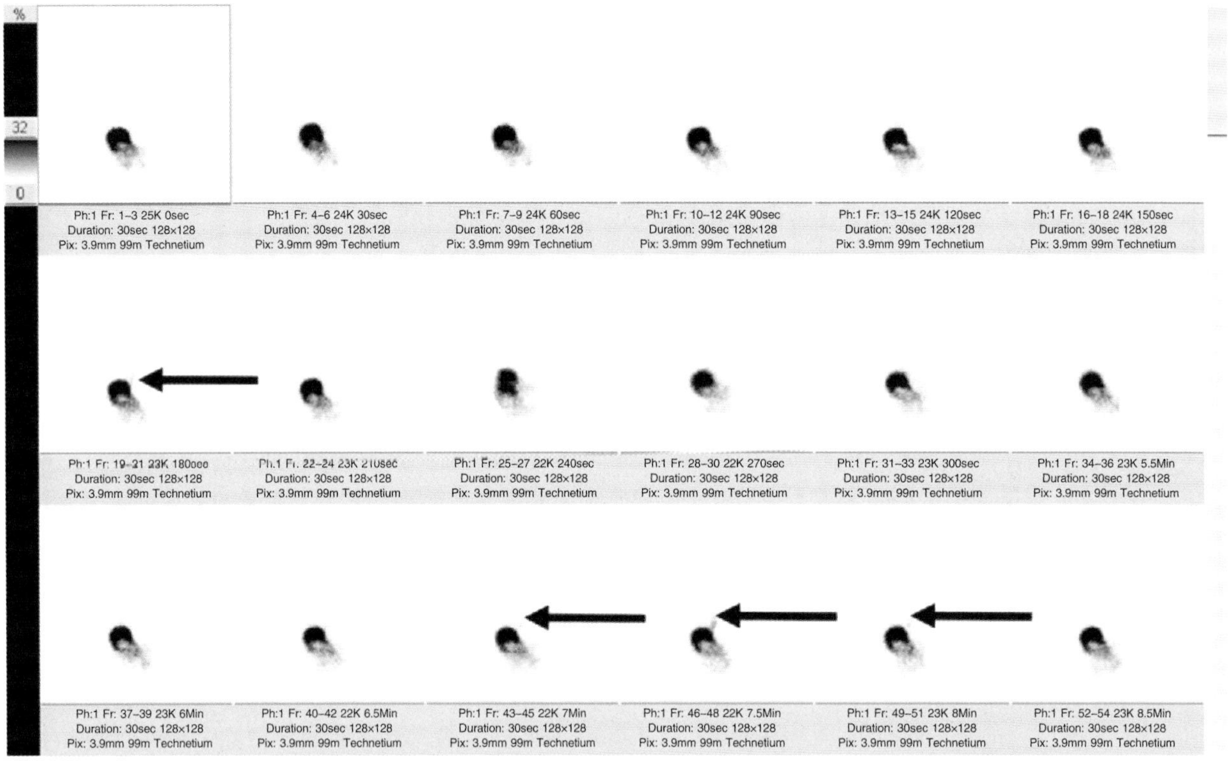

A

参考文献：Applegate KE，Anderson JM，Klatte EC. Intestinal malrotation in children：a problem-solving approach to the upper gastrointestinal series. *Radiographics* 2006；26(5)：1485–1500.

Reyhan M，Yapar AF，Aydin M，et al. Gastroesophageal scintigraphy in children：a comparison of posterior and anterior imaginG. *Ann Nucl Med* 2005；19(1)：17–21.

Traubici J. The double bubble sign. *Radiology* 2001；220(2)：463–464.

41 **答案 B**。图 B 显示 62 分钟后胃排空的百分比为 1%。液体胃排空的标准值因年龄不同而差别较大，但无论如何 1%的排空率都应确诊排空延迟。在 2 岁以下患儿中，正常胃排空率应为 32%或更高。2 岁以上患儿，正常报告范围为 44%或更高。相比记住这些数字，意识到 1%是明显低于标准值更重要。根据这些标准，检查结果异常，患儿胃排空明显延迟。胃排空延迟不是胆汁性呕吐的原因。需要注意的是，非胆汁性呕吐和无胆汁呕吐与胃食管反流有关。

参考文献：Heyman S. Gastric emptying in children. *J Nucl Med* 1998；39(5)：865–869.

42 **答案 C**。腹部 X 线片显示结肠袋增厚，符合结肠“拇指”征（箭头所示）。此征象通常提示黏膜下水肿，通常为缺血性结肠炎的描述，也见于其他形式的结肠炎，包括溃疡性结肠炎和感染性结肠炎，所以 X 线片结果为异常。腹痛和腹泻常是结肠炎的症状。上消化道造影检查和盆腔超声对评估结肠均无帮助。

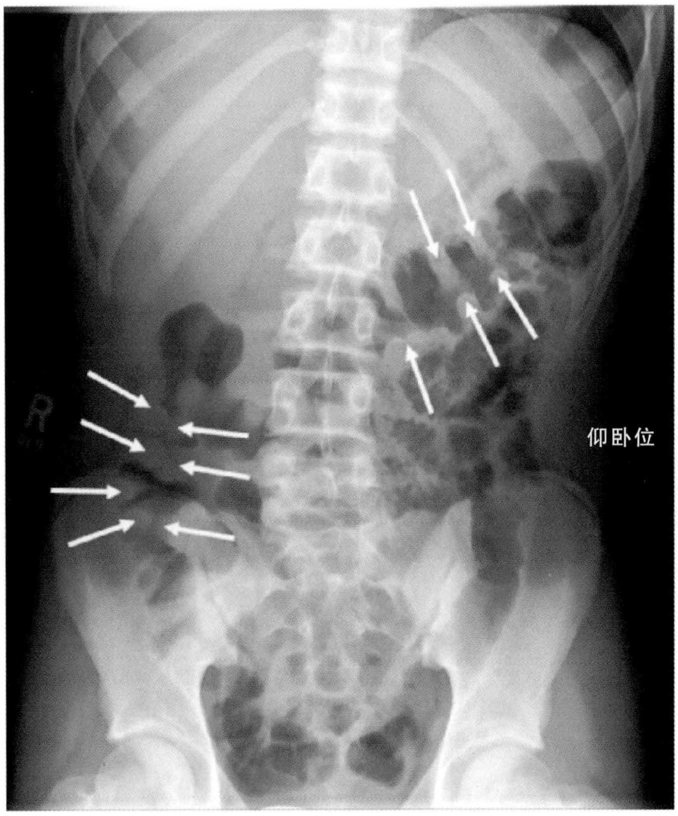

参考文献：Cutinha AH，De Nazareth AG，Alla VM，et al. Clues to colitis：tracking the prints. *West J Emerg Med* 2011；11（1）：112–113.

43 答案 D。腹部 X 线片上可见非梗阻性肠腔充气征象，而在左侧卧位图像中右肺可见大片渗出影，表明有肺炎，所以该患者应接受肺炎治疗。腹痛可能是儿童隐匿性肺炎的一种表现，所以在阅读小儿腹部 X 线片时不要忽略对肺部的观察。一旦确诊肺炎，上消化道造影检查、外科会诊以及腹部超声都是不必要的。

参考文献：Kanegaye JT，Harley JR. Pneumonia in unexpected locations：an occult cause of pediatric abdominal pain. *J Emerg Med* 1995；13（6）：773–779.

44 答案 A。图 A 是冠状位 T1 脂肪饱和加权对比增强 MRI 图像，显示回肠末端增强（箭头所示）。图 B 是轴位 DWI 图像显示回肠末端弥散受限（箭头所示）。DWI 图像上的高信号应该与 ADC 图上的低信号相对应才能真正明确存在弥散受限，但结合回肠末端增强序列和 DWI 序列上的高信号，仍可提示有末端回肠炎。需要注意的是包括结肠在内的其余肠道在两幅图像上都显示正常。因此，不太可能为通常影响右半结肠的伤寒或中性粒细胞减少性结肠炎，也不太可能为累及全结肠的假膜性结肠炎。溃疡性结肠炎可能有“倒灌性回肠炎”，但这通常发生在全结肠受累时。

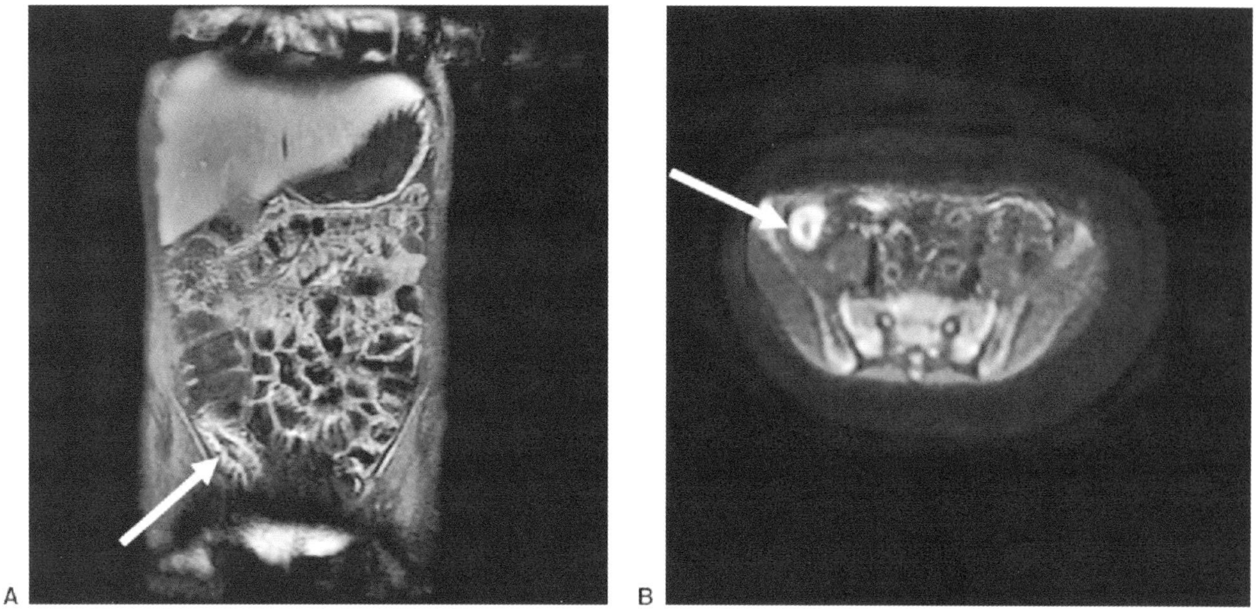

参考文献：Donnelly LF. *Pediatric imaging the fundamentals*. Philadelphia, PA: Elsevier/Saunders, 2009.

Mollard BJ, Smith EA, Dillman JR. Pediatric MR enterography: technique and approach to interpretation-how we do it. *Radiology* 2015;274(1):29–43.

Roggeveen MJ, Tismenetsky M, Shapiro R. Best cases from the AFIP: ulcerative colitis. *Radiographics* 2006;26(3):947–951.

Towbin AJ, Sullivan J, Denson LA, et al. CT and MR enterography in children and adolescents with inflammatory bowel disease. *Radiographics* 2013;33(7):1843–1860.

45 答案 D。图 A 和图 B 分别是腹部和盆腔 CT 动脉早期(图 A)和延迟期(图 B)增强扫描的轴位图像。图 A 显示了一个中央低密度的不均质肿块，早期周围呈“布丁状”对比(箭头所示)。图 B 显示了延迟对比(箭头所示)。这些发现最符合婴儿型血管内皮瘤。FNH 通常是一种实性病变，有中央瘢痕，瘢痕在延迟期会有造影剂充填。肝细胞癌可以有不同的表现，但新生儿期不是该病的好发年龄。病变的不均质性和对比增强与局灶性脂肪浸润不符。

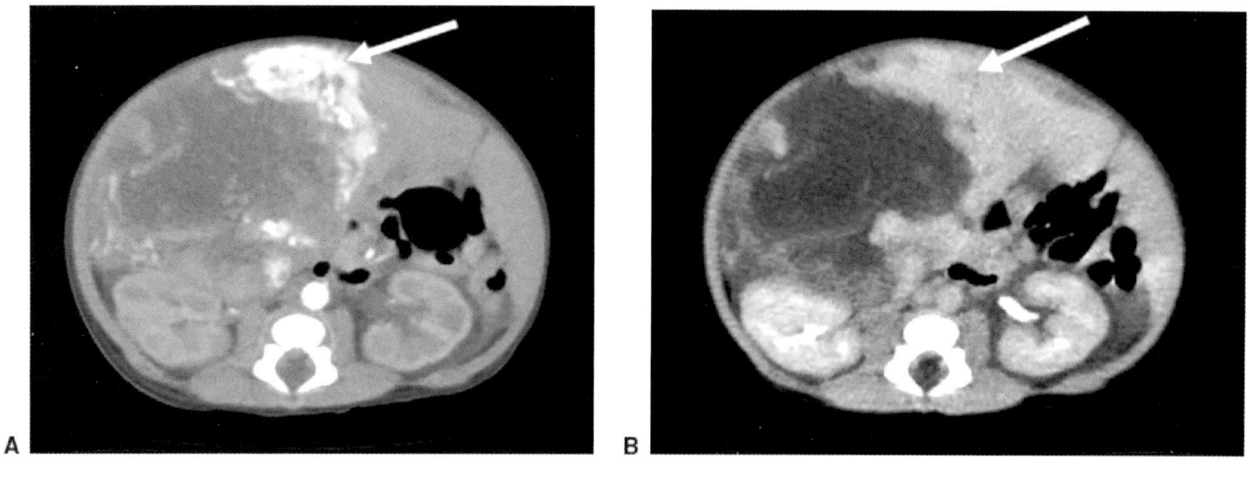

参考文献：Chung EM, Cube R, Hall GJ, et al. From the archives of the AFIP: Pediatric liver masses: radiologic-pathologic correlation part 1. Benign tumors. *Radiographics* 2010;30(3):801–826.

Chung EM, Lattin GE Jr, Cube R, et al. From the archives of the AFIP: Pediatric liver masses: radiologic-pathologic correlation part 2. Malignant tumors. *Radiographics* 2011;31(2):483-507.

Roos JE, Pfiffner R, Stallmach T, et al. Infantile hemangioendothelioma. *Radiographics* 2003;23(6):1649-1655.

46 **答案 D。**在本检查中出现肝(脾)大,无脾脏自发性梗死征象。婴儿型血管内皮瘤常为较大的肿瘤,患者常有肝大、腹胀或可触及的上腹部肿块。需要注意的是在本检查中,由于肝脏和脾脏的占位效应,肠管向下移位。婴儿型血管内皮瘤内可能存在广泛的动静脉分流,导致外周血管阻力降低。因此,需要增加血容量和心排血量,以维持血管床灌注,所以高达 50%~60%的患者会出现高心排血量和充血性心力衰竭。这也就解释为什么患儿的心胸轮廓增大。鼻胃管的位置正确,其尖端和远侧端突出于胃部。肠管向下移位,但似乎无梗阻。值得注意的是在该检查中膀胱显示较扩张,这可能与直肠充气少有关。

参考文献:Roos JE, Pfiffner R, Stallmach T, et al. Infantile hemangioendothelioma. *Radiographics* 2003;23(6):1649-1655.

(郭辰 译 王谦 钟玉敏 校)

第 2 章 儿童泌尿生殖系统影像

问题

1 患儿，男，1 月龄，因腹部肿块行腹部超声检查，图像如下所示。下一步合理的处理方法是：

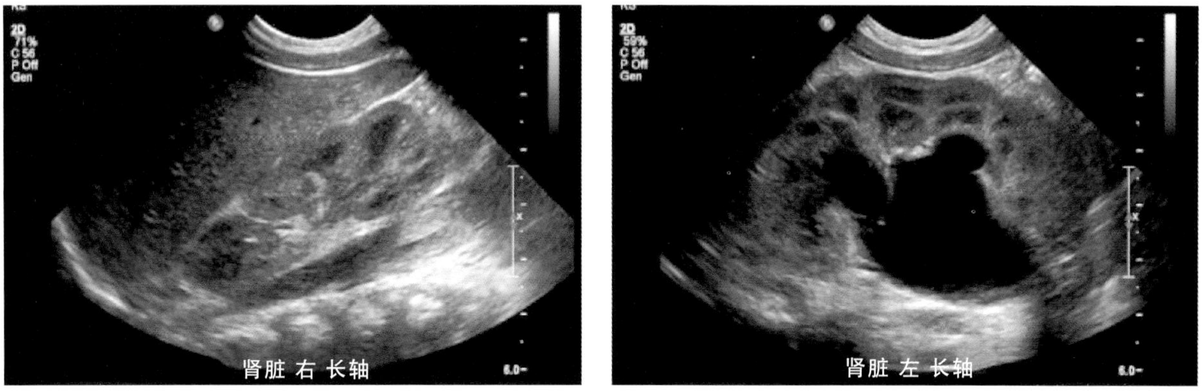

A.腹部 X 线片　　B.排泄性膀胱尿道造影（VCUG）

C.腹部和盆腔 CT 扫描　　D.睾丸超声检查

2 第 1 题中的患儿，VCUG 图像如下所示，下列处理方法合理的是：

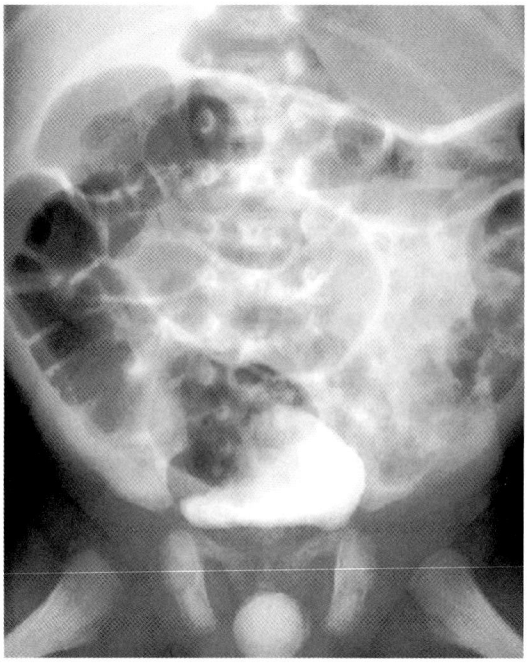

A.^{99m}Tc-MAG-3 扫描　　B.^{99m}Tc-DMSA 扫描

C.腹部和盆腔 CT 扫描　　D.右上腹部超声检查

3 第 1 题中的患儿随后行 ^{99m}Tc-MAG-3 扫描。注射呋塞米前右肾肾图形态正常，左肾肾图异常。注射呋塞米后左肾肾图如下所示。以下正确的是：

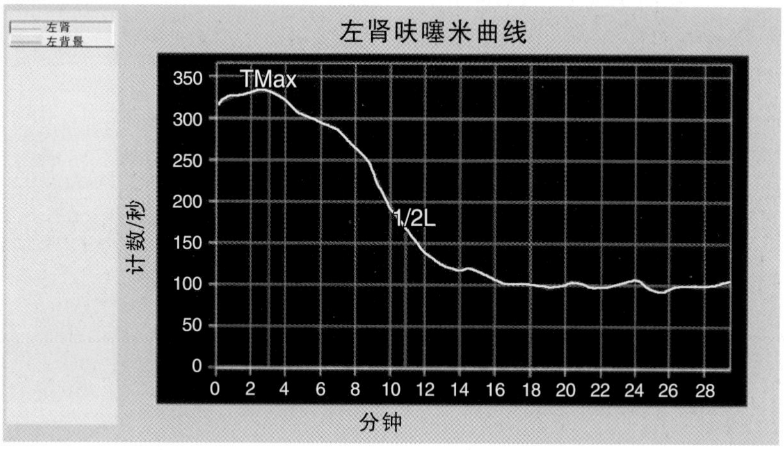

A.存在明确的梗阻　　B.需要外科干预治疗

C.无须外科干预治疗　　D.半排时间为 15 分钟

4 患者左侧卧位的肾超声图像如下所示。关于右肾图像，以下正确的是：

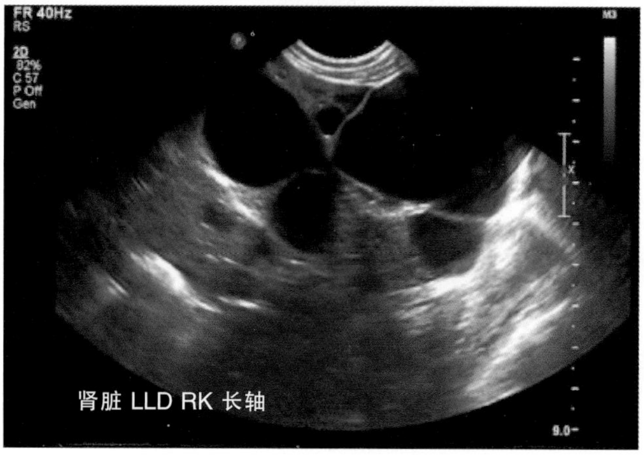

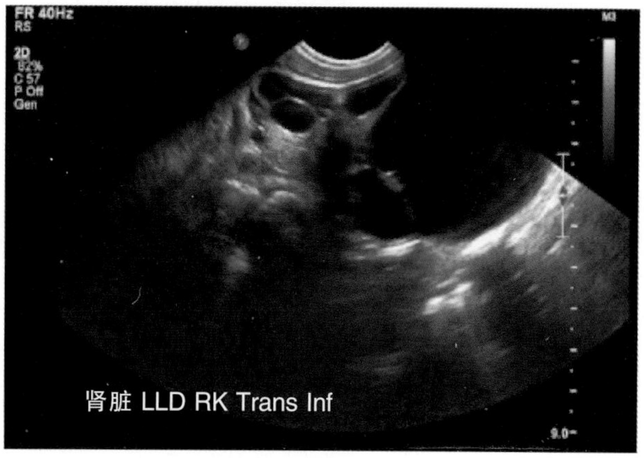

A.病变会演变为肾母细胞瘤

B.伴对侧肾盂输尿管连接部(UPJ)梗阻

C.肾脏外观通常保持不变

D.行 MAG-3 核素扫描可见左肾大量摄取放射性示踪剂

5 患者，16 岁，高血压初诊，腹部和盆腔冠状位增强 CT 图像如下所示。以下正确的是：

A.该疾病可能是常染色体隐性遗传　　B.通常于幼儿时期发病

C.与囊状(浆果样)动脉瘤有关　　D.可合并肝纤维化

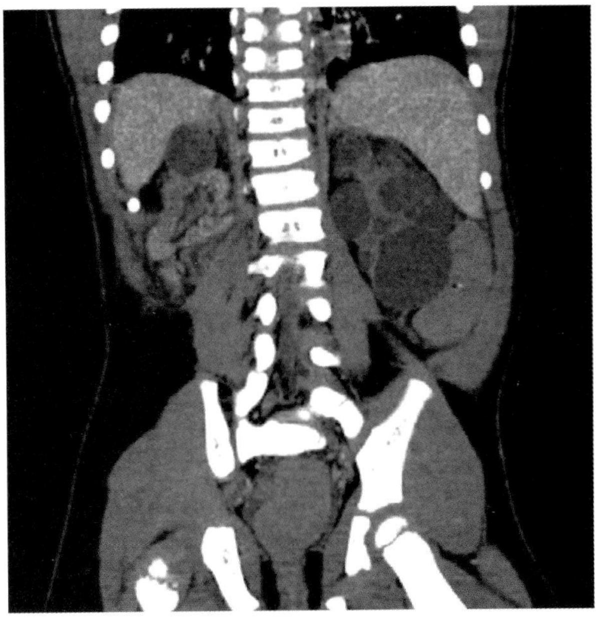

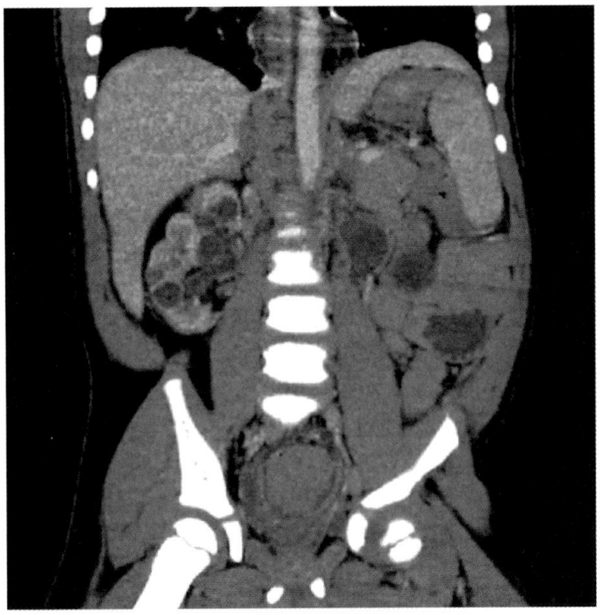

6 患儿，3岁，左上腹疼痛伴呕吐。仰卧位腹部X线检查图像如下所示，下一步最合理的处理方法是：

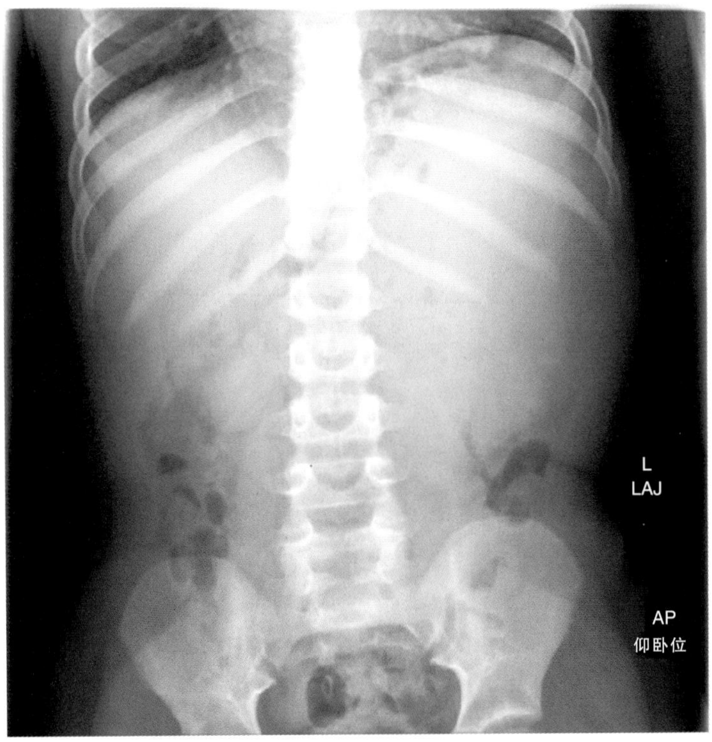

A.^{99m}Tc-MAG-3扫描　　B.^{123}I-MIBG扫描

C.腹部超声　　D.^{99m}Tc-DMSA扫描

7 第6题中的患儿，腹部超声结果如下所示，下一步最合理的处理方法是：

A.^{123}I-MIBG扫描　　B.^{99m}Tc-MAG-3扫描

C.VCUG　　D.腹部MRI

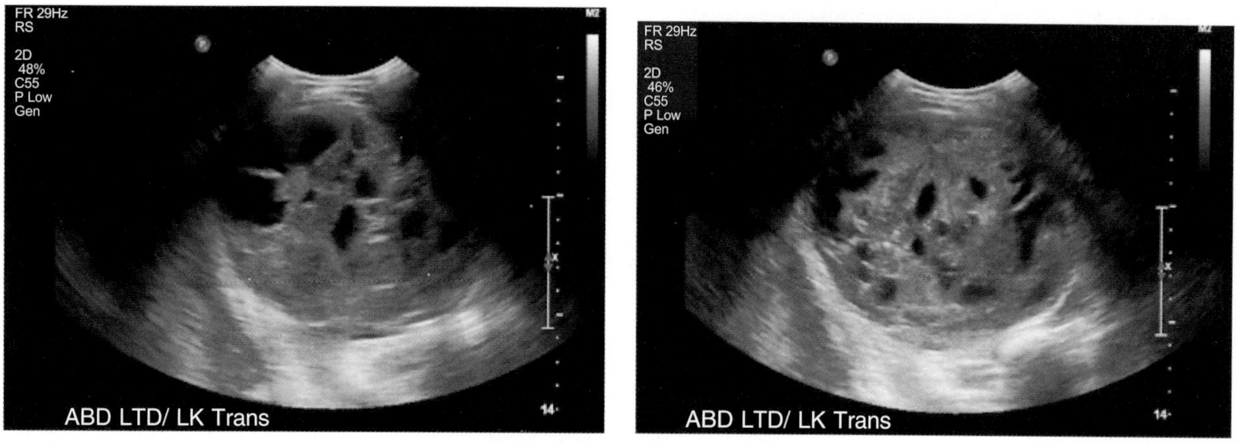

8　第 6 题中的患儿，腹部 MRI 图像如下所示，最可能的诊断是：

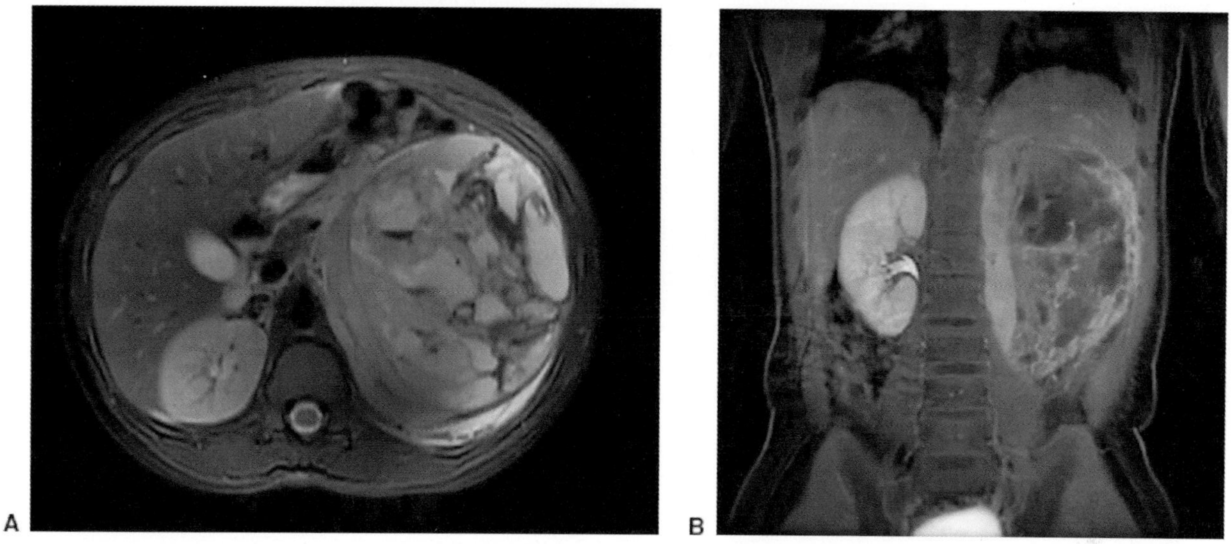

A.神经母细胞瘤　　B.中胚层肾瘤

C.肾母细胞瘤　　D.肾细胞癌

9　第 6 题中的患儿，应进一步行哪项检查？

A.胸部 CT 扫描　　B.骨扫描

C.^{123}I-MIBG 扫描　　D.VCUG

10　关于肾母细胞瘤，以下正确的是：

A.只有一种组织学类型　　B.总体生存率>90%

C.肿瘤通常不侵犯肾静脉　　D.与肾母细胞瘤病无关

11　下列哪种肾脏肿瘤与镰状细胞特性有关？

A.肾细胞癌　　B.多房囊性肾肿瘤

C.中胚层肾瘤　　D.髓样癌

12　患儿，男，10 岁，右侧睾丸疼痛。局部超声图像如下所示。以下正确的是：

A.提示泌尿外科急症，需紧急手术探查　　B.探及睾丸肿块，应转诊至肿瘤科

C.可能继发于感染，需给予抗生素治疗　　D.仅需要支持治疗

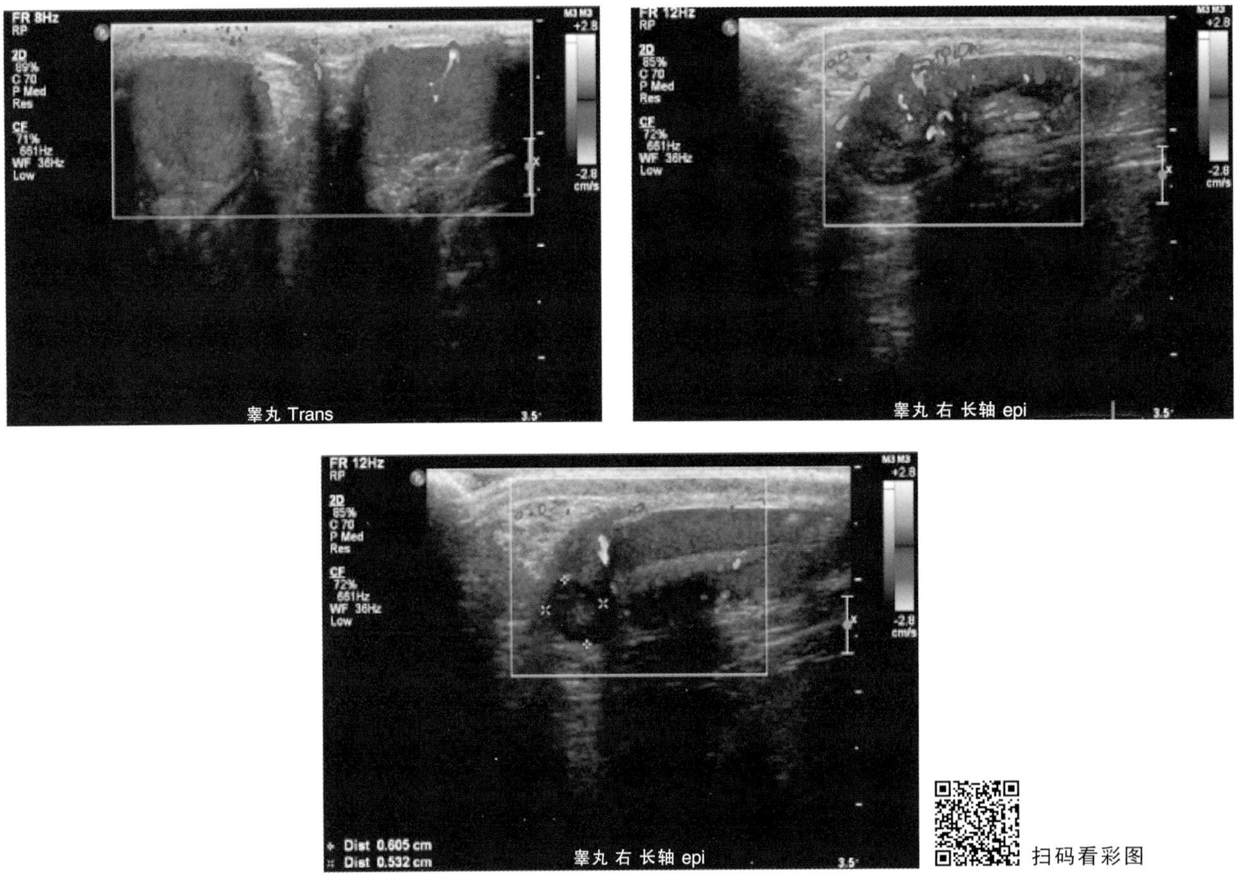

扫码看彩图

13 青少年女性患者，因间歇性盆腔疼痛于急诊就诊。盆腔超声结果如下所示，下一步最合理的方法是：

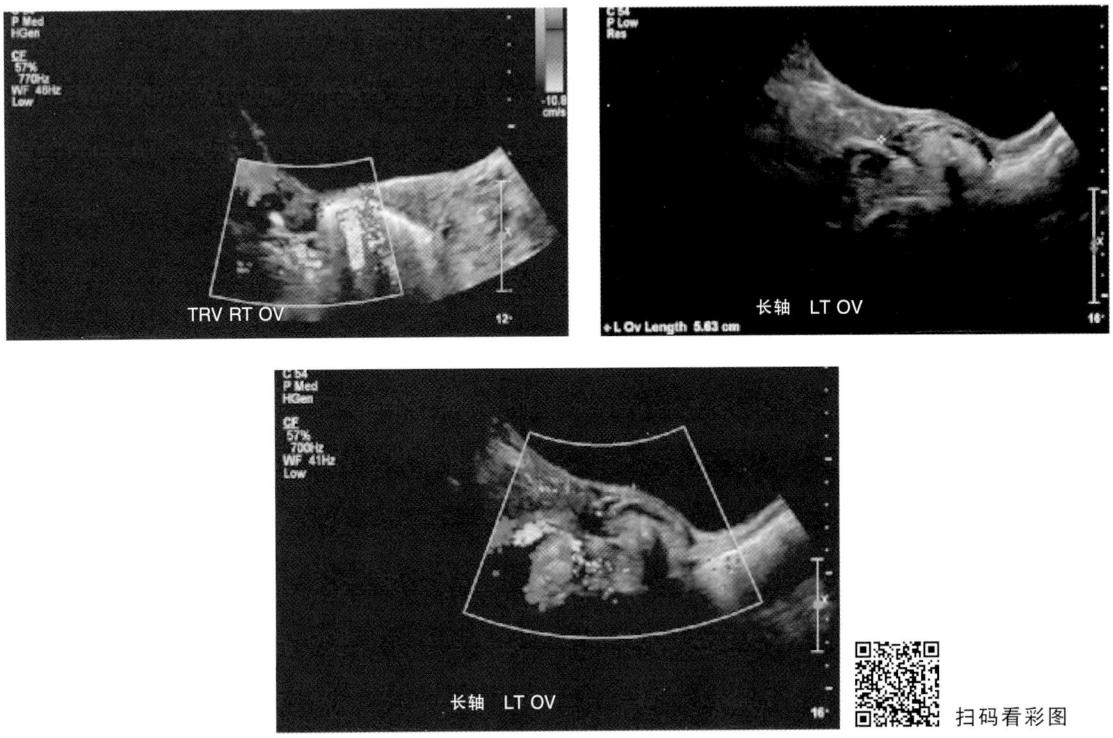

扫码看彩图

A.盆腔 MRI

B.6~8 周内超声复查

C.^{123}I-MIBG 扫描

D.无须进一步影像检查

14　第 13 题中的患者，因无法忍受 MRI 检查及镇静而采取盆腔 CT 扫描，图像如下所示。以下正确的是：

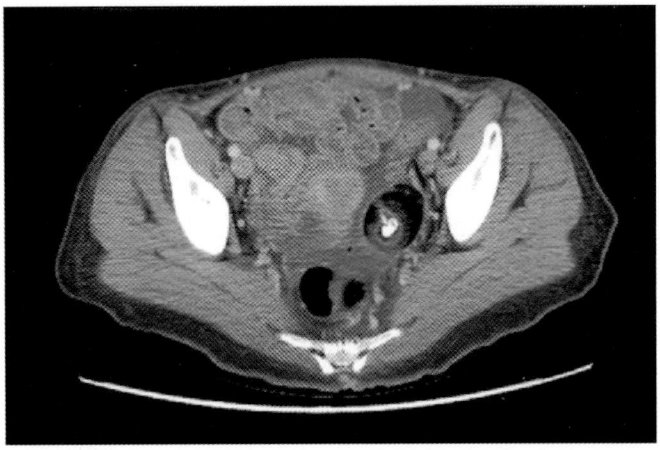

A.约 90%的病灶发生破裂　　B.患侧卵巢扭转见于约 95%的病例

C.成熟囊性畸胎瘤中常见 Rokitansky 结节　　D.无恶变风险

15　患儿，男，1 天新生儿，有产前肾积水病史，超声检查如下所示。下一步最合理的处理方法是：

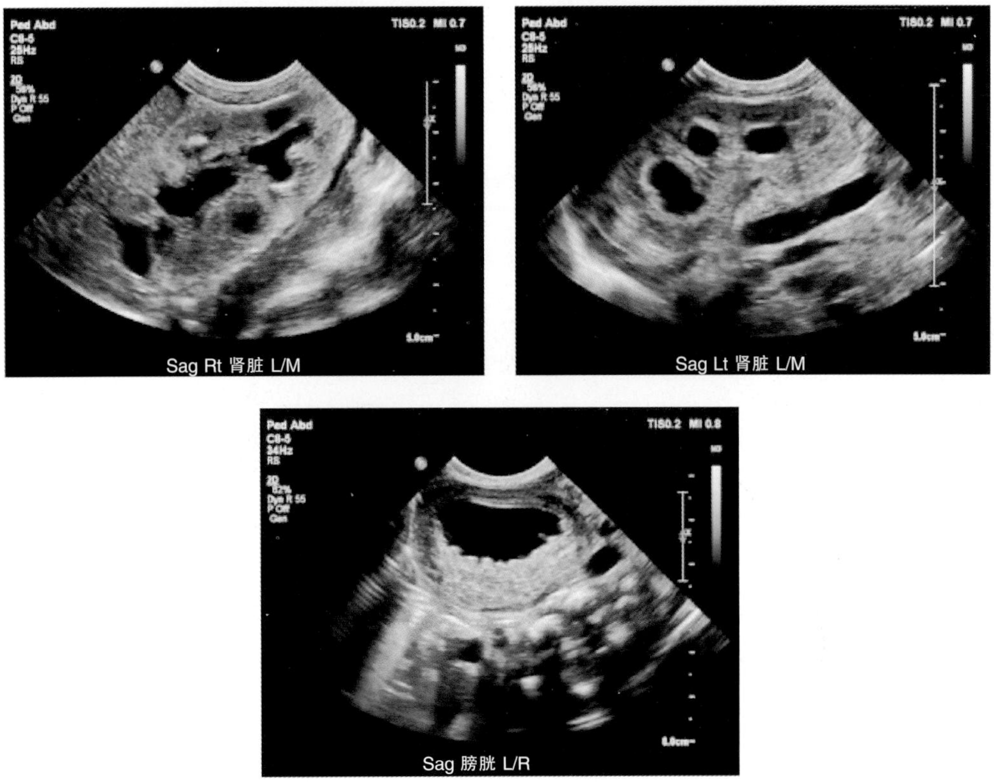

A.紧急手术干预　　B.VCUG

C.^{99m}Tc-MAG-3 扫描　　D.^{99m}Tc-DMSA 扫描

16 第15题中的新生儿，VCUG检查结果如下所示。以下正确的是：

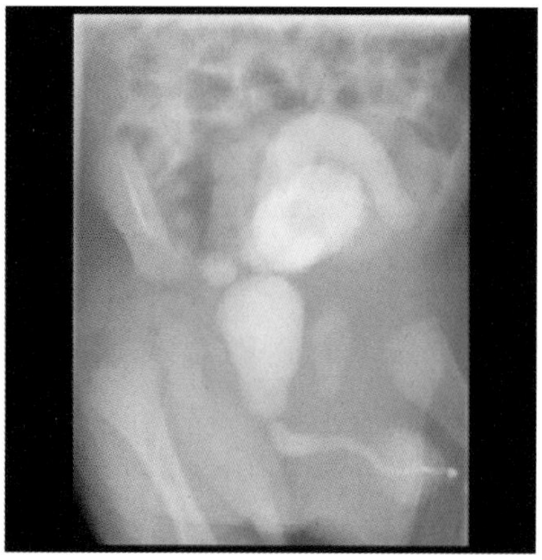

A.前尿道明显扩张
B.尿性腹水是主要的预后指标
C.男性不常见
D.主要采用内科治疗

17 睾丸超声图像如下所示。下一步最合理的处理方法是：

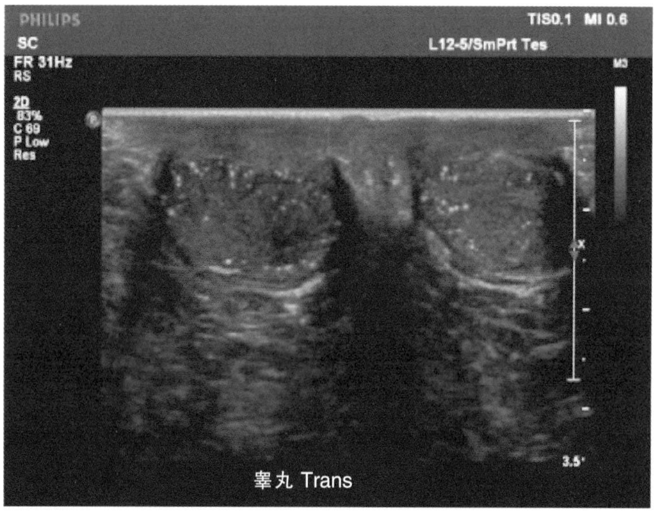

A.泌尿外科咨询
B.胸部、腹部和盆腔CT扫描，明确转移灶
C.盆腔MRI协助定位感染源
D.年幼患儿行常规泌尿外科随访、超声监测，成人行睾丸自检

18 尿路感染病史患者的VCUG图像如下所示。下列选项正确的是：

A.右侧单个集合系统
B.右侧重复集合系统
C.左侧重复集合系统
D.无膀胱输尿管反流

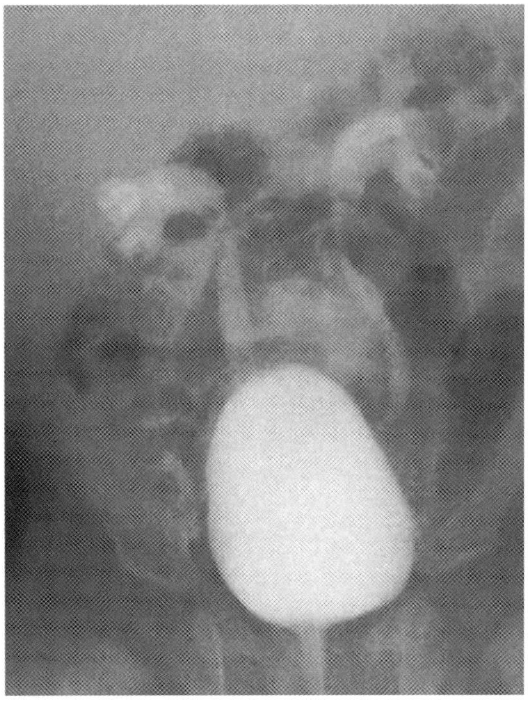

19 根据 Weigert-Meyer 法则，以下正确的是：

A.上半肾更容易反流

B.上半肾容易出现肾盂输尿管连接部梗阻

C.下半肾的输尿管末端常合并输尿管囊肿

D.上半肾输尿管异位开口于下半肾输尿管开口的内下方

20 患儿，男，5 岁，因腹部超声异常而行 CT 和 MRI 扫描，图像如下所示。下一步最合理的处理方法是：

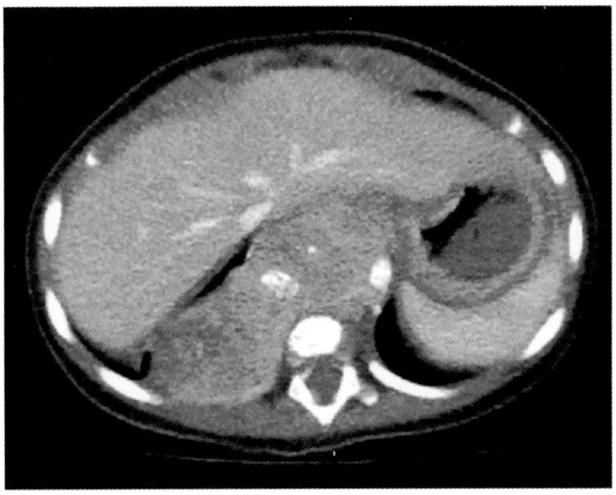

A

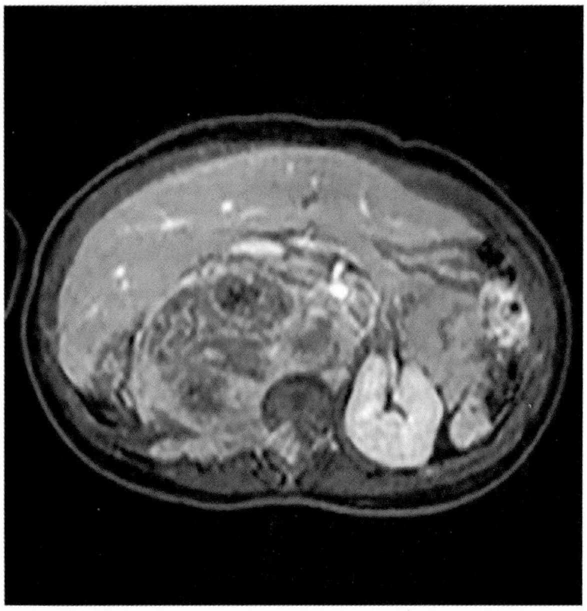

B

A.^{123}I-MIBG 扫描

B.^{67}Ga 扫描

C.^{99m}Tc-MAG-3 扫描

D.^{99m}Tc-DMSA 扫描

21 第 20 题中的患儿，^{123}I-MIBG 扫描图像如下所示。以下哪个特征提示预后较好？

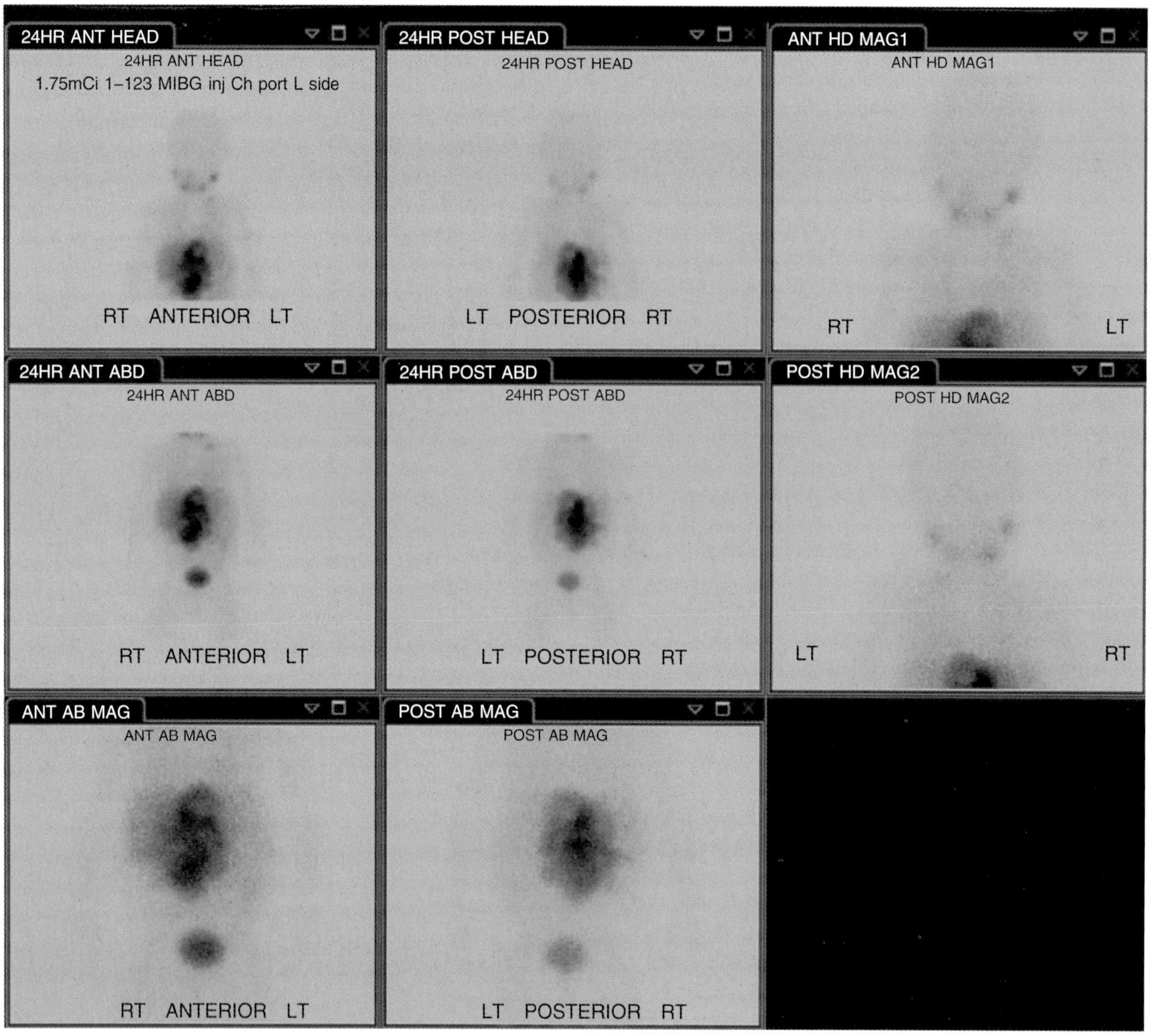

A.N-Myc 基因扩增升高　　B.诊断时，患儿年龄<1 岁
C.CD44 水平降低　　D.铁蛋白水平升高

22 行 ^{123}I-MIBG 核医学检查前，应停用下列哪种药物？
A.丙咪嗪　　B.氯化钾
C.奥美拉唑　　D.呋塞米

23 关于Ⅳ-S 期的神经母细胞瘤，以下正确的是：
A.与预后不良有关　　B.累及皮肤、肝脏和骨髓
C.见于 2 岁以上患儿　　D.无转移

24 患儿，2 月龄，CT 图像如下所示。最可能的诊断是：
A.先天性神经母细胞瘤　　B.肾母细胞瘤
C.肾细胞癌　　D.先天性中胚层肾瘤(CMN)

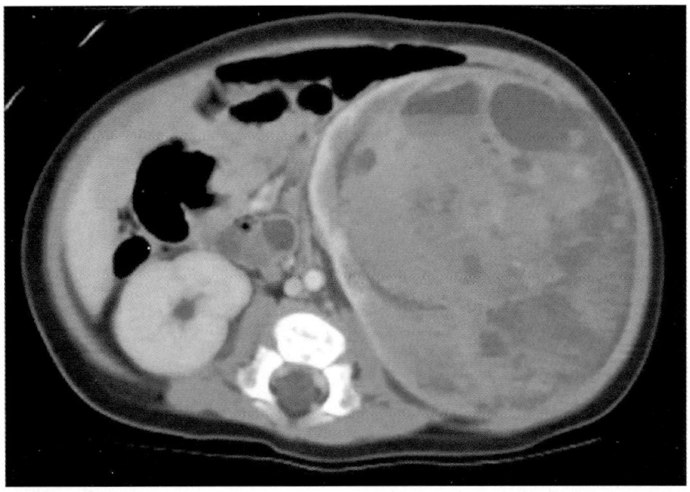

25　关于 CMN，以下正确的是：

A.有多个亚型　　B.肿瘤无恶变倾向

C.影像学上易与其他肿瘤鉴别　　D.新生儿中罕见

26　患儿，4 岁，超声检查图像如下所示。最可能的诊断是：

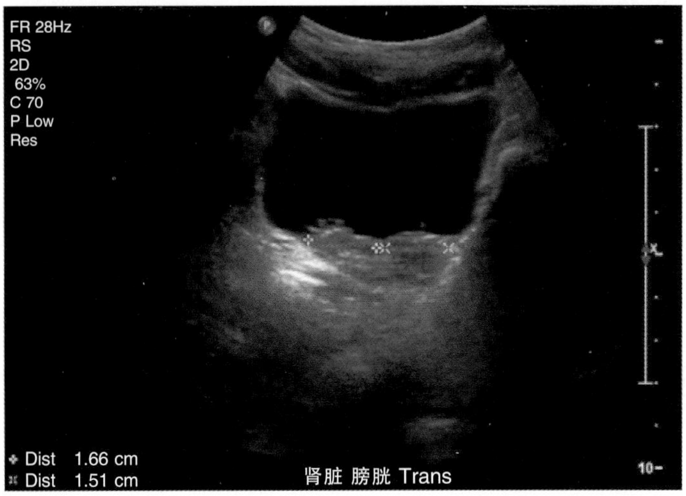

A.膀胱横纹肌肉瘤　　B.输尿管远端结石

C.膀胱输尿管反流(VUR)　　D.神经源性膀胱

27　患儿，1 月龄，超声检查图像如下所示，后续检查未探及右肾。以下正确的是：

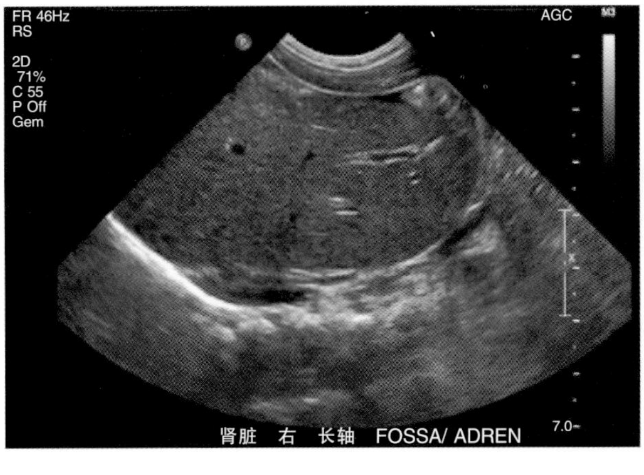

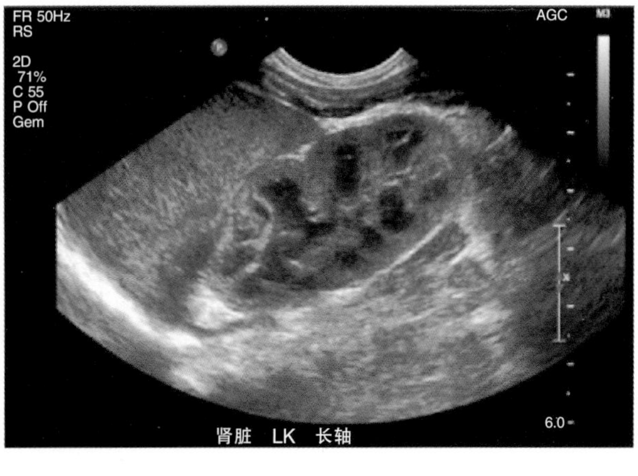

A.男性患儿可合并精囊囊肿

B.大多数病例孤立肾体积小于正常同龄儿童

C.只有少数女性孤立肾患者合并子宫发育异常

D.孤立肾女性多见

28 一患儿的 CT 扫描图如下所示。最可能的诊断是:

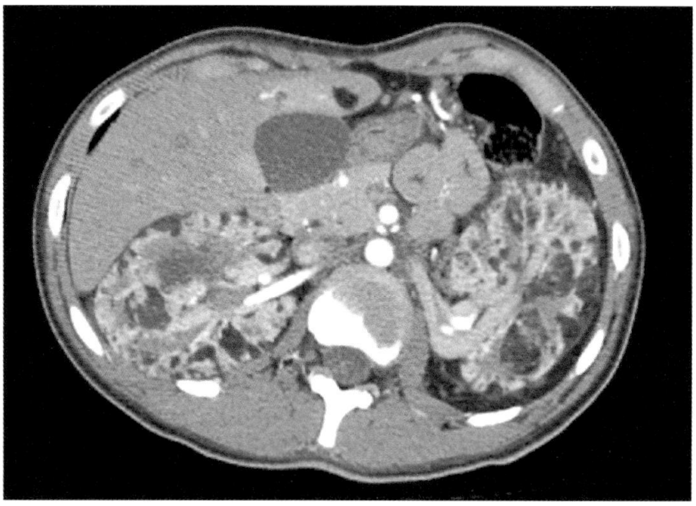

A.结节性硬化

B.Sturge-Weber 综合征

C.梅干腹(Prune belly)综合征

D.多灶性肾盂肾炎

29 关于血管平滑肌脂肪瘤(AML),以下正确的是:

A.病理是结节性硬化

B.病灶直径>4cm 时,出血风险增大

C.属于恶性病变

D.多见于男性

30 关于交叉融合异位肾,以下正确的是:

A.多见于男性

B.肾结石、感染和肾积水等并发症发病率低,接近 5%

C.双肾在一侧融合,但输尿管仍各自开口于左、右输尿管膀胱交界处的正常位置

D.从右到左的异位比从左到右的异位更常见

31 患者,女,15 岁,月经初潮未到,盆腔超声图像如下所示。以下正确的是:

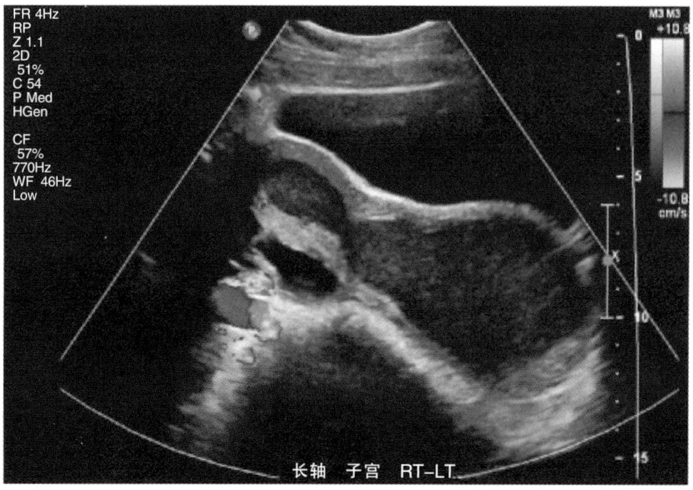

扫码看彩图

A.可能由处女膜闭锁引起　　B.无临床症状

C.无明确针对性治疗方法　　D.子宫较阴道扩张更明显

32 关于多房性囊性肾瘤(MCRT),以下正确的是:

A.年龄较小的女性和年龄较大的男性多见　　B.需经手术诊断和治疗

C.肿瘤多为双侧　　D.肿瘤常呈恶性

33 患儿,女,4 岁,VCUG 图像如下所示。以下正确的是:

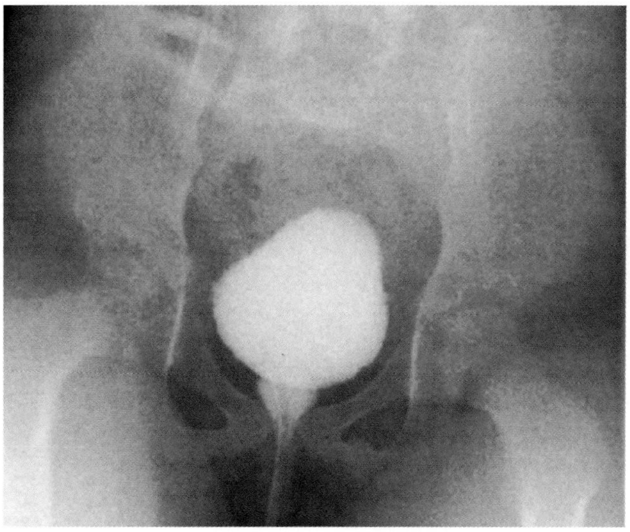

A.后尿道瓣膜　　B.膀胱输尿管反流

C.功能性排尿障碍　　D.合并输尿管囊肿

34 患儿,女,1 岁,出现阴道分泌物,超声检查图像如下所示。下一步最合理的处理方法是:

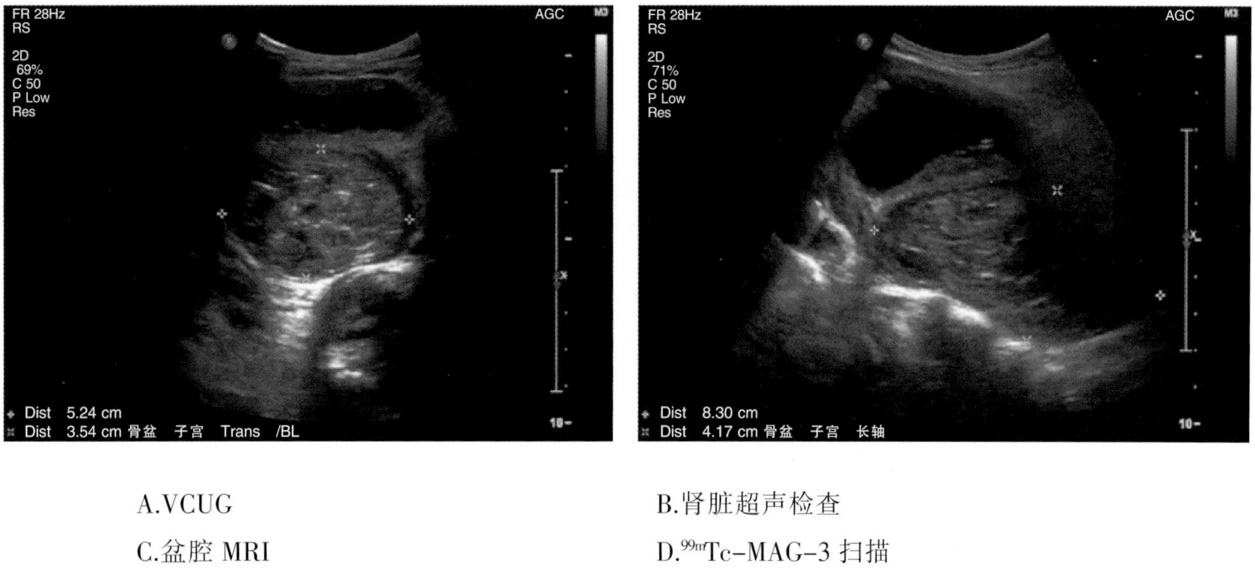

A.VCUG　　B.肾脏超声检查

C.盆腔 MRI　　D.^{99m}Tc-MAG-3 扫描

35 第 34 题中的患儿,盆腔 MRI 扫描图像如下所示。对于最有可能的诊断,以下正确的是:

A.该肿瘤是腺癌的一种亚型　　B.该肿瘤具有“葡萄样”外观

C.无转移者生存率为 5%~10%　　D.术后复发少见

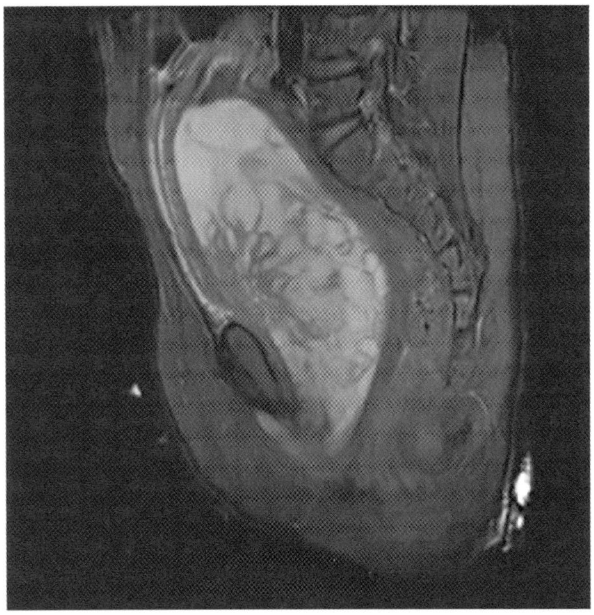 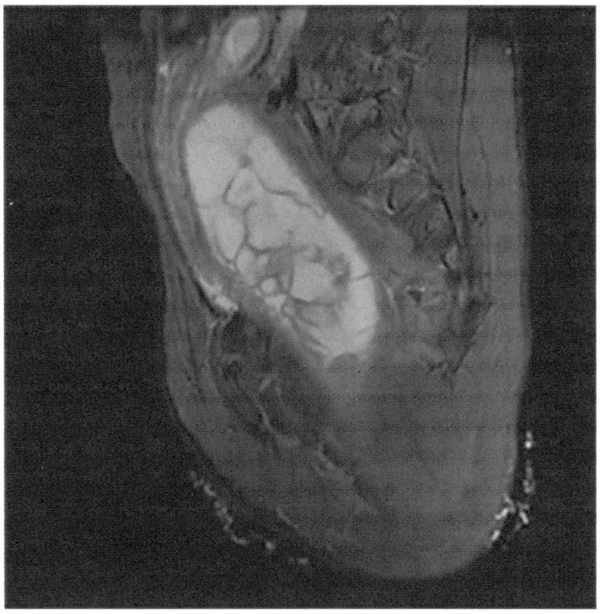

36 下列肾脏肿瘤最有可能发生骨转移的是:

A.中胚层肾瘤　　B.肾母细胞瘤

C.透明细胞肉瘤　　D.非典型横纹肌样瘤

37 关于肾母细胞瘤病,以下正确的是:

A.与肾母细胞瘤有关　　B.只有一种病理亚型

C.无相关疾病　　D.发现后无须行影像学随访

38 幼儿出现菌尿、腹痛,考虑为肾盂肾炎。以下哪项检查诊断急性肾盂肾炎最敏感?

A.腹部和盆腔 CT 平扫　　B.肾脏超声检查

C.^{99m}Tc-DMSA 扫描　　D.腹部 X 线片

39 第 38 题中的患儿,^{99m}Tc-DMSA 扫描图像如下所示。可能的诊断是:

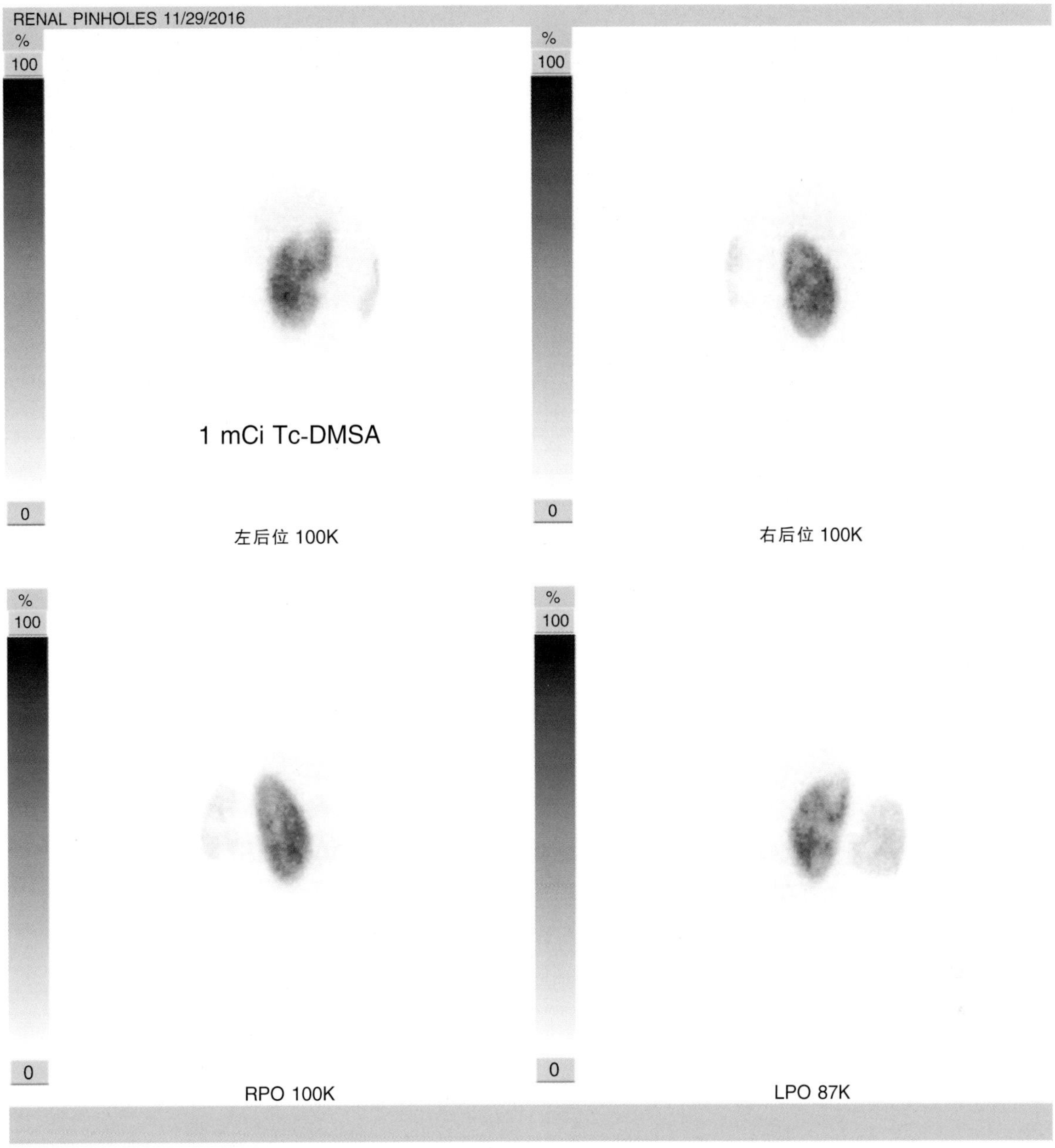

A.左侧中上极肾盂肾炎　　B.右侧上极肾盂肾炎

C.正常　　D.右侧下极肾盂肾炎

40 患者，女，16 岁，既往体健，2 小时前突发右下腹剧痛，妊娠试验阴性。盆腔超声不能排除右卵巢扭转，阑尾未见异常。下一步应行哪项影像学检查？

A.腹部 X 线片　　B.盆腔 MRI 平扫及增强扫描

C.4 小时内复查超声　　D.无须其他影像学检查

41 第 40 题中的患者，盆腔 MRI 扫描图像如下所示。以下正确的是：

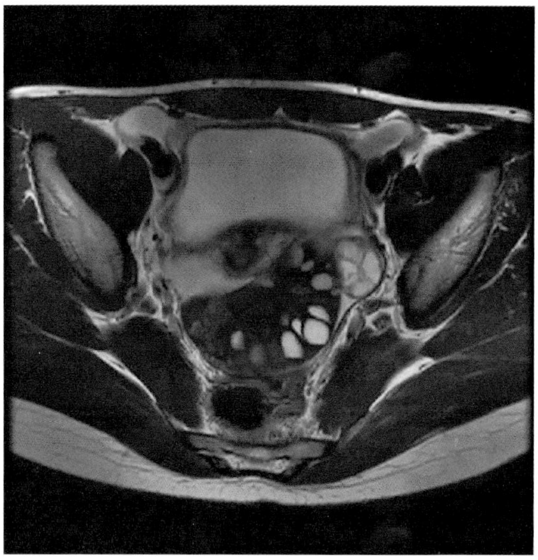
A

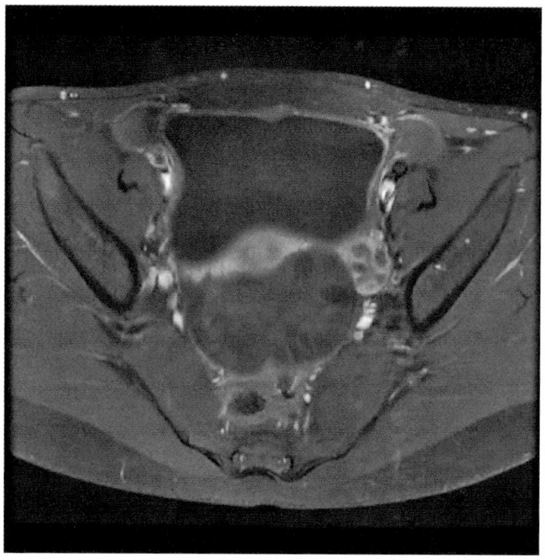
B

A.右卵巢扭转，仍有活性

B.左卵巢扭转，可能坏死

C.右卵巢扭转，可能坏死

D.左卵巢扭转，仍有活性

42 卵巢扭转时血管受累概率从高到低依次为：

A.静脉、淋巴、动脉

B.淋巴、静脉、动脉

C.动脉、静脉、淋巴

D.静脉、动脉、淋巴

43 患儿，10岁，肾脏超声检查图像如下所示。以下正确的是：

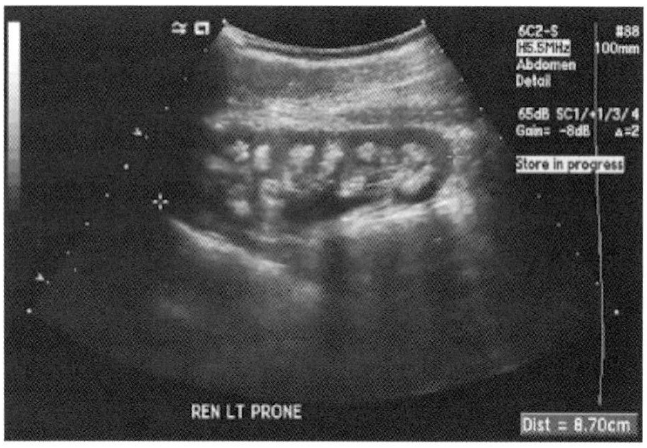

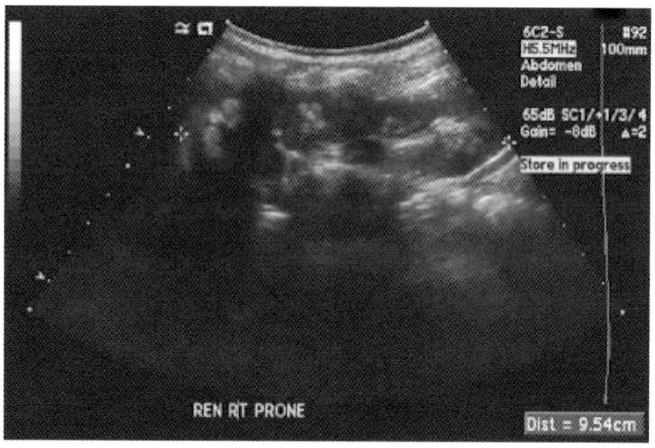

A.可能与近端肾小管酸中毒有关

B.在制动患者中不常见

C.病因可能与高钙尿症有关

D.肾锥体在患儿年龄段属正常表现

44 第43题中的患儿，双肾大小不等，以下正确的是：

A.肾脏大小差异大

B.肾脏大小差异小

C.肾脏大小差异在正常范围内

D.左肾代偿性增大

45 青少年男性以急性右侧睾丸疼痛就诊，阴囊超声检查图像如下所示。下一步合理的处理方法是：

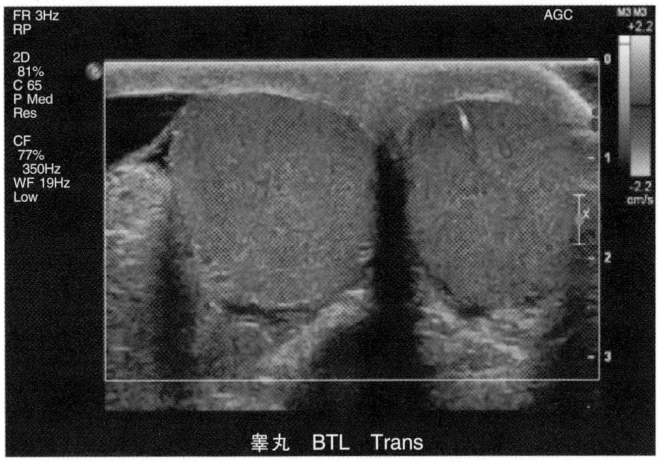

扫码看彩图

A.抗生素治疗　　B.保守治疗

C.泌尿外科咨询　　D.无须进一步治疗

46 患儿,男,1 月龄,脐部有液性分泌物,肾脏和膀胱超声图像如下所示。以下正确的是:

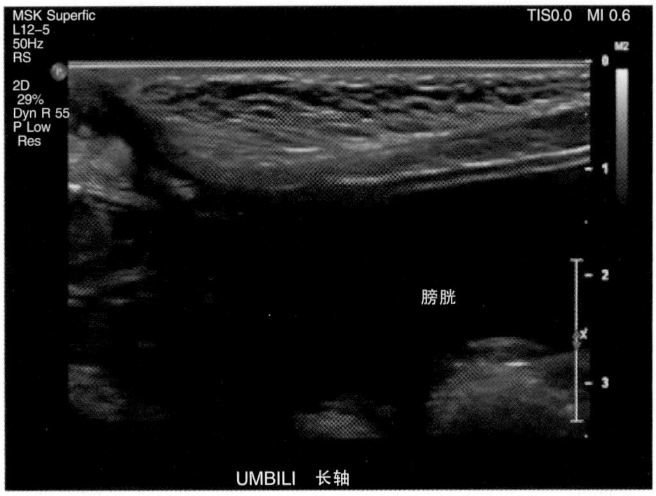

A.该病女性多见　　B.多数患者有临床症状

C.随着时间的推移,该病变会演变为腺癌　　D.该病有两种类型

答案与解析

1 **答案 B**。图像显示左肾盂和肾盏扩张，无输尿管扩张。右肾正常。以上征象多见于 UPJ 梗阻，但由于膀胱输尿管反流，也会引起左侧肾盂肾盏扩张，因此，下一步可考虑行 VCUG 加以排除。此外，VCUG 还有助于除外后尿道瓣膜，后者亦可引起膀胱出口处梗阻和肾盂肾盏扩张。腹部 X 线片无法明确肾盂肾盏扩张的病因，腹部和盆腔 CT 扫描也无法确定肾盂肾盏扩张是否源于膀胱输尿管反流，且这两项检查都会给患儿带来不必要的电离辐射。睾丸超声检查无电离辐射，但其无法提供肾盂肾盏扩张病因的相关信息。

参考文献：Blickman JG，Parker BR，Barnes PD. *Pediatric radiology：the requisites*，3rd ed. Philadelphia，PA：Elsevier/Saunders，2009.

Donnelly LF. *Pediatric imaging the fundamentals*. Philadelphia，PA：Elsevier/Saunders，2009.

2 **答案 A**。VCUG 检查结果未显示膀胱输尿管反流，故可排除此病。因此，考虑可能是 UPJ 狭窄所致，进而选择核素肾动态显像，以确定是否需要手术干预。^{99m}Tc-MAG-3 检查能评估肾脏对放射性示踪剂的摄取、清除以及排泄至输尿管和膀胱的情况。其他选项检查不是功能性检查，因此无法提供以上信息。^{99m}Tc-DMSA 扫描属于肾静态显像，仅能显示肾脏的相对功能而非动态排泄状况，只能用于评估肾皮质瘢痕形成和（或）肾盂肾炎。对有输尿管反流，尤其是合并尿路感染（UTI）而 VCUG 检查未提示反流时，该检查可能会有所帮助。CT 扫描及右上腹超声检查均不能提供有效信息，但可以评估右肾的灰阶外观。然而，在最初的超声检查中，右肾正常。

参考文献：Blickman JG，Parker BR，Barnes PD. *Pediatric radiology：the requisites*，3rd ed. Philadelphia，PA：Elsevier/Saunders，2009.

Donnelly LF. *Pediatric imaging the fundamentals*. Philadelphia，PA：Elsevier/Saunders，2009.

Fernbach SK，Feinstein KA，Schmidt MB. Pediatric voiding cystourethrography：a pictorial guide. *Radiographics* 2000；20(1)：155-168；discussion 168-171.

3 **答案 C**。利尿药给药后的肾如图所示，高峰时间（T_{max}）约为 2.5 分钟，1/2 高峰时间（$T1/2_{max}$）约为 10.5 分钟。因此，半排时间约为 8 分钟。此外，曲线明显下降提示肾脏对利尿反应良好。

静脉注射呋塞米前，因机械性或功能性梗阻而扩张的集合系统可致肾图曲线呈持续上升状态，极少或无排泄征象，给予呋塞米后，需继续观察肾图曲线的变化。原先扩张而无明显梗阻的集合系统，随着呋塞米使用后尿量增加，会出现排泄、肾图呈下降趋势，表现与本例相似。而如果存在输尿管腔狭窄导致的严重机械梗阻，即使在注射呋塞米后，肾脏集合系统仍无明显排泄，肾图则呈持续上升或保持高水平延续而无明显下降。这些患者常需要进行外科肾盂成形术。

参考文献：Mettler FA，Guiberteau MJ. *Essentials of nuclear medicine*，6th ed. Philadelphia PA：Saunders Elsevier，2012.

4 **答案 B**。图像显示右肾多个不相通囊性病灶，不伴肾盂扩张。符合多囊性发育不良肾表现。7%~27%的病例可合并对侧 UPJ 梗阻。此病变是否具有恶变倾向目前尚无定论，故建议超声随访。病灶常随时间推移呈缓慢缩小趋势，后续影像检查往往检测不到残留的发育不良肾组织。在 MAG-3 扫描检查中，患肾无放射性示踪剂摄取，提示无功能，对侧肾脏通常呈代偿性增大。

参考文献：Dähnert W. *Radiology review manual*, 6th ed. Philadelphia, PA: Wolters Kluwer Health/Lippincott Williams & Wilkins, 2007.

Donnelly LF. *Pediatric imaging the fundamentals*. Philadelphia, PA: Elsevier/Saunders, 2009.

5 **答案 C**。腹部和盆腔冠状位对比增强 CT 图像显示多个圆形低密度病灶，提示肾囊肿。直径数厘米的囊肿与常染色体显性遗传性多囊肾(ADPKD)影像表现最吻合。除囊肿大小外，还可通过患儿年龄进行鉴别诊断。常染色体隐性遗传性多囊肾(ARPKD)者可见较大囊肿，但多以 1~2 mm 小囊肿为主。且常合并先天性肝纤维化，多见于 10 岁以下儿童。而 ADPKD 则多于青少年、成年期发病。约 10%的 ADPKD 病例合并浆果样动脉瘤。

参考文献：Dähnert W. *Radiology review manual*, 6th ed. Philadelphia, PA: Wolters Kluwer Health/Lippincott Williams & Wilkins, 2007.

Donnelly LF. *Pediatric imaging the fundamentals*. Philadelphia, PA: Elsevier/Saunders, 2009.

6 **答案 C**。腹部 X 线片示左腹软组织密度灶，提示局部存在病变(箭头所示)。横截面成像有助于明确肿块性质及定位。腹部超声具有无电离辐射、价廉等优势。^{99m}Tc-MAG-3 扫描可显示某些肾脏疾病，但对诊断肿瘤性质价值不大。^{123}I-MIBG 扫描有助于判断肿瘤是否为 MIBG 阳性，例如，位于肾上腺区、神经嵴起源的神经母细胞瘤，而目前尚不知此肿瘤的起源。VCUG 通常用于了解有无膀胱输尿管反流，故对此病例的诊断价值不大。

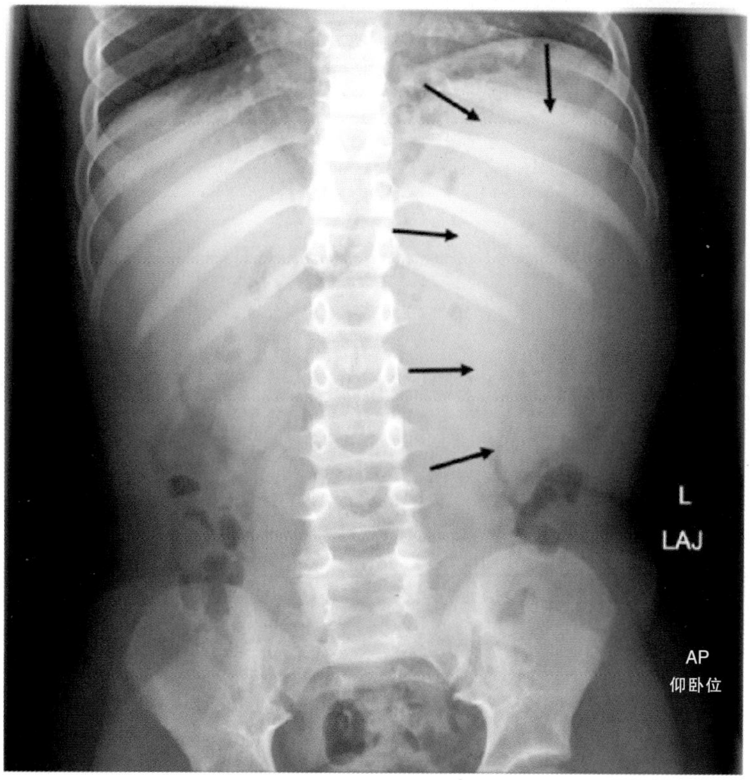

参考文献：Dähnert W. *Radiology review manual*, 6th ed. Philadelphia, PA: Wolters Kluwer Health/Lippincott Williams & Wilkins, 2007.

Donnelly LF. *Pediatric imaging the fundamentals*. Philadelphia, PA: Elsevier/Saunders, 2009.

7 **答案 D**。超声图像显示左肾区域(超声图像上标记为"LK")一不均质肿块。肿瘤来源不明。需借助断层显像，以明确病变范围及其起源器官。MRI 扫描需对患儿行镇静准备，但其无电离辐射，平扫和增强检查能提供肿瘤多方位的信息。与第 6 题相似，^{123}I-MIBG、^{99m}Tc-MAG-3 及 VCUG 扫描均无助于此病例的诊断。腹部 CT 有助于肿瘤的影像诊断，但电离辐射限制了其广泛应用。

参考文献：Donnelly LF. *Pediatric imaging the fundamentals*. Philadelphia，PA：Elsevier/ Saunders，2009.

Son J，Lee EY，Restrepo R，et al. Focal renal lesions in pediatric patients. *Am J Roentgenol* 2012；199(6)：W668-W682.

8 **答案 C**。MRI 轴位 T2W 脂肪饱和序列图像（图 A）及增强冠状位 T1W 脂肪抑制图像（图 B）示左肾不均质肿块，内侧肾实质呈“爪”征（箭头所示）。结合患儿年龄，肾母细胞瘤可能性最大。肾细胞癌于大龄儿童和成人多见，中胚层肾瘤是良性肿瘤，好发于新生儿。神经母细胞瘤通常源于肾上腺组织。

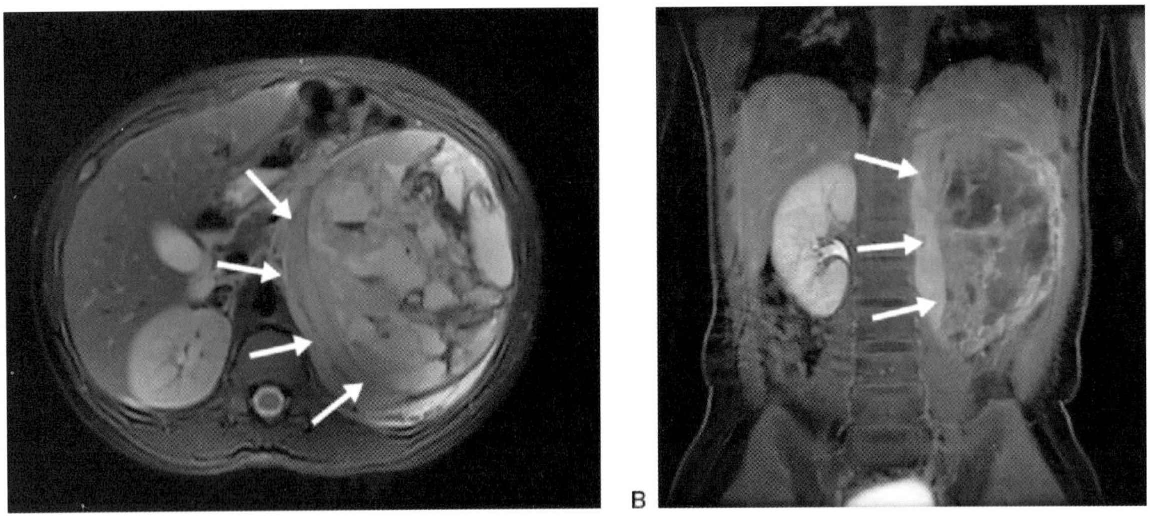

A B

参考文献：Donnelly LF. *Pediatric imaging the fundamentals*. Philadelphia，PA：Elsevier/ Saunders，2009.

Son J，Lee EY，Restrepo R，et al. Focal renal lesions in pediatric patients. *Am J Roentgenol* 2012；199(6)：W668-W682.

9 **答案 A**。在考虑肾母细胞瘤这一诊断时，需进一步了解淋巴结及肝、肺有无转移，对侧肾脏是否受累，肿瘤在肾内的解剖分布，肾静脉、下腔静脉的受累情况及病灶与输尿管的关系。因此，胸部 CT 扫描有指征，而 VCUG 无助于评估上述信息。^{123}I-MIBG 扫描有助于了解神经母细胞瘤病变范围，而非肾母细胞瘤。因肾母细胞瘤的骨转移少见，故无须行骨扫描检查。

参考文献：Carroll WL，Finlay JL. *Cancer in children and adolescents*. Boston，MA：Jones and Bartlett Publishers，2010.

10 **答案 B**。目前，肾母细胞瘤生存率>90%，但因肿瘤累及范围及其组织学类型而异。组织学亚型包括分化良好型和分化不良型。肾静脉和下腔静脉侵犯较常见。肾母细胞瘤病是一种与肾实质内肾胚基残存相关的罕见病变。这些肾胚基残存是肾母细胞瘤的前驱病变。

参考文献：Dähnert W. *Radiology review manual*，6th ed. Philadelphia，PA：Wolters Kluwer Health/ Lippincott Williams & Wilkins，2007.

Donnelly LF. *Pediatric imaging the fundamentals*. Philadelphia，PA：Elsevier/Saunders，2009.

11 答案 D。肾髓样癌是一种罕见的侵袭性肾恶性肿瘤，与镰状细胞(SC)性或血红蛋白 SC 病密切相关。发病高峰年龄为 20 岁，病变主要起源于肾髓质。所列其他肿瘤均与镰状细胞特性无关。

参考文献：Son J, Lee EY, Restrepo R, et al. Focal renal lesions in pediatric patients. *Am J Roentgenol* 2012;199(6):W668-W682.

12 答案 D。超声图像显示睾丸和附睾之间一椭圆形无血流信号的低回声肿块(箭头所示)，与睾丸附件扭转表现相符。需注意扭转可呈不同回声。睾丸附件扭转是青春期前男孩阴囊急症的常见原因。睾丸附件正常胚胎残留组织，常位于睾丸上部或附睾头附近。睾丸附件比附睾附件(扭转)更多见，两者鉴别不易，且临床意义不大。此外还可见阴囊水肿和反应性鞘膜积液。彩色多普勒检查可示扭转附件周围充血。治疗方案涵盖保守治疗。

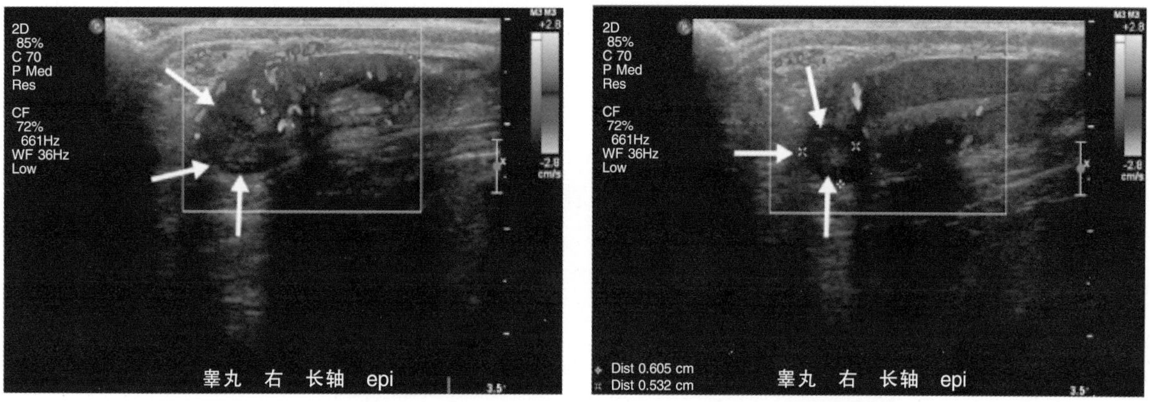

扫码看彩图

参考文献：Sung EK, Setty BN, Castro-Aragon I. Sonography of the pediatric scrotum: emphasis on the Ts-torsion, trauma, and tumors. *Am J Roentgenol* 2012;198(5):996-1003.

13 答案 A。超声图像显示左卵巢内高回声影，部分病灶后方伴声影，提示可能含脂肪和(或)钙化组织。病灶内未见明显血供，但周围卵巢实质内似见血流。横断面成像检查有助于明确病灶范围及其性质特征。MRI 不仅无电离辐射，且能显示超声无法明确具体性质(实性抑或混杂囊性)及来源的附件肿块。病灶内似见钙化灶，但它与左卵巢关系极密切，故基本不考虑神经母细胞瘤及 MIBG 扫描。

参考文献：Adusumilli S, Hussain HK, Caoili EM, et al. MRI of sonographically indeterminate adnexal masses. *Am J Roentgenol* 2006;187(3):732-740.

14 答案 C。CT 扫描显示病灶来源于左卵巢，其内包含脂肪、钙化以及实性成分。这些征象符合卵巢畸胎瘤。约 16%的病例可导致受累卵巢扭转，1%~4%可发生破裂，1%~2%的病例可出现恶变。成熟囊性畸胎瘤中常见软组织突起，即 Rokitansky 结节或壁结节。其组织学具有多样性，但在影像上多表现为实性成分，且良性畸胎瘤的结节不会出现透壁生长趋势。Rokitansky 结节强化提示恶变可能，但并不尽然。

参考文献：Park SB, Kim JK, Kim KR, et al. Imaging findings of complications and unusual manifestations of ovarian teratomas. *Radiographics* 2008;28(4):969-983.

15 答案 B。图像显示双侧肾盂肾盏扩张。此外，可见处于半收缩状态的膀胱壁呈不规则增厚。以上表现提示可能存在男性后尿道瓣膜引起的膀胱流出道梗阻。VCUG 检查可以评估尿道，并了解有无膀胱输尿管反流。其他检查均无助于此病的诊断。后尿道瓣膜患者有必要在术前行 VCUG 检查。

参考文献：Donnelly LF. *Pediatric imaging the fundamentals*. Philadelphia，PA：Elsevier/ Saunders，2009.

16 **答案 B**。图像显示后尿道明显扩张（长箭头所示），前尿道外观正常（短箭头所示）。这些特征提示仅见于男性的后尿道瓣膜。病变可通过手术治疗。后尿道瓣膜患儿可合并一侧重度膀胱输尿管反流，及新生儿的尿性腹水或含尿囊肿和巨大先天性膀胱憩室，后两者可能是通过阻止膀胱内压力过高而达到保留肾功能为目的的一种保护机制。只有5%的存在相关保护机制的后尿道瓣膜患儿会发生肾衰竭，而无保护性因素者肾衰竭的发生率则高达 40%。

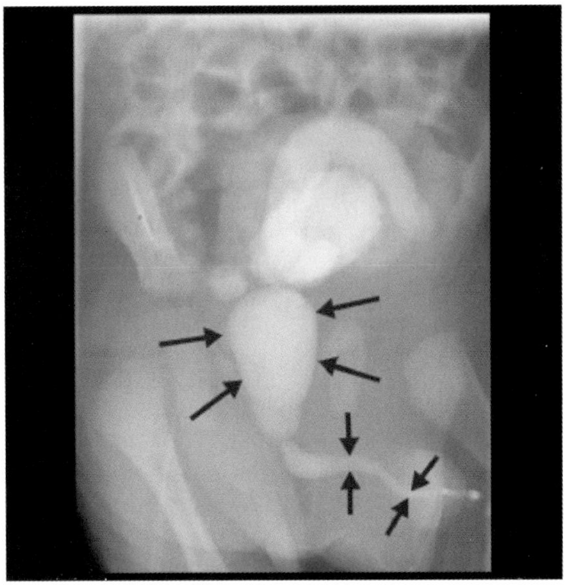

参考文献：Donnelly LF. *Pediatric imaging the fundamentals*. Philadelphia，PA：Elsevier/ Saunders，2009.

Goodwin OI，Ayotunde OO. Posterior urethral valves with severe unilateral vesicoureteral reflux in a 3-year-old boy. *Ann Ib Postgrad Med* 2007；5(2)：73–76.

17 **答案 D**。超声图像显示整个睾丸中多发强回声斑点灶，不伴后方声影。这些表现符合睾丸微石症。钙化灶小，通常后方无声影。前期报道认为 18%~75%的睾丸微石症患者存在合并睾丸肿瘤的风险，因此建议定期超声随访。但最近研究表明，睾丸微石症检出率明显增高，见于约 6%的 17~35 岁男性，且绝大多数患者无恶变倾向。甚至有观点认为对这些患者可用体格检查来取代超声检查。最近有论文建议随访方式取决于患儿的配合程度，包括定期超声检查、医生定期体格检查和（或）对患者进行阴囊自我检查的教育。

此病不属于泌尿外科急症，无须急诊咨询相关科室。该病与活动性感染无关，也不建议行盆腔 MRI 扫描。如前所述，这种情况在年轻人中比预期的更为普遍，在未发现肿瘤的情况下，无须进一步检查排除转移性病变。

参考文献：Cooper ML，Kaefer M，Fan R，et al. Testicular microlithiasis in children and associated testicular cancer. *Radiology* 2014；270(3)：857–863.

Donnelly LF. *Pediatric imaging the fundamentals*. Philadelphia，PA：Elsevier/Saunders，2009.

18 **答案 B**。排泄性膀胱尿道造影图显示双侧膀胱输尿管反流。右侧（箭头所示）示“下垂百合"征。该征象见于重复集合系统病例,因重复肾的下半部分向下和侧方移位,梗阻及功能不良的上半肾压迫下半肾集合系统,使之呈"下垂百合"征。只有下半肾集合系统填充静脉注射的对比剂,肾脏上部无延伸至肾盂的肾盏,故显影的肾盏数较少。左肾无"下垂百合"征,表明仅存在单个集合系统。

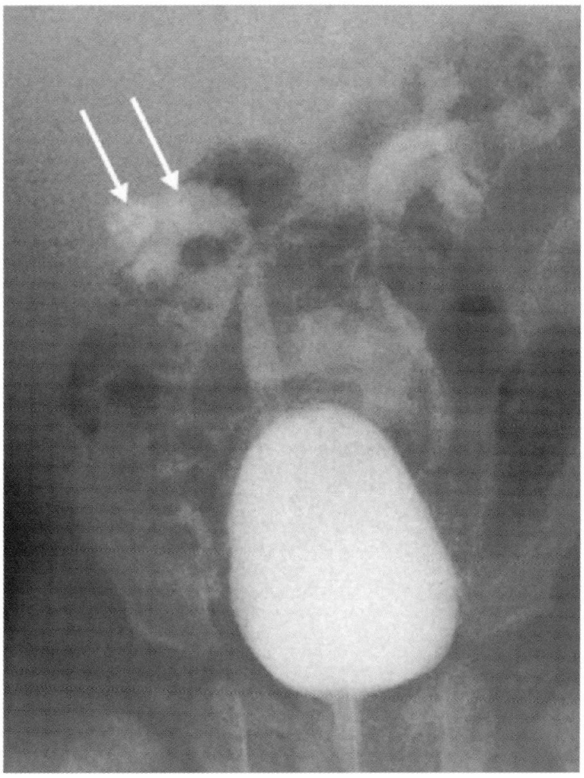

参考文献:Callahan MJ.The drooping lily sign. *Radiology* 2001;219(1):226-228.

19　答案 D。在完全性肾盂输尿管重复畸形的患者中,引流上半肾的输尿管开口于下半肾输尿管的内下方。下半肾较多见膀胱输尿管反流和 UPJ 梗阻,而上半肾则更常出现因输尿管囊肿而继发的梗阻。这就是 Weigert-Meyer 法则。

参考文献:Donnelly LF. *Pediatric imaging the fundamentals*. Philadelphia,PA:Elsevier/ Saunders,2009.

20　答案 A。图像显示右下胸腔、腹膜后上部椎旁巨大肿块,CT 扫描(图 A 箭头所示)内部可见钙化。MRI 图像示肿瘤延伸至椎管右侧(图 B 箭头所示)。此年龄段儿童,神经母细胞瘤(NB)或神经节神经母细胞瘤(GNB)等神经源性肿瘤发病率较高,而对年龄稍大的儿童,应考虑神经节瘤(GN)的可能。^{123}I-MIBG 可以被分泌儿茶酚胺的肿瘤,如 NB、GNB 和 GN 所摄取。90%~95%的 NB 和 GNB 分泌儿茶酚胺,但只有约 70%的病例呈 MIBG 阳性。^{123}I-MIBG 显像的不足之处是少部分肿瘤(30%)不摄取 MIBG,结果呈假阴性。

^{99m}Tc-MAG-3 扫描能明确肾功能及评估有无梗阻。^{99m}Tc-DMSA 扫描主要用于诊断肾盂肾炎或肾皮质瘢痕的形成。已有影像资料未显示肿瘤累及肾脏。^{67}Ga 扫描除了能评估慢性感染病源外,还能被非霍奇金/霍奇金淋巴瘤、肝细胞癌和黑色素瘤等摄取,但对诊断 NB 则无意义。

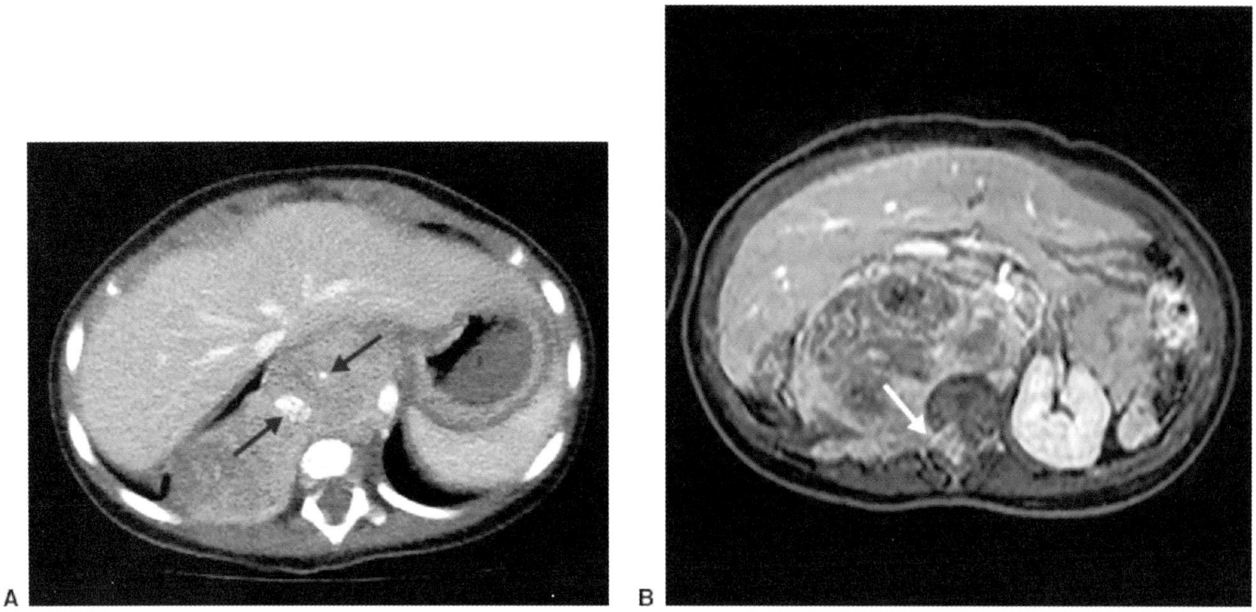

参考文献:Dähnert W. *Radiology review manual*,6th ed. Philadelphia,PA:Wolters Kluwer Health/ Lippincott Williams & Wilkins,2007.

Lonergan GJ,Schwab CM,Suarez ES,et al. Neuroblastoma,ganglioneuroblastoma,and ganglioneuroma:radiologic-pathologic correlation. *Radiographics* 2002;22(4):911-934.

21　**答案 B。**CT、MRI 图像上显示的肿瘤能摄取 MIBG,因此高度提示神经母细胞瘤。发病年龄<1 岁者预后相对良好。病变可转移至肝脏和皮肤。年龄>1 岁的神经母细胞瘤患儿预后较差,病变多累及骨骼。此外,神经母细胞瘤的Ⅳ-S 期见于 1 岁以下患儿,转移灶仅限于皮肤、肝脏和骨髓,而无骨皮质的受累。

N-Myc 蛋白的表达提示,肿瘤的生物学行为具侵袭性且与年龄>1 岁儿童的预后不良相关。其他影响预后的因素还包括 NB 细胞表面的糖蛋白 CD44 及血清铁蛋白,前者表达水平高提示预后良好,而后者升高则表明预后不容乐观。

参考文献:Donnelly LF. *Pediatric imaging the fundamentals*. Philadelphia,PA:Elsevier/ Saunders,2009.

Lonergan GJ,Schwab CM,Suarez ES,et al. Neuroblastoma,ganglioneuroblastoma,and ganglioneuroma:radiologic-pathologic correlation. *Radiographics* 2002;22(4):911-934.

22　**答案 A。**丙咪嗪是一种三环类抗抑郁药,能抑制病灶对碘标记 MIBG 的摄取。因此,成像前应尽可能停用此药。其他有类似抑制 MIBG 摄取的药物,如胰岛素、利血平、其他三环抗抑郁药及苯丙胺类药物,如可能,也应停用。其他选项的药物则无须停用。

参考文献:Mettler FA,Guiberteau MJ. *Essentials of nuclear medicine*,6th ed. Philadelphia,PA:Elsevier/ Saunders,2012.

23　**答案 B。**Ⅳ-S 期是神经母细胞瘤的特殊分期,适用于年龄<1 岁,转移灶仅限于皮肤、肝脏和骨髓,而无骨皮质受累的患儿。此期患儿预后良好,3 年无病生存率达 75%~90%。

参考文献:Donnelly LF. *Pediatric imaging the fundamentals*. Philadelphia,PA:Elsevier/ Saunders,2009.

Lonergan GJ,Schwab CM,Suarez ES,et al. Neuroblastoma,ganglioneuroblastoma,and ganglioneuroma:radiologic-pathologic correlation. *Radiographic* 2002;22(4):911-934.

24　**答案 D。**CT 图显示左肾来源不均质实性占位,剩余肾组织被推移至内侧(箭头所示),呈环绕病灶的"爪"征。因患儿仅 2 月龄,故首先考虑 CMN。此瘤是新生儿期最常见的肾实质性肿瘤。多见于出生后 3 个月内,90%的病例在出生后 1 年内确诊。影像学表现为巨大肾内实性占位,通常累及肾窦。病变取代大部分肾实质,可含囊性、出血和坏死成分。学者于 1967 年首次提出 CMN 属良性平滑肌瘤样肿瘤这一观点,而目前研究则认为存在一系列疾病,包括从经典型的良性 CMN 到细胞更具侵袭性 CMN 变异型,它们分别占总病例的 42%~63%。

肾母细胞瘤发病的高峰年龄为 3~4 岁。新生儿极少见,发病率<0.16%。虽有发病年龄<6 月龄的幼儿肾细胞癌病例报道,儿童总体发病率极低,占 20 岁以下人群原发性肾肿瘤的比例不到 7%。在高峰发病年龄为 50~60 岁的肾细胞癌病例中,儿童发病率低于 2%。高度侵袭性的恶性肾髓样癌绝大多数见于具有镰状细胞特性或血红蛋白 SC 病的青少年和年轻成年黑人中(10~39 岁,平均年龄 20 岁)。

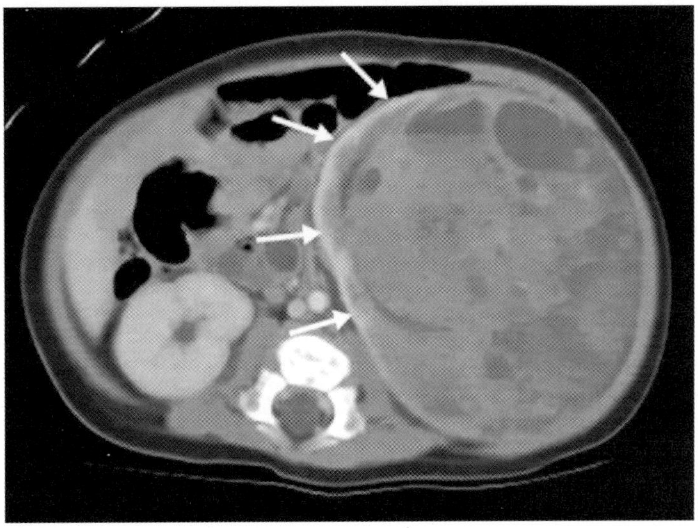

参考文献:Lowe LH,Isuani BH,Heller RM,et al. Pediatric renal masses:Wilms tumor and beyond. *Radiographics* 2000;20(6):1585-1603.

Sheth MM,Cai G,Goodman TR. AIRP best cases in radiologic-pathologic correlation:congenital mesoblastic nephroma. *Radiographics* 2012;32(1):99-103.

25 **答案 A**。CMN 是 1 岁以内婴幼儿最常见的肾脏肿瘤。1967 年起被归类于良性平滑肌瘤样肿瘤。当前研究表明此病包含从经典型的良性 CMN 到细胞更具侵袭性的变异型,它们分别占总病例的 42%~63%。其影像学因肿瘤成分而异,经典变异型主要呈实性,细胞变异型则多呈囊性。但 1 岁以下婴幼儿的多数肾脏肿瘤都呈囊实性改变。肾脏和非肾脏肿瘤,如肾母细胞瘤、透明细胞肉瘤、横纹肌样瘤、神经母细胞瘤和多房囊性肾瘤等,会给鉴别诊断带来一定难度。患者的病史、临床表现和相关影像表现可以协助诊断,但大多数情况下,确诊仍有赖于组织病理学。

参考文献:Sheth MM,Cai G,Goodman TR. AIRP best cases in radiologic-pathologic correlation:congenital mesoblastic nephroma. *Radiographics* 2012;32(1):99-103.

26 **答案 C**。当重度 VUR 合并肾脏瘢痕形成,或经过正规治疗无缓解,或反复伴发感染时,应考虑采用微创内镜治疗或输尿管周围注射治疗。行输尿管周围注射后,超声检查在输尿管开口区域的膀胱壁中可见等或高回声堆积区,不伴后方声影。作为影像学最常见的注射材料,葡聚糖-透明质酸共聚物(Deflux)在小儿泌尿科的应用已达 15 年。

Deflux 堆积不是输尿管远端结石的治疗方法。根据其特征性位置和影像学特征,不考虑为横纹肌肉瘤或其他膀胱肿块,也不考虑神经源性膀胱中常见的膀胱壁小梁。

参考文献:Cerwinka WH,Kaye JD,Scherz HC,et al. Radiologic features of implants after endoscopic treatment of vesicoureteral reflux in children. *Am J Roentgenol* 2010;195(1):234-240.

Donnelly LF. *Pediatric imaging the fundamentals*. Philadelphia,PA:Elsevier/Saunders,2009.

27 答案 A。超声图像未显示右肾,符合右侧肾脏缺如。一侧肾脏发育不良多见于男性。男性泌尿生殖系统异常包括睾丸和输精管发育不全或缺如以及精囊囊肿。90%的女性肾缺如患者合并子宫异常。50%病例的健侧肾脏呈代偿性增生。

参考文献:Dähnert W. *Radiology review manual*,6th ed. Philadelphia,PA:Wolters Kluwer Health/Lippincott Williams & Wilkins,2007.

28 答案 A。图像显示双肾中多个含脂肪组织的低密度小病灶,高度提示血管平滑肌脂肪瘤。血管平滑肌脂肪瘤是较罕见的良性肿瘤,由血管、平滑肌和脂肪成分无序排列而成,组织学上属错构瘤。此病多为散发,但可见于 40%~80%的结节性硬化症患者中。此外也与神经纤维瘤病和 von Hippel-Lindau 综合征有关。儿童单纯性血管平滑肌脂肪瘤较罕见,而 80%的结节性硬化症儿童在 10 岁左右可出现血管平滑肌脂肪瘤。多灶性肾盂肾炎典型增强 CT 图像可见肾周多发呈楔形改变的低强化病灶及条纹状改变。梅干腹综合征(Prune belly)或 Sturge-Weber 综合征的患者未见报道合并血管平滑肌脂肪瘤。

参考文献:Donnelly LF. *Pediatric imaging the fundamentals*. Philadelphia,PA:Elsevier/Saunders,2009.

Lowe LH,Isuani BH,Heller RM,et al. Pediatric renal masses:Wilms tumor and beyond. *Radiographics* 2000;20(6):1585-1603.

29 答案 B。血管平滑肌脂肪瘤属良性肿瘤,呈散发型,但可见于 40%~80%的结节性硬化症患者中。亦与神经纤维瘤病和 von Hippel-Lindau 综合征有关。儿童单纯性血管平滑肌脂肪瘤很罕见。病灶直径>4cm 者易合并自发性出血,从而引起腰痛或腹痛、血尿,甚至严重的致命性出血。女性发病率较高,女:男比例为 4:1。

参考文献:Lowe LH,Isuani BH,Heller RM,et al. Pediatric renal masses:Wilms tumor and beyond. *Radiographics* 2000;20(6):1585-1603.

30 答案 C。交叉融合异位肾的双肾位于腹部同侧并融合,异位肾的输尿管跨中线在正常生理开口位置进入膀胱。男女比例为 3:2。约半数患者出现肾积水、感染及肾结石等并发症。左肾交叉至右侧较常见,且多为交叉异位肾脏上极与正常位置的肾脏下极融合。

参考文献:Donnelly LF. *Pediatric imaging the fundamentals*. Philadelphia,PA:Elsevier/ Saunders,2009.

Solanki S,Bhatnagar V,Gupta AK,et al. Crossed fused renal ectopia:challenges in diagnosis and management. *J Indian Assoc Pediatr Surg* 2013;18(1):7-10.

31 答案 A。超声长轴图像显示阴道和子宫腔积液扩张,其内斑点状回声提示可能合并出血,另外阴道(长箭头所示)扩张较子宫腔(短箭头所示)明显。以上征象见于尚未发生月经初潮的 15 岁女孩时需首先考虑子宫积血。此病变由处女膜闭锁使经血不能经阴道流出引起,解除局部闭锁即可治疗。此病患者通常出现周期性腹痛及中腹部肿块。由于阴道延伸性较强,会明显扩张并构成肿块的主体。

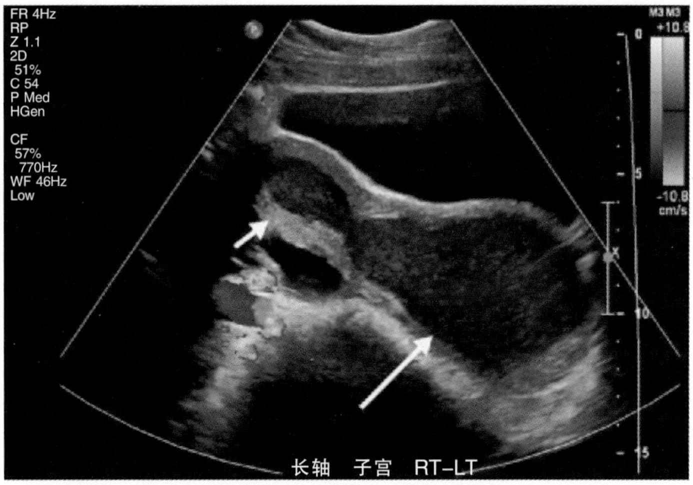

扫码看彩图

参考文献:Donnelly LF. *Pediatric imaging the fundamentals*. Philadelphia,PA:Elsevier/ Saunders,2009.

Garel L,Dubois J,Grignon A,et al. US of the pediatric female pelvis:a clinical perspective. *Radiographics* 2001;21(6):1393–1407.

32 **答案 B**。MCRT 包含两种完全不同的组织学类型,其一为罕见的囊性肾瘤(CN),内覆上皮细胞和纤维分隔,含成熟小管成分的单纯囊性病变,属非遗传性良性肾肿瘤;另一类是部分分化型囊性肾母细胞瘤(CPDN),其分隔含胚芽细胞。通过病理大体标本和影像表现难以区分以上两种病变,因此被归类为 MCRT。MCRT 发病年龄具有双峰和性别倾向特点,好发于 3 月龄至 4 岁儿童(大多数男孩易患 CPDN)和 40~60 岁成人(CN 多见于女性)。

双侧 MCRT 有见诸报道,但单发多见。CN 典型 CT 表现是边界清楚,有包膜的多囊性肿块,其内分隔呈不同程度强化,囊腔内无造影剂充填,并可见病灶延伸至肾盂和输尿管。病变在 MRI 图像上呈多囊性改变,有包膜和分隔,因含纤维组织,多个序列都呈低信号。囊肿的内容物在 T2W 图像上呈高信号, 因可能含陈旧性出血或蛋白质成分,T1W 信号表现各异,注射钆剂后间隔见强化。MCRT 的临床或影像学特征均无法明确其组织学特征,需依靠手术才能确诊并予以治疗。

参考文献:Silver IM,Boag AH,Soboleski DA. Best cases from the AFIP:multilocular cystic renal tumor:cystic nephroma. *Radiographics* 2008;28(4):1221–1225.

33 **答案 C**。患儿 VCUG 检查图显示后尿道呈“陀螺”状扩张(箭头所示)。即“陀螺尿道”。这种病变最常见的机制是由于膀胱不稳定收缩,而膀胱远端括约肌张力的自主性增加以防这种不稳定收缩导致尿液滴漏。此疾病与功能性排尿障碍有关。后尿道瓣膜仅在男性中发现。在所提供的图像上无证据表明存在膀胱输尿管反流或输尿管囊肿。

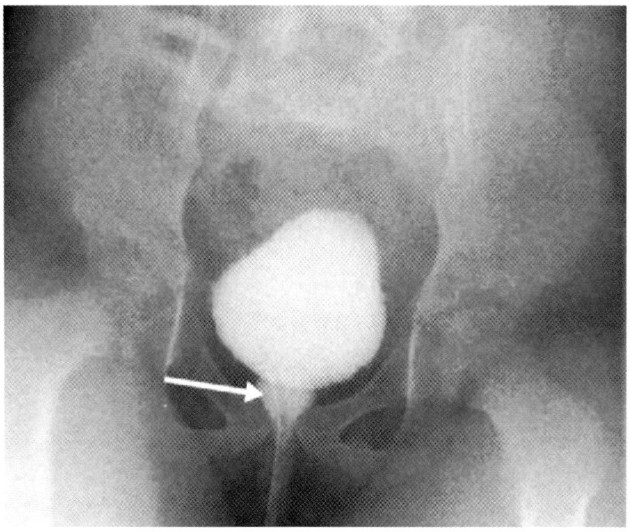

参考文献：Dähnert W. *Radiology review manual sixth edition*. Philadelphia，PA：Wolters Kluwer Health/Lippincott Williams & Wilkins，2007.

Ichim G，Fufezan O，Farcaău M，et al. Clinical，imaging and cystometric findings of voiding dysfunction in children. *Med Ultrason* 2011；13(4)：277-282.

Saxton HM，Borzyskowski M，Mundy AR，et al. Spinning top urethra：not a normal variant. *Radiology* 1988；168(1)：147-150.

34 答案C。超声图像显示位于膀胱后方、累及或推移子宫的肿块局部。当病变复杂，超声显示不完整或不确定时，MRI扫描可以精确显示多个平面的解剖特征。排泄性膀胱尿道造影图可用于评估膀胱输尿管反流，^{99m}Tc-MAG-3扫描用于评估肾功能和梗阻状况，均不适用于此病例，肾脏超声也无助于肿瘤的定位或明确病因。

参考文献：Dähnert W. *Radiology review manual*，6th ed. Philadelphia，PA：Wolters Kluwer Health/Lippincott Williams & Wilkins，2007.

Donnelly LF. *Pediatric imaging the fundamentals*. Philadelphia，PA：Elsevier/Saunders，2009.

Garel L，Dubois J，Grignon A，et al. US of the pediatric female pelvis：a clinical perspective. *Radiographics* 2001；21(6)：1393-1407.

35 答案B。矢状位T2加权脂肪抑制图像显示一源于阴道并使之明显扩张的巨大不均质肿块。子宫内膜管的线状形态和T2高信号(箭头所示)提示子宫向上方移位。肿瘤呈有分隔的T2高信号囊性肿块。结合临床病史和影像学表现，考虑该病灶可能为葡萄状肉瘤。它是胚胎性横纹肌肉瘤的一种变异型，是15岁以下儿童泌尿生殖(GU)道中最常见的恶性肿瘤。儿童横纹肌肉瘤发病年龄呈双峰模式，分别为2~6岁及14~18岁。葡萄状肉瘤的大体病理学典型表现为外生性多结节多倍体肿块，这是由于富细胞性肿瘤向外生长并覆盖于黏膜表面，故称“葡萄状”。不管有无远处转移，横纹肌肉瘤常见局部复发。无远处转移的儿童横纹肌肉瘤病例预后良好，生存率高。如果原发肿瘤完全起源于阴道等肿瘤好发部位并能完全切除，3年总生存率> 90%。

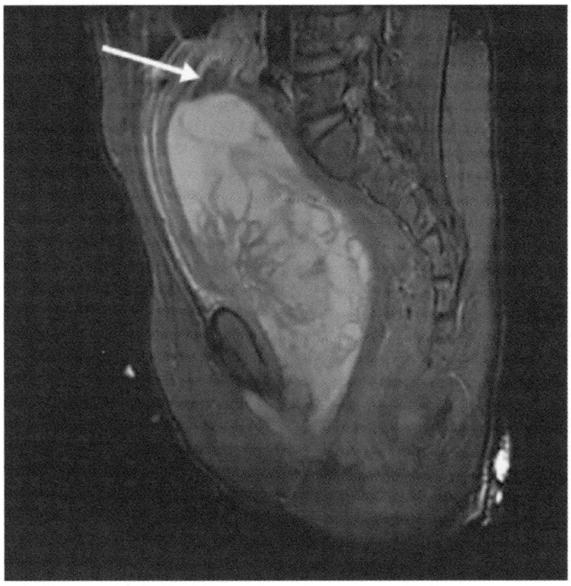

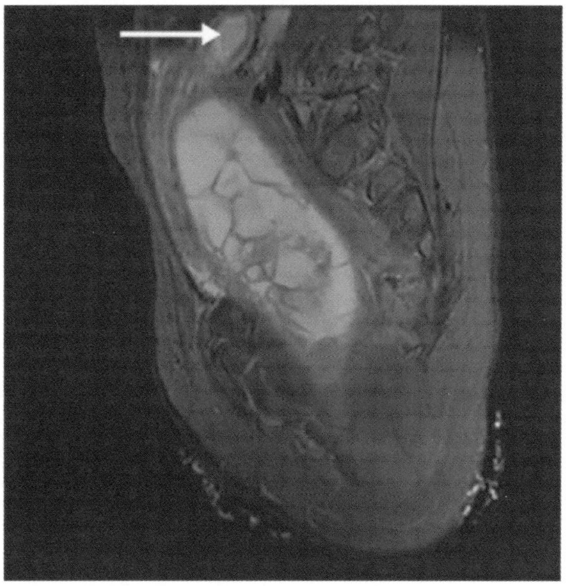

参考文献：Agrons GA, Wagner BJ, Lonergan GJ, et al. From the archives of the AFIP. Genitourinary rhabdomyosarcoma in children: radiologic-pathologic correlation. *Radiographics* 1997;17(4):919–937.

Kobi M, Khatri G, Edelman M, et al. Sarcoma botryoides: MRI findings in two patients. *J Magn Reson Imaging* 2009;29(3):708–712.

36　答案 C。肾透明细胞肉瘤是一种罕见的具有侵袭性的肿瘤，预后较差。其占儿童原发性恶性肾脏肿瘤的 4%。临床和放射学表现与肾母细胞瘤相似。透明细胞肉瘤主要见于幼儿，发病高峰年龄为 2~3 岁，以男性为主。患者就诊时常有同侧肾门淋巴结转移。治疗包括患肾切除术和化疗，目前长期生存率为 60%~70%。该肿瘤的一个重要鉴别特征是其骨转移发生率为 40%~60%，远高于肾母细胞瘤（2%），骨转移可呈溶骨性或成骨性。远处转移发生率从高到低依次为骨骼、肺、腹膜后、脑和肝脏。

中胚层肾瘤通常属于良性肿瘤。在极少数情况下，如瘤体未被完整切除或转移至肺、脑或骨骼时，肿瘤可能会出现局部复发。

横纹肌样瘤是罕见的高侵袭性肾脏肿瘤，仅发生于儿童，发病高峰年龄为 11 月龄，男性略多见。影像学表现与肾母细胞瘤相似，呈有强化的肾脏软组织肿块，故两者较难鉴别。横纹肌样瘤较特异的影像学表现为包膜下液体聚集并伴有轻度强化的肾内瘤体。瘤体可同时发生于颅内中线部位及后颅窝，故建议行脑部 MRI 扫描，以评估颅内有无受累。横纹肌样瘤是预后最差的肾脏肿瘤，肺部转移最常见。目前，儿童横纹肌样瘤的治疗主要采用手术切除后化疗，生存率<15%。

参考文献：Franco A, Dao TV, Lewis KN, et al. A case of clear cell sarcoma of the kidney. *J Radiol Case Rep* 2011;5(2):8–12.

Lowe LH, Isuani BH, Heller RM, et al. Pediatric renal masses: Wilms tumor and beyond. *Radiographics* 2000;20(6):1585–1603.

Son J, Lee EY, Restrepo R, et al. Focal renal lesions in pediatric patients. *AJR Am J Roentgenol* 2012;199(6):W668–W682.

37　答案 A。肾母细胞瘤病是指弥漫性或多灶性肾胚基。肾源性残余组织学上分休眠型、硬化型、增生型或肿瘤型，但影像无法区分。肾母细胞瘤病从解剖学上可分为叶周型和叶内型。前者表现为位于肾脏周围部分的轻度强化的软组织结节。大多数肾母细胞瘤病是散发的,而叶周型则与 Beckwith-Wiedemann 综合征、偏身肥大和 Perlman 综合征有一定相关性。叶内型肾母细胞瘤病通常表现为可发生在肾脏的任一部位、边界欠清的单一肿块,它与 Drash 综合征、散发性无虹膜和 WAGR(肾母细胞瘤、无虹膜、泌尿生殖系统异常和智力低下)综合征相关。

大多数肾母细胞瘤病不会进展演变成肾母细胞瘤。但有 30%~40%的肾母细胞瘤源于肾胚基,双侧肾母细胞瘤的肾胚基来源性则高达 99%。肾母细胞瘤病的治疗目前存在争议,有观点主张进行化疗,也有学者则建议最好采用 MRI 扫描行密切随访监测,因它比超声能更敏感地检出肾母细胞瘤病的残留或复发灶。

参考文献:Son J,Lee EY,Restrepo R,et al. Focal renal lesions in pediatric patients. *AJR Am J Roentgenol* 2012;199(6):W668-W682.

38 答案 C。UTI 的定义是尿液中出现细菌,但该术语通常是指下尿路感染。急性肾盂肾炎为累及肾脏的尿路感染。幼儿肾盂肾炎临床表现常呈非特异性,如发热、烦躁不安和腹部隐痛。大龄儿童表现可相对更特异,如发热和腰部疼痛。确诊者,急性期无须行影像学检查,后期为了解有无肾脏瘢痕形成,可将影像学检查作为 UTI 随访工作的一部分。对于临床上难以区分的上尿路感染和下尿路感染患者,^{99m}Tc-二巯基琥珀酸(DMSA)的肾皮质扫描是首选检测方法。肾盂肾炎患者可显示肾脏单个或多个区域缺乏放射性示踪剂的摄取,三角区和外周区多见。

腹部 X 线片是一种快速、经济的初步筛查方法。在做排泄性尿路造影前,常规先行腹部 X 线片,但目前绝大多数医院都已用 CT 取代了 X 线片。定位像可了解尿路的气体和钙化灶,但它不能有效地区分腹部肠道与尿路中的气体,亦无法显示与正常骨化结构(如横突)重叠的尿路小钙化灶。

超声检查有时被用作一线诊断工具,来评估有肾盂肾炎症状患者的尿路情况。但肾盂肾炎在常规灰阶图像上常缺乏特异表现,部分临床可疑的急性肾盂肾炎患者超声检查显示阴性。肾盂肾炎的超声检查阳性结果常包括先天发育异常和肾实质的各种病理变化,如肾积水、肾脏肿大、水肿导致肾窦脂肪消失,水肿(低回声)和出血(高回声)引起的回声异常、皮髓质分界消失、脓肿形成和低灌注区域(通过能量多普勒显示)。

肾脏的异常回声区域偶尔可能会产生占位样表现。增强 CT 有助于检测尿路气体、结石、出血、肾肿大、炎性肿块和梗阻。受累部位可呈与水肿有关的低密度,偶尔可见因出血所致的高密度区。如无以上表现,增强 CT 可基本显示正常。

只有在使用对比剂后,急性细菌性肾炎诊断的特征才会出现。这些特征在第 28 题的解释中有详细描述。

参考文献:Craig WD,Wagner BJ,Travis MD. Pyelonephritis:radiologic-pathologic review. *Radiographics* 2008;28(1):255-277.

Donnelly LF. *Pediatric imaging the fundamentals*. Philadelphia,PA:Elsevier/Saunders,2009.

39 答案 A。针孔式准直器采集的 ^{99m}Tc-DMSA 扫描图像显示左肾中上极皮质放射性摄取缺损(长箭头所示)。结合患者临床病史,影像表现提示急性肾盂肾炎(类似影像也见于慢性肾脏瘢痕形成的患者中)。左肾下极皮质放射性分布亦呈轻度不规则降低(短箭头所示),右肾正常。

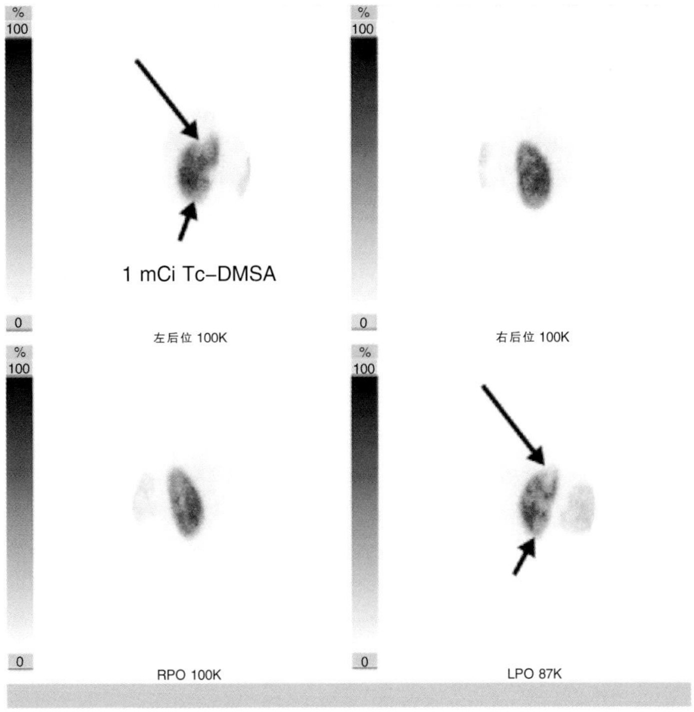

参考文献：Donnelly LF. *Pediatric imaging the fundamentals*. Philadelphia，PA：Elsevier/Saunders，2009.

40 答案 B。超声诊断附件扭转的敏感性为 46%~74%。因急诊室能有效利用 CT 协助诊断，研究人员已对其在卵巢扭转中诊断方面的价值进行了研究和评估。但 CT 的电离辐射限制了其在年轻女性患者中的普遍使用。MRI 对 4 小时内因附件扭转所致的急性盆腔疼痛的诊断准确率高达 80%以上。不推荐在 4 小时内复查超声，因为这可能会延误卵巢扭转这一外科急症的诊断。腹部 X 线片无助于卵巢扭转的诊断，且会增加患者不必要的电离辐射。

参考文献：Béranger-Gibert S，Sakly H，Ballester M，et al. Diagnostic value of MR imaging in the diagnosis of adnexal torsion. *Radiology* 2016；279（2）：461–470.

41 答案 C。轴位 T2W（图 A）及增强轴位脂肪饱和 T1W 图像（图 B）显示右卵巢增大。图 A 上未见明显高信号，图 B 右侧卵巢也未显示强化。右卵巢内的卵泡呈外周分布，这些特征可与左侧正常卵巢的正常大小、内部 T2 信号、卵泡的均匀分布和内部强化进行比较。CT 和 MRI 均能清晰显示卵巢大小，虽然缺乏特异性，卵巢增大（最大直径>4.0cm）是卵巢扭转最常见的征象，而伴有中央滤泡间质（出血和水肿导致）的增大卵巢以及周围移位的滤泡则是卵巢扭转较特异的表现，可通过增强 CT 或 MRI 快速自旋回波 T2 加权扫描进行诊断。卵巢扭转的特征是血流中断，静脉注射造影剂后可见增强程度发生改变，从少许强化到几乎无强化提示卵巢扭转从缺血到梗死的演变过程。然而，即使卵巢有强化也不能完全排除扭转，可能与卵巢扭转呈间歇性发作或尚处于病变早期，局部有剩余的血流供给有关。

参考文献：Duigenan S，Oliva E，Lee SI. Ovarian torsion：diagnostic features on CT and MRI with pathologic correlation. *Am J Roentgenol* 2012；198（2）：W122–W131.

42 答案 B。伴随卵巢扭转发生的附件蒂扭曲会阻碍淋巴管引流，导致卵巢增大，进一步加重会使静脉回流受阻而导致出血性梗死，最后因动脉缺血引起坏死。这种脉管受影响的顺序解释了为什么在卵巢扭转中，如果扭转呈间歇性、发病早期或部分扭转时，盆腔多普勒超声可以检测到血管血流，尤其是动脉血流。

参考文献：Reid JR，Paladin A，Davros W，et al. *Rotations in radiology pediatric radiology*. New York，NY：Oxford University Press，2013.

43 **答案 C。** 肾脏超声图像显示双侧肾髓质锥体回声弥漫性增高，与肾髓质钙化沉积症表现一致。肾钙质沉积症是引起肾锥体组织学改变最常见的代谢异常，超声表现回声增高。肾钙质沉积症多累及肾锥体，也可见于皮质。最终大部分肾锥体会受累，但声影极少见，这可能与钙质仅局限于肾锥体内有关。仅在极少数肾锥体严重受累或结石累及相邻肾盏的病例中才可观察到声影。

儿童肾髓质肾钙化沉积症病因众多，其中因高尿钙症、远端肾小管酸中毒和长期制动所致较为常见。

参考文献：Dähnert W. *Radiology review manual*，6th ed. Philadelphia，PA：Wolters Kluwer Health/Lippincott Williams & Wilkins，2007.

Daneman A，Navarro OM，Somers GR，et al. Renal pyramids：focused sonography of normal and pathologic processes. *Radiographics* 2010；30(5)：1287–1307.

44 **答案 C。** 正常生理状态下，儿童双侧肾脏长径差值应<1cm。如差值>1cm，则应怀疑有病变。双侧肾脏大小的差异可能是由其中一个肾脏过小（如瘢痕肾）或过大（如肾重复畸形或急性肾盂肾炎）引起。如遇可疑病例，建议对照正常儿童年龄与肾脏长度相关数据。

参考文献：Donnelly LF. *Pediatric imaging the fundamentals*. Philadelphia，PA：Elsevier/Saunders，2009.

45 **答案 C。** 轴位超声图像显示双侧睾丸回声结构正常，但右侧缺乏彩色多普勒血流，符合急性右侧睾丸扭转表现，此患者需进行及时的诊断和治疗。扭转早期阶段（1~3 小时），睾丸回声可正常，随病程进展，患侧睾丸增大并出现回声增高或不均匀。超声灰阶和彩色多普勒检查可以提示睾丸的活力情况。回声正常伴睾丸轻度增大是良好活力的征象，而显著肿大、不均匀回声和阴囊壁血管增生则是睾丸梗死和坏死的征兆。

2 岁以下儿童的睾丸血流不易显示。灰度超声可显示患侧睾丸增大和回声轻度降低。当缺血持续及进展为梗死时，年幼儿亦出现与年龄稍大患儿表现相似的睾丸出血和坏死，使患侧呈不均匀回声。

参考文献：Aso C，Enríquez G，Fité M，et al. Gray-scale and color Doppler sonography of scrotal disorders in children：an update. *Radiographics* 2005；25(5)：1197–1214.

Donnelly LF. *Pediatric imaging the fundamentals*. Philadelphia，PA：Elsevier/Saunders，2009.

46 **答案 C。** 超声图像显示出从膀胱前上方延伸出的无回声液体通道（箭头所示），提示脐尿管残留。脐尿管，或脐正中韧带，是从膀胱的前顶部向上延伸至脐部的中线管状结构。它是至少两个胚胎结构的残留物：泄殖腔（泌尿生殖窦向头端延伸）和尿囊（卵黄囊的衍生物）。脐尿管通常在出生前就逐渐退化，之后演变为无功能的纤维索带。但持续存在的胚胎脐尿管残留物不仅给婴儿、儿童，甚至成人都会带来各种临床问题。

男性先天性脐尿管异常发生率是女性的两倍。共有四种类型：脐尿管未闭、脐–脐尿管窦、膀胱尿道憩室和脐尿管囊肿。脐尿管未闭完全是先天性的，约占所有先天性异常病例的 50%。脐–脐尿管窦、膀胱尿管憩室和脐尿管囊肿可能在出生后正常关闭，分别占 15%、3%~5%及约 30%，但在病理状态下会重新开放，称为后天性/获得性疾病。

大多数脐尿管异常的患者(除了脐尿管未闭)无症状。但如合并感染，可能会出现症状。如果膀胱与脐持续相通，新生儿期会出现尿液渗漏。正常脐尿管最常覆以移行上皮，但脐尿管癌以腺癌占绝大多数(90%)，这可能与脐尿管黏膜化生为柱状上皮然后恶变有关。相反，34%的膀胱腺癌为脐尿管起源，最常见于 40~70 岁的患者，其中 2/3 是男性。

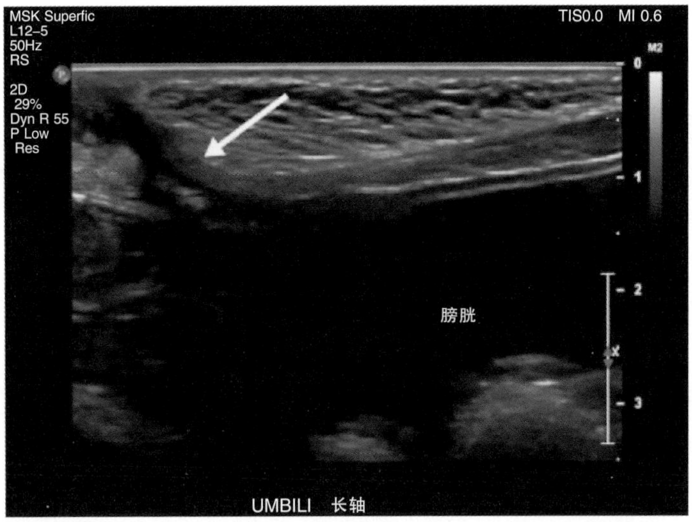

参考文献：Yu JS，Kim KW，Lee HJ，et al. Urachal remnant diseases：spectrum of CT and US findings. *Radiographics* 2001；21(2)：451-461.

（王晓霞 彭雅枫 译 邵虹 钟玉敏 校）

第 3 章　儿童肌肉骨骼系统影像

问题

1　患儿，男，8 岁，因髋关节疼痛行骨盆正位片检查。图像如下所示，以下最可能的诊断为：

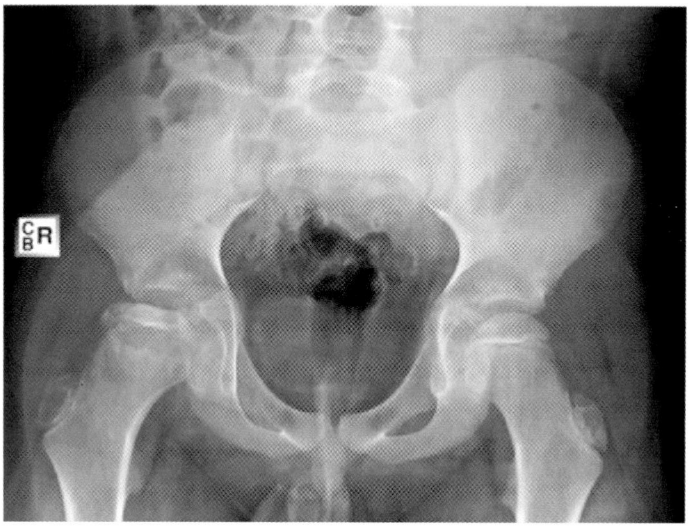

A.发育性髋关节发育异常　　B.股骨头骨骺滑脱

C.Legg-Calvé-Perthes(LCP)病　　D.骨髓炎

2　第 1 题中的疾病处于哪一期？

A.第一期　　B.第二期

C.第三期　　D.第四期

3　患儿，男，7 岁，膝关节疼痛。同一膝关节的正位片及冠状位 MRI 图像如下所示，最可能的诊断为：

A.软骨母细胞瘤　　B.骨髓炎

C.骨样骨瘤　　D.剥脱性骨软骨炎

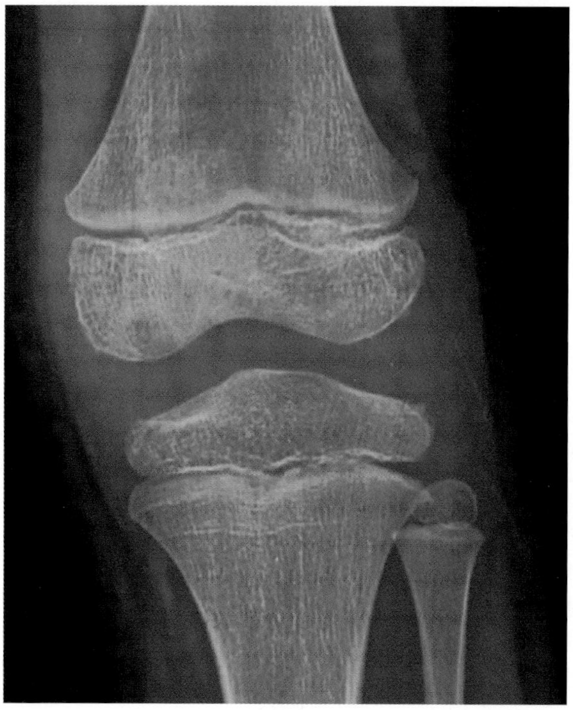
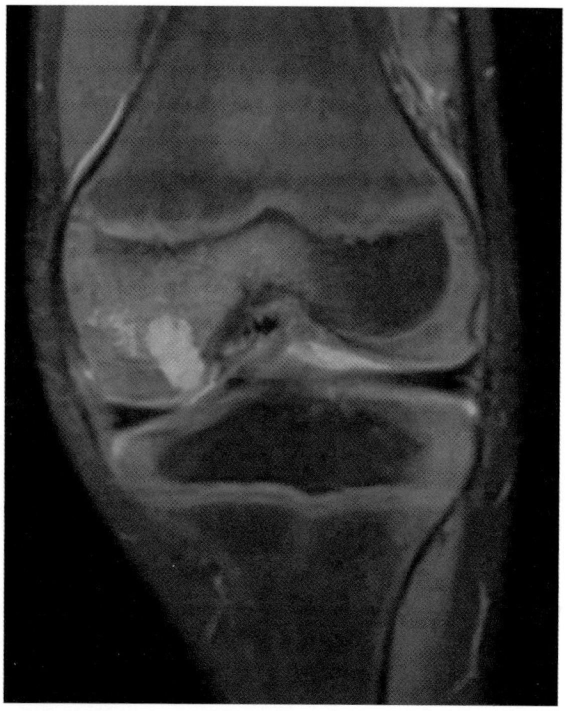

4　儿童时期骨髓炎的常见发病部位是：

A.干骺端　　B.骨干

C.骨骺　　D.关节内

5　累及骨骺软骨的低龄患儿(<4 岁)的骨关节骨髓炎提示哪一种病原菌？

A.葡萄球菌　　B.链球菌

C.金氏杆菌　　D.假单胞菌

6　患儿因肘关节外伤行 X 线片检查。图像如下所示，诊断为：

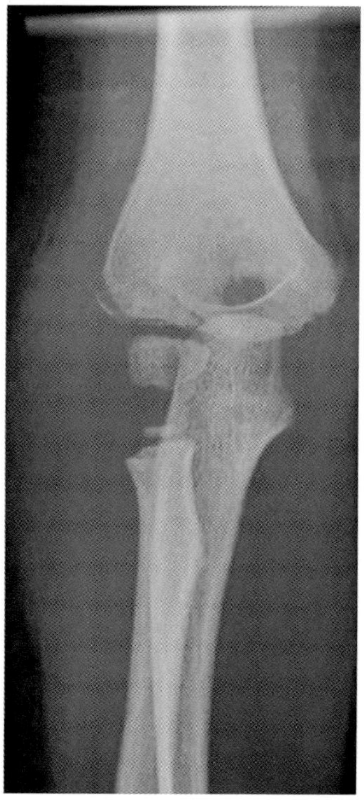

A.外侧髁骨折　　B.髁上骨折
C.内侧髁骨折　　D.外上髁骨折
E.内上髁骨折

7 发生第 6 题中骨折的最常见年龄是：
A.0~3 岁　　B.3~6 岁
C.5~10 岁　　D.10~15 岁

8 Salter–Harris 骨折分型中最常见的类型是：
A.Ⅱ型　　B.Ⅲ型
C.Ⅳ型　　D.Ⅴ型

9 患儿，2 岁，因膝关节连接对齐异常行 X 线片检查。图像如下所示，以下最可能的诊断为：

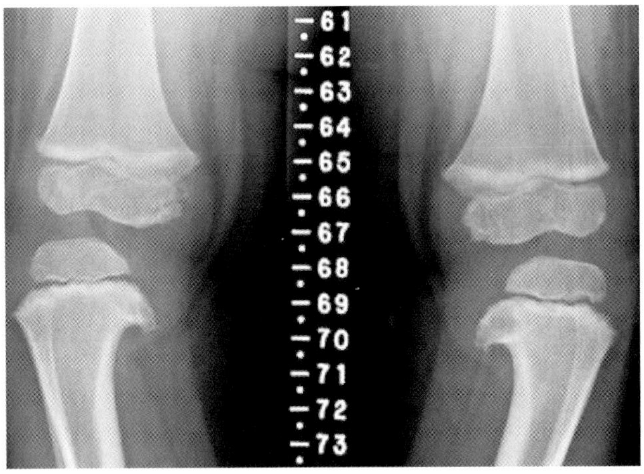

A.膝内翻　　B.Blount 病
C.佝偻病　　D.骨骺发育不良

10 以下哪项是第 9 题中疾病的特征性影像表现？
A.股骨远端干骺端骨折　　B.十字韧带缺失
C.胫侧半肢畸形　　D.内侧半月板肥大

11 患儿，男，13 岁，因亚急性髋关节疼痛及关节僵硬行骨盆及髋关节 MRI 检查。图像如下所示，诊断为：

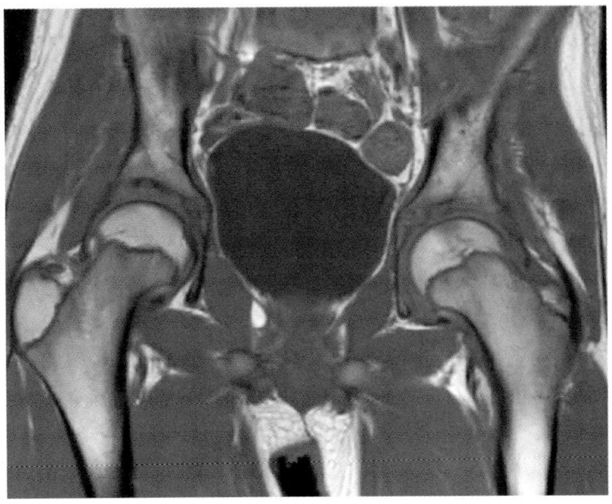

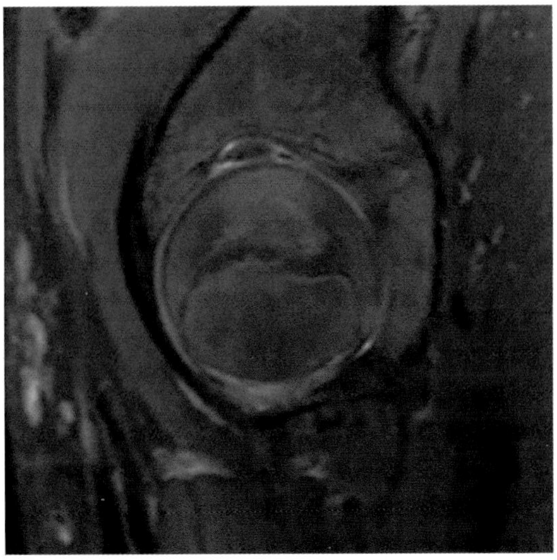

A.股骨头缺血坏死　　　　B.骨髓炎
C.特发性软骨溶解症(ICH)　　　　D.骨挫伤

12 患儿,男,12岁,因膝关节疼痛行全身MRI检查。图像如下所示,以下最可能的诊断为:

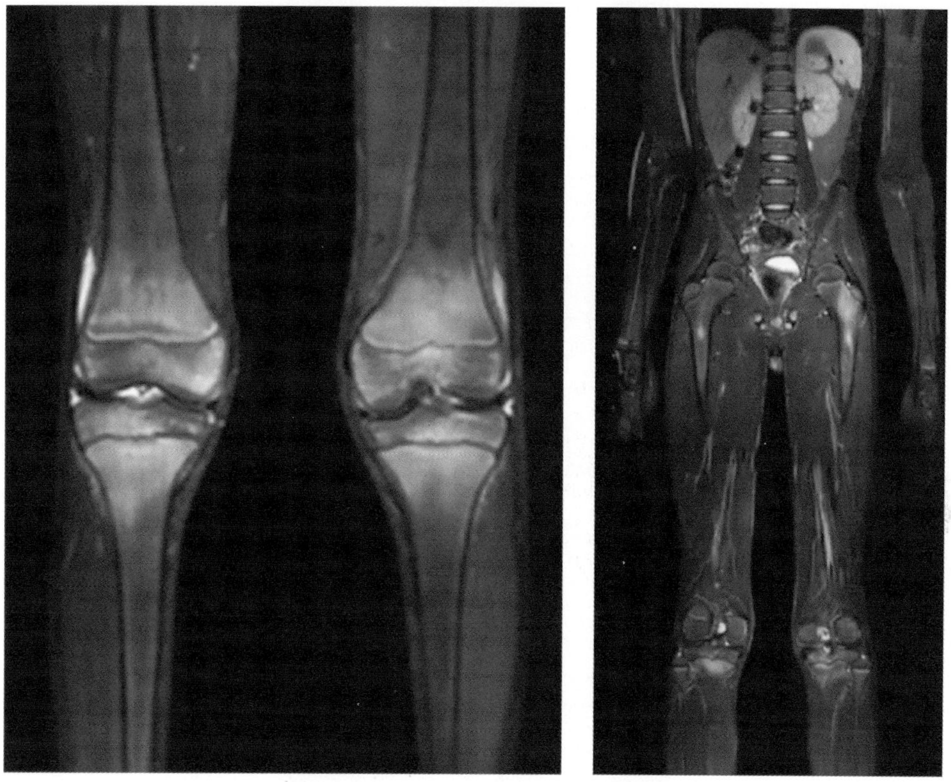

A.白血病　　　　B.佝偻病
C.转移　　　　D.慢性复发性多灶性骨髓炎(CRMO)

13 第12题中骨病变最常见的部位是:
A.骨骺　　　　B.干骺端
C.骨干

14 以下哪种疾病与第12题中的疾病相关?
A.ARPKD　　　　B.韦格纳肉芽肿
C.永存动脉干　　　　D.软骨母细胞瘤

15 患儿因先天性足异常行X线片检查。图像如下所示,诊断为:
A.Proteus 综合征　　　　B.巨大发育脂质过多症
C.神经纤维瘤病　　　　D.偏身肥大

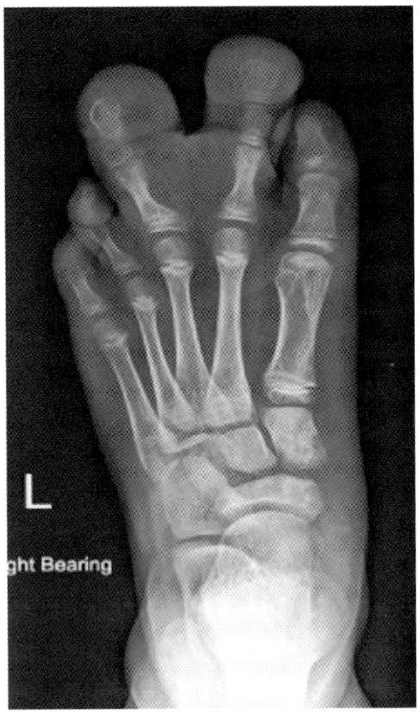

16 如下所示婴儿图片来自死胎新生儿。以下最可能的诊断为：

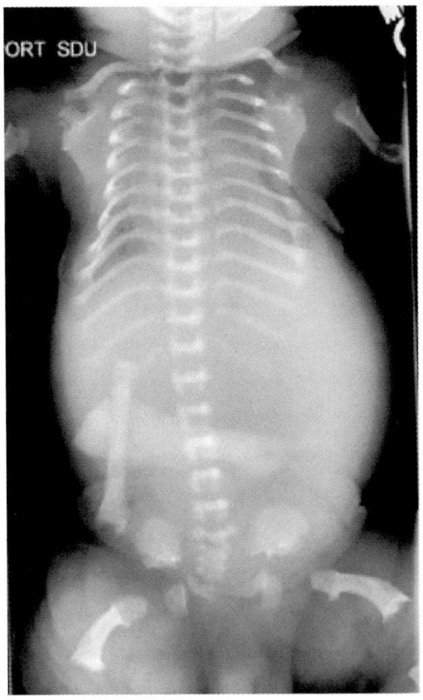

A.软骨发育不全　　B.Jeune 综合征

C.致死性发育不良　　D.成骨不全

17 以下哪项中枢神经系统异常与第 16 题中的疾病相关？

A.脊髓栓系　　B.视神经增粗

C.巨脑畸形　　D.基底节钙化

18 一青少年因肘关节疼痛行肘关节 X 线片及 MRI 检查。正位 X 线片及 MRI 液体敏感性序列矢状位图像如下所示，诊断为：

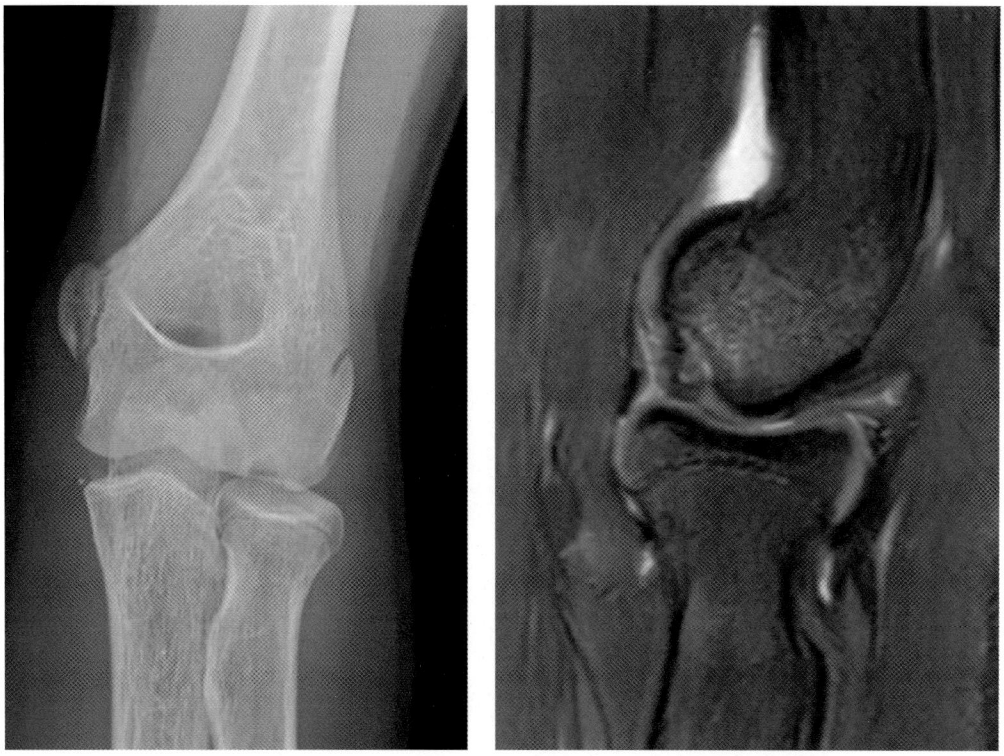

A.骨髓炎　　B.缺血性坏死

C.骨样骨瘤　　D.剥脱性骨软骨炎(OCD)

19　第 18 题中的疾病在以下哪种疾病中好发？

A.桡骨头半脱位　　B.髁上骨折

C.鹰嘴滑囊炎　　D.外上髁炎

20　哪项是第 18 题中疾病 MRI 诊断不稳定性损伤的标准？

A.邻近病灶的半月板有直径≥5mm 的局灶缺损　　B.位于干骺端的细线样高信号

C.位于关节表面的直径≥5mm 小囊样病灶　　D.低信号穿过关节软骨

21　患儿，8 岁，因左髋关节疼痛行骨盆 X 线片检查。图像如下所示，诊断为：

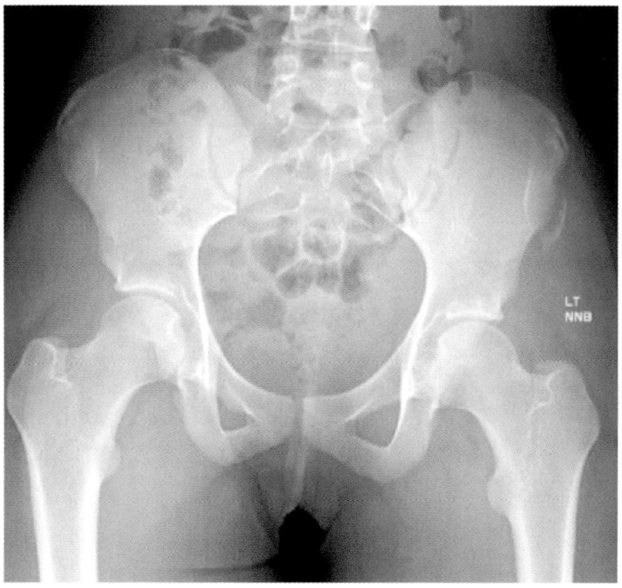

A.髂前下棘(AIIS)撕脱　　B.髂前上棘(ASIS)撕脱
C.股骨颈无移位骨折　　D.髋臼前柱骨折
E.髋臼后柱骨折

22 以下正确的是:
A.ASIS 撕脱与内收肌相关　　B.AIIS 撕脱与股直肌相关
C.大转子撕脱与髋关节旋转肌群相关　　D.小转子撕脱与髂腰肌相关

23 一颅骨骨折的婴儿行胫腓骨正侧位检查。图像如下所示,诊断为:

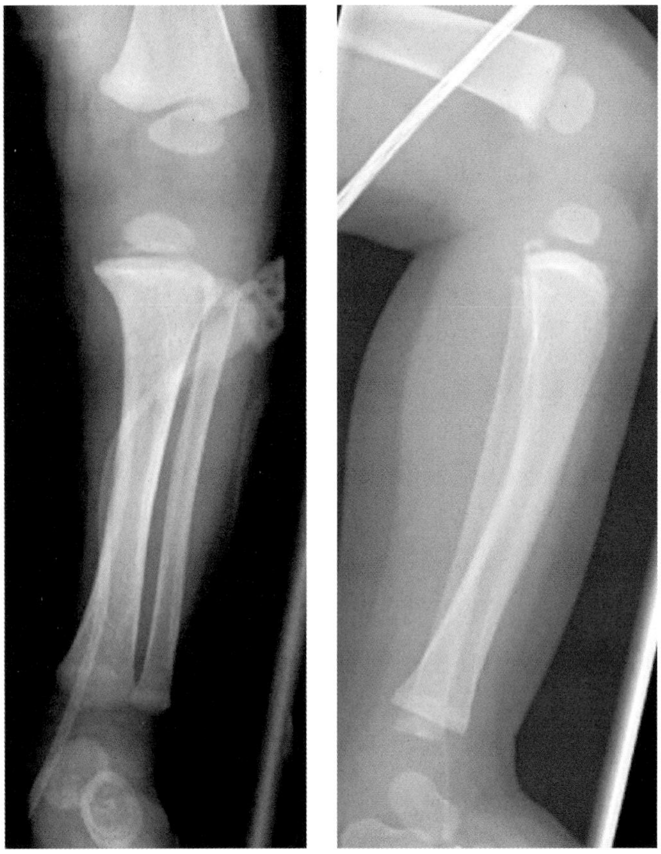

A.Toddler 骨折　　B.干骺端角状骨折
C.带扣骨折　　D.三平面骨折

24 第 23 题中骨折的机制是:
A.骨质的直接外伤　　B.剪切损伤
C.不全骨折　　D.弯曲损伤

25 以下哪项影像学表现最常见于非意外性创伤(虐童)?
A.桡骨远端的弯曲骨折　　B.胫骨的 Toddler 骨折
C.内上髁撕脱骨折　　D.后肋骨折

26 对于疑似非意外性创伤(虐童)的婴儿,以下哪项是首先的影像评估方式?
A.骨 X 线片检查　　B.仅对可疑外伤部位的 X 线片检查
C.全身 MRI 检查　　D.骨超声检查

27 一上肢畸形患儿的前臂 X 线片图像如下所示。关于桡骨发育不良,以下正确的是:

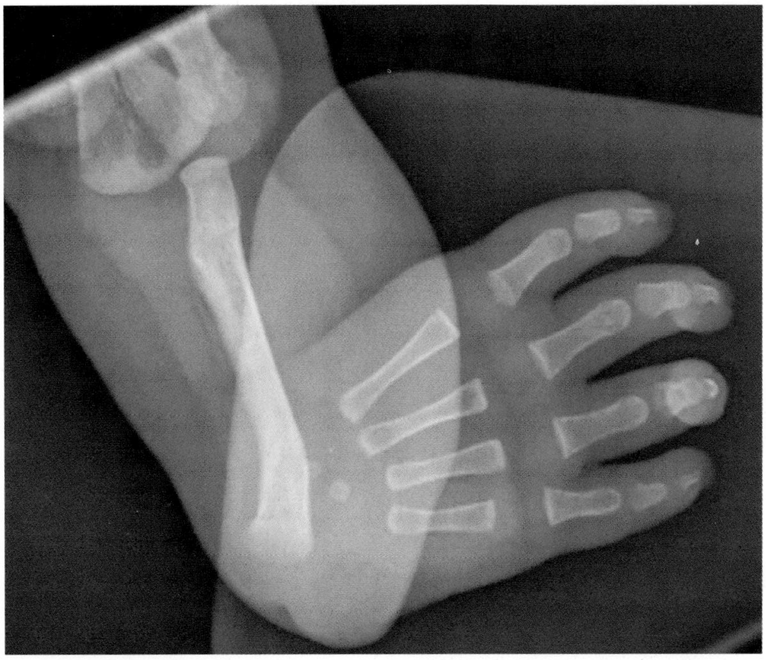

A.与拇指发育不全有关　　B.体格检查时可见手向尺侧、掌侧偏斜

C.桡骨的发育在妊娠第 10~12 周　　D.患儿双侧桡骨发育不良的发生率<10%

28 以下哪项综合征与桡骨发育不良相关?

A.Holt-Oram 综合征　　B.21 三体综合征

C.软骨发育不全　　D.Ehlers-Danlos 综合征

29 一青少年患儿因右肩疼痛行 X 线片检查。图像如下所示,以下最可能的诊断为:

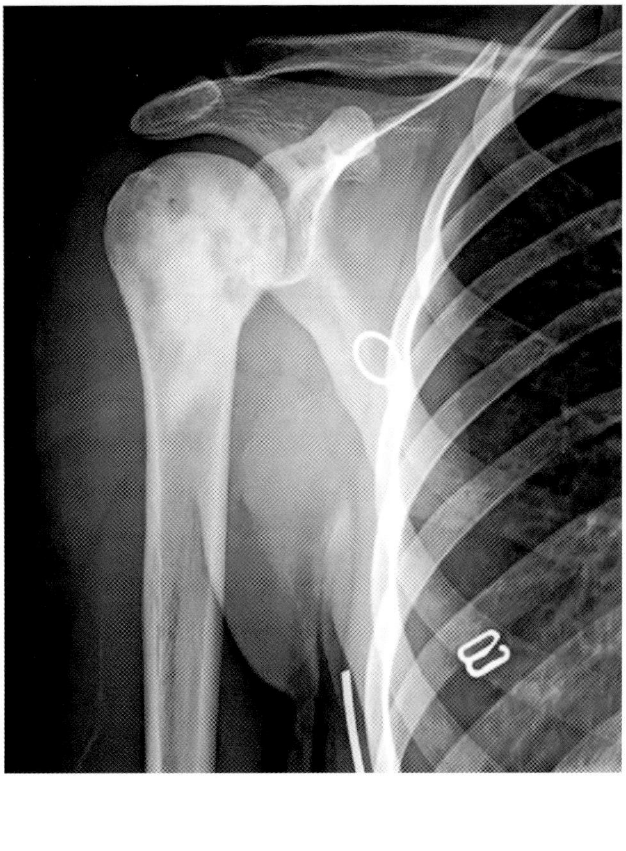

A.软骨母细胞瘤　　B.骨样骨瘤
C.纤维结构不良　　D.横纹肌肉瘤
E.骨肉瘤

30 当发现第 29 题的病变后,完整检查长骨的近端至远端关节至关重要,其原因是:
A.常见恶性关节腔积液,应加以评估　　B.此类病变可出现跳跃性转移,应加以评估
C.常见关节脱位,应加以评估　　D.常见关节韧带侵犯,应加以评估

31 第 29 题中的病变最常见的复发部位是:
A.局部骨内　　B.肺实质
C.肝脏　　D.淋巴结

32 患儿,8 周龄,体格检查发现髋关节异常弹响。为了进一步评估患儿,建议行以下哪项影像学检查?
A.髋关节 X 线片　　B.髋关节 MRI
C.髋关节超声　　D.髋关节 CT

33 进一步检查后,该患儿的髋关节超声图像如下所示。以下最有可能的诊断为:

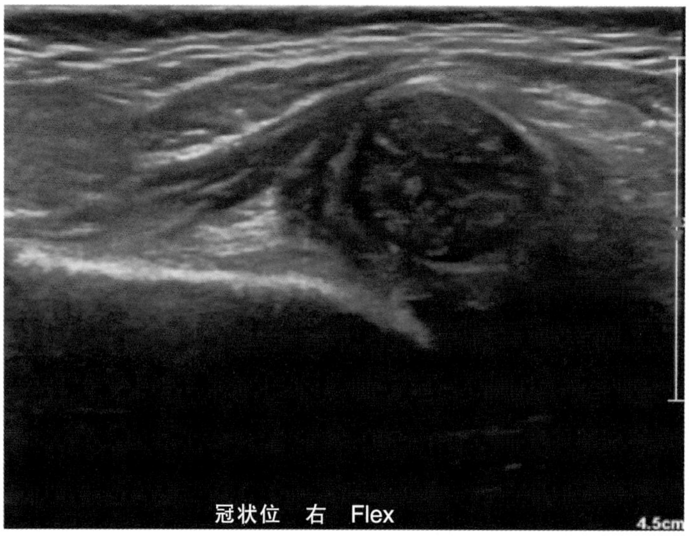

A.股骨头缺血坏死　　B.发育性髋关节发育不良
C.外伤性脱位　　D.一过性滑膜炎

34 以下哪项是形成第 33 题中情况的危险因素?
A.先天性心脏病　　B.表面活性物质缺乏症
C.后尿道瓣膜　　D.足部畸形

35 胸腰椎正侧位片如下所示。诊断为:
A.胸腰椎左凸不伴椎体异常　　B.胸腰椎左凸伴椎体异常
C.胸腰椎右凸不伴椎体异常　　D.胸腰椎右凸伴椎体异常

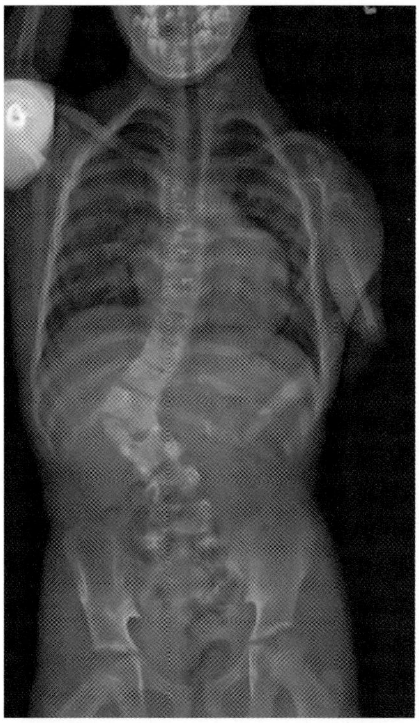

36 关于结构性及非结构性脊柱侧弯曲线,以下正确的是:

A.结构性曲线可以同侧弯曲来修正

B.结构性曲线有椎体形态异常,如楔形变及旋转

C.非结构性曲线不会进展为结构性曲线

D.同侧弯曲视图上 Cobb 角≥15°,可用于鉴别结构性及非结构性曲线

37 青少年脊柱侧弯治疗中推荐采用的 Cobb 角为:

A.10°~35°　　B.20°~45°

C.30°~55°　　D.40°~65°

38 患儿,3 岁,因跛行行正侧位片检查,如下所示。诊断为:

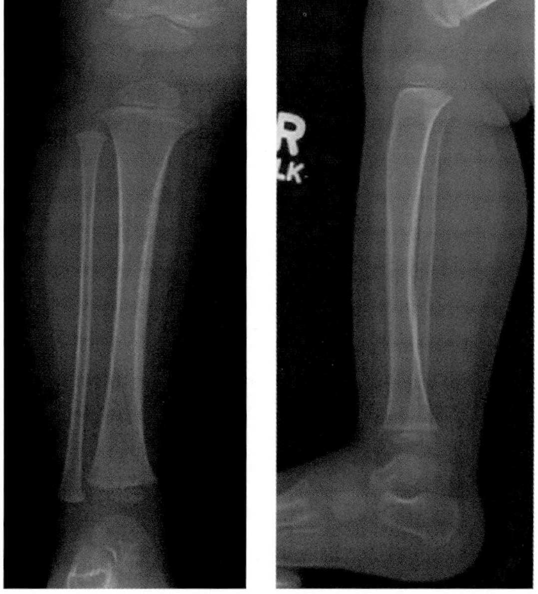

A.胫骨 Toddler 骨折　　B.胫骨近端弯曲骨折

C.胫骨远端弯曲骨折　　D.胫骨远端内踝撕脱骨折

39 患儿一侧下肢缩短,X 线片检查如下所示。诊断为:

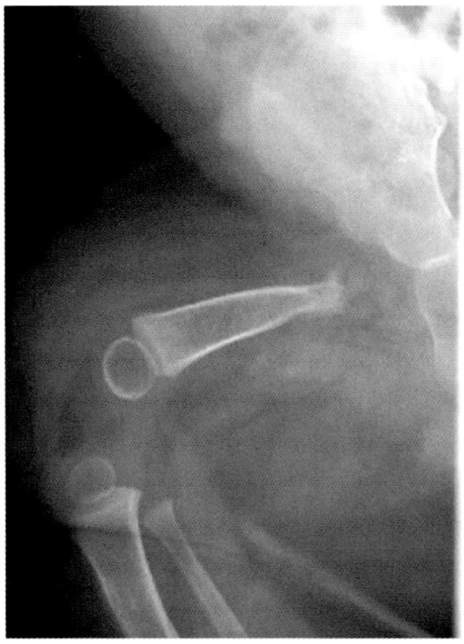

A.软骨发育不全　　B.骨坏死

C.横纹肌肉瘤　　D.股骨近端局灶性缺陷(PFFD)

40 以下哪项与第 39 题中的疾病相关?

A.先天性脊髓空洞症　　B.神经母细胞瘤

C.髋外翻畸形　　D.十字韧带缺如

41 一青少年因慢性足部疼痛行左足正斜位检查。图像如下所示,诊断为:

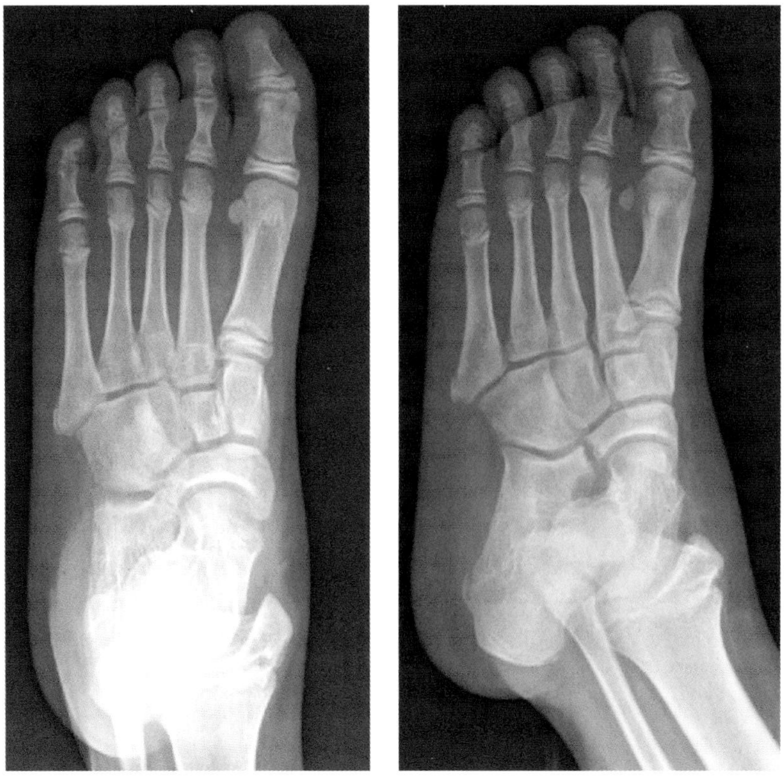

A.骰骨骨折　　B.跗骨融合

C.马蹄足　　D.足底筋膜炎

E.化脓性关节炎

42 第 41 题中受累个体双侧发病的概率约为：

A.20%　　B.50%

C.70%　　D.90%

43 一患儿有多发骨折病史，行 X 线片检查。图像如下所示，最有可能的诊断为：

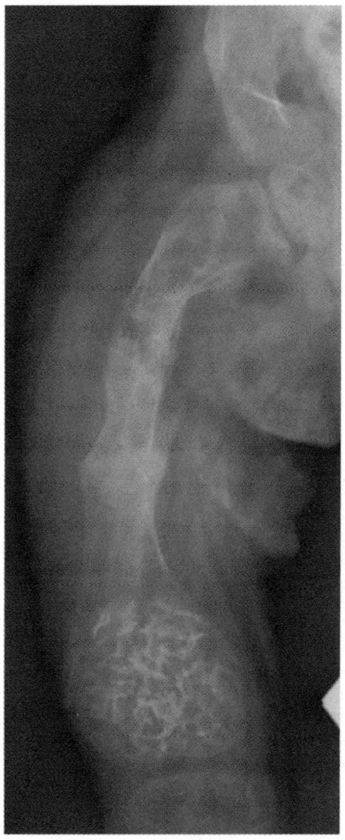

A.佝偻病　　B.维生素 C 缺乏病

C.CRMO　　D.成骨不全(OI)

44 关于第 43 题中的诊断，以下哪型是由于呼吸功能不全致死的？

A.Ⅰ型　　B.Ⅱ型

C.Ⅲ型　　D.Ⅳ型

E.Ⅴ型

45 治疗后，该患儿长骨干骺端出现致密线(箭头所示)，脊柱及扁平骨内出现骨中骨。该患儿接受了以下哪种治疗？

A.非甾体抗炎药治疗　　B.甲硝唑治疗

C.钙剂治疗　　D.双膦酸盐治疗

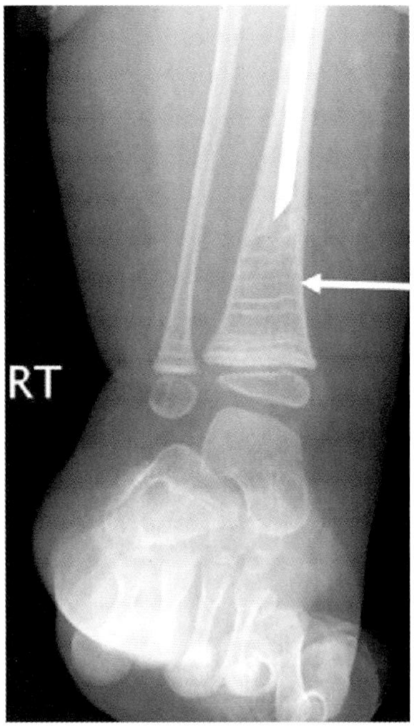

46 以下最可能的诊断为:

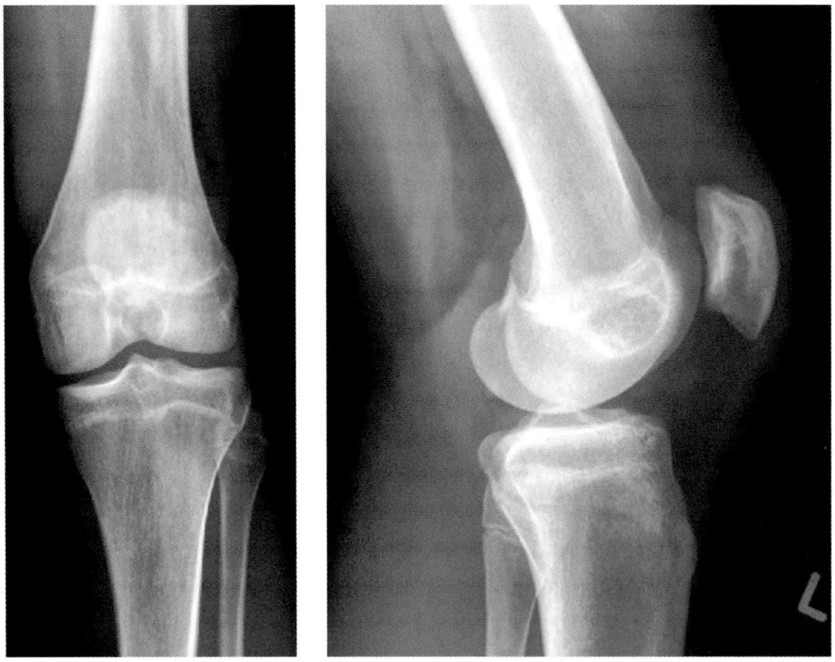

A.尤文肉瘤　　B.骨肉瘤

C.纤维结构不良　　D.软骨母细胞瘤

47 第46题中病变的治疗措施是:

A.化疗后膝关节以上截肢　　B.化疗后局部切除

C.刮除及植骨　　D.单纯化疗

48 患儿,8 岁,因髋关节疼痛行双侧髋关节超声检查。图像如下所示,以下最可能的诊断为:

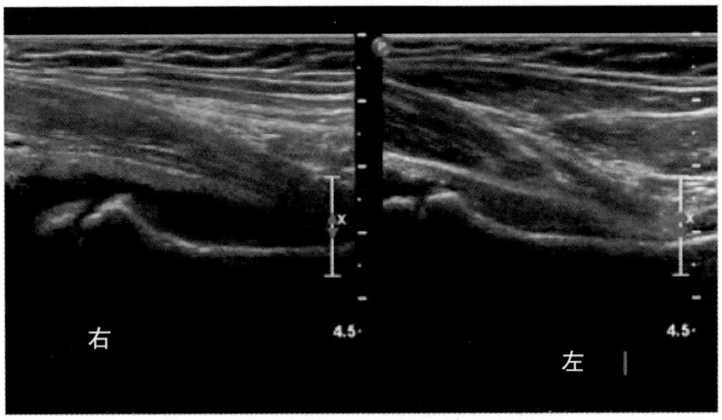

A.短暂性滑膜炎　　B.桡骨颈骨折

C.股骨头骨骺滑脱(SCFE)　　D.骨样骨瘤

49 患儿因左膝关节慢性疼痛行左膝关节正侧位检查。图像如下所示,以下最可能的诊断为:

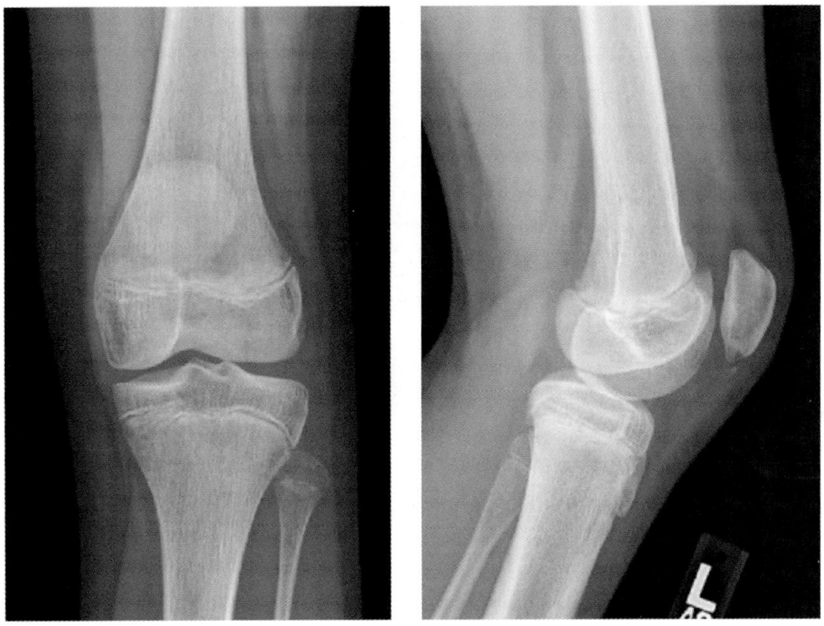

A.Sinding-Larsen-Johansson 综合征　　B.Osgood-Schlatter 病

C.髌骨套袖状撕脱骨折　　D.二分髌骨

50 关于第 49 题的诊断,以下正确的是:

A.是由髌韧带牵拉所致的骨软骨病变　　B.常见于 14~18 岁青少年

C.MRI 检查可发现胫前结节骨髓水肿　　D.初期治疗为休息及非甾体抗炎药

答案与解析

1　**答案 C。**LCP 病是特发性股骨头骨骺缺血性坏死，通常发生于 4~8 岁儿童。该疾病的发病过程与影像表现相关，可分为 4 期：缺血、血管再生、愈合及残存畸形。

股骨骨骺致密，扁平(箭头所示)髋臼形态正常是 LCP 的影像学特征。因此，排除了髋关节发育不良的诊断。股骨头骨骺滑脱通常发生在年龄稍大的儿童(中位年龄为 13 岁)中，X 线片上对比骨骺，骺板表现为不规则，在蛙氏侧位更明显。髋关节的骨髓炎可导致致密不规则骨骺。然而，股骨近端通常有侵袭性溶骨性表现，累及整个髋关节，如不及时处理，则会迅速破坏。

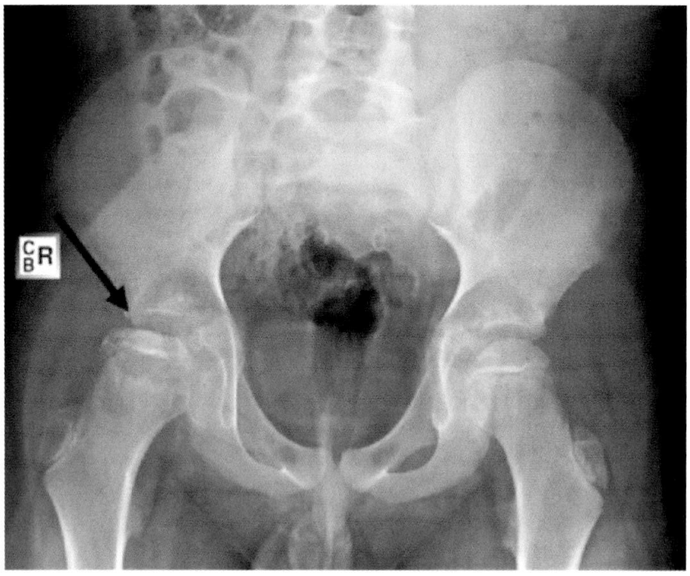

参考文献：Dillman JR, Hernandez RJ. MRI of Legg-Calvé-Perthes disease. *AJR Am J Roentgenol* 2009; 193(5): 1394-1407.

Resnick D. *Osteochondroses in diagnosis of bone and joint disorders*, 4th ed. New York, NY: WB Saunders and Company, 2002: 3686-3741.

Salter RB. In: *Textbook of disorders and injuries of the musculoskeletal system*, 3rd ed. Baltimore, MD: Williams & Wilkins, 1999: 339-350.

2　**答案 C。**本例为 Perthes 病晚期愈合期，表现为骨骺中柱骨小梁被致密骨替代。最初，第一期缺血期是影像学上的隐匿期。X 线片表现正常的有症状患儿可通过 MRI 进一步评估，MRI 对于发现骨坏死、骨髓水肿及髋关节积液具有较高的敏感性。下图代表了 Perthes 病不同阶段的表现。最早的影像表现为骨骺致密，代表第二期血管再生期。此时，患儿通常无明显症状。在第二期有时可见“新月”征，其由于前上骨骺的病理性软骨下骨折(如图 A 中箭头所示)。第四期提示股骨头慢性、残存变形，通常伴有塌陷、碎裂及半脱位。病程中的其他表现可包括骺板下、股骨颈及大转子囊样透亮影，伴短而宽的股骨干骺端。

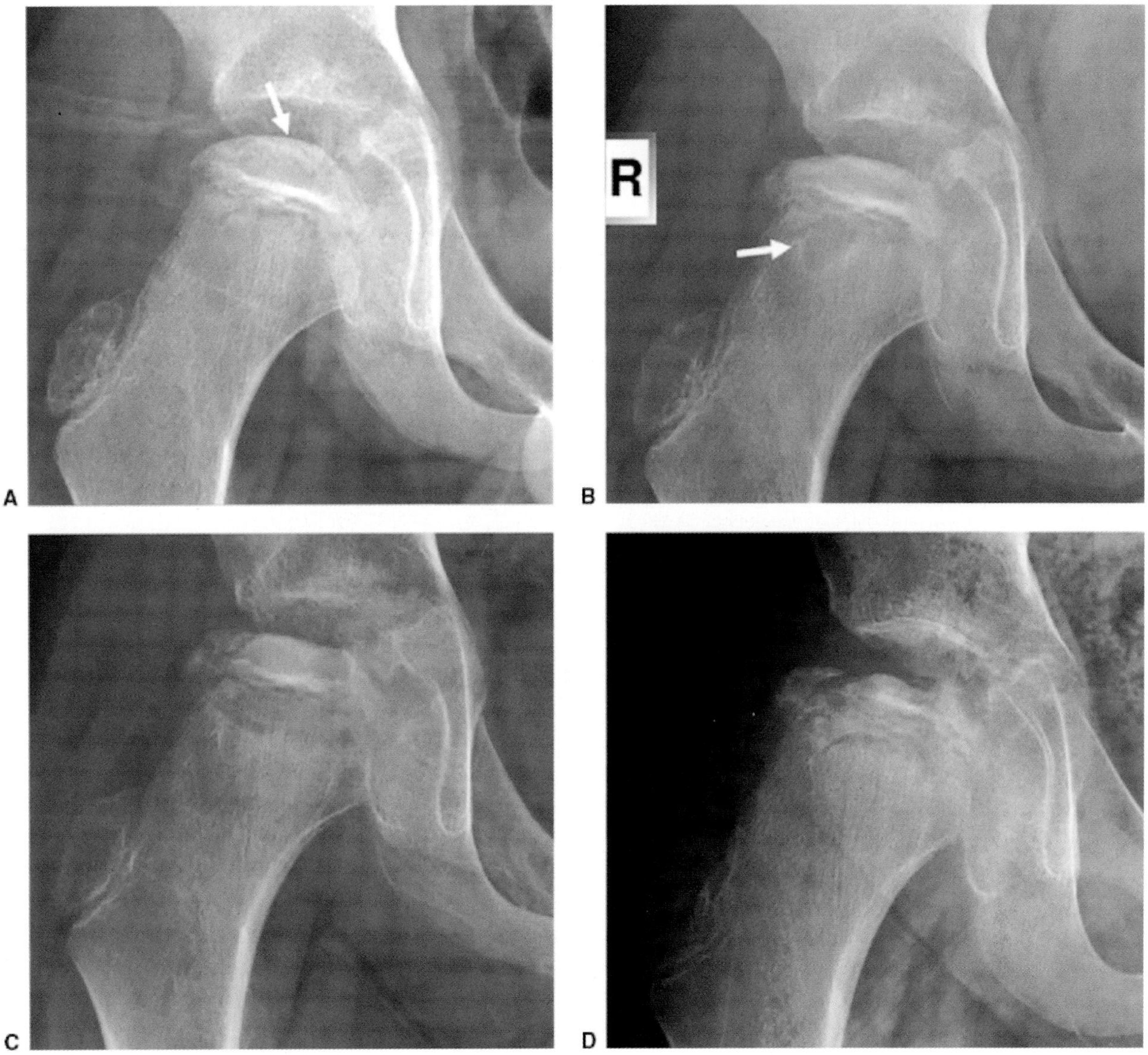

LCP 病各阶段 X 线片表现。(A)2 个月;(B)4 个月;(C)7 个月;(D)10 个月。

参考文献:Dillman JR,Hernandez RJ. MRI of Legg-Calvé-Perthes disease. *AJR Am J Roentgenol* 2009;193(5):1394–1407.

Resnick D. *Osteochondroses in diagnosis of bone and joint disorders*,4th ed. New York,NY:WB Saunders and Company,2002:3686–3741.

Salter RB. In:*Textbook of disorders and injuries of the musculoskeletal system*,3rd ed. Baltimore,MD:Williams & Wilkins,1999:339–350.

3　答案 B。X 线片提示一地图样、溶骨性病变不伴有硬化边(箭头所示)累及膝关节骨骺,鉴别诊断包括软骨母细胞瘤及骨髓炎。然而,大多数软骨母细胞瘤的 X 线片表现为薄硬化边。

骨样骨瘤的典型表现为中央透亮病灶或瘤巢,通常位于骨皮质,但也可见于软骨下和关节内。但周围无任何骨质增生,故骨样骨瘤不考虑。骨软骨缺损(OCD)应有不规则的断裂透亮影,通常伴有邻近软骨下骨片硬化边,该病例均不存在。

MRI 图像表现为以远段骨骺及软骨为中心的液体信号的孤立性透亮影(箭头

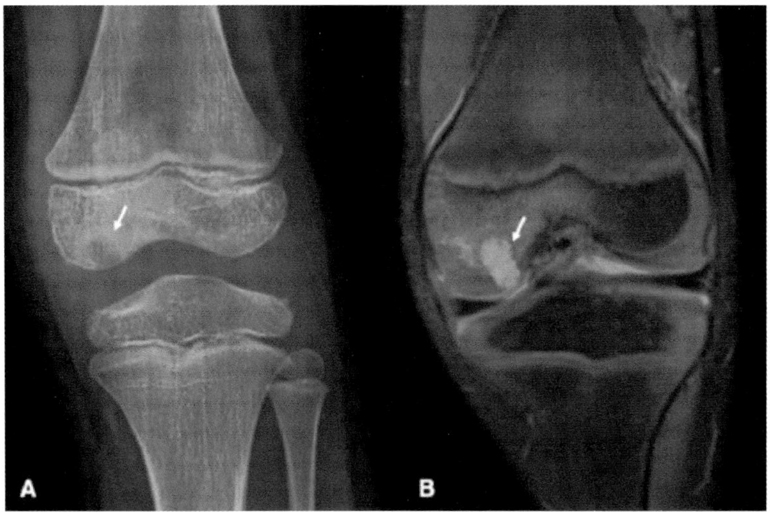

所示),伴周围反应性骨髓信号,高度提示骨髓炎。溶骨性病灶的边缘强化(未显示),提示伴有脓肿。软骨母细胞瘤也有周围骨髓 T2 高信号。然而病灶本身是典型的分叶状,内部基质呈 T2 等低信号,该病例无此表现。

了解骨髓炎的影像表现很重要,因为典型临床病史,包括发热、白细胞计数增高和炎症标志物不总是存在。

参考文献:Guillerman RP. Osteomyelitis and beyond. *Pediatr Radiol* 2013;43(1):S193-S203.

Lyer RS,Chapman T,Chew FS. Pediatric bone imaging:diagnostic imaging of osteoid osteoma. *AJR Am J Roentgenol* 2012;198:1039-1052.

Weatherall PT,Maale GE,Mendelsohn DB,et al. Chondroblastoma:classic and confusing appearance at MR imaging. *Radiology* 1994;190:467-474.

4 答案 A。长骨干骺端是儿童血源性骨髓炎最常见的部位,因为干骺端及骨骺血运分布会随年龄增长有独特的改变。在新生儿时,由于滋养血管穿过骺板,骨骺感染的风险增加。然而尽管理论上有缺乏血供的骺板保护,但年龄>2 岁的患儿仍可能发生干骺端骨髓炎跨骺板扩散。

参考文献:Gilbertson-Dahdal D,Wright JE,Krupinski E,et al. Transphyseal involvement of pyogenic osteomyelitis is considerably more common than classically taught. *AJR Am J Roentgenol* 2014;203:190-195.

Guillerman RP. Osteomyelitis and beyond. *Pediatr Radiol* 2013;43(1):S193-S203.

5 答案 C。革兰阳性球菌(GPC)、金黄色葡萄球菌和链球菌被认为是急性血行性骨髓炎最常见的病原体。然而革兰阴性杆菌金氏杆菌在年龄<4 岁的患儿中的患病率有所增加。

在幼儿局灶骨骺(及相当的)软骨受累时,MRI 图像对于金氏杆菌与 GPC 的鉴别具有高度敏感性。金氏杆菌的炎性反应及骨髓/软组织的反应较 GPC 弱。假单胞菌和大肠杆菌通常与穿透性创伤引起的骨髓炎相关,通常在足部,但在关节内骨骺很少见。

参考文献:Gilbertson-Dahdal D,Wright JE,Krupinski E,et al. Transphyseal involvement of pyogenic osteomyelitis is considerably more common than classically taught. *AJR Am J Roentgenol* 2014;203:190-195.

Guillerman RP. Osteomyelitis and beyond. *Pediatr Radiol* 2013;43(1):S193-S203.

Kanavaki A,Ceroni D,Tchernin D,et al. Can early MRI distinguish between *Kingella kingae* and Gram-positive cocci in osteoarticular infections in young children? *Pediatr Radiol* 2012;42:57-62.

6 答案 A。肱骨外侧髁新月形的骨折碎片(箭头所示)是外侧髁骨折的典型征象。这往往是由于伸直后旋的前臂内翻损伤。较常见的髁上骨折是位于肱骨远端干骺端的水平骨折,常累及冠状窝而不累及骨骺。

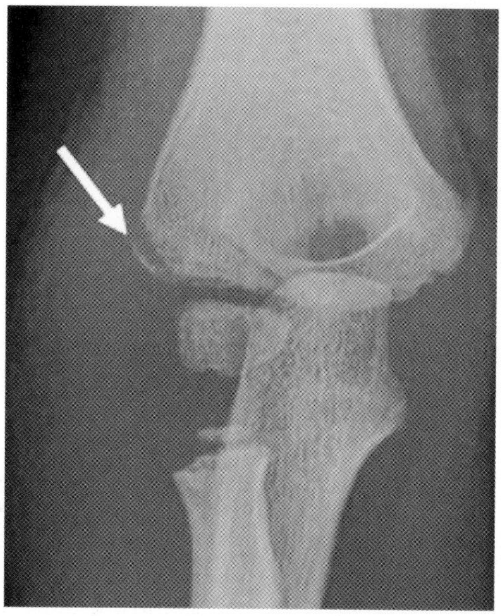

参考文献:Green NE. Fractures and dislocations about the elbow. In:Green NE,Swiontkowski MF.(eds). *Skeletal trauma in children*,3rd ed. Philadelphia,PA:WB Saunders,2003:257.

7 答案 C。肱骨外侧髁骨折最常见于 5~10 岁的儿童。

参考文献:Green NE. Fractures and dislocations about the elbow. In:Green NE,Swiontkowski MF.(eds). *Skeletal trauma in children*,3rd ed. Philadelphia,PA:WB Saunders,2003:257.

8 答案 C。肘关节的外侧髁骨折是最常见的 Salter-Harris Ⅳ型骨折。

Milch 分型将外侧髁骨折根据骨折累及肱骨小头-滑车间沟外侧或内侧分为Ⅰ型和Ⅱ型。Milch Ⅰ型骨折位于滑车外侧并延伸至肱骨小头。因为在这个年龄段,肱骨小头通常是骨化的,它在肘关节 X 线片上清楚地表现为 Salter-Harris Ⅳ型骨折。然而,肘关节可保持稳定,因为肱尺关节未受累。

Milch Ⅱ型骨折延伸至肱骨小头滑车间沟内侧,不影响肱骨小头。当受累的滑车骨骺尚未骨化时,影像学表现为 Salter-Harris Ⅱ型,将这类骨折归为 Salter-Harris Ⅳ型存有争议。然而,共识是 Milch Ⅱ型也是 Salter-Harris Ⅳ型,因为它累及干骺端、骺板及未骨骺的滑车骨骺。因此,几乎全部外侧髁骨折都被认为是 Salter-Harris Ⅳ型。然而,Milch 分型比 Salter-Harris 分型更重要,因为 Milch Ⅱ型不稳定且需要手术固定。

这个病例突出显示了更常见的 Milch Ⅱ型外侧髁骨折,因为干骺端碎片(箭头所示)延伸至肱骨小头内侧。影像学评估在这个年龄段是有限的,因为滑车不完全骨化。因此,手术治疗可能依赖于干骺端碎片的移位程度(>2mm)。

参考文献:Bache E. Elbow injuries. In:Johnson KJ,Bache E (eds). *Imaging in pediatric skeletal trauma.* Berlin:Springer,2008:257-270.

Green NE. Fractures and dislocations about the elbow. In:Green NE,Swiontkowski MF(eds). *Skeletal trauma in children*,3rd ed. Philadelphia,PA:WB Saunders,2003:257.

Letts M, Davidson D. Fractures of the lateral condyle of the humerus in children. *Orthopaedic Knowledge Online Journal* 2002;1(6). http://orthoportal.aaos.org/oko/article.aspx?article=OKO PED007

9 答案 B。Blount 病(胫骨内翻)是继发作用于近端胫骨后内骺板的病理性压力而导致内侧生长抑制及相关的胫骨内翻。顾名思义,下肢弯曲(内翻)是以近端胫骨为中心。干骺端–骨干夹角>11°(本例为 20°)。这个角度是从干骺端喙部画一条线与骺板垂直胫骨骨干外侧骨皮质的直线所呈的夹角(见角度)。该病例为双侧发病,但 Blount 病通常为单侧或非对称性,可分为婴儿型、幼年型及青少年型。Langenskiold 分型描述了进行性干骺端凹陷、喙状突起及碎裂的 6 个阶段。

发育性(生理性)膝内翻通常在行走后 6 个月内或 2 岁时消失。先天性弯曲的典型表现是胫骨骨干的后、内凸弯曲,可能由宫内体位或骨骼发育不良所致。在这两种情况下,胫骨内侧干骺端是正常的。由于佝偻病表现为生长骺板的矿化不足,X 线片应显示股骨远端及胫骨近远端生长板对称性的增宽、杯口状及磨损(本病例中不存在)。

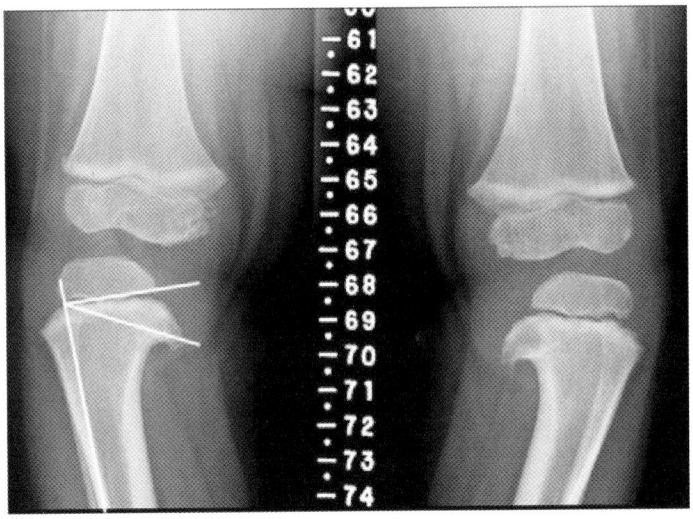

参考文献:Biko DM, Miller AL, Ho-Fung V, et al. MRI of congenital and developmental abnormalities of the knee. *Clin Radiol* 2012;67:1198–1206.

Cheema FI, Grissom LE, Harcke T. Radiographic characteristics of lower-extremity bowing in children. *Radiographics* 2003;23:871–880.

10 答案 D。Blount 病的影像表现包括 X 线片发现胫骨内侧干骺端凹陷。此外,MRI 图像可更好地评估生长板骨桥形成、胫骨内侧骨骺骨化延迟、胫骨生长板增宽及内侧半月板肥大。内侧半月板肥大可能是由膝关节内的异常受力导致代偿性肥大。

参考文献:Biko DM, Miller AL, Ho-Fung V, et al. MRI of congenital and developmental abnormalities of the knee. *Clin Radiol* 2012;67:1198–1206.

11 答案 C。ICH 是一种病因未明的疾病,可导致进行性关节软骨破坏。ICH 通常为单侧性,表现为自发性的髋关节或膝关节疼痛伴有逐渐加重的关节僵硬。无全身症状或异常炎症标志物出现。早期 X 线片通常正常,可排除更常见的导致髋关节疼痛的急性原因,如股骨头骨骺滑脱。症状发作 10~12 个月的晚期 X 线片通常显示向心性关节间隙狭窄、髋臼突出、软骨下囊肿及硬化的退行性变。区分 ICH 与 JIA 或感染等继发性原因导致的软骨丢失十分重要。该病例的 MRI 图像表现为地图样的长 T1/T2 信号影,仅限于股骨头软骨下至骺板的中间 1/3(箭头所示)。这是 ICH 早期 MRI 图像的典型表现。ICH 报道的滑膜强化少于 JIA。然而,该阴性表现无特异性。随访影像,报告肌肉消耗及萎缩等其他发现通常与关节挛缩相关。滑膜活检通常用于病理证实及排除感染。预后从自发性消退至严重的关节僵硬及挛缩不等。

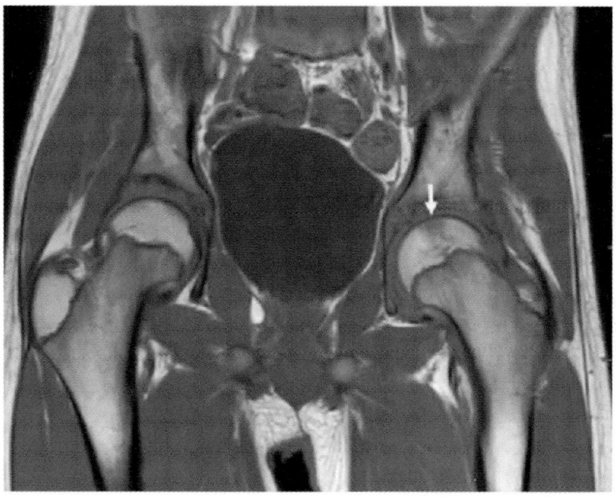

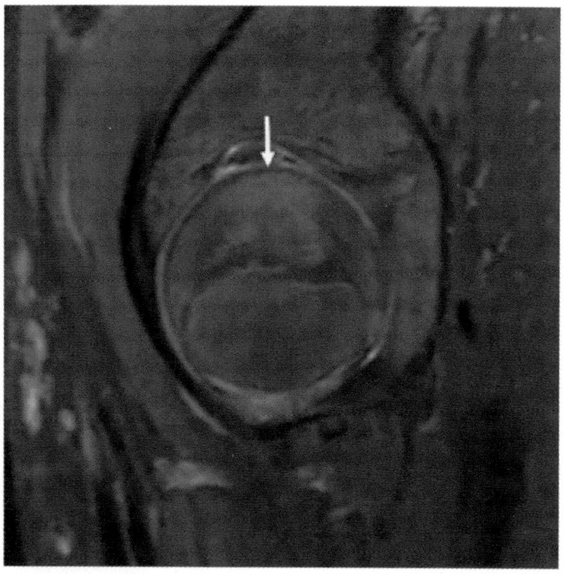

参考文献:Johnson K,Haigh SF,Ehtisham S,et al. Childhood idiopathic chondrolysis of the hip:MRI features. *Pediatr Radiol* 2003;33:194–199.

Laor T,Crawford AH. Idiopathic chondrolysis of the hip in children:early MRI findings. *AJR Am J Roentgenol* 2009;192:526–531.

12 **答案 D**。该影像表现提示 CRMO。CRMO 是一种特发性炎性疾病,最常见于儿童及青少年。这种疾病的特征为多发性炎症性骨病变,表现为复发/缓解的模式。影像学上,最初这些病变的 X 线片多呈溶骨性改变,在随后的慢性过程中呈硬化改变。MRI 图像上,病灶表现为骨髓水肿及骨膜炎。CRMO 通常发生于长管状骨及锁骨,但也可发生于骨骼的任何部位。

参考文献:Khanna G,Sato TS,Ferguson P. Imaging of chronic recurrent multifocal osteomyelitis. *Radiographics* 2009;29:1159–1177.

13 **答案 B**。CRMO 最常累及干骺端及相当于干骺端的位置。这与骨髓炎的血行播散分布相似,但 CRMO 可累及锁骨。

参考文献:Khanna G,Sato TS,Ferguson P. Imaging of chronic recurrent multifocal osteomyelitis. *Radiographics* 2009;29:1159–1177.

Mandell GA,Contreras SJ,Conrad K,et al. Bone scintigraphy in the detection of chronic recurrent multifocal osteomyelitis. *J Nucl Med* 1998;39:1778–1783.

14 **答案 B**。CRMO 与多种疾病相关。其包括皮肤病,如牛皮癣和坏疽性脓皮病;自身免疫性疾病,如大动脉炎和韦格纳肉芽肿;胃肠道综合征,如炎性肠病;遗传综合征,如 Majeed 综合征。CRMO 也与 SAPHO 综合征(滑膜炎、痤疮、脓疱病、骨质增生、骨炎)及脊柱关节病相关。

参考文献:Khanna G,Sato TS,Ferguson P. Imaging of chronic recurrent multifocal osteomyelitis. *Radiographics* 2009;29:1159–1177.

15 答案 B。神经脂肪瘤病合并巨指/趾被称为巨大发育脂质过多症。在这种疾病中,受累神经被纤维脂肪组织扩大。其可无巨趾或伴巨趾(巨大发育脂质过多症)。临床上,该疾病的特点是缓慢生长的肿块,最常见于上肢。多数病例累及上肢正中神经及下肢内侧足底神经。该疾病的 X 线片表现为一个骨节范围的软组织及骨质过度生长(箭头所示)。MRI 图像表现为弥漫增大、增厚的神经被脂肪组织包绕。

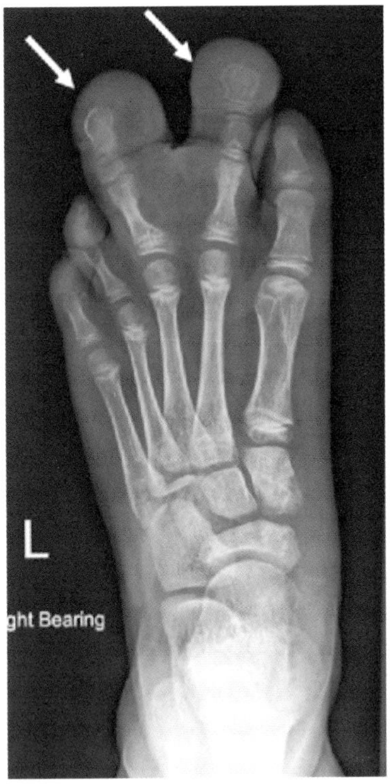

参考文献:Murphey MD,Carroll JF,Flemming DJ,et al. From the archive of the AFIP:benign musculoskeletal lipomatous lesions. *Radiographics* 2004;24:1433–1466.

Tripathi SK,Nanda SN,Kumar S,et al. Macrodystrophia lipomatosa—a rare congenital anomaly:a case report and review of literature. *Ann Int Med Dent Res* 2016;2(5):1–3.

16 答案 C。致死性发育不良是由成纤维细胞生长因子受体 3 基因(FGFR3)突变引起的短肢侏儒症。它是最常见的致死性新生儿骨骼发育不良。在该疾病中,长骨变短,可有弯曲的"电话听筒"外观(三角箭头所示)。肋骨变短。另外椎体变扁平,可出现 H 样外观(箭头所示)。此特征可用于区分致死性发育不良与短肋多指综合征,如 Jeune 综合征。

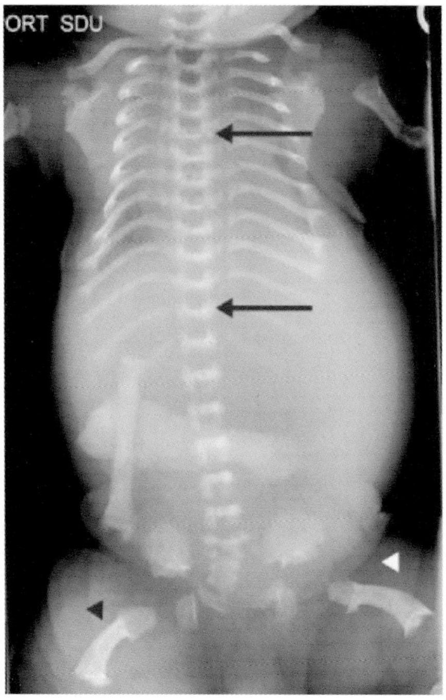

参考文献：Miller E, Blaser S, Shannon P, et al. Brain and bone abnormalities of thanatophoric dwarfism. *AJR Am J Roentgenol* 2009;192:48–51.

17　答案 C。致死性发育不良最常见的中枢神经系统表现是三叶草样颅骨畸形及巨脑畸形。其他中枢神经系统异常包括颞叶深脑裂及异常脑沟、海马发育异常和多小脑回。

参考文献：Miller E, Blaser S, Shannon P, et al. Brain and bone abnormalities of thanatophoric dwarfism. *AJR Am J Roentgenol* 2009;192:48–51.

18　答案 D。肱骨小头的 OCD 是肱骨小头关节软骨及软骨下骨质的局灶性损伤。该部位常见于投掷运动员，特别是 12~17 岁患者。该病变的可能病因为反复的微创伤。OCD 最常见于膝关节。

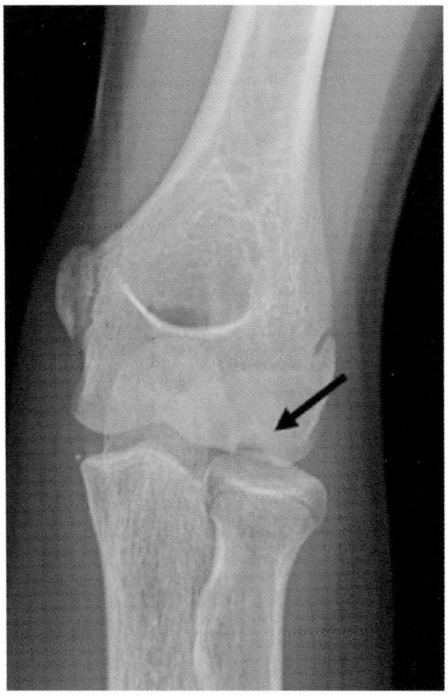

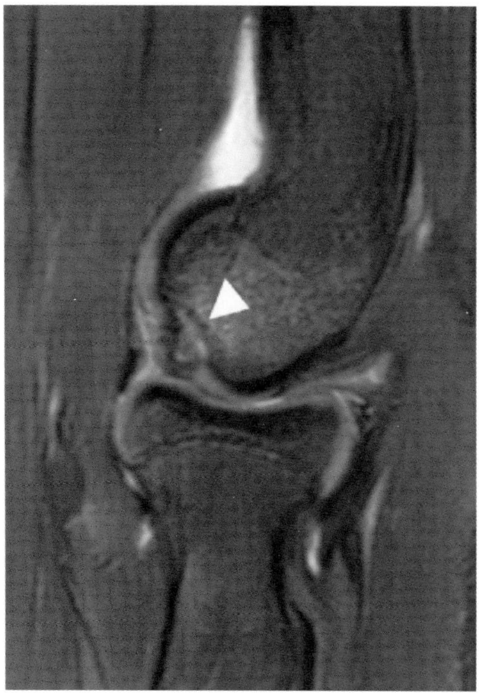

X线片上，最常见软骨下透亮影(箭头所示)，但也可出现碎裂或硬化。MRI 图像最能描绘 OCD，其软骨下异常显示很显著(三角箭头所示)

参考文献：Cruz AI, Shea KG, Ganley TJ. Pediatric knee osteochondritis dissecans lesions. *Orthop Clin N Am* 2016;47:763–775.

Itsubo T, Murakami N, Uemura K, et al. Magnetic resonance imaging staging to evaluate stability of capitella osteochondritis dissecans lesions. *Am J Sports Med* 2014;42:1972–1977.

Jarret DY, Walters MM, Kleinman PK. Prevalence of capitellar osteochondritis dissecans in children with chronic radial head subluxation and dislocation. *AJR Am J Roentgenol* 2016;206:1329–1334.

19 答案 A。肱骨小头 OCD 在桡骨头半脱位的儿童中患病率增加。可能是因为存在桡骨肱骨小头异常力学，32%~33%的慢性桡骨头半脱位儿童中可出现 OCD。

参考文献：Jarret DY, Walters MM, Kleinman PK. Prevalence of capitellar osteochondritis dissecans in children with chronic radial head subluxation and dislocation. *AJR Am J Roentgenol* 2016;206:1329–1334.

20 答案 C。不稳定的肱骨小头 OCD 的 MRI 诊断标准如下：

a.OCD 与骨质之间的高信号细线≥5mm

b.OCD 下方的不连续的囊性灶直径≥5mm

c.OCD 关节表面的局灶性缺损宽度≥5mm

d.高信号线穿过关节软骨及软骨下骨质进入 OCD

参考文献：Cruz AI, Shea KG, Ganley TJ. Pediatric knee osteochondritis dissecans lesions. *Orthop Clin N Am* 2016;47:763–775.

21 答案 B。图像显示骨盆附近有一小片骨碎片与 ASIS 撕脱骨折相一致(箭头所示)。

髂前上棘是缝匠肌与阔筋膜张肌的附着点。该损伤发生于髋关节用力伸展时，最常见于短跑运动员。治疗方法为限制活动。

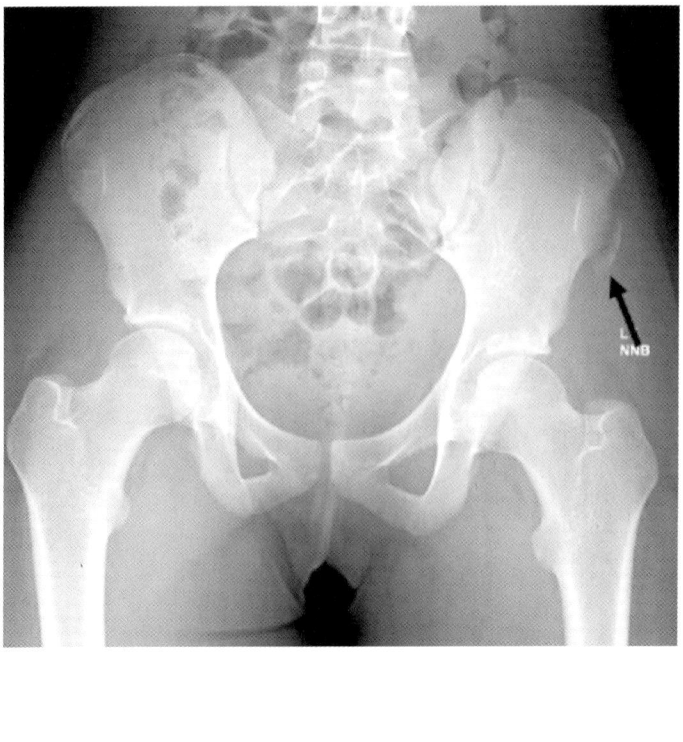

参考文献:Stevens MA,El-Khoury GY,Kathol MH,et al. Imaging features of avulsion injuries. *Radiographics* 1999;19:655-672.

22 答案 D。下表所示为常见的骨盆撕脱损伤及相关的肌肉附着部位。

撕脱骨折	肌肉附着
髂嵴	腹部肌肉
ASIS	缝匠肌、阔筋膜张肌
AIIS	股直肌
大转子	髋关节旋转肌群
小转子	髂腰肌
坐骨结节	腘绳肌
耻骨体/下支	内收肌、股薄肌

参考文献:Stevens MA,El-Khoury GY,Kathol MH,et al. Imaging features of avulsion injuries. *Radiographics* 1999;19:655-672.

23 答案 B。图像显示胫骨近端干骺端角状骨折(箭头所示)。这是干骺端盘状骨折,骨折线近乎平行于骺板。骨折呈角状骨折或桶柄状骨折取决于放射投照的方向。该骨折被称为典型干骺端损伤(CML),常见于虐婴,特别是 18 月龄以下婴幼儿。典型的干骺端损伤被认为在婴幼儿虐待中具有高度特异性。

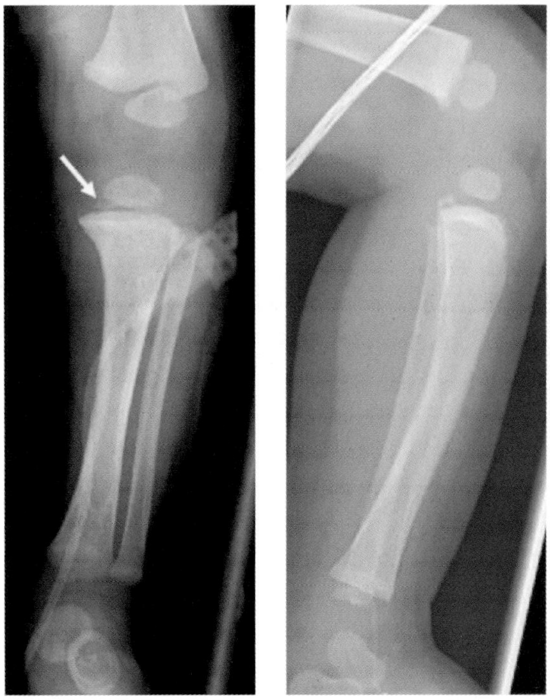

参考文献:Kleinman PK. Diagnostic imaging in infant abuse. *AJR Am J Roentgenol* 1990;155:703-712.

Lonergan GJ,Baker AM,Morey MK,et al. Child abuse:radiologic-pathologic correlation. *Radiographics* 2003;23:811-845.

Thackeray JD,Wannemacher J,Adler BH,et al. The classic metaphyseal lesion and traumatic injury. *Pediatr Radiol* 2016;46:1128-1133.

24 答案 B。干骺端角状骨折或 CML 因剪切损伤而发生,它导致干骺端在水平方向的运动差异。该剪切力由来回运动引起,如抓着脚或手摇晃婴儿或摇晃婴儿同时抓着胸部并鞭打他们的四肢。

参考文献:Lonergan GJ, Baker AM, Morey MK, et al. Child abuse: radiologic-pathologic correlation. *Radiographics* 2003;23:811–845.

Thackeray JD, Wannemacher J, Adler BH, et al. The classic metaphyseal lesion and traumatic injury. *Pediatr Radiol* 2016;46:1128–1133.

25 答案 D。虽然未解释骨骼损伤可能与虐待有关,与婴儿非意外性损伤相关的骨骼影像发现,包括干骺端角状骨折、肋骨骨折、胸骨骨折、椎体棘突骨折和肩胛骨肩峰骨折。干骺端角状骨折或 CML,是由于剪切损伤,可由摇晃所致。由于骨骼的可塑性,婴儿的肋骨骨折罕见。鉴于此,肋骨骨折需要足够的力量,但可见于胸部挤压。考虑到婴儿胸骨骨折、椎体棘突骨折和肩胛骨肩峰骨折的罕见性,这些骨折也需考虑由虐待所致。颅骨骨折,如多发骨折、骨折穿过颅缝、双侧骨折也与虐待损伤相关。

参考文献:Kleinman PK. Diagnostic imaging in infant abuse. *AJR Am J Roentgenol* 1990;155:703–712.

Lonergan GJ, Baker AM, Morey MK, et al. Child abuse: radiologic-pathologic correlation. *Radiographics* 2003;23:811–845.

26 答案 A。所有怀疑受虐待损伤的婴儿应行骨骼检查。此外,10~14 天后的骨骼复查可发现最初骨骼检查未发现的额外损伤。以下是怀疑儿童受虐待导致骨骼创伤的检查建议:

中轴骨	四肢骨
胸廓(前后位、侧位、左右斜位,可选)	股骨(前后位)
腹部(前后位,包括骨盆)	前臂(前后位)
腰骶椎(侧位)	手(后前位)
颅骨(正位、侧位,包括颈椎)	股骨(前后位)
	胫骨(前后位)
	足(前后位)

参考文献:Kleinman PK. Diagnostic imaging in infant abuse. *AJR Am J Roentgenol* 1990;155:703–712.

Lonergan GJ, Baker AM, Morey MK, et al. Child abuse: radiologic-pathologic correlation. *Radiographics* 2003;23:811–845.

27 答案 A。桡骨缺失或发育不良也被称为畸形手,是由妊娠 5~6 周发生的桡骨发育异常导致的。该病有不同程度的发育不良,但桡骨完全缺失最常见。大多角骨、舟状骨及拇指通常是缺失的或是变形的。其余的腕骨及第 2~5 指通常是正常的。桡骨发育不良的患儿中有 50%为双侧受累。

体格检查时,由于尺侧腕屈肌及肱桡肌无对抗力,常出现手向桡侧及尺侧偏。

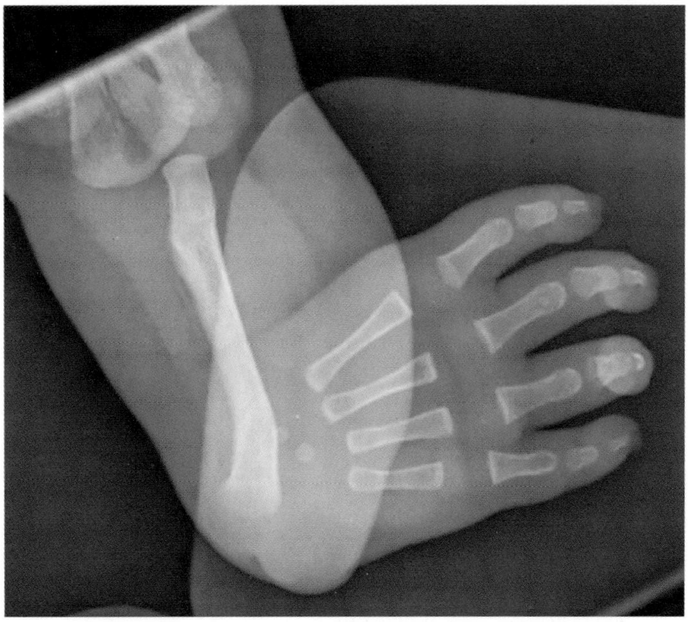

参考文献：Laor T. Congenital malformations of bone. In：Slovis TS（ed）. *Caffey's pediatric diagnostic imaging*. Philadelphia，PA：Elsevier，2008：2594–2612.

28 答案 A。下表所示为与桡骨发育不良相关的综合征。

综合征	其他关联
13 三体/18 三体	染色体异常
Holt-Oram 综合征	先天性心脏病
Cornelia de Lange 综合征 Seckel 综合征	精神迟滞
沙利度胺胚胎畸形 水痘性胚胎畸形	致畸因子
范可尼贫血 血小板减少桡骨缺如	恶病质
VACTERL	

参考文献：Laor T. Congenital malformations of bone. In：Slovis TS（ed）. *Caffey's pediatric diagnostic imaging*. Philadelphia，PA：Elsevier，2008：2594–2612.

29 答案 E。骨肉瘤是儿童最常见的原发性恶性骨肿瘤。成骨细胞性骨肉瘤位于髓内，最常发生于长骨干骺端附近。考虑到有骨样组织，成骨细胞性骨肉瘤 X 线片最常表现为硬化（箭头所示）。如骨肉瘤侵犯骨皮质，它会产生骨膜反应伴 Codman 三角及“日光放射状”骨皮质改变。

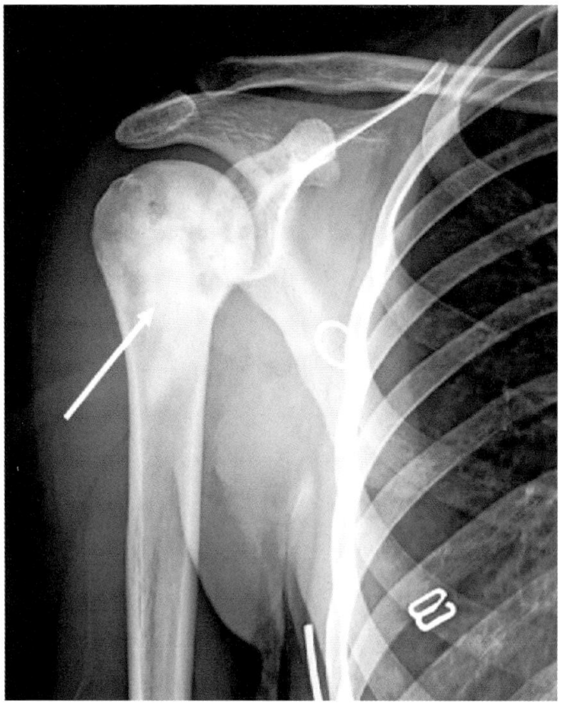

参考文献：Clayer M. Many faces of osteosarcoma on plain radiographs. *ANZ J Surg* 2015；85：22–26.

Murphey MD，Robbin MR，McRae GA，et al. The many faces of osteosarcoma. *Radiographics* 1997；17：1205–1231.

30 答案 B。在骨肉瘤中，可看到与原发病灶分离的肿瘤灶，即跳跃性转移。因此，在骨肉瘤成像时，重要的一点是需要包括关节近端至远端来确定病变范围。

骺板有时被认为是肿瘤扩散的屏障，但 75%~88%的干骺端骨肉瘤可穿过骺板延伸至骨骺。约 25%的骨肉瘤可有关节受累，但滑膜不常受侵。当关节受侵时，可发生恶性关节腔积液，但这不是对关节成像时需要包括关节近远端的理由。

参考文献：Murphey MD，Robbin MR，McRae GA，et al. The many faces of osteosarcoma. *Radiographics* 1997；17：1205–1231.

31 答案 B。30%~40%的局限性骨肉瘤患者会复发。最常见的复发部位是在肺内(90%)，通常发生在最初的 2~3 年内。5 年后，骨肉瘤复发罕见，发生率约为 2%。肺转移瘤可发生钙化。

参考文献：Luetke A，Meyers PA，Lewis I，et al. Osteosarcoma treatment—Where do we stand? A state of the art review. *Cancer Treat Rev* 2014；40：523–532.

32 答案 C。对 4 月龄以下患儿的髋关节评估，建议行超声检查。4 个月之后，可尝试超声检查，但有些人主张通过 X 线片检查。

此外，对于存在髋关节发育不良危险因素的婴儿，超声评估应延迟至 4~6 周，以避免出生 2 周内出现的正常髋关节不稳定。

参考文献：Gerscovich EO. Infant hip in developmental dysplasia：facts to consider for a successful diagnostic ultrasound examination. *Appl Radiol* 1999；28：18–25.

Harcke HT. Screening newborns for developmental dysplasia of the hip：the role of sonography. *AJR Am J Roentgenol* 1994；162：395–397.

33 答案 B。本例患儿股骨头(*)半脱位，髋臼窝浅，符合髋关节发育不良。髋臼相对于髂骨的斜率可用超声评估(直线)。这两条线形成的夹角(箭头所示)就是 α 角。α 角>60°是正常的。α 角为 50°~60°可能是出生 3 个月内的生理表现,应随访复查。α 角<50°则为异常。

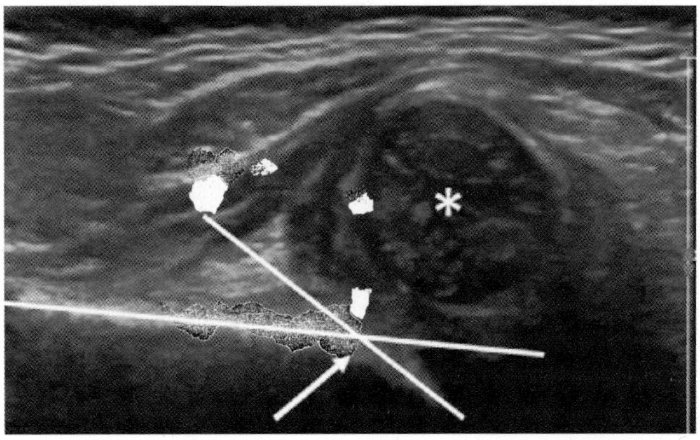

参考文献:Gerscovich EO. Infant hip in developmental dysplasia:facts to consider for a successful diagnostic ultrasound examination. *Appl Radiol* 1999;28:18-25.

Harcke HT. Screening newborns for developmental dysplasia of the hip:the role of sonography. *AJR Am J Roentgenol* 1994;162:395-397.

34 **答案 D**。髋关节发育不良的主要危险因素是出生时臀位、髋关节发育不良的家族史以及如斜颈或足部畸形。此外,体格检查发现髋关节不稳定、活动受限或髋关节弹响,可提示潜在的髋关节发育不良。

参考文献:Gerscovich EO. Infant hip in developmental dysplasia:facts to consider for a successful diagnostic ultrasound examination. *Appl Radiol* 1999;28:18-25.

Harcke HT. Screening newborns for developmental dysplasia of the hip:the role of sonography. *AJR Am J Roentgenol* 1994;162:395-397.

35 **答案 D**。胸腰椎正位片提示 T12-L1 水平为中心脊柱右侧凸。脊柱右侧凸时,脊柱向右侧弯。脊柱左侧凸时,脊柱向左侧弯。

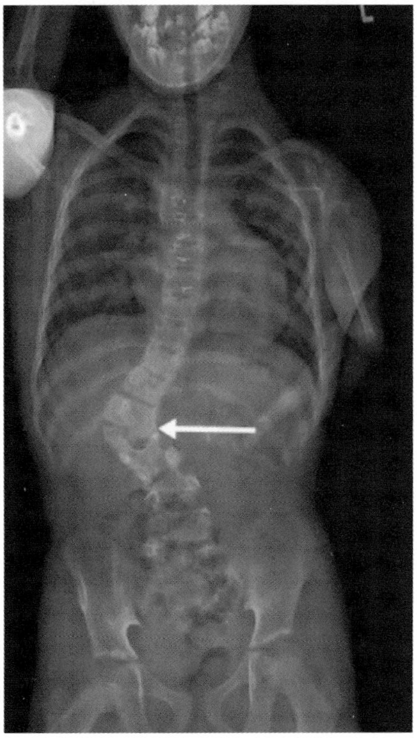

此外,L1 椎体分节异常(箭头所示)。在脊柱侧弯时,脊柱椎体裂是否存在是需要识别的,如存在,则是需进一步行 MRI 检查的指征。

参考文献:Kim H, Kim HS, Moon ES, et al. Scoliosis imaging: what radiologists should know. *Radiographics* 2010;30:1823-1842.

36 答案 B。在结构性脊柱侧弯曲线中,有椎体形态改变,如楔形变及旋转。结构性曲线不能用同侧侧弯修正。在非结构性曲线中,无椎体形态改变。因此,非结构性曲线可用同侧侧弯修正。非结构性曲线通常不会进展,但它可因侧弯凹侧韧带变短而进展为结构性曲线。结构性与非结构性脊柱侧弯曲线的区别在于同侧弯曲 Cobb 角≥25°。

参考文献:Kim H, Kim HS, Moon ES, et al. Scoliosis imaging: what radiologists should know. *Radiographics* 2010;30:1823-1842.

37 答案 B。Cobb 角是测量上端椎体上终板缘和下端椎体下终板缘沿线的夹角。在青少年特发性脊柱侧弯中,Cobb 角<20°建议观察,Cobb 角为 20°~45°建议支具支撑治疗,Cobb 角>45°建议手术治疗。提示青少年特发性脊柱侧弯进展的最大因素是脊柱的生长速率和初时曲度。

参考文献:Kim H, Kim HS, Moon ES, et al. Scoliosis imaging: what radiologists should know. *Radiographics* 2010;30:1823-1842.

38 答案 A。X 线片表现为延伸穿过胫骨骨干的透亮影(箭头所示),与 Toddler 骨折一致。这是胫骨的非移位性骨折,影像学上可能是隐匿的。该骨折通常发生于 9 月龄至 3 岁。最常见的症状是不愿行走或不愿患肢负重。这些骨折通常无须治疗即可愈合。

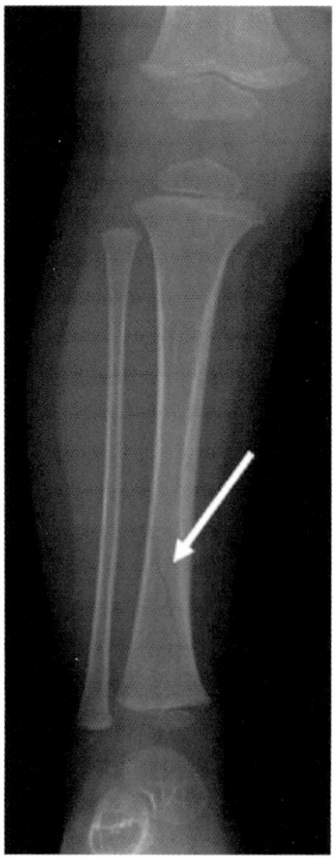

参考文献:Donnelly L. Toddler's fracture of the fibula. *AJR Am J Roentgenol* 2000;175:922.

39 答案 D。如图所示,股骨缩短,股骨近端变细(箭头所示)且股骨头缺如。同时伴有髋臼发育不良。这些发现与 PFFD 的诊断一致。

PFFD 是一种罕见病，其特征是近端股骨发育失败。该病缺乏髂股关节，肢体旋转不良，下肢不等长。

Aitken 分类（表）是该疾病最常见的分类方案。

分类	股骨头	股骨干	髋臼
A	存在	短	正常
B	存在	短，通常近端呈簇状	发育或中度发育不良
C	缺如或很小	短，通常近端呈锥形	重度发育不良
D	缺如	短，变形	缺如

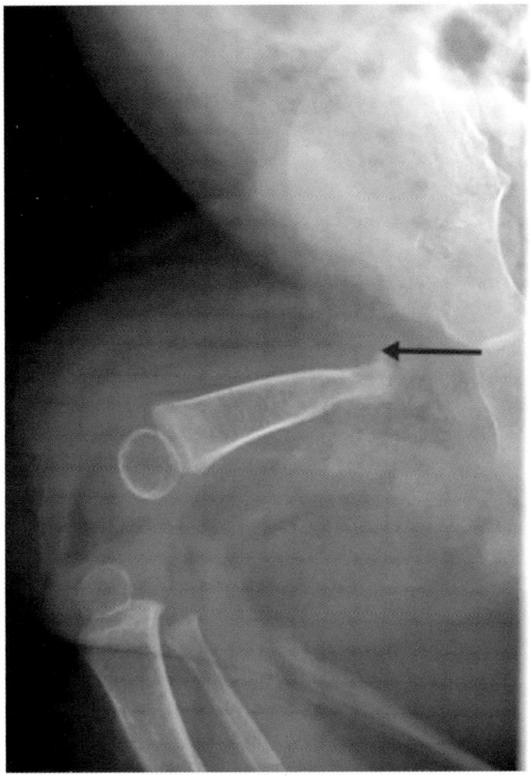

参考文献：Biko DM，Davidson R，Pena A，Jaramillo D. Proximal focal femoral deficiency：evaluation by MR imaging. *Pediatr Radiol* 2012；42：50–56.

40 **答案 D**。在 PFFD 中，股骨近端发育不良。股骨头可存在或缺如。通常有髋内翻畸形。髋臼可正常、发育不良或缺如。在膝关节中，可出现股骨远端骨骺扁平、髁间切迹发育不全和十字韧带缺如。

参考文献：Biko DM，Davidson R，Pena A，et al. Proximal focal femoral deficiency：evaluation by MR imaging. *Pediatr Radiol* 2012；42：50–56.

Biko DM，Mill AL，Ho-Fung V，et al. MRI of congenital and developmental abnormalities of the knee. *Clin Radiol* 2012；67：1198–1206.

41 **答案 B**。跗骨融合是指两个或两个以上的跗骨由骨、软骨或纤维组织连接异常。在该病例中，包括跟舟关节有不规则硬化伴跟舟间隙减小（箭头所示），与跟舟跗骨融合一致。大约 10%的病例中有跟骨与舟骨之间的骨桥。该病的其他发现包括侧位可见靠近跟骨前部的细长侧位舟骨及外侧距骨头发育不全。

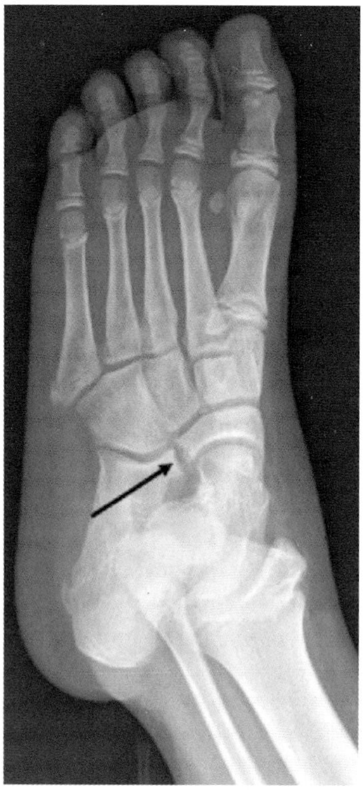

参考文献:Newman JS, Newberg AH. Congenital tarsal coalition: multimodality evaluation with emphasis on CT and MR imaging. *Radiographics* 2000;20:321-332.

Zaw H, Calder JDF. Tarsal coalitions. *Foot Ankle Clin N Am* 2010;15:349-364.

42 **答案 B**。跗骨融合约50%的患者可双侧受累。跗骨融合的患病率为1%~2%。90%的跗骨融合累及距跟关节或跟舟关节。

参考文献:Newman JS, Newberg AH. Congenital tarsal coalition: multimodality evaluation with emphasis on CT and MR imaging. *Radiographics* 2000;20:321-332.

43 **答案 D**。OI是一种遗传性疾病,通常被称为脆骨病。在这种常染色体显性遗传疾病中,1型胶原蛋白异常,导致骨质疏松易碎。

该疾病的严重程度取决于分类(详见后面第44题的解答)。临床上有反复或不明原因的骨折或轻微创伤致骨折的患儿会被怀疑该疾病。

影像上,OI患儿表现为骨质减少、骨折及骨骼畸形。骨骼畸形的发生是由骨质的可塑性所致。其他发现包括增生性骨痂、骨间膜骨化及"爆米花"样钙化。爆米花样钙化(箭头所示)通常发生于干骺端及骨骺,是由于轻微创伤导致生长板异常成熟。

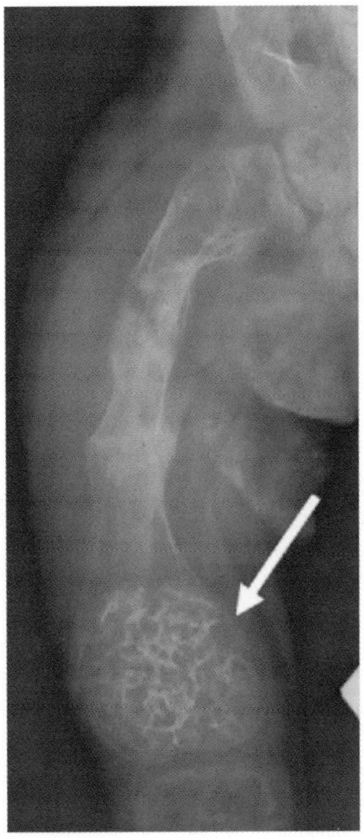

参考文献：Forlino A，Marini JC. Osteogenesis imperfect. *Lancet* 2016；387：1657–1671.

Renaud A，Aucourt J，Weill J. Radiographic features of osteogenesis imperfecta. *Insights Imaging* 2013；4：417–429.

Trejo P，Rauch F.Osteogenesis imperfecta in children and adolescents—new developments in diagnosis and treatment. *Osteoporosis Int* 2016；27：3427–3437.

44 答案 B。本表描述了 OI 的四种主要类型。

OI 的类型	特征
1 型	轻度 骨折，轻微畸形 身高正常 蓝色巩膜 可能存在牙本质发育不全
2 型	致命的 宫内骨折 死于呼吸功能不全
3 型	重度 骨折，重度畸形 身高较矮 常见牙本质发育不全
4 型	中度 骨折 身高较矮 巩膜多变 可能存在牙本质发育不全

参考文献：Renaud A, Aucourt J, Weill J. Radiographic features of osteogenesis imperfecta. *Insights Imaging* 2013;4:417–429.

45 答案 D。双膦酸盐是儿童 OI 最常见的药物治疗方法。双膦酸盐治疗包括定期静脉输液。该治疗结果的影像表现为长骨干骺端平行于生长板的致密线(箭头所示)。每条线对应静脉注射双膦酸盐。在脊柱及长骨中，双膦酸盐治疗导致"骨中骨"的出现。

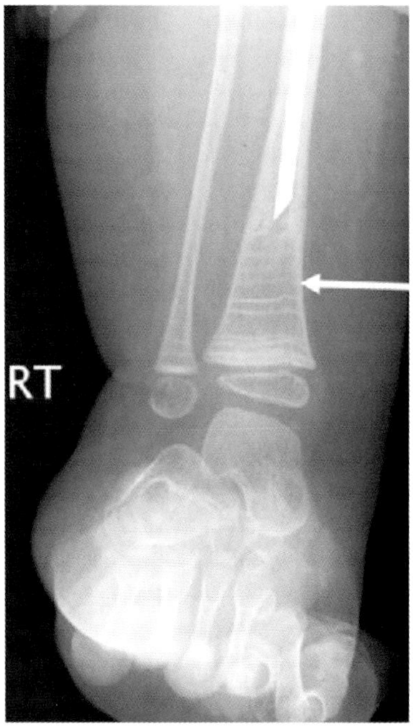

参考文献：Renaud A, Aucourt J, Weill J. Radiographic features of osteogenesis imperfecta. *Insights Imaging* 2013;4:417–429.

Trejo P, Rauch F. Osteogenesis imperfecta in children and adolescents—new developments in diagnosis and treatment. *Osteoporosis Int* 2016;27:3427–3437.

46 答案 D。图像显示股骨远端内一个边界清晰的骨骺肿瘤(箭头所示)。根据患儿年龄和位于骨骺内，最可能的诊断是软骨母细胞瘤。

软骨母细胞瘤是一种少见的良性软骨性肿瘤，多见于长骨骨骺或骨突。它常见于股骨。X 线片上肿瘤表现为位于长骨骨骺或骨突内边界清晰的圆形或椭圆形溶骨性病变。在 MRI 图像上，肿瘤呈分叶状，非均质伴骨髓水肿。它可能有与肿瘤内部铁沉着相对应的特征性薄壁低信号环。

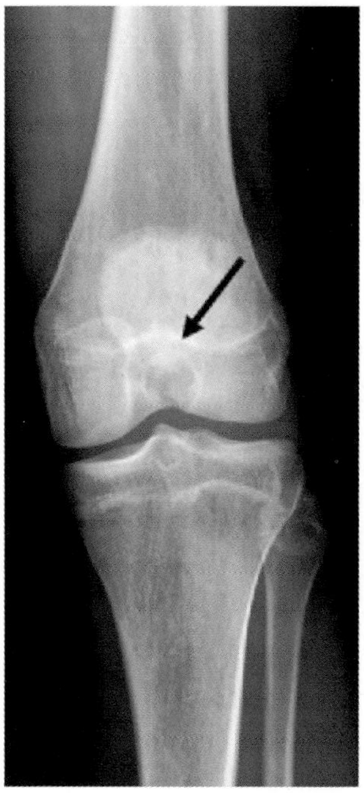

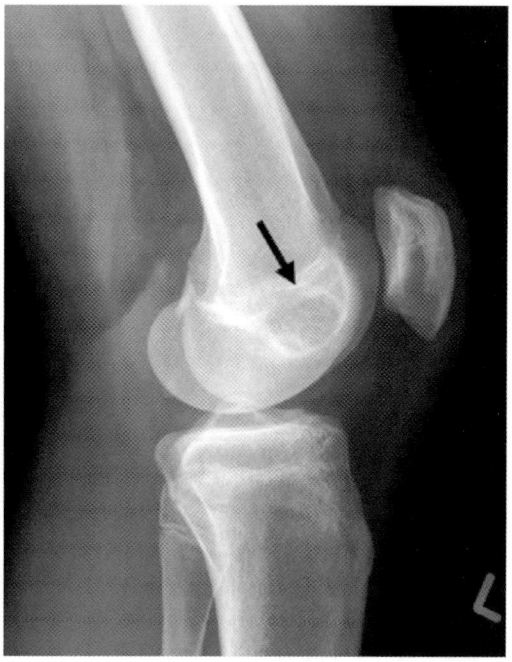

参考文献:DeMattos CBR, Angsanunstsukh C, Akrader A, et al. Chondroblastoma and chondromyxoid fibroma. *J Am Acad Orthop Surg* 2013;21:225–233.

Wooten-Gorges SL. MR imaging of primary bone tumors and tumor-like conditions in children. *Magn Reson Clin N Am* 2009;17:469–487.

47 答案 C。软骨母细胞瘤的推荐治疗方法是刮除和植骨。当肿瘤位于肋骨或腓骨时,可能被广泛切除。文献报道的软骨母细胞瘤的复发率为 5%~40%。

参考文献:DeMattos CBR, Angsanunstsukh C, Akrader A, et al. Chondroblastoma and chondromyxoid fibroma. *J Am Acad Orthop Surg* 2013;21:225–233.

48 答案 A。图像显示右髋关节腔积液(箭头所示)。在这个年龄的患儿有髋关节疼痛伴积液,最可能的诊断是短暂性滑膜炎。髋关节短暂性滑膜炎是一种急性但短暂的髋关节滑膜炎症。它通常发生于有髋关节疼痛、关节活动差及跛行的 3~8 岁儿童。

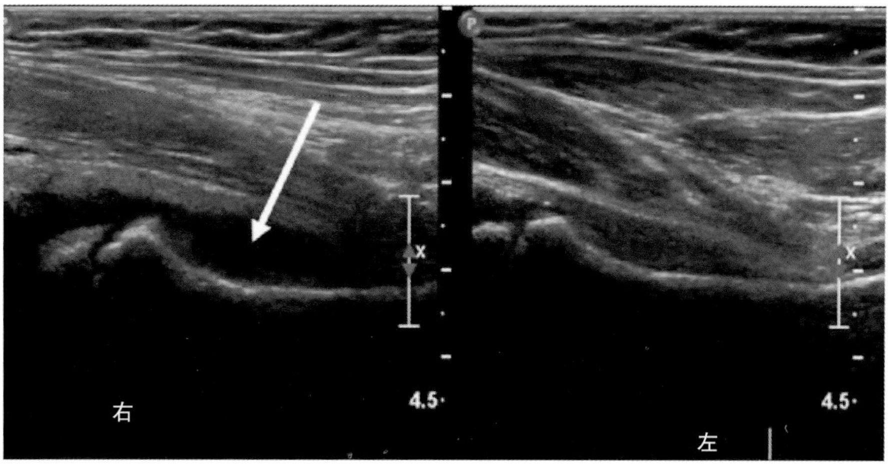

参考文献:Paruso S, DiMartino A, Tarantino CC, et al. Transient synovitis of the hip: ultrasound appearance. *J Ultrasound* 2011;14:92–94.

49 答案 A。Sinding-Larsen-Johansson 综合征是一种髌骨下极的骨软骨病，常见于 10~14 岁青少年。它类似于 Osgood-Schlatter 病，因为它是由髌骨下极髌韧带插入处的应力引起的重复性微创伤所致。影像表现包括髌骨下极的碎片（箭头所示）及 Hoffa 脂肪垫内炎症（三角箭头所示）。根据慢性膝关节疼痛的临床病史，可将其与髌骨袖套状撕脱伤区别开。

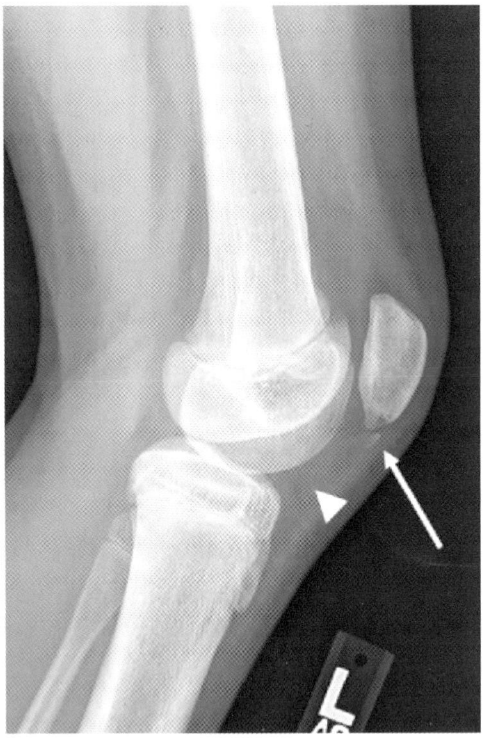

参考文献：Dupuis CS, Westra SJ, Makris J, et al. Injuries and conditions of the extensor mechanism of the pediatric knee. *Radiographics* 2009;29:877–886.

Kuehnast M, Mahomed N, Mistry B. Sinding-Larsen-Johansson syndrome. *SAJCH* 2012;6:90–92.

50 答案 D。如第 49 题的解析所述，Sinding-Larsen-Johansson 综合征是一种髌骨下极的骨软骨病，是由髌韧带牵拉而导致的微创伤。它常见于 10~14 岁青少年。MRI 图像表现为髌骨下极及近端髌韧带水肿。最初的治疗是休息及抗炎药物，如非甾体抗炎药。

参考文献：Dupuis CS, Westra SJ, Makris J, et al. Injuries and conditions of the extensor mechanism of the pediatric knee. *Radiographics* 2009;29:877–886.

Kuehnast M, Mahomed N, Mistry B. Sinding-Larsen-Johansson syndrome. *SAJCH* 2012;6:90–92.

（徐琳 贾慧惠 译 盛茂 钟玉敏 校）

第 4 章 儿童胸部影像

问题

1 新生儿出现呼吸窘迫,什么是产后存活最可靠的产前预测指标?

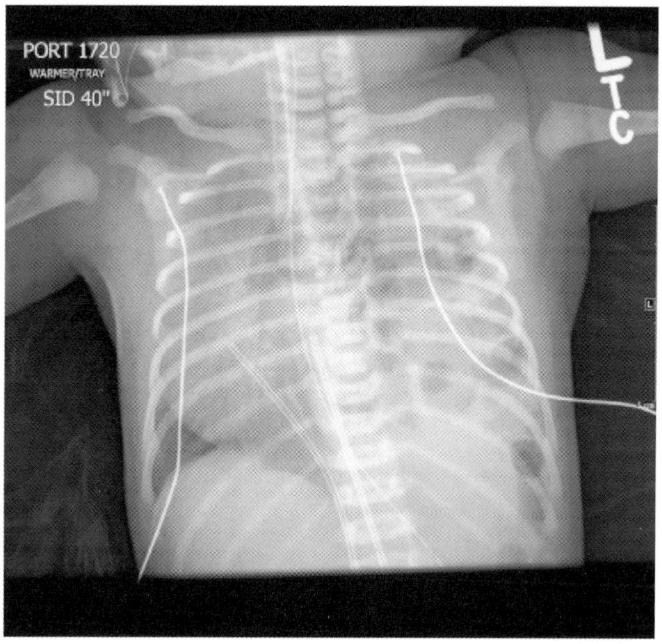

A.肝脏疝入　　B.胃疝入

C.纵隔移位　　D.胸腔积液

2 患儿,男,4 岁,21 三体综合征、室间隔缺损、卵圆孔未闭,CT 检查用于评估血管异常和肺实质疾病。属于下列哪一种膈疝?

A.Bochdalek 疝　　B.Morgagni 疝

C.中央区膈疝　　D.腹脏突出/膨升

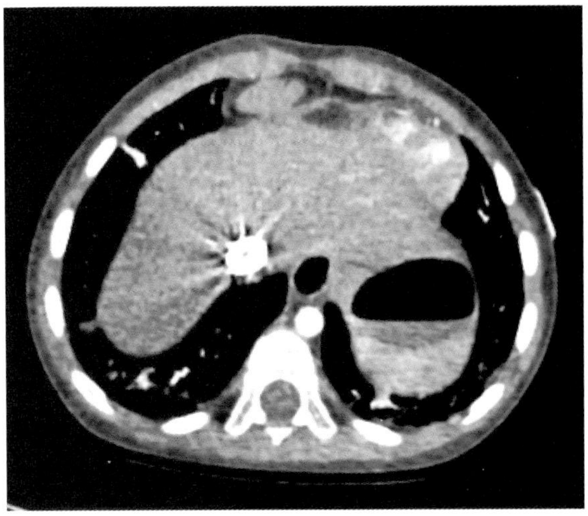

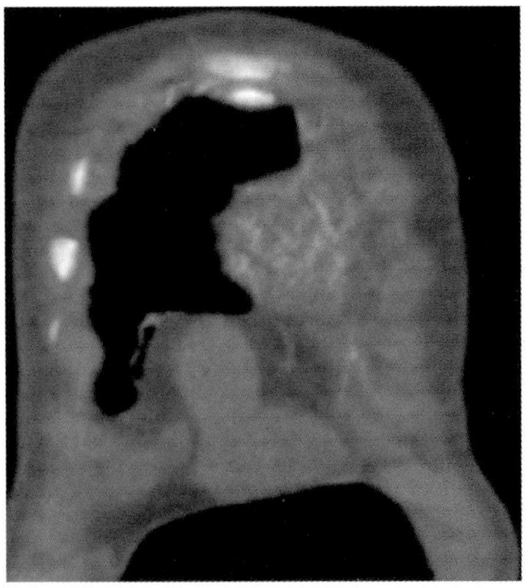

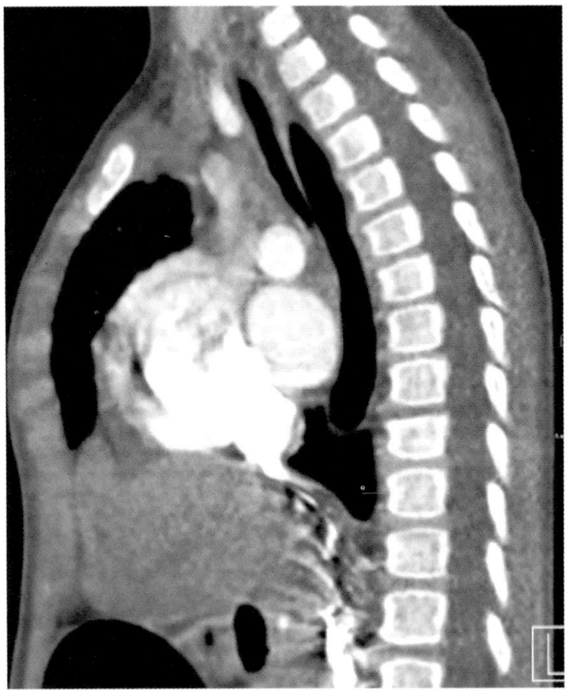

3 患儿,女,3月龄,产前诊断为肺部肿块,最可能的诊断是:

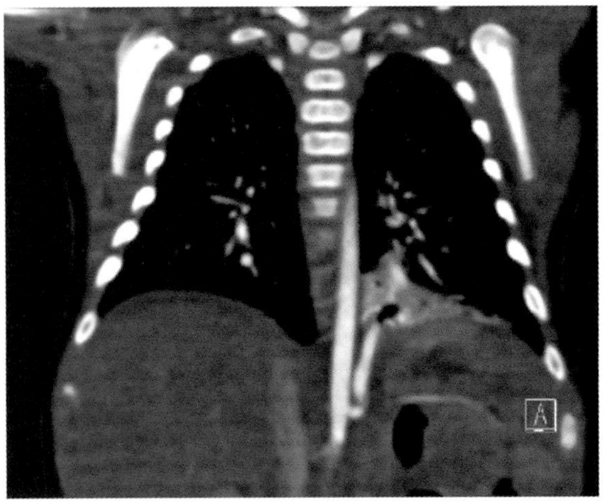

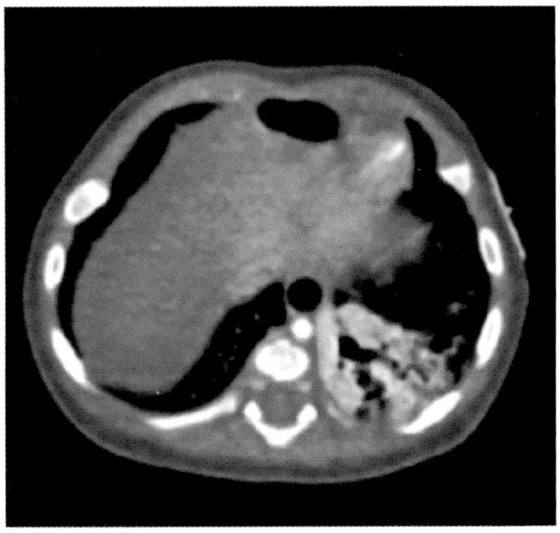

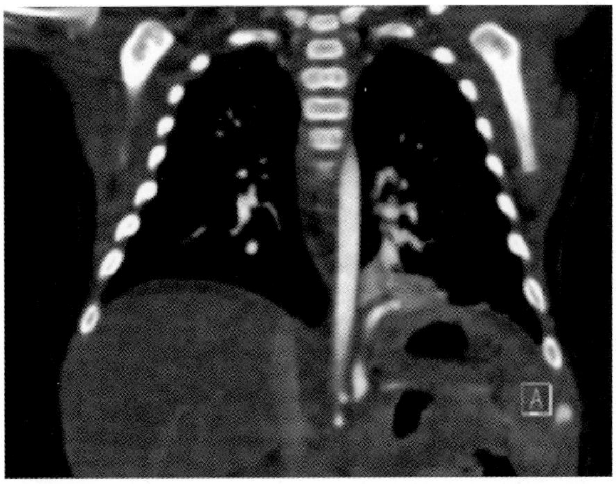

A.支气管肺隔离症(BPS)　　B.先天性肺叶过度膨胀

C.Swyer-James 综合征　　D.弯刀综合征

4 产前超声异常,妊娠30周行胎儿MRI检查,分娩后不久行胸片检查。最可能的诊断是:

A.先天性肺叶过度膨胀　　B.先天性膈疝

C.先天性肺气道畸形　　D.外伤后肺气囊

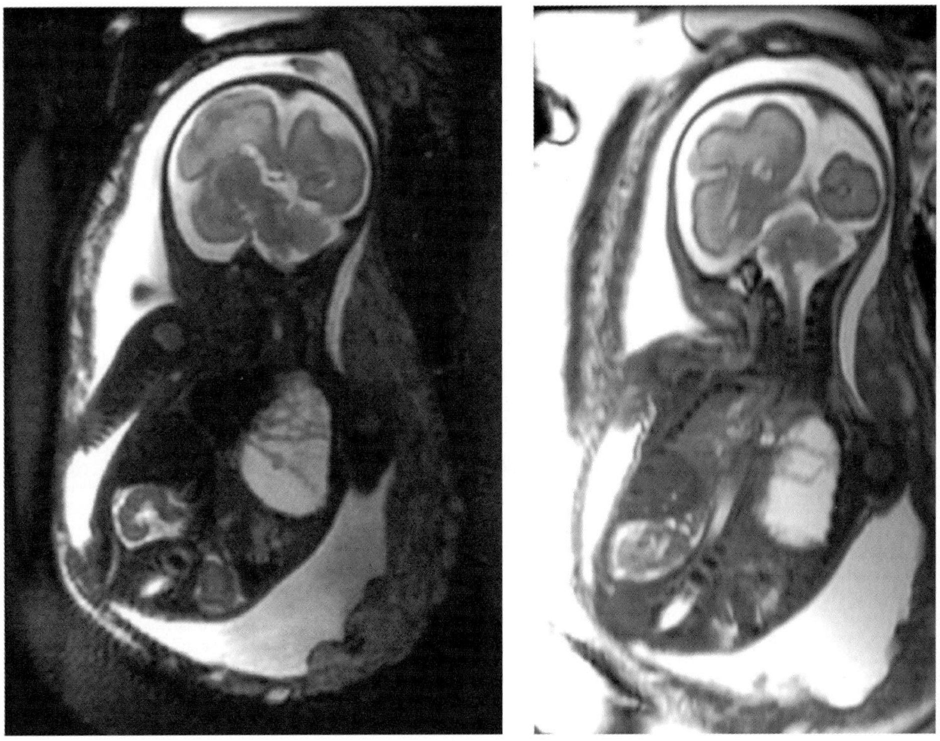

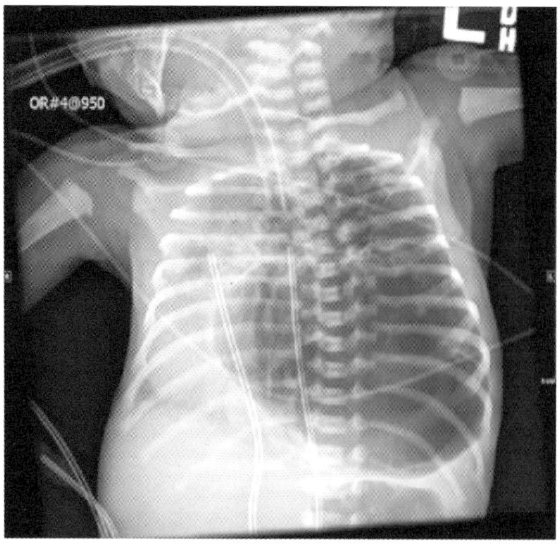

5　哪些亚型与其他先天性异常和潜在恶性有关？

A.0 型　　B.1 型

C.2 型　　D.3 型

6　患儿，男，2 月龄，呼吸急促，发育不良。这种先天性肺畸形最常累及哪个肺叶？

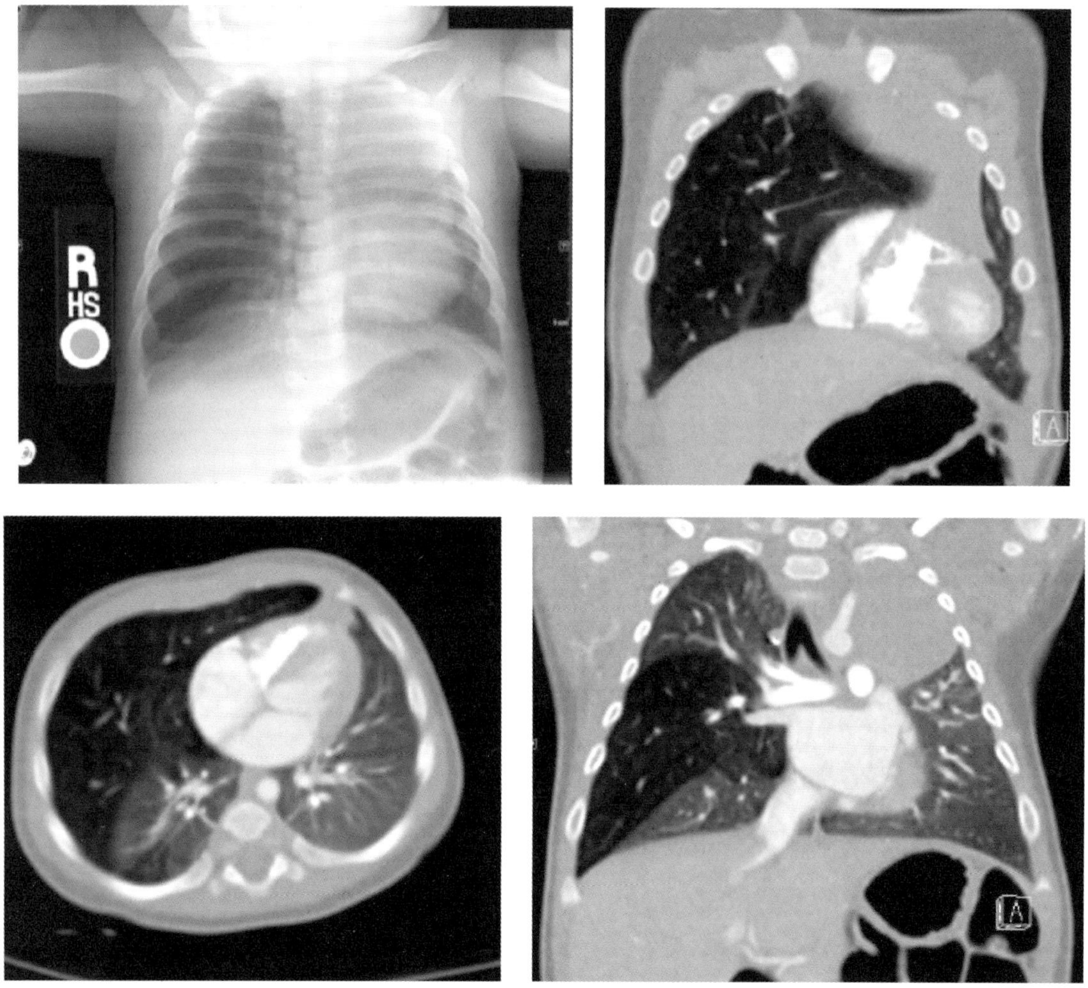

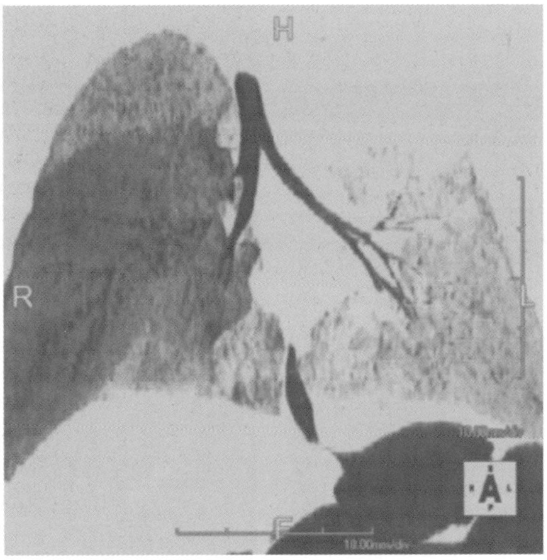

A.右肺上叶　　B.右肺下叶

C.左肺上叶　　D.左肺下叶

7　最可能的诊断是：

A.贲门失弛缓症　　B.前肠重复囊肿

C.吸入性异物　　D.食管旁疝

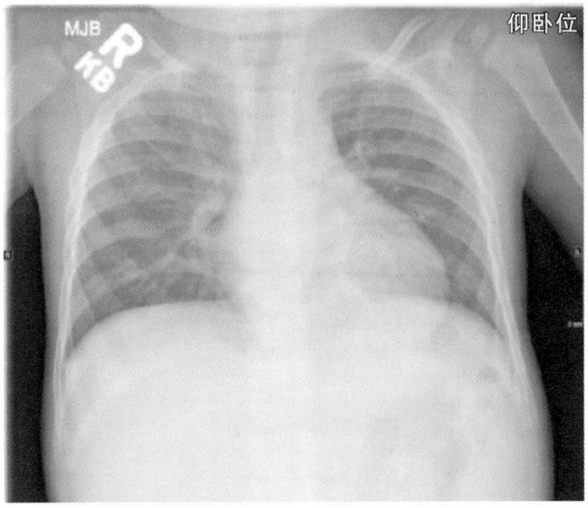

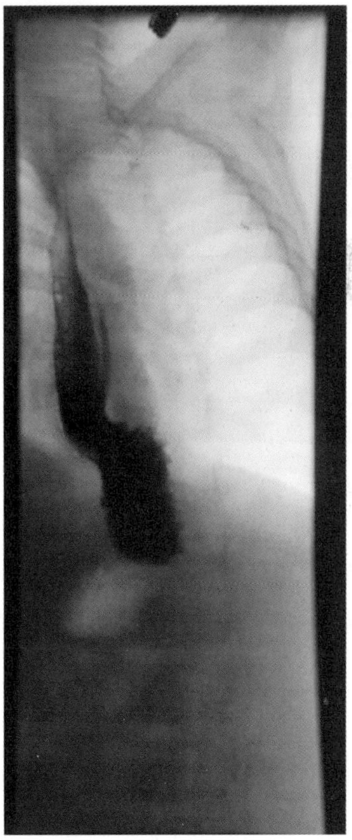

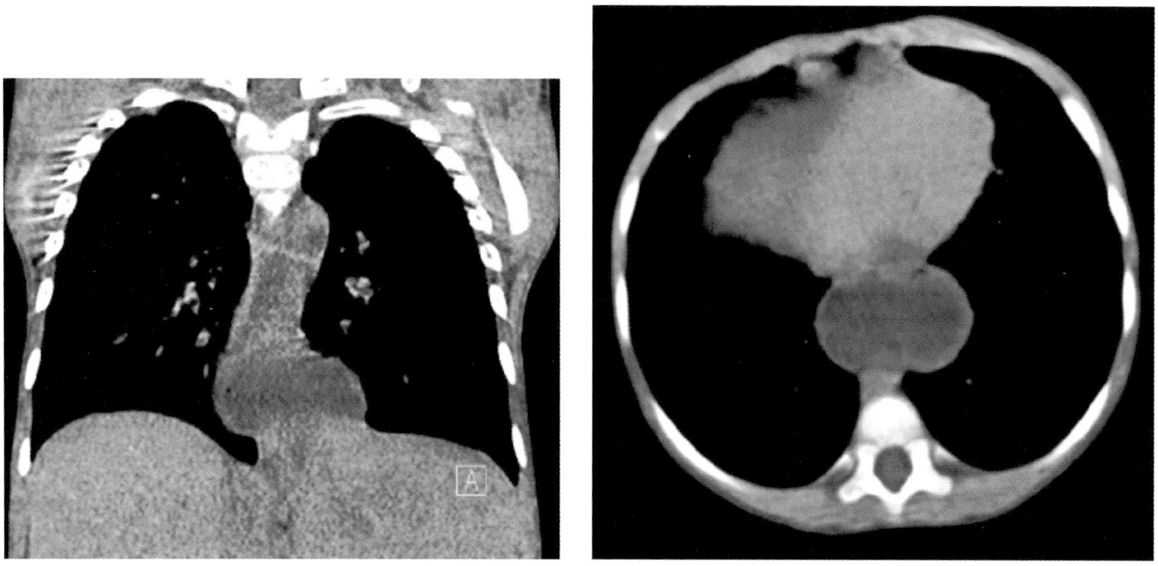

8 下列哪种胸部病变通常位于后纵隔？

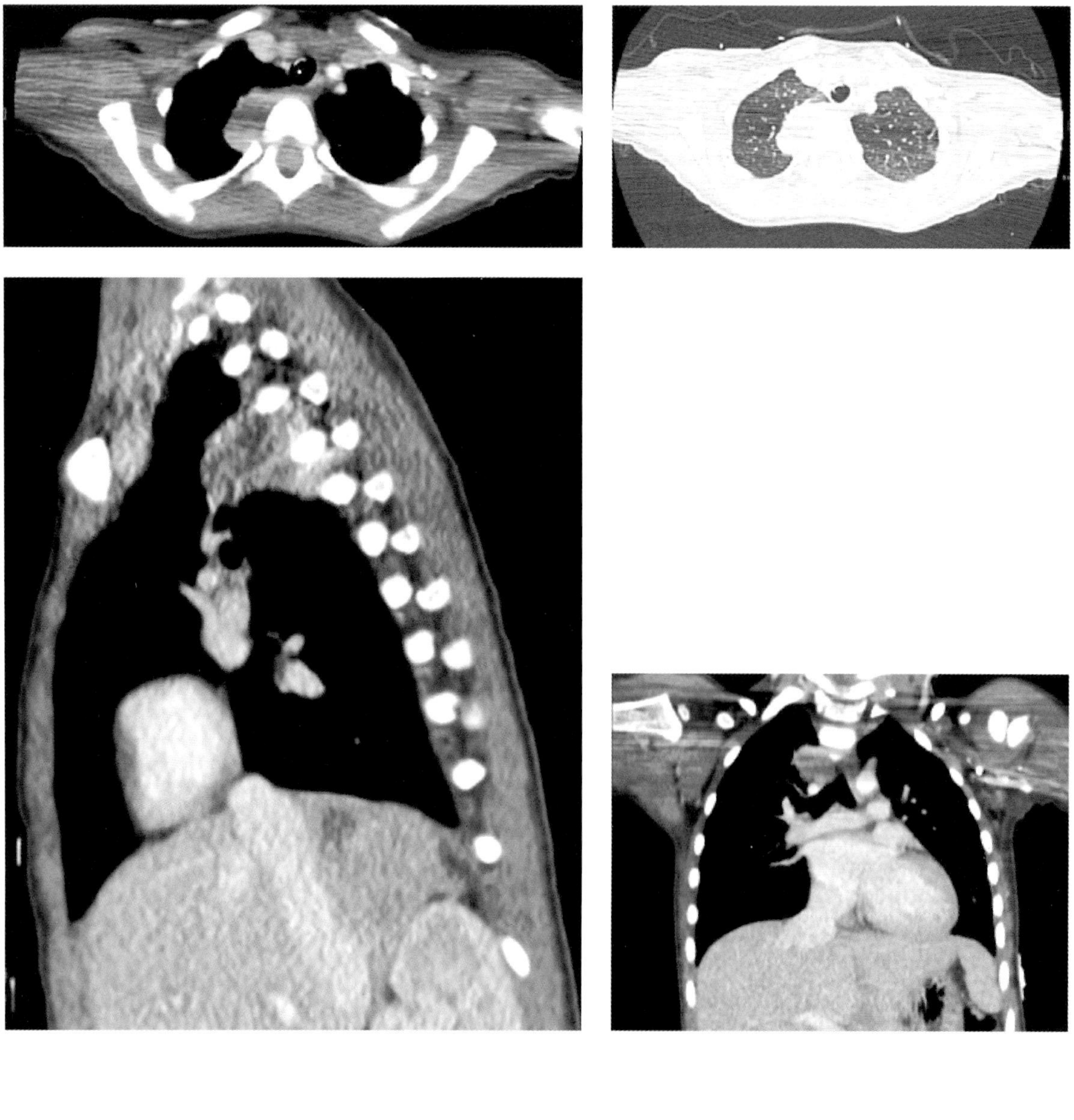

A.成熟畸胎瘤　　B.神经母细胞瘤

C.前肠重复囊肿　　D.淋巴瘤

9　球形肺炎最常见的感染因素是：

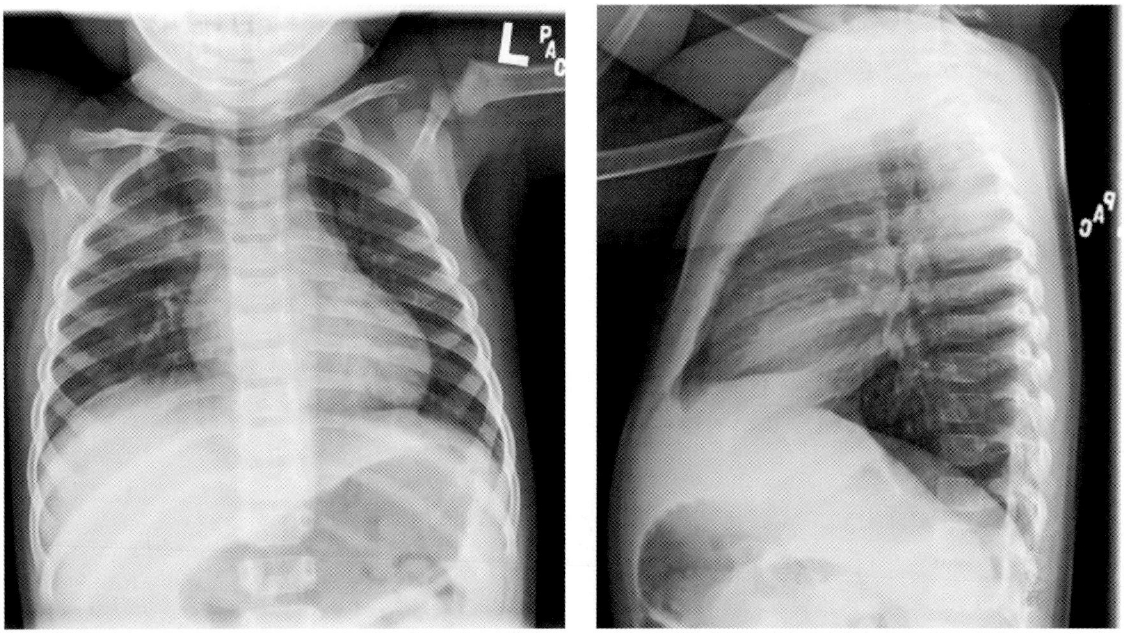

A.金黄色葡萄球菌　　B.肺炎链球菌

C.肺炎克雷伯菌　　D.肺炎支原体

10　患儿，女，6 月龄，间歇性喘鸣，呼吸困难。疑似发生异物吸入，下一步最佳步骤是：

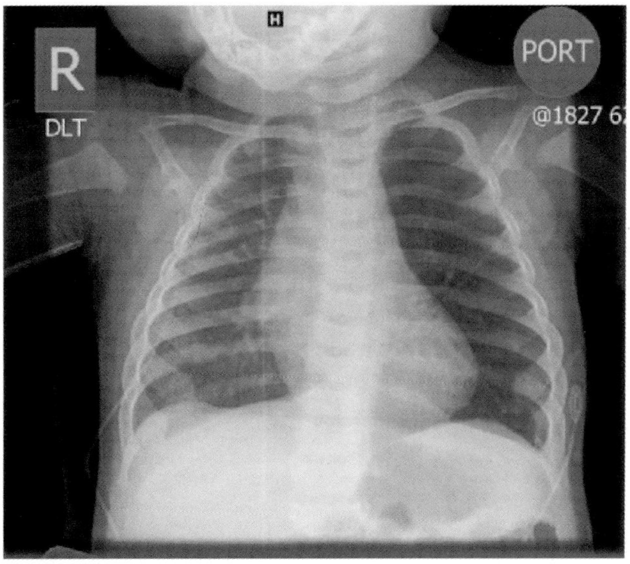

A.静脉用广谱抗生素　　B.进行支气管镜检查

C.侧卧位胸片检查　　D.胸部 CT 检查

11　患儿，女，10 岁，反复肺部感染。最可能的诊断是：

A.肺结核　　B.肾母细胞瘤转移

C.囊性纤维化（CF）　　D.空洞性肺炎

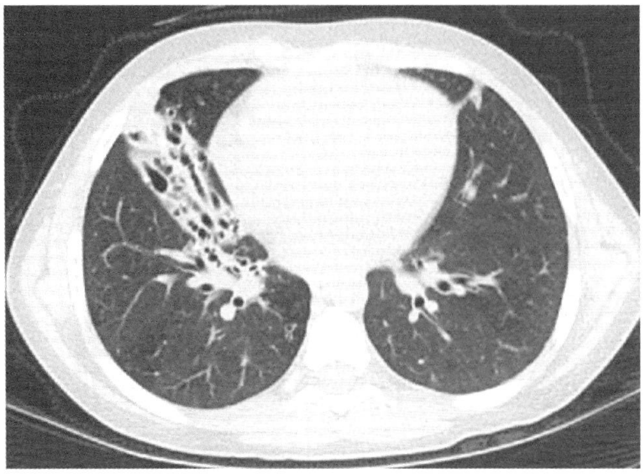

12 患儿，男，19 月龄，有多囊肾瘤和 DICER-1 突变史。最可能出现原发性肺部恶性肿瘤的是：

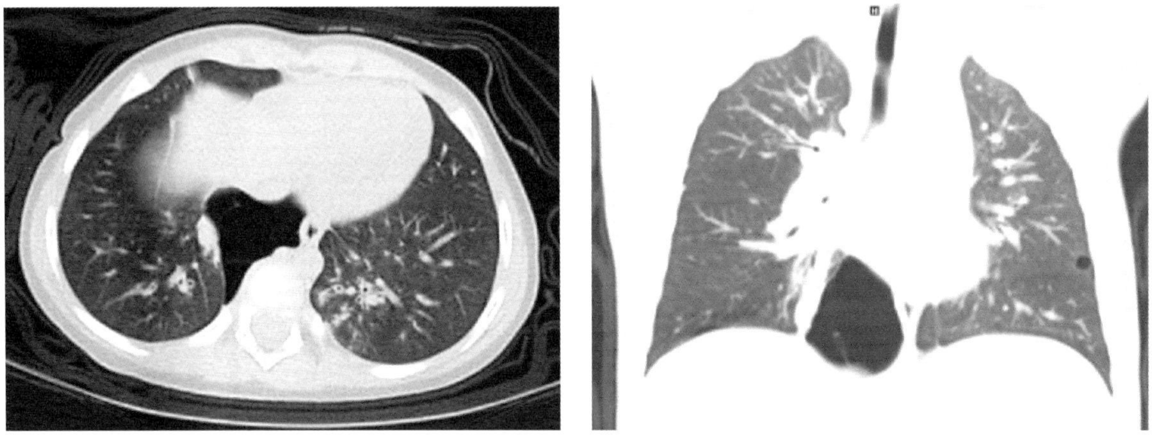

A.非小细胞癌　　B.间皮瘤

C.胸膜肺母细胞瘤（PPB）　　D.尤因肉瘤

13 新生儿内脏反位，黄色箭头代表什么解剖结构？图像提供了相关解剖结构的超声信息。

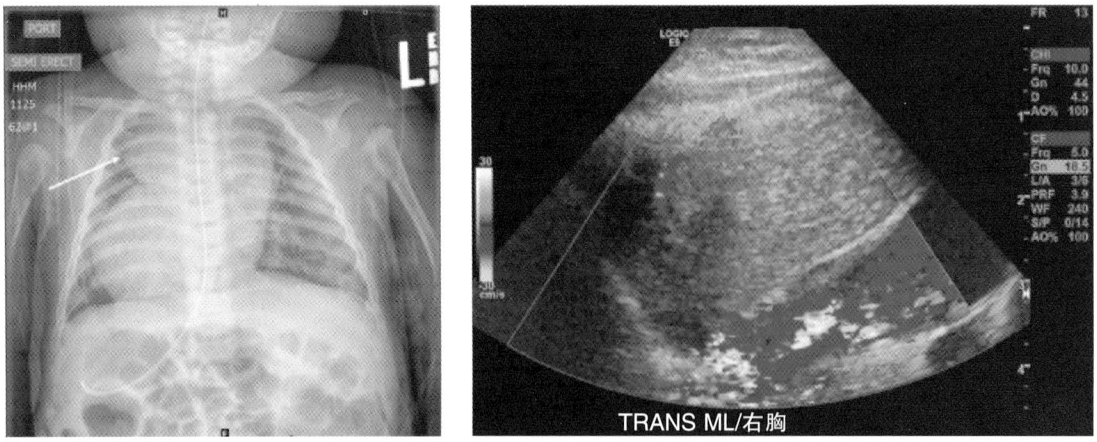

扫码看彩图

A.升主动脉　　B.右肺流出道

C.胸腺　　D.食管

14 前纵隔占位的主要鉴别诊断是：

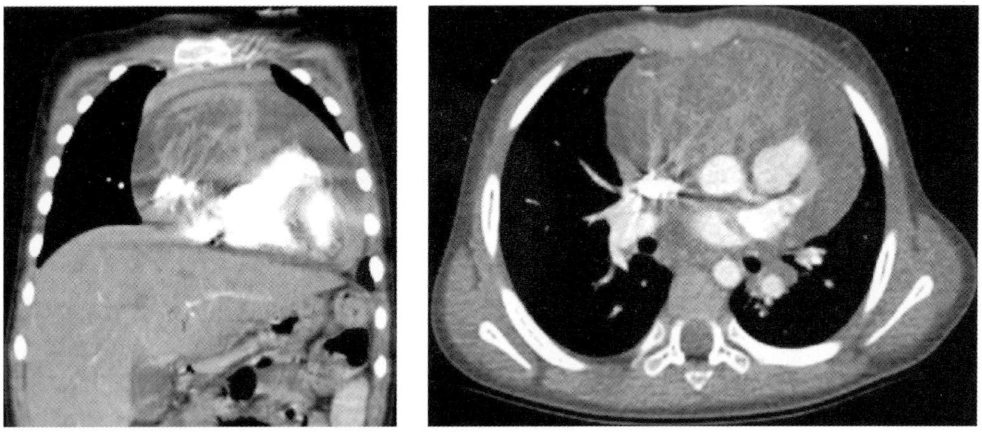

A.畸胎瘤、前肠重复囊肿、淋巴瘤　　　B.畸胎瘤、胸腺瘤、淋巴瘤

C.主动脉瘤、神经母细胞瘤、甲状腺癌　　　D.支气管囊肿、副神经节瘤、胸腺瘤

15 患者，女，17 岁，胸片异常。最可能的诊断是：

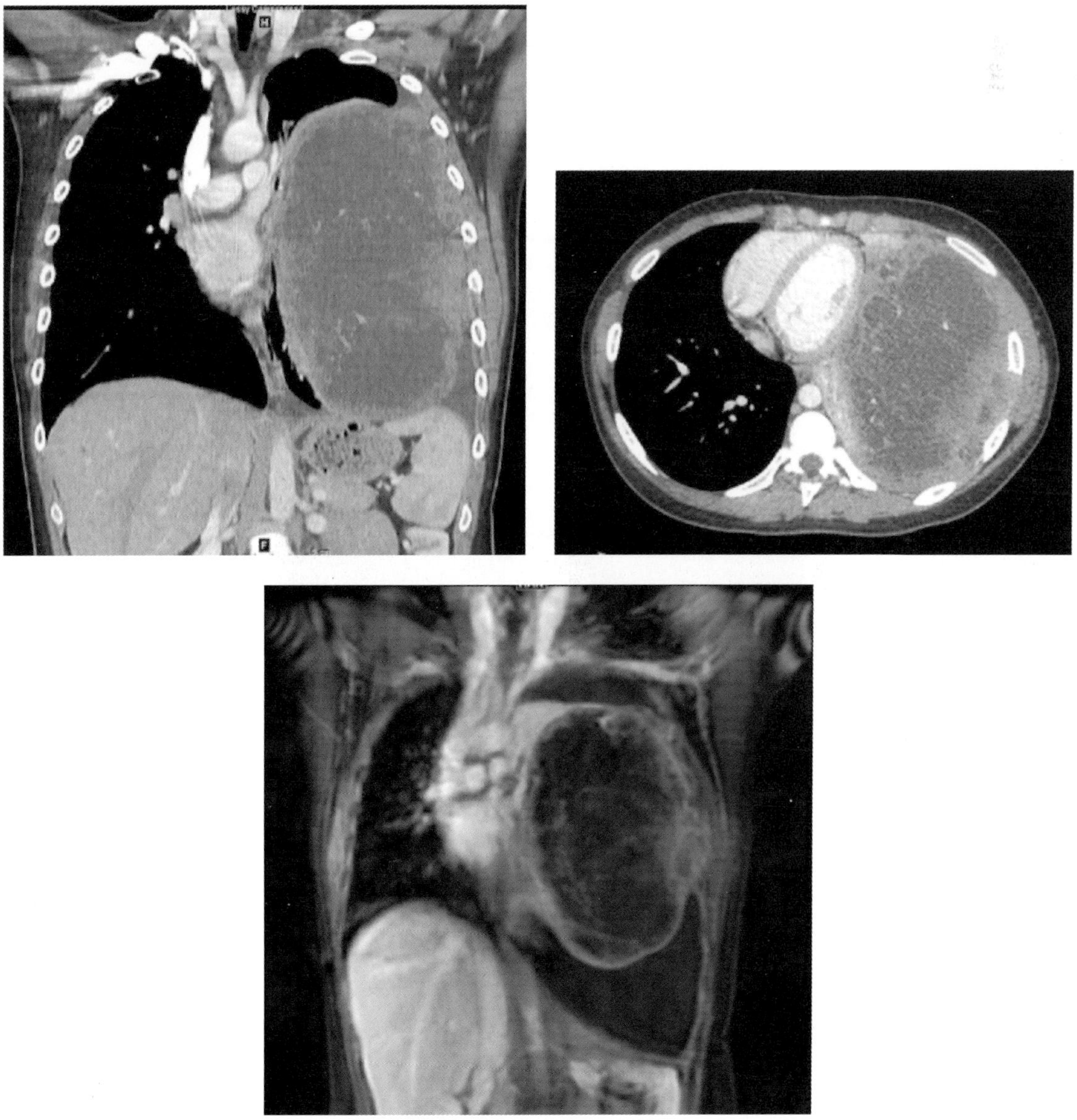

A.小细胞肺癌　　B.间皮瘤
C.尤因肉瘤　　D.神经纤维瘤

16 患儿，女，4岁，肝脏移植后，胸部影像学上表现为肺气腔病变。根据以下影像学发现，最有可能的感染病因是：

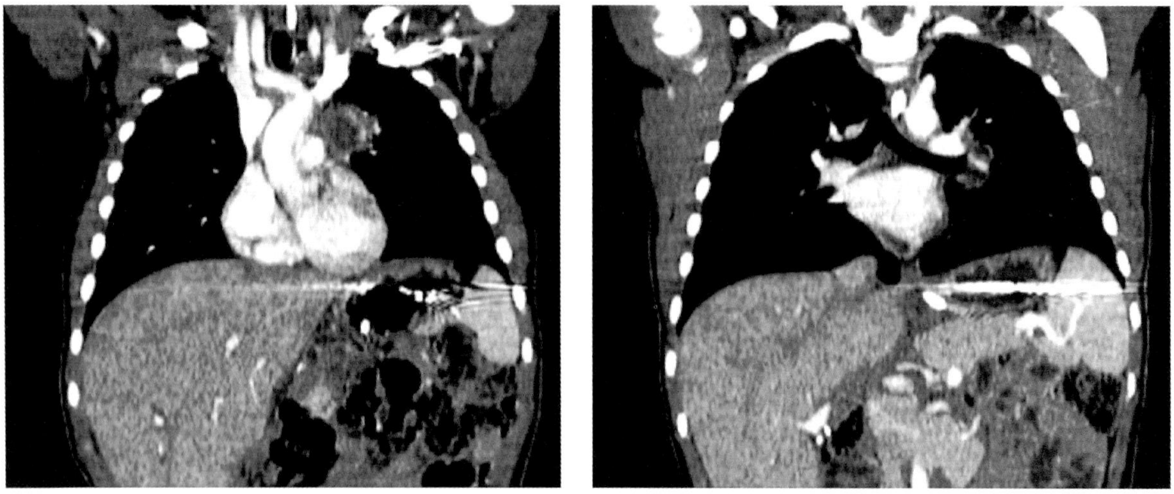

A.流感嗜血杆菌　　B.肺炎链球菌
C.结核分枝杆菌　　D.淋球菌

17 患儿，女，3岁，由其祖母无意间触摸到腹部肿块。最可能的恶性肿瘤是：

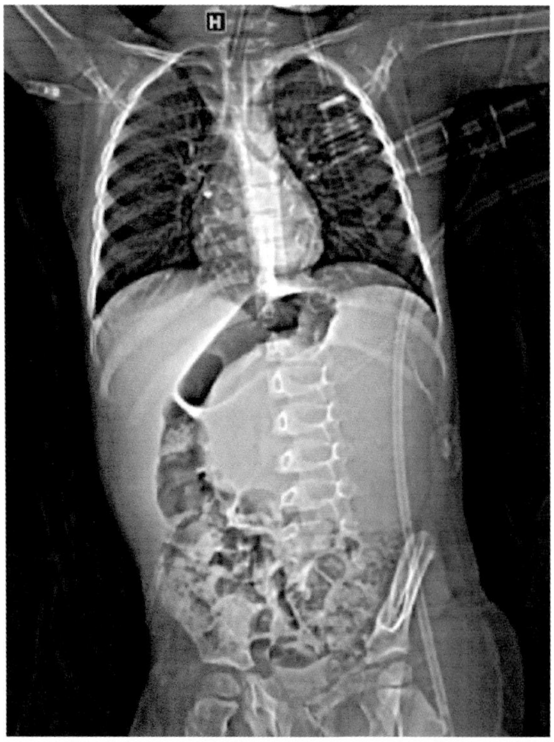

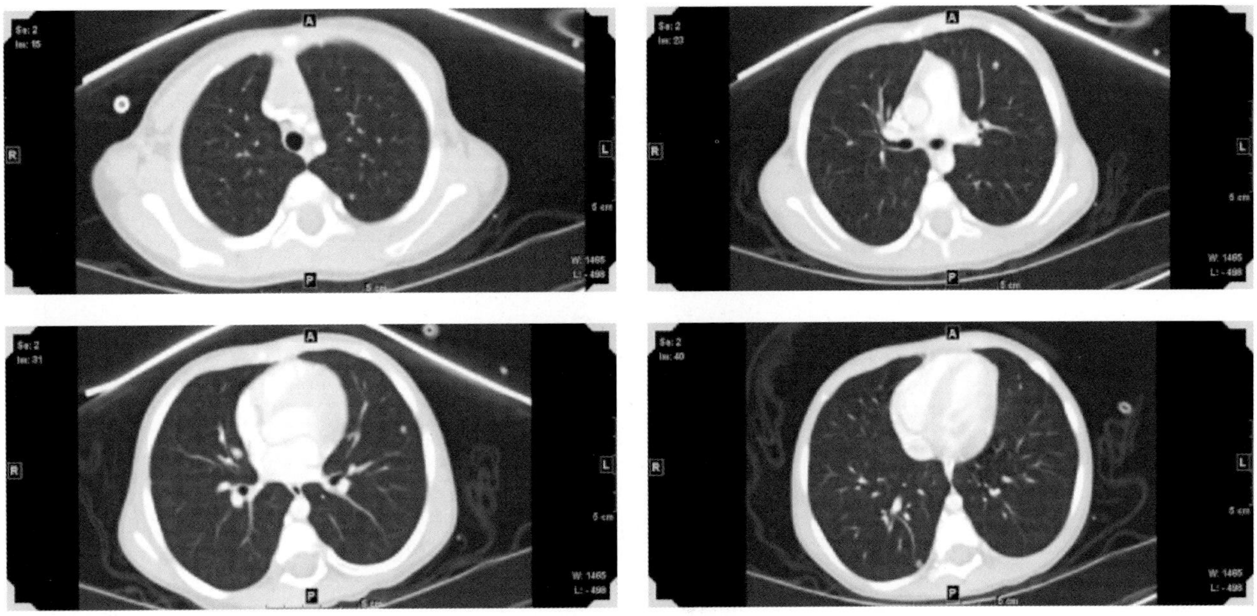

A.淋巴瘤　　B.后腹膜成熟畸胎瘤

C.结肠癌　　D.肾母细胞瘤

18　患者,男,14 岁,胸壁畸形。通常需要测量哪些指标来判断患者是否需要外科手术?

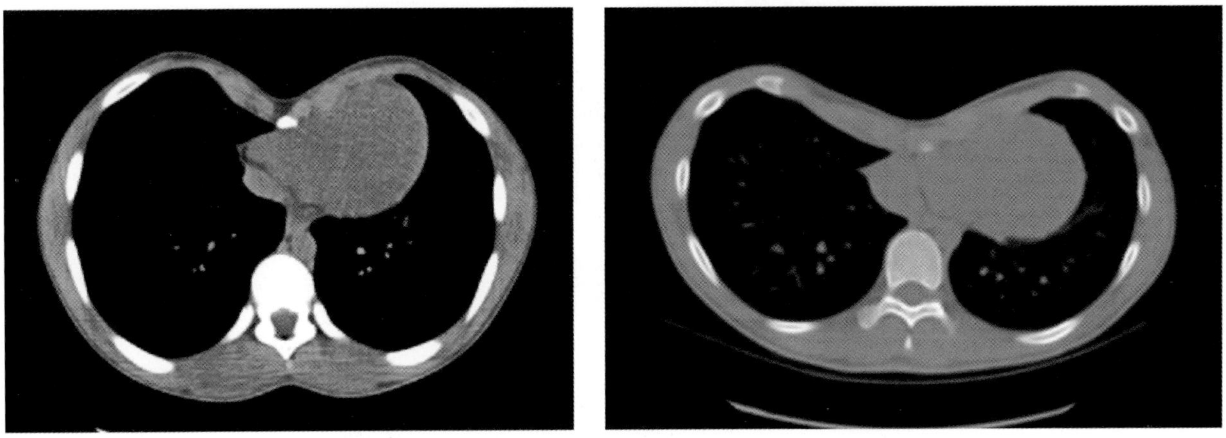

A.Haller 指数　　B.定量肺指标

C.肺心比值　　D.先天性肺气道畸形容积比

19　对该患者施行的手术是:

A.可视化胸腔镜手术　　B.Nuss 手术

C.Ravitch 手术　　D.胸膜粘连术

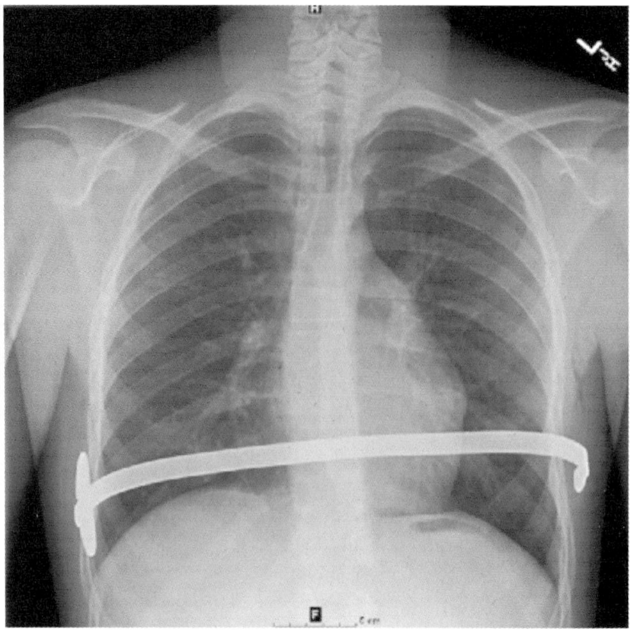

20 刚出生 5 天的婴儿,出现呼吸运动减弱和氧需求量增加。最可能的诊断是:

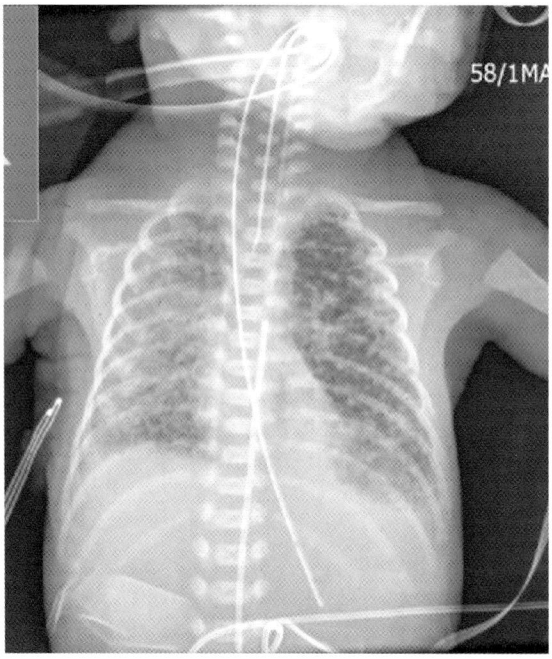

A.胎粪吸入　　B.新生儿暂时性呼吸急促(TTN)

C.间质性肺气肿(PIE)　　D.肺气囊

21 患者,男,14 岁,在放置中心静脉导管后接受影像检查。根据图像,存在的先天性血管变异为:

A.垂直静脉　　B.弯刀静脉

C.永存左上腔静脉(PLSVC)　　D.肺吊带

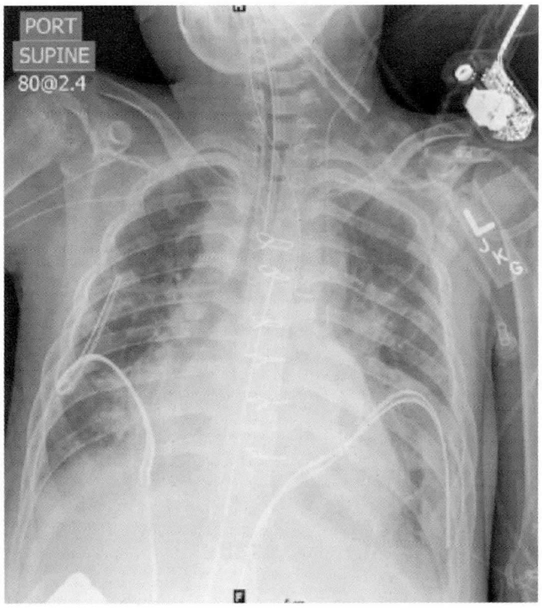

22　新生儿出现呼吸困难。异常气体位于胸腔哪个部位？

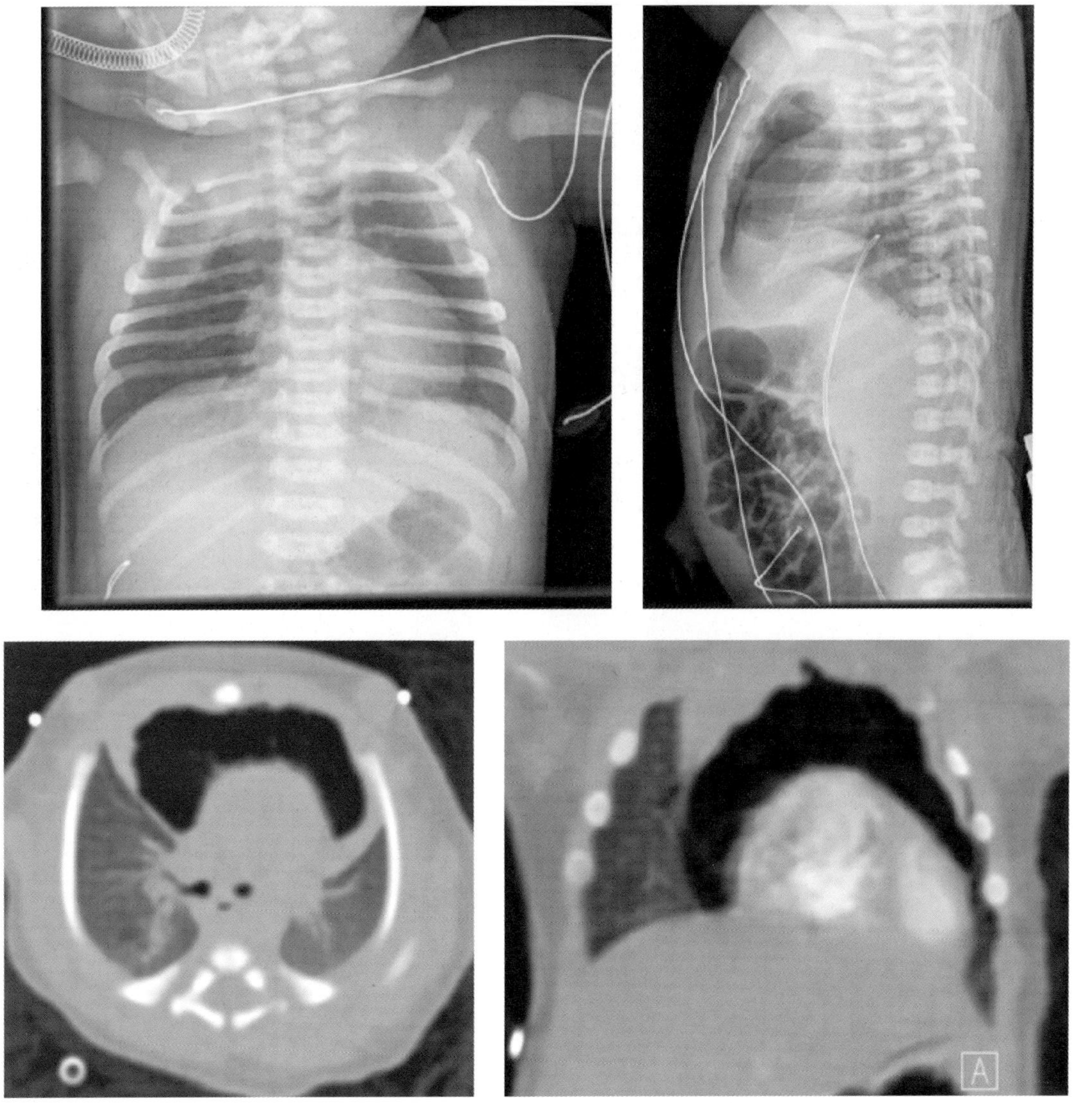

A.纵隔　　B.心包

C.胸膜　　D.腹膜

23 患者，男，17 岁，出现败血症。最可能的诊断是：

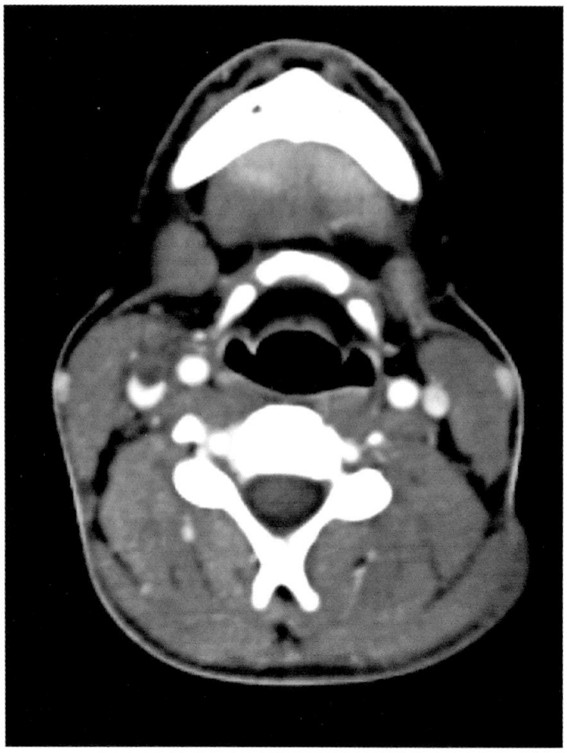

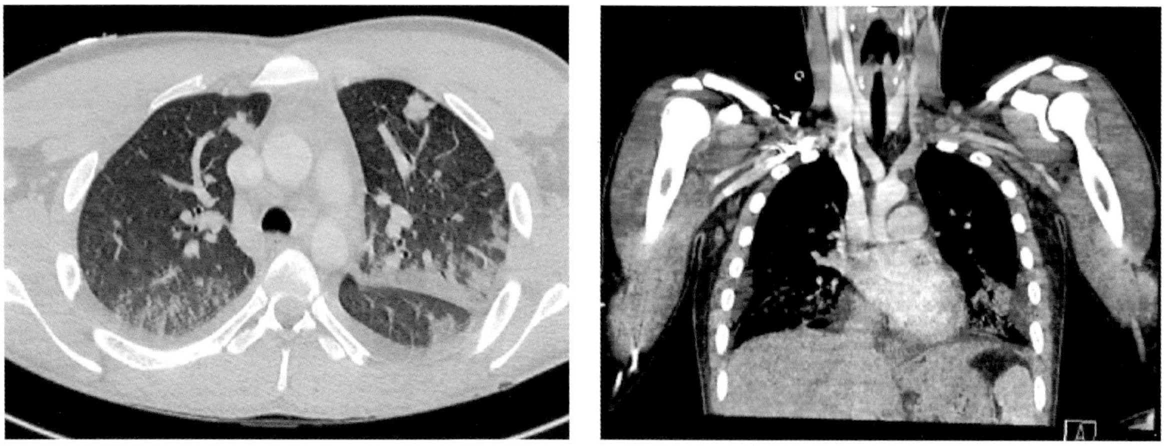

A.肺动脉栓塞　　B.Lemierre 综合征

C.曲霉菌病　　D.军团菌病

24 初生男婴，产前即被诊断为多发畸形。分娩后，插入鼻胃管并拍摄胸片。诊断是：

A.鼻胃管异位置入气管　　B.食管闭锁与气管食管瘘

C.后鼻孔闭锁　　D.梨状孔狭窄

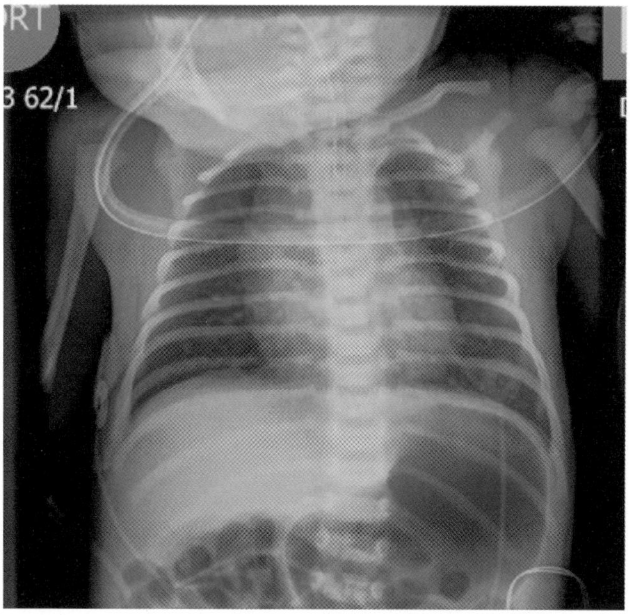

25　食管闭锁和气管食管瘘最常见的亚型是：

A.近端瘘，远端闭锁　　B.孤立性瘘，H 型

C.孤立性食管闭锁　　D.远端瘘，近端闭锁

26　新生儿有胎粪羊水污染史。在这种情况下，以下哪种并发症会导致较高的发病率和死亡率？

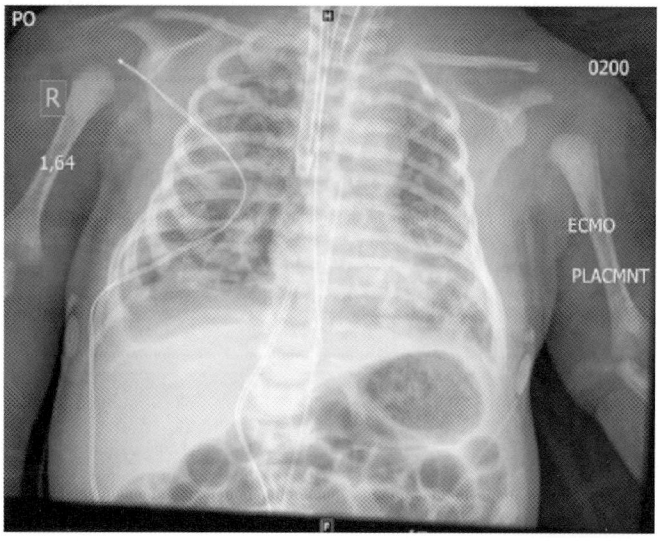

A.反应性气道疾病　　B.气漏

C.肺间质性肺气肿　　D.肺动脉高压

27　患儿，男，12 岁，出现反复发作的肺部疾病。最可能的诊断是：

A.移植后淋巴组织增生性疾病　　B.肺结核

C.曲霉菌病　　D.乳头状瘤病

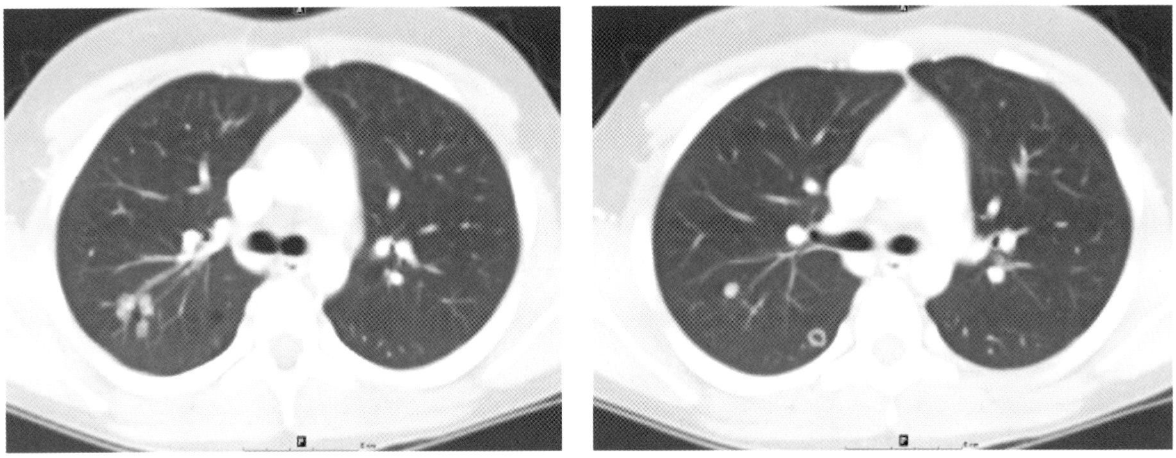

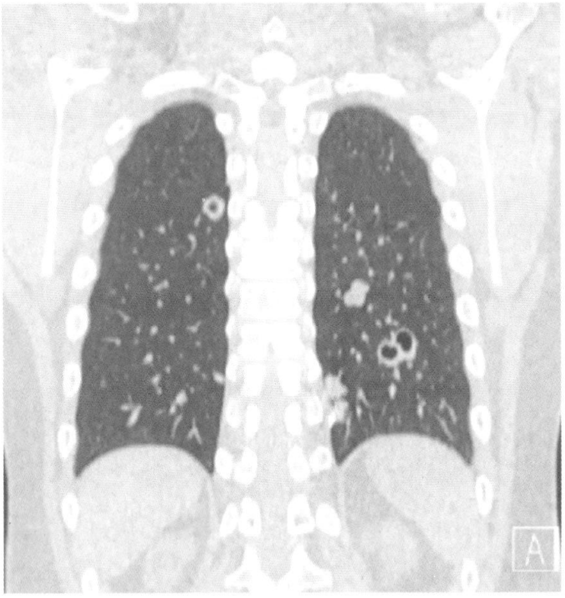

28 患儿,男,3 月龄,左肱骨骨折。除后肋骨骨折外,还有哪些部位的骨折被认为是非意外性创伤或虐待儿童的高度特异性骨折?

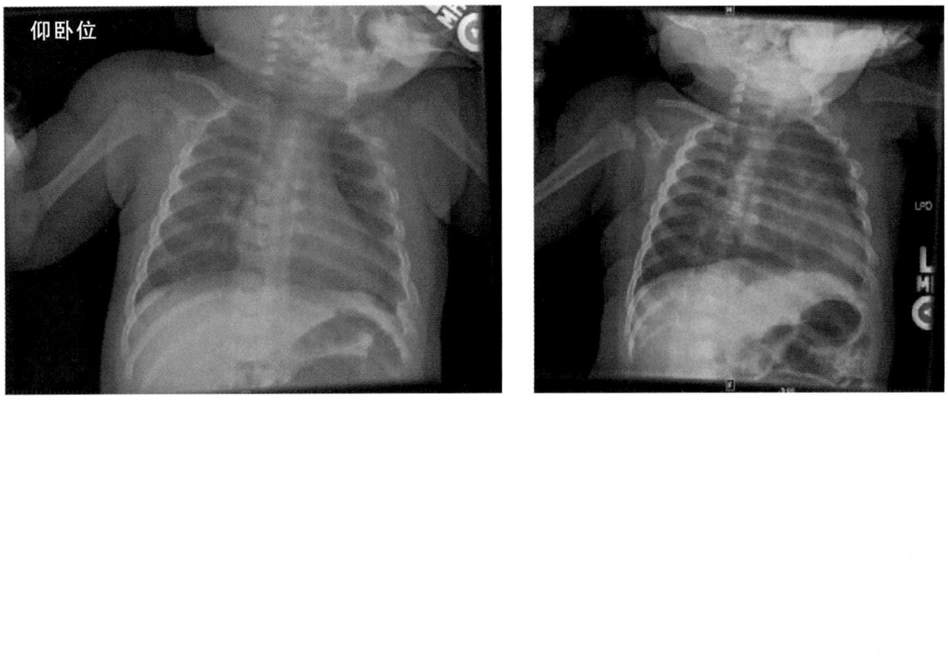

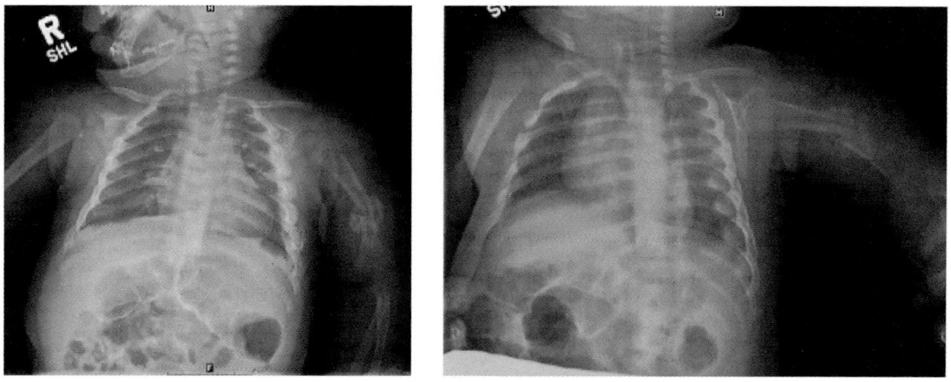

A.长骨　　　　B.肩胛骨

C.骨盆　　　　D.锁骨

29　患者,男,16 岁,因车祸(轿车撞到树)而从外院转入。下一步最合适的处理是:

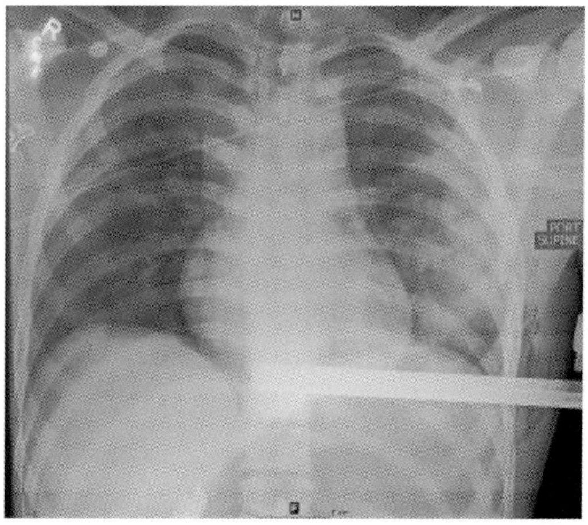

A.胸部超声检查　　　　B.腹部超声检查

C.胸部 CT 血管造影　　　　D.外科会诊

30　诊断是:

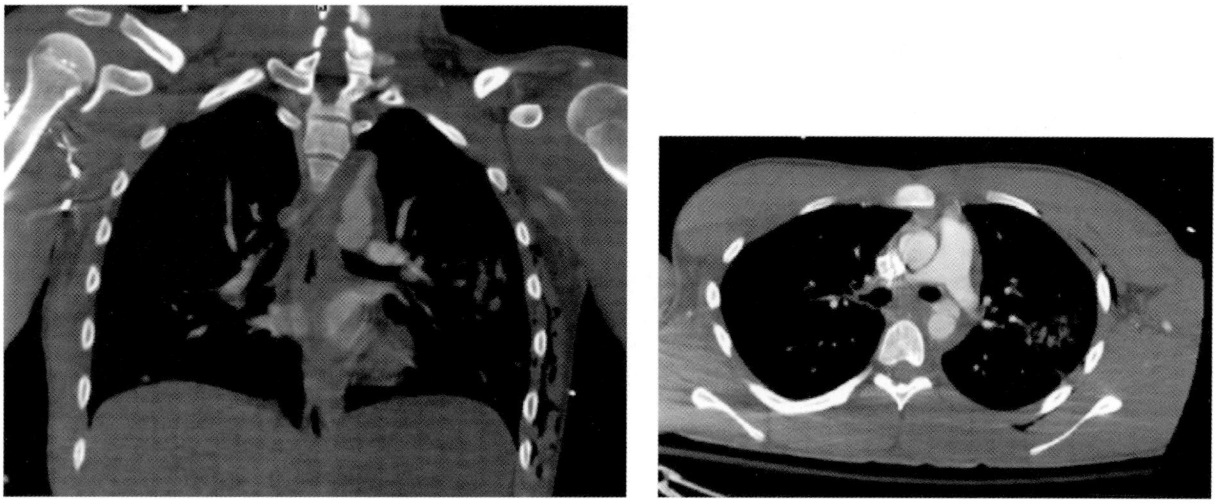

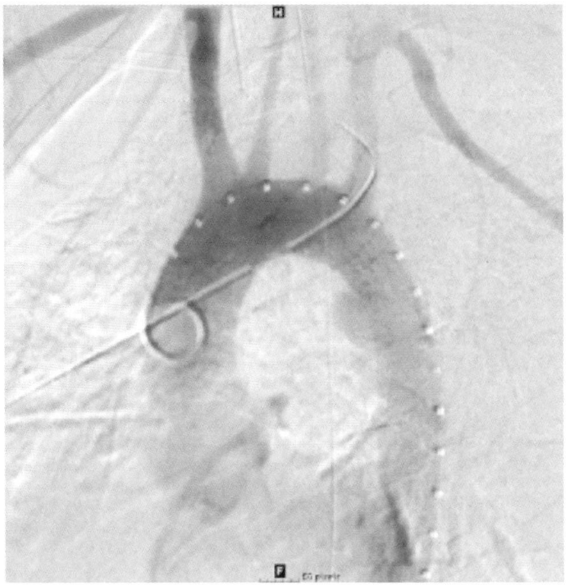

A.主动脉夹层　　　　　　　　B.主动脉假性动脉瘤

C.气管破裂　　　　　　　　　D.张力性气胸

31 患儿,女,出生 30 天,疑有血管畸形。最可能的诊断是:

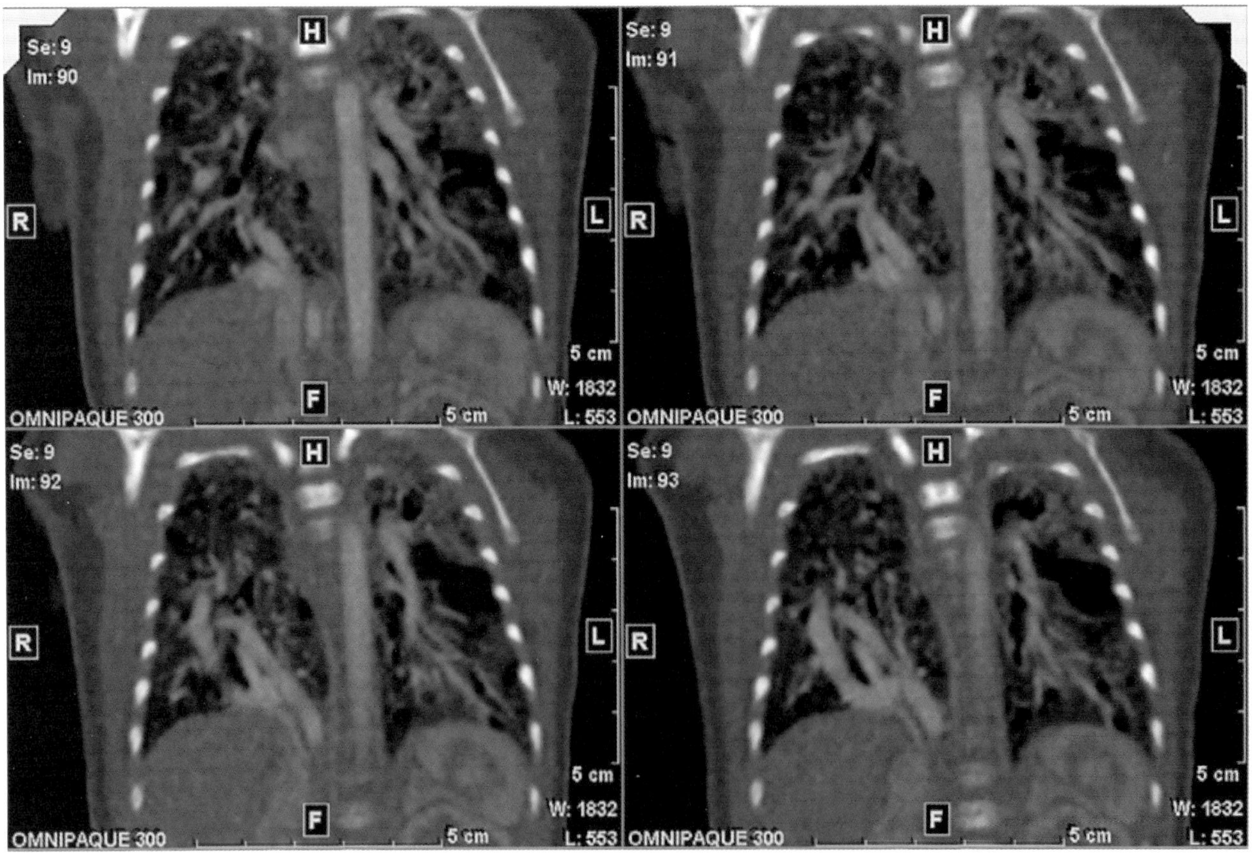

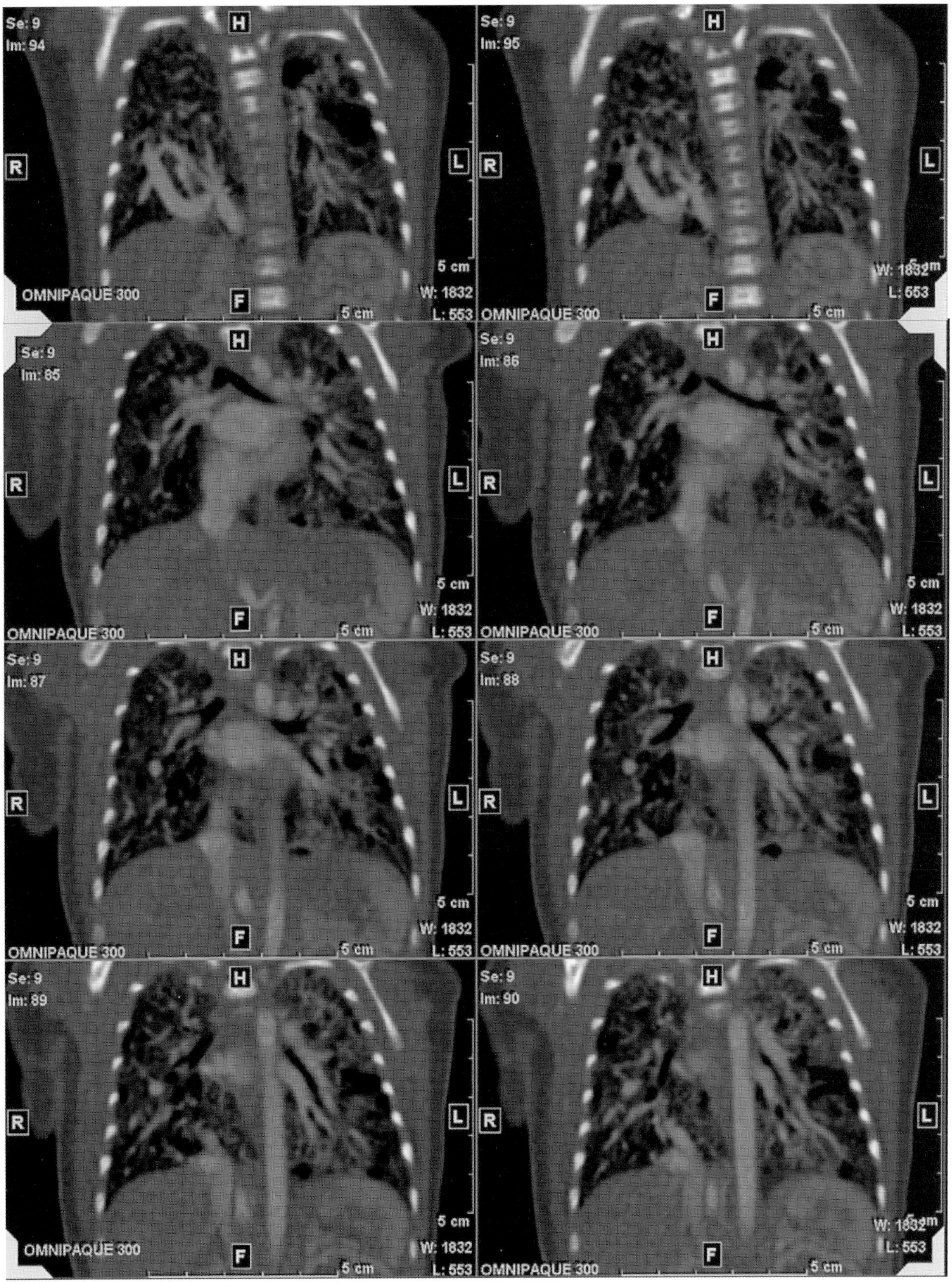

A.弯刀综合征　　B.肺动静脉畸形(PAVM)

C.完全性肺静脉异常回流　　D.下腔静脉中断经奇静脉回流

32 患儿,8 月龄时发现有支气管肺发育不良、左肺发育不全和慢性肺炎。有 3 岁时的随访图像。在最近的胸片上,左肺透亮,可能的诊断是:

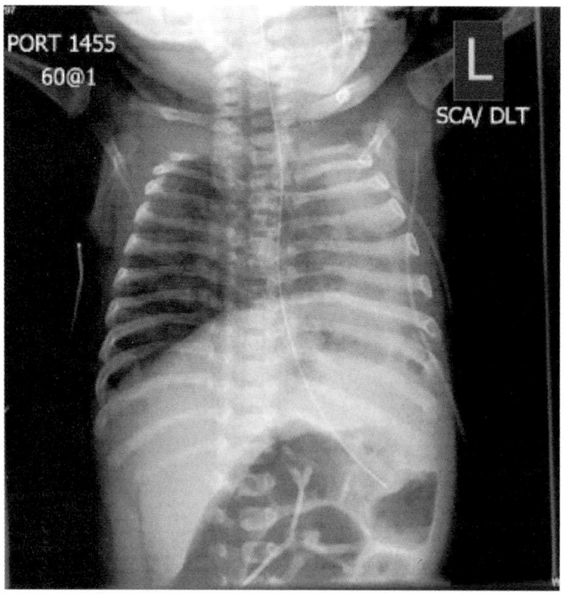

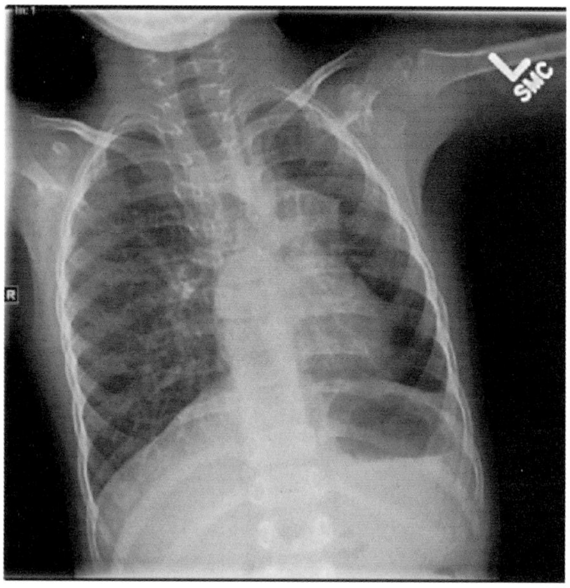

A.Poland 综合征　　B.Swyer-James 综合征(SJS)
C.镰状细胞病　　D.异物吸入

33 患儿,1 月龄,有胸壁异常。其一侧胸透亮度增高需与下列哪个综合征鉴别?

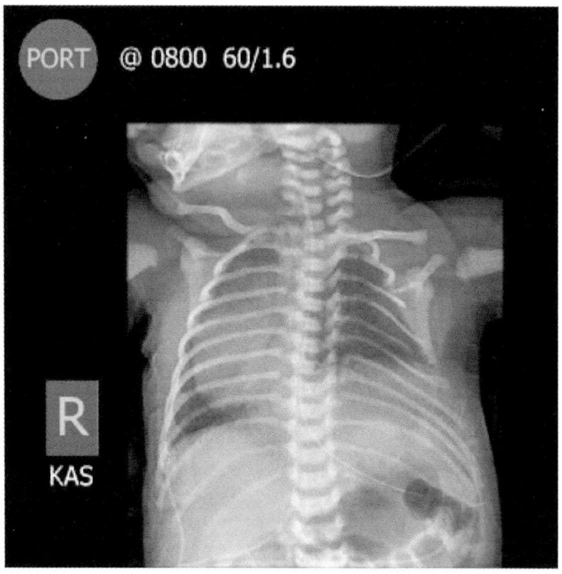

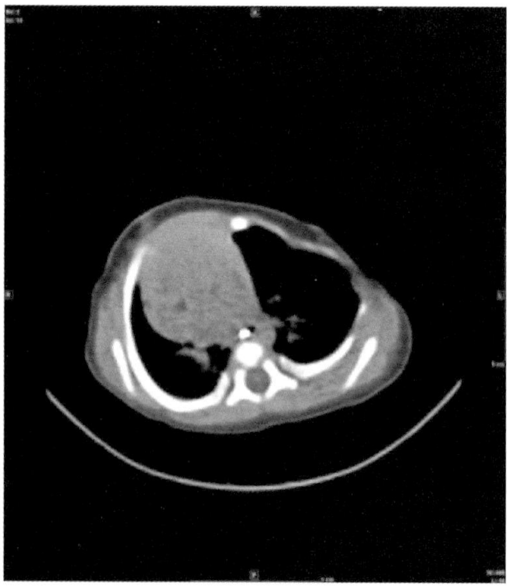

A.Poland 综合征　　B.胸廓出口综合征
C.弯刀综合征　　D.消失肺综合征

答案与解析

1　答案 A。胸片显示肠内容物疝入左侧胸腔的巨大左侧膈疝，胃位于膈下，纵隔右移，右侧胸腔及右肺较小。左肺显示不清楚。

先天性膈疝(CDH)是横膈膜发育不连续造成腹腔内容物疝入胸腔。膈肌缺损通常发生在后外侧(Bochdalek 疝)，但也可能是胸骨后前部或胸骨周围(Morgagni 疝)，很少发生在中央部。大多数膈疝发生在左侧，右侧膈疝发病率仅为 10%~15%。双侧疝不常见。左侧疝常累及胃，右侧疝常累及肝，但左侧 CDH 也可累及肝。左右侧疝气均累及肠道。疝囊可以覆盖腹部疝入物。

肺部改变最严重的是在同侧，但也可发生在对侧。在 CDH 中，对侧几乎总是受到影响。不同程度的二肺发育不良可以解释新生儿呼吸窘迫和 CDH 严重程度的差异。当出现染色体微排列异常、伴随严重畸形、右侧膈肌缺损、肝疝入和胎儿期间肺体积小时，预后差。无肝疝入性膈疝是出生后存活的最可靠产前预测因素。

参考文献：Deprest J, et al. Prenatal management of the fetus with isolated congenital diaphragmatic hernia in the era of the TOTAL trial. *Semin Fetal Neonatal Med*. 2014.

Mullassery D, Ba'ath ME, Jesudason EC, Losty PD. Value of liver herniation in prediction of outcome in fetal congenital diaphragmatic hernia: a systematic review and meta-analysis. *Ultrasound Obstet Gynecol*. 2010.

2　答案 B。胸部 CT 图像显示右前小的膈疝含网膜和肝脏疝入。Morgagni 疝是一种先天性膈疝，其特点是疝通过 Morgagni 孔。与 Bochdalek 疝相比，Morgagni 疝的特点是：

- 前部
- 右侧(90%)
- 小
- 罕见(CDH 的 2%)
- 下垂风险低

参考文献：Aghajanzadeh M, et al. Clinical presentation and operative repair of Morgagni hernia. *Interact Cardiovasc Thorac Surg*. 2012; 15: 608-611.

3　答案 A。左下叶有一混合性实变和囊性改变的病灶区。起源于腹腔干左外侧的一动脉分支，其单独开口并向头侧走行供应左下叶病变区。病变区静脉血通过左下肺静脉回流到左心房。

BPS 是一种无功能的肺组织肿块，具有气道和肺泡成分，与气管支气管树缺乏正常联系，并从体循环获得动脉血供。解剖学分类有如下亚型：

- 叶内型支气管肺隔离症(ILS)

位于正常肺叶内，缺乏自身脏层胸膜。ILS 约占 BPS 的 75%。

- 叶外型支气管肺隔离症(ELS)

位于正常肺外，有自己的脏层胸膜。这种病变也可以位于膈下。ELS 约占 BPS 的 25%，更可能伴有其他先天性异常。

- 混合性 BPS/先天性肺气道畸形(CPAM)病变

在混合性病变中,BPS(ILS 或 ELS)与 CPAM 合并发生。这些混合病变具有 CPAM 的组织学特征和来自体循环动脉的血供,在 BPS 病例中也占有相当大的比例。

• 支气管肺前肠畸形(BPFM)

这是一种罕见的支气管肺隔离症变异型,其中隔离的肺组织与胃肠道相连。ILS 或 ELS 都可能发生。BPFM 有时被作为所有前肠畸形的通用术语。

BPS 好发于肺下叶。ELS 几乎总是累及左下叶,然而,10%的 ELS 可发生于膈下。

传统的治疗方法是手术切除。有自身胸膜的肺外隔离通常可切除而不影响正常肺组织。然而对于叶内型,需进行肺段甚至肺叶切除。

参考文献:Berrocal T,Madrid C,Novo S,et al. Congenital anomalies of the tracheobronchial tree,lung,and mediastinum:embryology,radiology,and pathology. *Radiographics*. 2004.(1):e17.

Franco J,Aliaga R,Domingo ML,et al. Diagnosis of pulmonary sequestration by spiral CT angiography. *Thorax* 1998;53(12):1089-1092.

4 答案 C。

5 答案 C。胎儿 MRI 显示在左肺上叶含多发 T2 高信号囊性巨大肿块。左下肺塌陷,右肺小,纵隔左到右移位。新生儿胸片显示左半胸腔内有一大的透亮病灶,伴有右肺和纵隔向右移位的占位效应。

CPAM 以前被称为先天性囊性腺瘤样畸形(CCAM),由下呼吸道发育异常所致。每种类型的 CPAM 都有独特的病理特征:

0 型最罕见,起源于气管或支气管组织,囊肿小,最大直径为 0.5cm,内有纤毛假复层柱状上皮,弥漫性改变,常累及整个肺,气体交换严重受损,婴儿在出生时即死亡。

1 型是最常见的 CPAM 类型。1 型病变由直径为 2~10cm 的边界清晰的薄壁囊肿组成。这种类型的 CPAM 具有恶性倾向。1 型的临床表现主要取决于囊肿大小。产前超声可发现大囊肿。

2 型病变包括直径为 0.5~2cm 的多个囊肿和与邻近正常组织融合的实性区。ELS 可有相似的表现,但不同于 2 型 CPAM,ELS 有体循环供血。在 2 型 CPAM 患者中,可合并其他先天性异常,2 型 CPAM 不存在恶性倾向的风险。

3 型 CPAM 通常非常大,可累及整个肺叶或几个肺叶。它们可以是囊性和实性组织混合,也可以是完全实性的。宫内或出生时受累的婴儿,通常在新生儿期有严重的呼吸窘迫甚至死亡。这种类型的 CPAM 与恶性倾向无关。

4 型 CPAM 囊肿的最大直径为 7cm,由无纤毛扁平的肺泡内膜细胞组成,无黏液细胞或骨骼肌。

参考文献:Biyyam DR,Chapman T,Ferguson MR,et al. Congenital lung abnormalities:embryologic features,prenatal diagnosis,and postnatal radiologic-pathologic correlation. *Radiographics*. 2010;30(6):1721-1738

Chen WS,Yeh GP,Tsai HD,et al. Prenatal diagnosis of congenital cystic adenomatoid malformations:evolution and outcome. *Taiwan J Obstet Gynecol*. 2009;48(3):278-281

Rosado-de-christenson ML,Stocker JT. Congenital cystic adenomatoid malformation. *Radiographics*. 1991;11(5):865-886

6 答案 C。右中叶有肺气肿和过度膨胀,包括内侧和外侧段。先天性肺叶过度膨胀(CLO)

是以一个或多个肺叶过度膨胀为特征的下呼吸道发育异常。CLO 的其他术语包括先天性大叶性肺气肿和婴儿大叶性肺气肿。发现包括患侧透亮度增高伴肺不张、肋间隙增宽和横膈变平。纵隔可能从健侧移位,且病变侧肺组织可能疝入对侧胸腔。患者通常表现为呼吸窘迫,新生儿期最常见,通常在出生后前 6 个月内。

好发的肺叶:左上叶最常见,其次为右中叶、右上叶,下叶罕见。

参考文献:Berrocal T, Madrid C, Novo S, et al. Congenital anomalies of the tracheobronchial tree, lung, and mediastinum: embryology, radiology, and pathology. *Radiographics*.2004;24(1):e17.

Stigers KB, Woodring JH, Kanga JF. The clinical and imaging spectrum of findings in patients with congenital lobar emphysema. *Pediatr Pulmonol*. 1992;14(3):160–170.

7 **答案 B**。食管造影显示胸下段食管外源性压迫。CT 图像显示后纵隔液性结构,与食管关系紧密,食管发生变形。

前肠重复囊肿或食管重复囊肿是在胚胎发育早期出现的先天性畸形。最常见于近端小肠,也可以见于食管、胃和结肠。约 80%的囊肿不与食管腔沟通,其余囊肿通常平行于食管腔并与食管腔连通。前肠重复囊肿内衬胃上皮,这种异位胃黏膜容易发生感染、穿孔和出血。前肠重复囊肿患者一般无症状,但也可因食管压迫而出现吞咽困难。

参考文献:Callahan MJ, Taylor GA. CT of the pediatric esophagus. *AJR Am J Roentgenol*. 2003;181(5):1391–1396.

Wiechowska-Kozłowska A, Wunsch E, Majewski M, et al. Esophageal duplication cysts: endosonographic findings in asymptomatic patients. *World J Gastroenterol*. 2012;18(11):1270–1272.

8 **答案 B**。CT 图像显示右侧不均质椎旁肿块,累及右侧 T3–T5 水平的神经孔。神经源性肿瘤占后纵隔肿块的 60%以上。神经母细胞瘤和神经节母细胞瘤是儿童最常见的恶性肿瘤,起源于交感神经节。神经鞘瘤和神经纤维瘤是起源于肋间神经鞘的良性病变。

神经节神经瘤是起自交感神经节的良性病变,最常见于年轻人。副神经节细胞引起的病变包括嗜铬细胞瘤和副神经节瘤。脊膜膨出是指脊膜通过脊柱缺损或椎间孔疝出,主要位于后方和腰骶部。尽管罕见,脊柱前方脊膜膨出影像可呈现为后纵隔肿块。胸部畸胎瘤和淋巴瘤通常发生在前纵隔,前肠重复囊肿通常位于中纵隔。

参考文献:Durand C, Baudain P, Nugues F, Bessaguet S. Mediastinal and thoracic MRI in children. *Pediatr Pulmonol Suppl* 1999;18:60.

Nakazono T, White CS, Yamasaki F, Yamaguchi K, Egashira R, Irie H, et al. MRI findings of mediastinal neurogenic tumors. *AJR Am J Roentgenol*. 2011;197(4):W643–W652.

9 **答案 B**。右上肺叶见圆形含气腔实变影符合球形肺炎。球形肺炎患者的平均年龄为 5 岁,90%的患者年龄<12 岁。8 岁以后球形肺炎不常见,因为到了这个年龄气道小分支趋于发育成熟。球形肺炎的感染源是细菌,但无特定细菌,由于肺炎链球菌是胸部感染最常见的致病菌,因此肺炎链球菌是球形肺炎的主要原因。对于无症状、无并发症的社区获得性肺炎(CAP)儿童,无须 X 线片随访。但对于伴有并发症的 CAP 或需要干预的 CAP 儿童,X 线胸片随访有助于确定治疗方案。

参考文献:Kim YW, Donnelly LF. Round pneumonia: imaging findings in a large series of children. *Pediatr*

Radiol. 2007;37(12):1235-1240.

Wagner AL,Szabunio M,Hazlett KS,et al. Radiologic manifestations of round pneumonia in adults. *AJR Am J Roentgenol*. 1998;170(3):723-726.

10 **答案C**。胸部X线片显示左侧肺透亮度增高伴肺血减少,此外还有左肺的过度膨胀。鉴别诊断包括因异物吸入或感染后遗症(Swyer-James综合征)引起的左肺空气潴留。大多数异物是透X线的。不到20%的吸入性异物是不透X线的。检测异物吸入征象的敏感性随着时间的推移而提高。在胸片上,儿童常表现为空气潴留,而成人常表现为肺不张。文献报道,异物吸入胸片表现正常的患者比例差异很大,而肺不张或肺实变至少在24小时内不易被发现。因此,如果怀疑有异物吸入,胸片表现正常不能完全排除异物吸入诊断。呼气相胸片比吸气相胸片更能显示空气潴留征。透亮度增高,横膈膜位置相对较低。如果患者不能合作,侧卧位摄片能显示异物吸入那侧肺的空气潴留。诊断金标准和干预治疗是支气管镜检查。

参考文献:Capitanio MA,Kirkpatrick JA. The lateral decubitus film. An aid in determining air-trapping in children. *Radiology*.1972;103(2):460-462.

Passàli D,Lauriello M,Bellussi L,et al. Foreign body inhalation in children:an update. *Acta Otorhinolaryngol Ital*. 2010;30(1):27-32.

11 **答案C**。CT图像显示右下肺叶和中叶内圆柱状和扭曲状的支气管扩张。慢性肺CF的典型表现是厚壁支气管扩张。开始时呈圆柱状,再由扭曲状进展成囊性。受累的肺常呈密实的纤维化和回缩状表现。

整个肺都会累及,但还是倾向于:中央(肺门周围)分布、上叶、下叶的尖段。

其他特征包括过度充气、实变、淋巴结肿大、气胸和肺动脉高压。

HRCT已成为监测CF患者的重要检查,并用于指导治疗和评估疗效。每隔6~18个月重复扫描一次,具体取决于不同机构和临床治疗过程。黏液栓尤其重要,被认为能预测感染恶化,因此,黏液栓存在与否可以改变治疗策略。

参考文献:Helbich TH,Heinz-peer G,Fleischmann D,et al. Evolution of CT findings in patients with cystic fibrosis. *AJR Am J Roentgenol*. 1999;173(1):81-88.

Maffessanti M,Polverosi R,Dalpiaz G,et al. *Diffuse lung diseases,clinical features,pathology,HRCT*. Milano,Italy:Springer Verlag,2006.

12 **答案C**。在右肺下叶内下侧与心膈角毗邻处,见一个巨大的含多发分隔的囊性肿块。在左肺上叶下部,见一个靠外周的圆形囊肿。PPB是一种罕见的、易变、具侵袭性的儿童原发性胸腔恶性肿瘤。提示较大恶性风险的危险因素包括:

- 4型CPAM——4型CPAM应该被认作恶性病变,因为约30%的PPB以纯囊性形式存在,与非恶性囊肿不可区分。存在体循环供血血管的支持CPAM而不是PPB的诊断
- 双侧或多灶性囊肿——儿童中以双侧或多灶性肺囊肿为表现的有很大的恶性风险,因为4型CPAM通常有这种表现,并有恶性风险
- PPB家族史或相关疾病——约25%的PPB有发育不良和组织化生的家族倾向,在其他家族成员中出现PPB或多种其他恶性肿瘤、大多数发生在儿童期或成年早期,以及囊性病变,包括肾囊性疾病、小肠息肉、儿童癌症或发育不良

气胸是 4 型 CPAM 的一个显著特征，约 40%的病例后来被诊断为 PPB。

参考文献：Priest JR，Williams GM，Hill DA，Dehner LP，Jaffe A. Pulmonary cysts in early childhood and the risk of malignancy. *Pediatr Pulmonol*. 2009；44：14–30.

13 **答案 C**。胸片显示右上纵隔有软组织致密影。超声显示一个均匀的软组织肿块，其回声与肝脏和脾脏相似。胸腺是一个淋巴器官，在儿童时期对免疫系统的发育和成熟起着至关重要的作用，特别是调节细胞免疫的 T 细胞和调节体液免疫的 B 细胞。胸腺在出生后的最初几个月内达到最大，在青春期后不再增大。随着儿童年龄的增长及其免疫系统的成熟，胸腺经历生理退化。最终，胸腺被脂肪取代，但它仍然保持原来的形态。

在婴幼儿的胸部正位片上，胸腺明显较大，很难与心脏轮廓区分开。胸腺通常有光滑的边界，在 3 岁时仍可见。胸腺波浪征是由前方肋骨压痕造成的扇形或波浪状胸腺轮廓。胸腺帆征是由稍凸的胸腺右叶和水平叶间裂所致构成的三角形状。

在超声图像上，婴儿胸腺可能有多个线性或分支样强回声光电。与肝脏和脾脏相比，胸腺呈稍低回声。

胸腺非常柔软，不会对邻近组织造成压迫或移位，是实时超声检查最能体现的重要部分，因为心脏搏动和呼吸运动会影响胸腺的形状。相反，实体瘤或弥漫性浸润病变不易塑型，质地坚硬。

参考文献：Nasseri F，Eftekhari F. Clinical and radiologic review of the normal and abnormal thymus：pearls and pitfalls. *Radiographics*. 2010；30：413–428.

Nishino M，Ashiku SK，Kocher ON，et al. The thymus：a comprehensive review. *Radiographics*. 2006；26(2)：335–348.

14 **答案 B**。前纵隔内有一复杂的不均匀强化肿块。前纵隔肿块的典型鉴别诊断包括 4 种疾病(4 Ts)：“Terrible 可怕的”淋巴瘤、“Teratoma”畸胎瘤、“Thymoma”胸腺瘤和“Thyroid Carcinoma”甲状腺癌。淋巴瘤是儿童最常见的前纵隔肿块。霍奇金淋巴瘤通常发生在 10 岁之前，但非霍奇金淋巴瘤在出生后的第一个和第二个十年都常见。畸胎瘤约占纵隔中所有生殖细胞肿瘤的 60%，大多数是无症状的，然而，当肿瘤较大压迫气道时，患者可能会出现呼吸窘迫。儿童前纵隔肿块内脂肪、液体和钙化成分的存在有助于将畸胎瘤与其他类型的纵隔肿块区分开。胸腺瘤可能是偶然发现的，尽管约 1/3 的患者有与局部压迫或侵袭有关的症状。约 40%的胸腺瘤患者有副肿瘤综合征，如低丙种球蛋白血症、红细胞再生障碍或最常见的重症肌无力。中纵隔肿块包括脉管性病变、前肠重复囊肿(如支气管囊肿)和淋巴结病变。后纵隔肿块包括交感神经节肿瘤(如神经母细胞瘤)和神经鞘肿瘤(如施万细胞瘤)。

参考文献：Ranganath SH，Lee EY，Restrepo R，Eisenberg RL. Mediastinal masses in children. *AJR Am J Roentgenol*. 2012；198:W197–W216. doi: 10.2214/AJR.11.7027. http://www.ajronline.org/doi/abs/10.2214/AJR.11.7027.

15 **答案 C**。左侧胸腔内见一巨大肿块，似乎起源于左侧第 6 肋骨伴有骨质破坏。肿块呈多房性，边缘和间隔有强化。纵隔明显移位，几乎完全位于右侧胸腔内，肿块未侵犯椎管或神经孔。胸壁尤因肉瘤是一种儿童和青年的恶性肿瘤，起源于胸壁的骨结构或软组织。在影像学上，通常表现为大的肺外浸润性软组织肿块，由于出血、坏死或囊性改变而不均匀。胸壁肿块的鉴别诊断包括横纹肌肉瘤、骨肉瘤、胸壁和胸膜转移性疾病、淋巴瘤和胸膜孤立性纤维瘤。

参考文献:Saenz NC,Hass DJ,Meyers P,et al. Pediatric chest wall Ewing's sarcoma. *J Pediatr Surg.* 2000;35(4):550–555.

Tateishi U,Gladish GW,Kusumoto M,et al. Chest wall tumors:radiologic findings and pathologic correlation:part 2. Malignant tumors. *Radiographics.* 2003;23(6):1491–1508.

16 答案C。主动脉弓左侧有一低密度肿块。低密度肿块最有可能是左肺门水平的肺门淋巴结。在原发性肺结核中,最初的感染病灶可位于肺内的任何部位,并可能表现为斑块状的实变区或肺大叶实变区。70%的儿童和90%的成人可见实质性感染的放射学证据。空洞在原发性肺结核中并不常见。在大多数情况下,感染会局限并形成干酪样肉芽肿(结核球),最终会钙化,被称为Ghon病变。被感染的儿童可表现为同侧肺门和相邻的纵隔(气管旁)淋巴结肿大,通常为右侧。这些淋巴结的CT表现为典型边缘增强中心低密度。偶尔,这些淋巴结可能大到足以压迫邻近的气道,导致远端肺不张。

参考文献:Jeong YJ,Lee KS. Pulmonary tuberculosis:up-to-date imaging and management. *AJR Am J Roentgenol.* 2008;191(3):834–844.

Leung AN. Pulmonary tuberculosis:the essentials. *Radiology.*1999;210(2):307–322.

17 答案D。CT扫描的定位像显示左腹部有软组织密度,肠管向右上移位。两侧肺叶均有肺结节。肾母细胞瘤是最常见的小儿肾脏肿块,约占85%以上,占全部儿童期癌症的6%。它通常发生于儿童早期,发病高峰一般为3~4岁。约80%的肿瘤在5岁之前发现。当属于综合征一部分时,发生更早,通常在24月龄前。肿瘤转移最常见于肺、肝和局部淋巴结。与肾癌相似,肿瘤血栓进入肾静脉、下腔静脉和右心房是疾病晚期的特征。

参考文献:Guermazi A. *Imaging of kidney cancer.* Berlin,Germany:Springer Verlag,2006.

Lowe LH,Isuani BH,Heller RM,et al. Pediatric renal masses:Wilms tumor and beyond. *Radiographics.* 2000;20(6):1585–1603.

18 答案A。

19 答案B。漏斗胸是一种先天性胸壁畸形,特征是胸骨凹陷,导致外观和放射学改变。Haller指数(胸部最大横径/最窄前后径)用于评估胸骨嵌入纵隔的严重程度。正常的Haller指数是2.5。典型漏斗胸的指数>3.25,代表达到需要修复治疗的标准。

手术选择包括金属板条植入、肋骨截骨术、分离胸骨与肋软骨,甚至胸骨翻转。Nuss手术是一种微创手术,在胸骨下植入一个凹形板条。它在很大程度上取代了Ravitch手术,后者的侵入性明显更强。

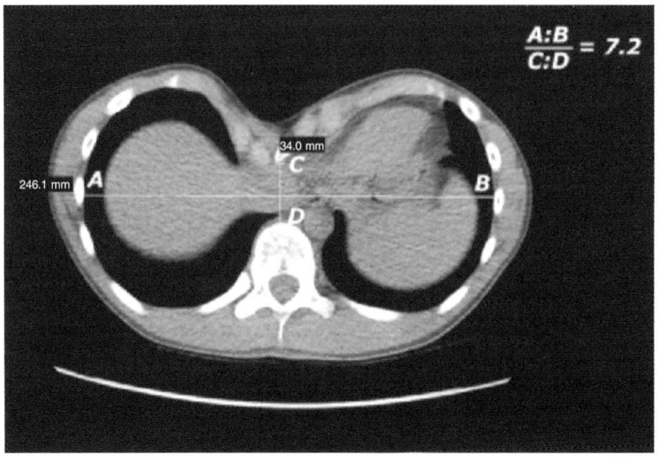

参考文献：Haller AJ, Kramer SS, Lietman SA. Use of CT scans in selection of patients for pectus excavatum surgery: a preliminary report. *J Pediatr Surg*.1987;22（10）:904–906. http://dx.doi.org/10.1016/S0022-3468(87)80585-7

Jaroszewski DE, Fonkalsrud EW. Repair of pectus chest deformities in 320 adult patients: 21 year experience. *Ann Thorac Surg*.2007;84(2):429–433.

20 答案 C。胸片显示左肺过度膨胀和左肺多发圆形透亮影。PIE 是指气体异常位于肺间质和淋巴管。其典型原因是肺透明膜病患儿气压伤后肺泡过度扩张破裂。胎粪吸入发生在足月儿，表现为肺容量大和不对称斑片状致密影，偶尔因小气道阻塞而发生气胸。TTN 也被称为胎液潴留或湿肺病，在新生儿出生后的前几个小时表现为呼吸急促，持续时间长达 1 天。TTN 的典型影像表现为肺水肿和少量胸腔积液。肺气囊是肺内含气囊腔，其大小和外观不一，可能含有气–液平，通常是新生儿呼吸机相关性肺损伤或肺炎后遗的结果。

参考文献：Cleveland RH. A radiologic update on medical diseases of the newborn chest. *Pediatr Radio*. 1996;25(8):631–637.

Greenough A, Dixon AK, Roberton NR. Pulmonary interstitial emphysema. *Arch Dis Childhood*. 1984;59:1046–1051.

21 答案 C。右上肢 PICC 线向后卷曲，顶端位于右肱动脉水平。左颈内静脉导管顶端止于 PLSVC 的下部。PLSVC 是胸部最常见的先天性静脉畸形，可导致从右向左分流。大多数情况是无症状的，仅在胸部 CT 扫描期间偶然发现此血管的存在，或如本例中由于管线放置而被识别。可能存在不同的引流部位：

1.冠状窦：不太影响功能，因为从头部、颈部和上肢的静脉回流被输送到右心房。

2.左心房：导致右向左分流，通常分流不大，不足以引起发绀或其他症状。

参考文献：Kellman GM, Alpern MB, Sandler MA, et al. Computed tomography of vena caval anomalies with embryologic correlation. *Radiographics*.1988;8(3):533–556.

Pretorius PM, Gleeson FV. Case 74: right-sided superior vena cava draining into left atrium in a patient with persistent left-sided superior vena cava. *Radiology*. 2004;232(3):730–734.

22 答案 A。纵隔内有气体，有占位效应，胸腺向右偏。纵隔气肿是指纵隔内存在管腔外气体。气体可能来源于肺、气管、中央支气管、食管和腹腔，范围从纵隔到颈部或腹部。病因包括钝性或穿透性胸部创伤、外科手术、食管穿孔、气管支气管穿孔、气压伤、感染和特发性。

心包积气通常可与纵隔气肿区别开来，因为心包腔内的气体不应高于心包投射于近端大血管根部的解剖极限。此外，在患者卧位时的 X 线片上心包腔内的气体会立即变动，而纵隔中的气体在两张短时间内拍摄的片上不会变动。

有时，在 X 线片上可能无法区分心包气肿和纵隔气肿。

参考文献：Bejvan SM, Godwin JD. Pneumomediastinum: old signs and new signs. *AJR Am J Roentgenol*. 1996;166(5):1041–1048. doi: 10.2214/ajr.166.5.8615238.

Karoui M, Bucur PO. Images in clinical medicine. Pneumopericardium. *N Engl J Med*. 2008;359(14):e16. doi: 10.1056/NEJMicm074422.

23 答案 B。右颈内静脉内有血栓。肺上叶外周可见结节状致密影。肺部可见片状实变。Lemierre 综合征是指颈静脉血栓性静脉炎伴远处转移性脓毒症，最初发生于口咽部感染,如咽炎/扁桃体炎伴或不伴扁桃体周围或咽后脓肿。菌血症和远端感染性血栓栓塞是常见的(肺部最常见),然而,几乎所有器官都可受累。大多数情况下是革兰阴性厌氧杆菌、坏死梭杆菌,并导致特定的坏死杆菌病。

参考文献:O'brien WT,Lattin GE,Thompson AK. Lemierre syndrome:an all-but-forgotten disease. *AJR Am J Roentgenol*. 2006;187(3):W324.

24 答案 B。

25 答案 D。喂养管顶端位于 T3 椎体水平。胃和肠道内有气体。食管闭锁是指由于原始前肠未正常分化分隔为气管和食管而导致食管不连续。这是食管最常见的先天性异常。常伴有气管食管瘘。食管闭锁/气管食管瘘的类型可分为:

- 近端闭锁伴远端瘘:85%
- 孤立性食管闭锁:8%~9%
- 孤立性瘘(H 型):4%~6%
- 双瘘伴中间段闭锁:1%~2%
- 近端瘘合并远端闭锁:1%

在食管闭锁的情况下,如果尝试插入喂养管,胃和肠中存在气体意味着有远端瘘。这可能表现为管子在上部胸内食管盲端绕圈并返回,或者进入气管和(或)支气管树。

食管闭锁常伴有各种其他异常(50%~75%的病例)。包括:

- 其他小肠闭锁
  - 十二指肠闭锁
  - 空回肠闭锁
  - 肛门闭锁
- 环状胰腺
- 幽门狭窄
- 包括先天性心脏异常的 VACTERL 联合征
- CHARGE 综合征
- 染色体异常的发生率增加,如:
  - 21 三体
  - 18 三体

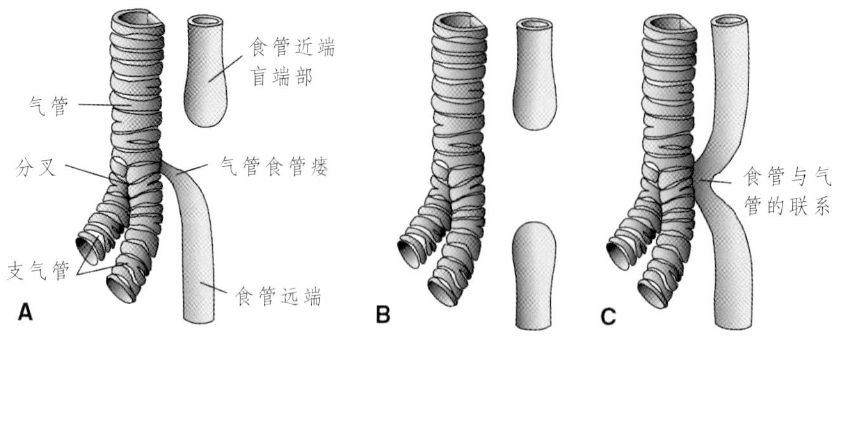

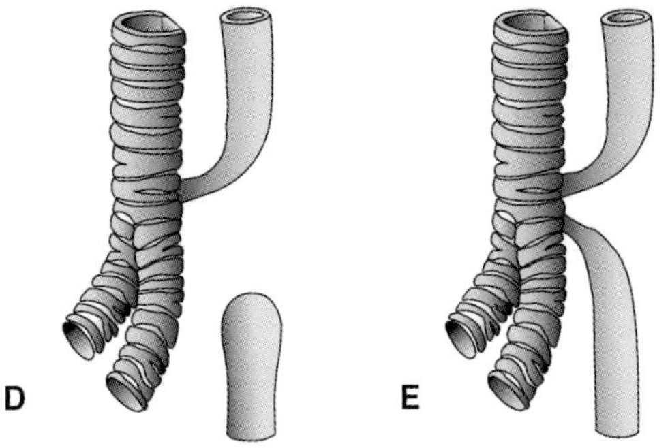

参考文献:Berrocal T,Madrid C,Novo S,et al. Congenital anomalies of the tracheobronchial tree,lung,and mediastinum:embryology,radiology,and pathology. *Radiographics*.2004;24(1):e17.

26 **答案 D**。双侧间质和气腔模糊影最符合胎粪吸入。ECMO 导管就位。胎粪吸入综合征(MAS)继发于产时或宫内胎粪吸入,通常发生于胎儿窘迫和足月产儿或过期产儿。重症实质性肺疾病和肺动脉高压致 MAS 的死亡率高达 20%。其他并发症包括气漏综合征(如气胸、纵隔气肿、心包气肿),发生于 10%~30%的 MAS 婴儿中。幸存者的神经障碍主要不是由于胎粪吸入,而是由于宫内病理生理学,包括慢性缺氧和酸中毒。

参考文献:Ghidini A,Spong CY. Severe meconium aspiration syndrome is not caused by aspiration of meconium. *Am J Obstet Gynecol*. 2001;185(4)931-938. ISSN: 0002-9378.

27 **答案 D**。有边界清晰的圆形肺结节,多伴有空洞,位于双肺。气管支气管或复发性呼吸道乳头状瘤病是一种由人乳头状瘤病毒(HPV)引起的疾病。典型影像学表现为气道壁(如喉、气管)增厚或结节状,多发性肺结节和肿块,较大的结节更容易空泡化,肺后部,非自主性肺更容易种植。大多数结节生长缓慢,然而,结节快速生长代表乳头状瘤病可能会转化为鳞状细胞癌。

参考文献:Jhun BW,et al. The clinical,radiological,and bronchoscopic findings and outcomes in patients with benign tracheobronchial tumors. *Yonsei Med J*. 2014;55(1):84-91.

Marchiori E,et al. Tracheobronchial papillomatosis with diffuse cavitary lung lesions. *Pediatr Radiol*. 2010;40(7):1301-1302; author reply 1303.

28 **答案 B**。除左肱骨骨折外,左侧第 5~7 肋的无移位骨折及无相关骨痂形成。非意外性创伤(NAT)的高度特异性骨骼骨折包括:

- 桶柄样或转角处骨折
- 肋骨(特别是后部)
- 肩胛骨(如肩峰)
- 脊柱(特别是棘突)
- 胸骨

典型的干骺端转角处或桶柄样骨折实质上是 NAT 的疾病特征表现。肋骨骨折常见于 2 岁以下儿童,且 NAT 有高度特异性。肩锁、胸骨和棘突骨折在其他情况下非常罕见,因此被认为是 NAT 的高特异性骨折。

肋骨骨折在 X 线片上很容易被忽略。这些骨折通常在急性期的 X 线片上不明显,因为很少发生移位,通常是在愈合阶段骨痂形成而被确定。NAT 进行骨骼检查时迫切需要常规观察胸部斜位片,以全面诊断肋骨骨折。

参考文献:Kleinman PL,Kleinman PK,Savageau JA. Suspected infant abuse:radiographic skeletal survey practices in pediatric health care facilities. *Radiology* 2004;233(2):477-485.

Lonergan GJ, Baker AM, Morey MK, et al. From the archives of the AFIP. Child abuse: radiologic-pathologic correlation. *Radiographics* 2003;23(4):811-845.

29 答案 C。胸部 CT 血管造影。钝性创伤死亡中约 25%是由胸部损伤引起的，尽管高达 50%的死亡至少部分与胸部损伤有关。快速诊断和治疗急诊胸部损伤非常必要，而影像学在诊断这些损伤中起着至关重要的作用。胸部创伤的影像表现多种多样，包括肌肉骨骼、胸膜、肺和纵隔表现。钝性创伤对胸部最具破坏性的损伤是急性主动脉损伤或横断，最常见的胸部损伤是肋骨骨折。ACR 适宜性标准®"钝性胸部创伤——疑似主动脉损伤"，支持无保留地将胸部 CT 血管造影与胸部 X 线片结合使用。作者报道的证据表明，当无直接主动脉损伤迹象时，CTA 在评估疑似创伤性主动脉损伤时是高度敏感的(具有很高的阴性预测值)。CTA 对主动脉损伤也具有高度的特异性，因此大多数中心目前已经放弃了对疑似外伤性主动脉损伤患者的有创性主动脉造影。

参考文献:Calhoon JH,Trinkle JK. Pathophysiology of chest trauma. *Chest Surg Clin N Am* 1997; 7(2): 199-211.

Ungar TC, Wolf SJ, Haukoos JS, et al. derivation of a clinical decision rule to exclude thoracic aortic imaging in patients with blunt chest trauma after motor vehicle collisions. *J Trauma* 2006; 61(5): 1150-1155.

30 答案 B。胸片显示纵隔异常增宽。胸部 CT 血管成像和主动脉造影显示降主动脉峡部有假性动脉瘤形成。

主动脉损伤可能导致:

- 主动脉撕裂:内膜撕裂，可穿过血管壁，撕裂通常是横向的
- 主动脉横裂:血管壁三层撕裂，也称主动脉破裂
- 主动脉假性动脉瘤:主动脉破裂由外膜或主动脉周围组织破裂包裹
- 主动脉壁内血肿:血肿位于主动脉壁间

主动脉夹层是主动脉壁的纵向撕裂，外伤后导致较少见。

主动脉假性动脉瘤是大部分主动脉壁破裂，仅剩下一薄的血管外膜。它们通常发生于主动脉某个局部。典型发生于主动脉峡部表层下或靠近动脉导管处。主动脉峡部是左锁骨下动脉起始部和动脉韧带之间的近段降胸主动脉部分。动脉导管韧带导致的主动脉拴系是此部位被认为高发主动脉损伤的原因。主动脉损伤是外科急症。治疗主要是靠主动脉支架植入或开胸修复手术。主动脉支架植入如下图所示。

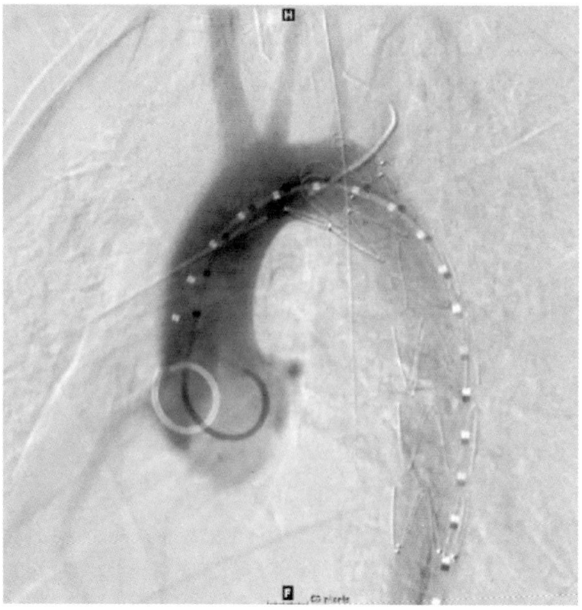

参考文献:Creasy JD,Chiles C,Routh WD,et al. Overview of traumatic injury of the thoracic aorta. *Radiographics* 1997; 17(1):27–45.

Kuhlman JE,Pozniak MA,Collins J,et al. Radiographic and CT findings of blunt chest trauma:aortic injuries and looking beyond them. *Radiographics* 1998; 18(5):1085–1106

31 **答案 B**。右下叶见一 PAVM 病灶,动脉由右膈下动脉供应,引流至肝上段的下腔静脉。从动静脉畸形瘤巢发出另一大分支血管,供应右中叶和右下叶上段。PAVM 是一种罕见的肺血管畸形,其异常扩张的血管导致在肺动静脉之间的右向左的分流。它们通常被认为是肺动脉和静脉之间的快血流、低阻力的瘘管样连接。

它们可以分为单纯型、复杂型或弥漫型:

- 单纯型:最常见,单一节段供血动脉至病变处。单一节段供血动脉可能有多根亚节段分支供血给病变处,但必须只是一支节段供血动脉
- 复杂型:有多支节段供血动脉
- 弥漫型:罕见。由上百个动静脉畸形组成典型弥漫型。有些患者在弥漫性病变中可能会是简单型和复杂型 AVM 混合病变

病变往往是单侧的。可能会累及肺的任何部分,但倾向于肺下叶。

PAVM 被认为与包括遗传性出血性毛细血管扩张症(HHT)在内的许多疾病有关。

参考文献:Lee EY,Boiselle PM,Cleveland RH. Multidetector CT evaluation of congenital lung anomalies. *Radiology* 2008; 247(3): 632–648.

Suchin CR,Whitman GJ,Chew FS. Pulmonary arteriovenous malformation. *AJR Am J Roentgenol* 1996; 167(3): 648.

32 **答案 B**。初始图像显示左肺上叶致密影,左基底部囊性改变/空气潴留。随后的图像显示左肺透亮度增高,血管减少。SJS 是一种少见的肺部变化,表现为单侧透明肺,为闭塞性细支气管炎感染后遗改变。这种情况通常发生于病毒性呼吸道感染之后,例如在婴儿期或儿童期的腺病毒或肺炎支原体感染。通常在 X 线片上典型表现为单侧小肺、透亮度高和空气潴留。CT 图像显示患侧肺透亮度高同时伴有血管减少。大多数受影响的肺叶较小,但偶尔也可正常。

参考文献:Shi HS,Yang F,Han P,et al. Findings of chest radiograph and spiral computed tomography in Swyer-James syndrome. *Chin Med Sci J* 2006; 21(1): 53–56.

33 **答案 A**。左胸壁畸形伴左侧肋骨发育不良,有不规则、缩短,预期弧度变直。左侧第 5 肋相对其他肋缩短。上覆肌肉组织也有发育不全,特别是沿胸前壁的下半部。Poland 综合征是指先天性的单侧胸大肌和胸小肌缺失,被认为是单侧胸部透亮度增高的病因。这种畸形通常在出生时就很明显,由于胸部不对称,频发伴同侧畸形,最常见的是并指畸形。

参考文献:Jeung MY,Gangi A,Gasser B,et al. Imaging of chest wall disorders. *Radiographics* 1999; 19(3): 617–637.

(欧阳荣珍 谢玮慧 译 盛茂 刘玉奇 钟玉敏 校)

第 5 章 儿童神经影像

问题

脑部

1　患儿，男，出生 1 天，胎龄 39 周出生，产前超声和 MRI 显示异常，正确的诊断是：

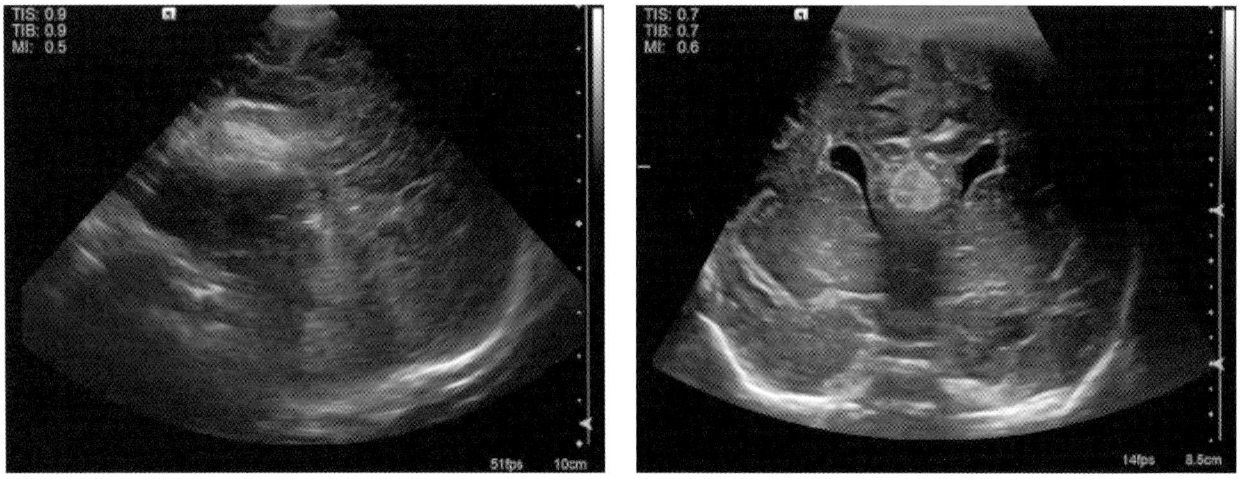

A.前脑无裂畸形　　B.Dandy-Walker 综合征
C.胼胝体缺如　　D.视隔发育不良

2　患者，女，15 岁，癫痫，评估脑室-腹腔(VP)分流功能障碍。脑裂畸形通常与下列哪种大脑异常有关？

A.前脑无裂畸形　　B.胼胝体缺如
C.无脑回畸形　　D.灰质异位

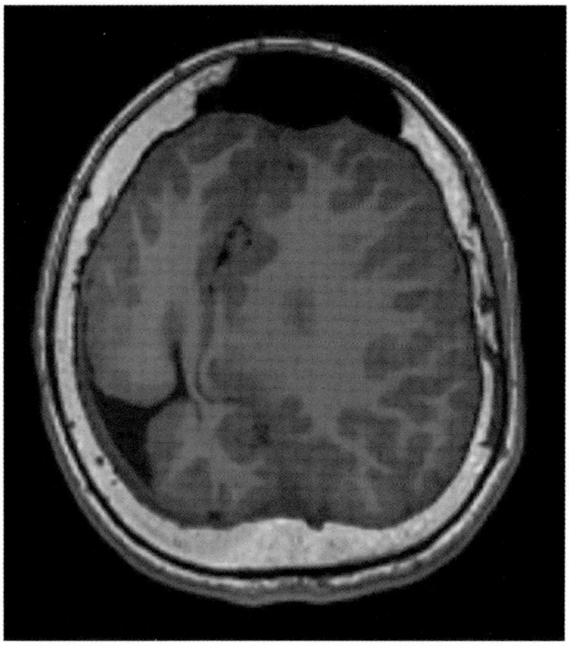

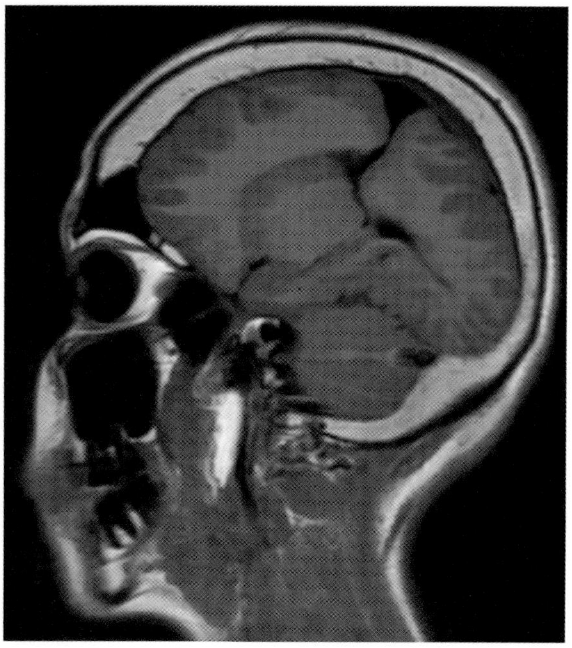

3　患儿，女，2 岁，因头围增大和可能的 VP 分流障碍前往急诊室就诊。此病例属于前脑无裂畸形的哪一种亚型？

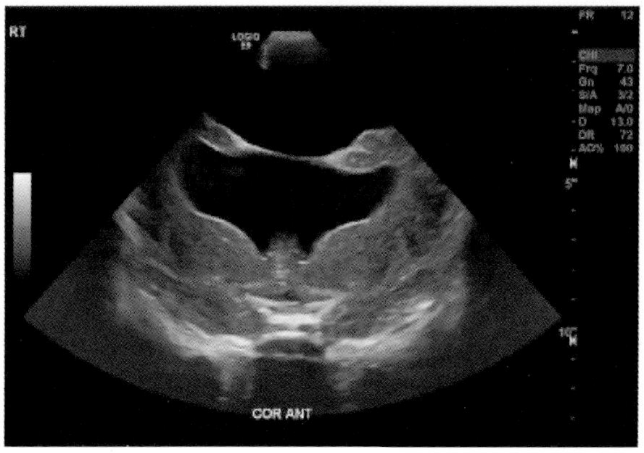

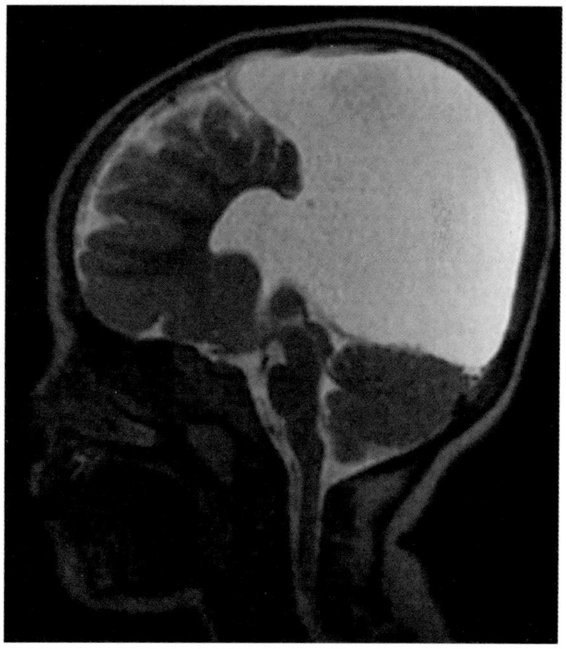

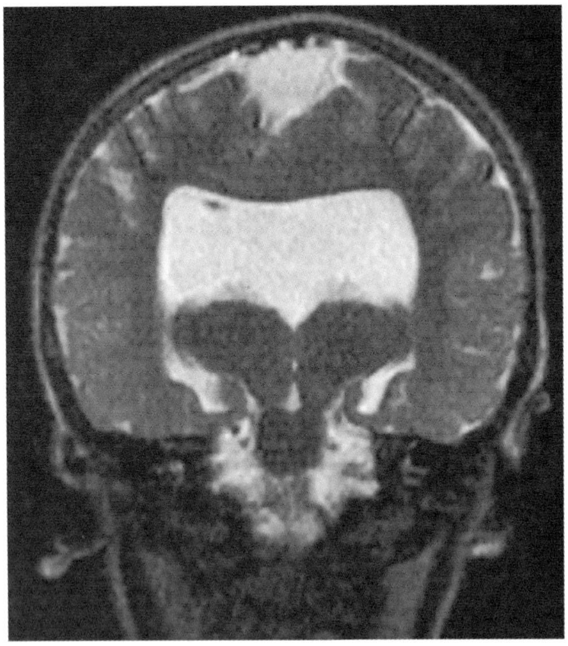

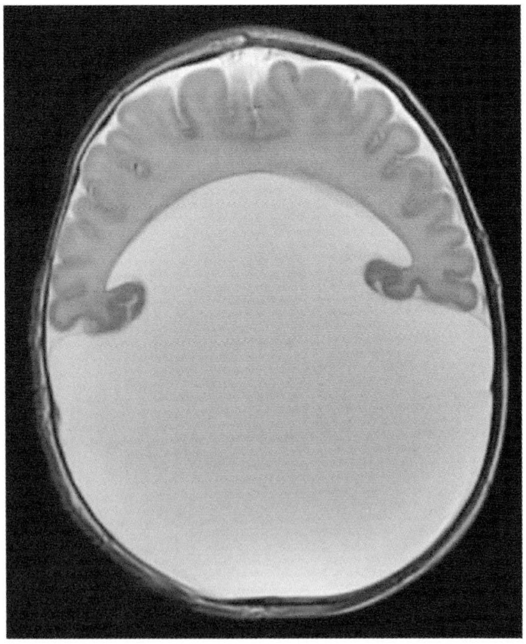

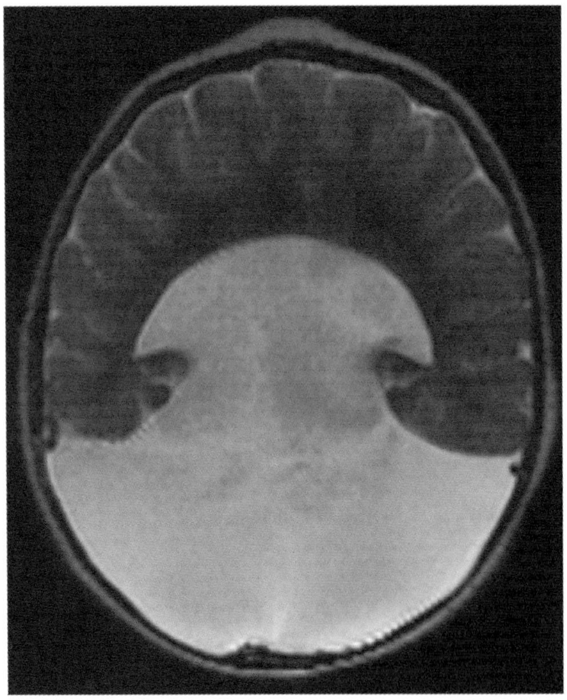

A.无脑叶型　　B.半脑叶型

C.脑叶型　　D.视隔发育不良型

4 患儿，女，4 岁，头痛。最可能的诊断是：

A.脊索瘤　　B.朗格汉斯细胞组织细胞增生症

C.前交通动脉瘤　　D.颅咽管瘤

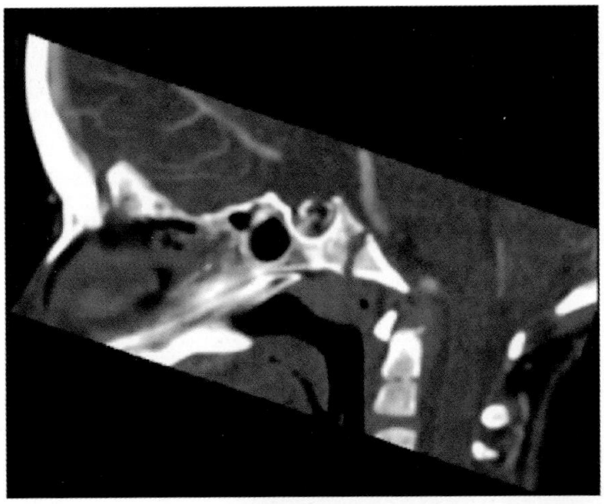

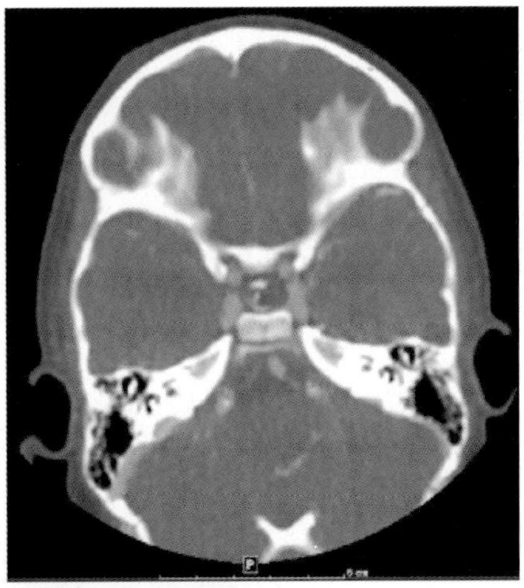

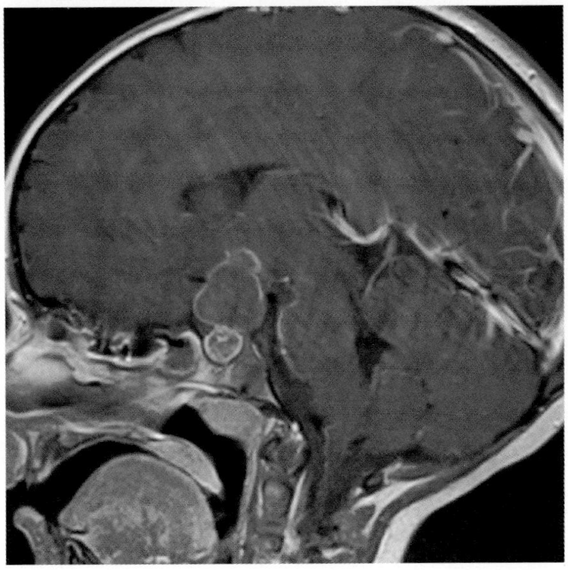

5　患儿，男，4 岁，性早熟，阴茎提前发育，睾丸增大。最可能的诊断是：

A.脂肪瘤　　B.下丘脑错构瘤

C.朗格汉斯细胞组织细胞增生症　　D.生殖细胞瘤

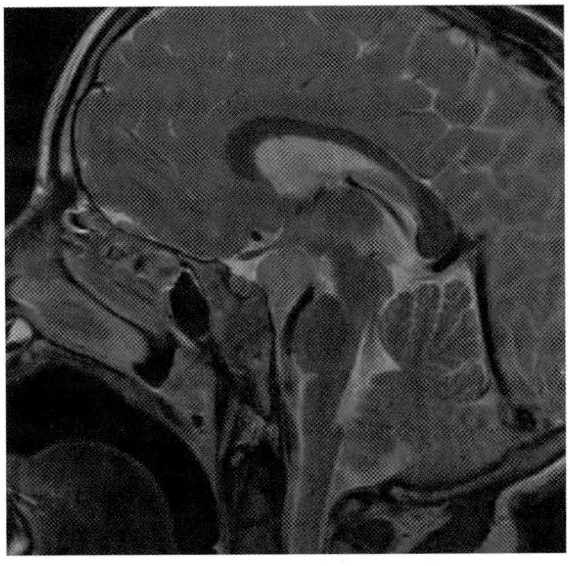

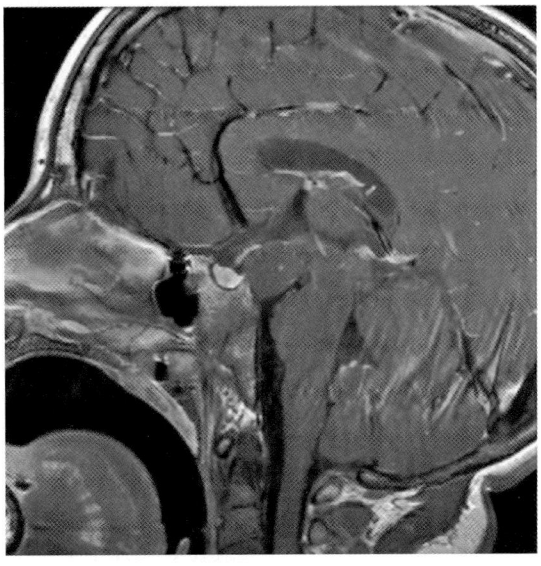

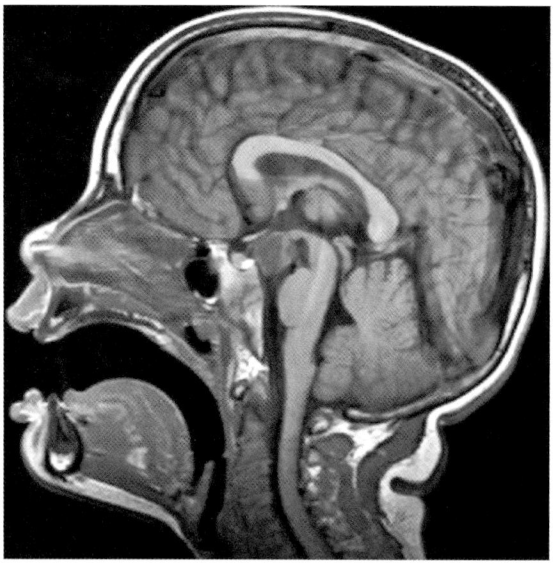

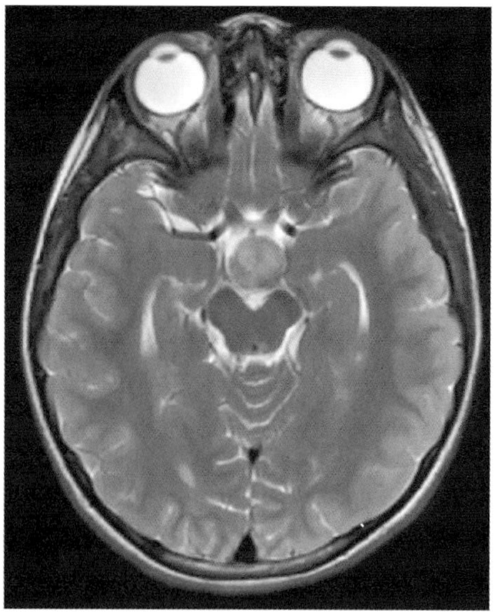

6 患者，女，15 岁，头痛 1 周伴呕吐。最可能的诊断是：

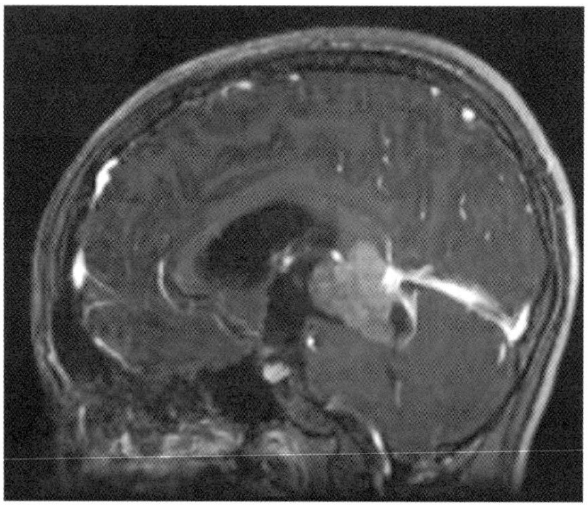

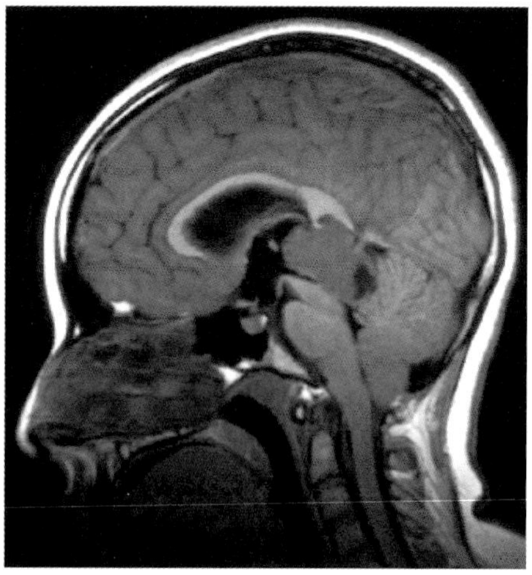

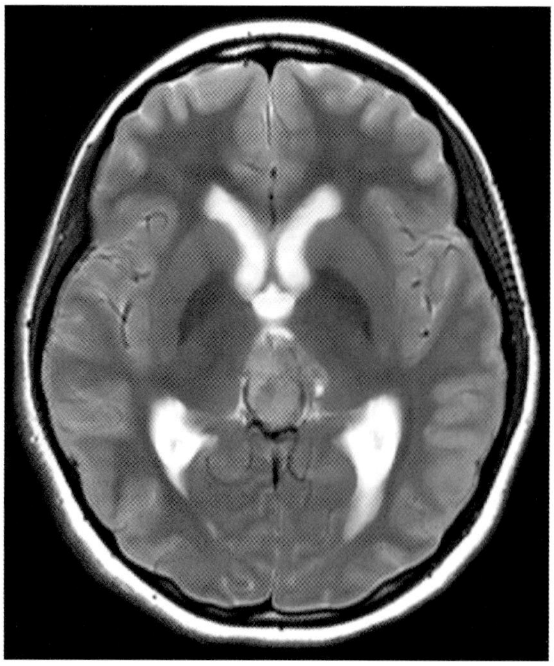

A.松果体母细胞瘤　　B.颅咽管瘤

C.脑膜瘤　　D.室管膜瘤

7　松果体区肿瘤会引起下列哪种病变?

A.尿崩症　　B.帕里诺综合征(中脑顶盖综合征)

C.男性乳腺发育　　D.脂溢性皮炎

8　患儿,男,11 岁,呕吐、头晕、头痛和性格改变。最可能的诊断是:

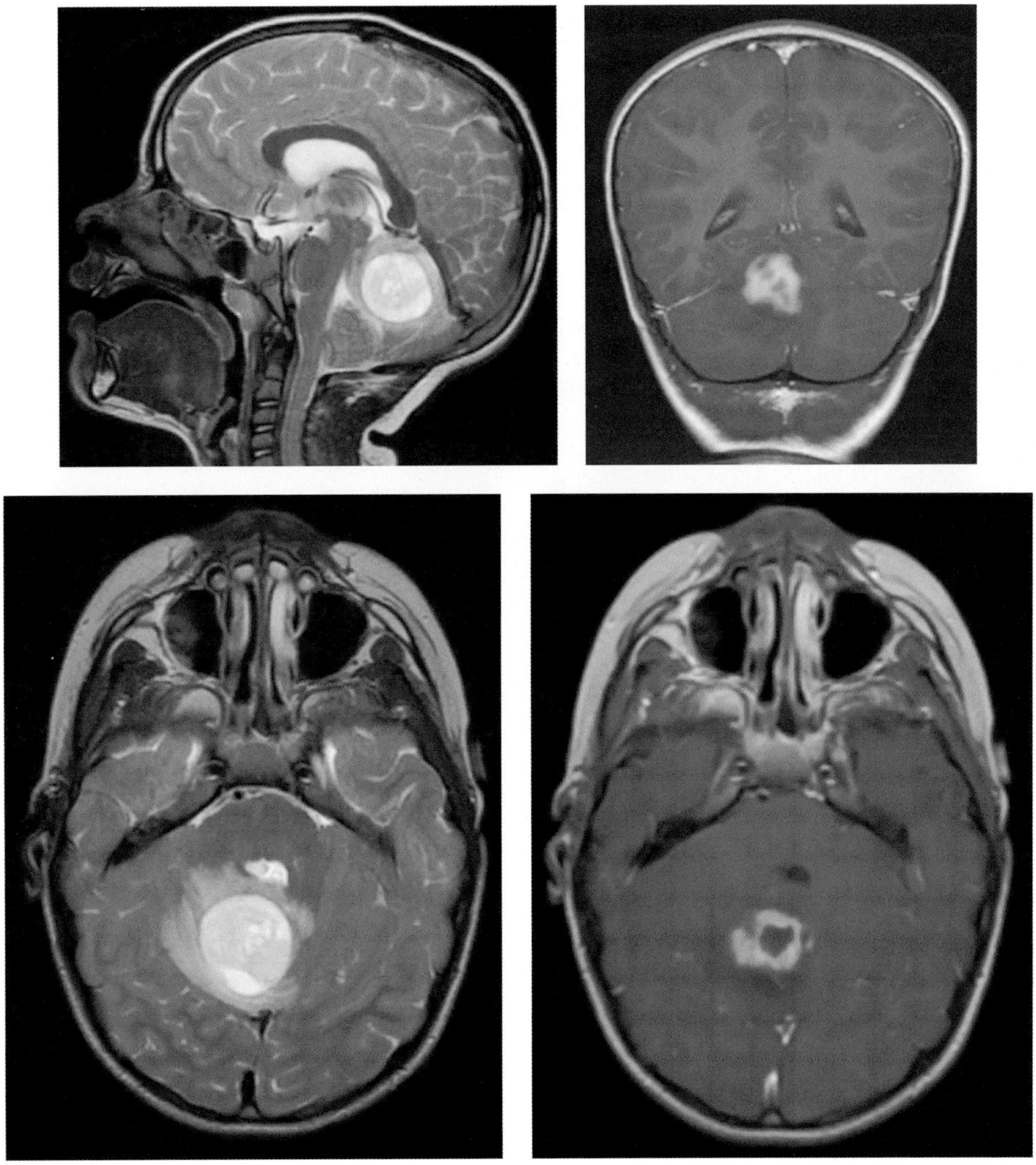

A.髓母细胞瘤　　B.毛细胞型星形细胞瘤

C.脑膜瘤　　D.皮样囊肿

9 患儿，男，12 岁，发生进行性共济失调数周。最可能的诊断是：

A.松果体母细胞瘤 B.髓母细胞瘤

C.毛细胞型星形细胞瘤 D.血管母细胞瘤

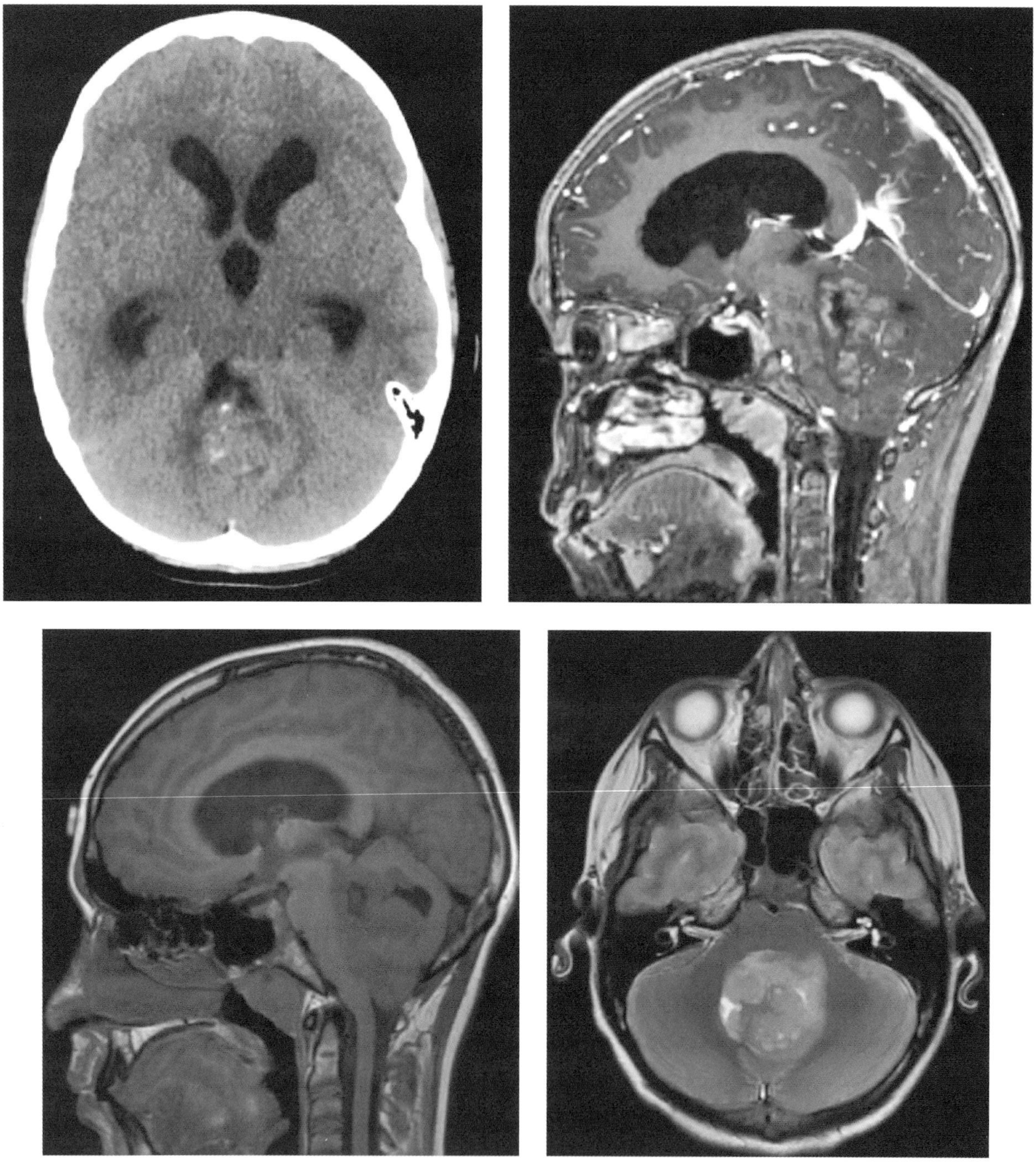

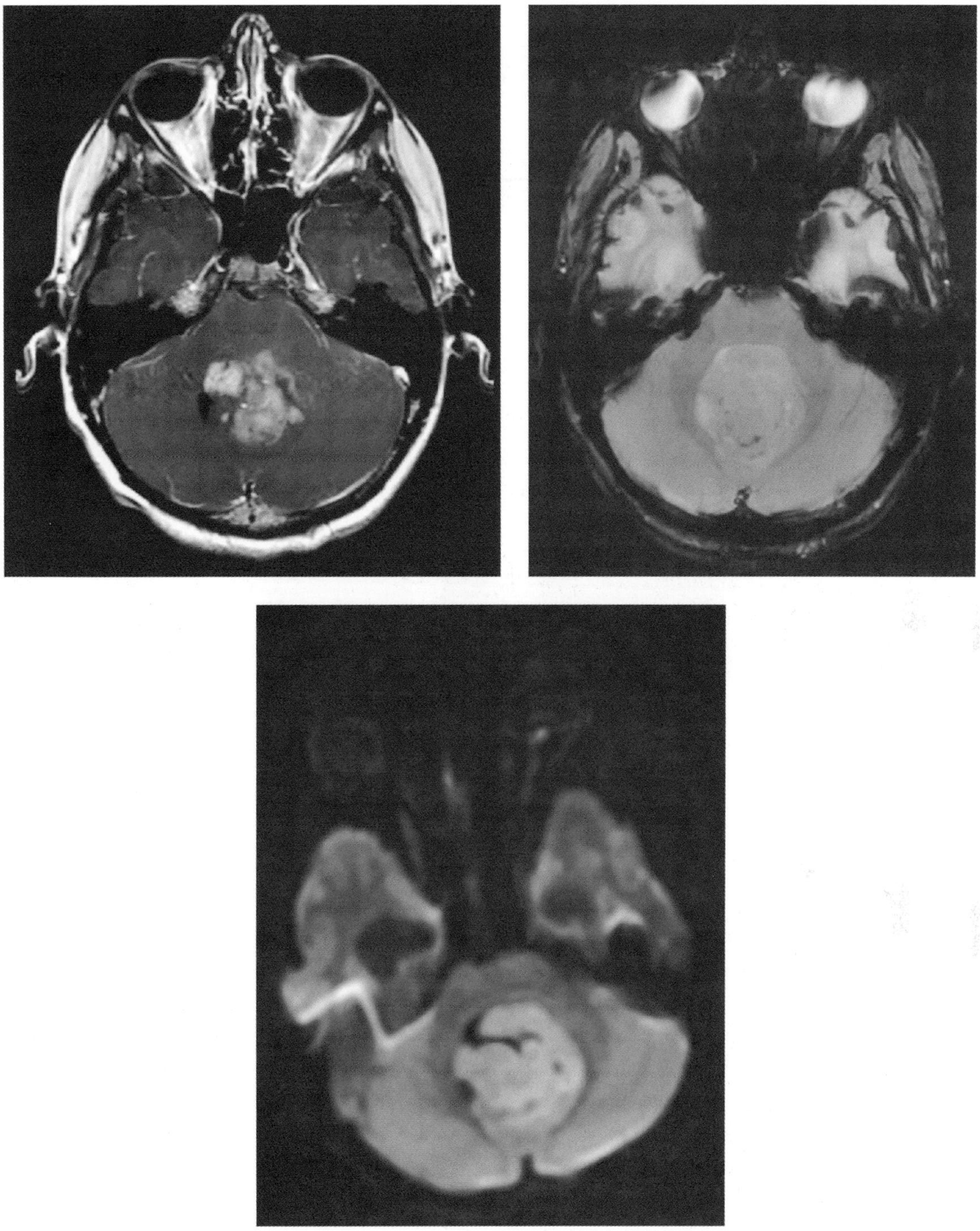

10 下一步应采取的措施是：

A.脊髓影像学检查以排除种植播散转移　　B.脑血管造影术以明确血供

C.化疗　　D.手术切除

11 患儿，女，出生 2 天，产前影像检查异常。根据胎龄 22 周时进行的胎儿 MRI 及出生后 2 天进行的脑矢状位 MRI 图像，最可能的诊断是：

A.神经纤维瘤病 1 型　　B.Chiari 畸形Ⅱ型

C.Dandy-Walker 畸形　　D.蛛网膜囊肿

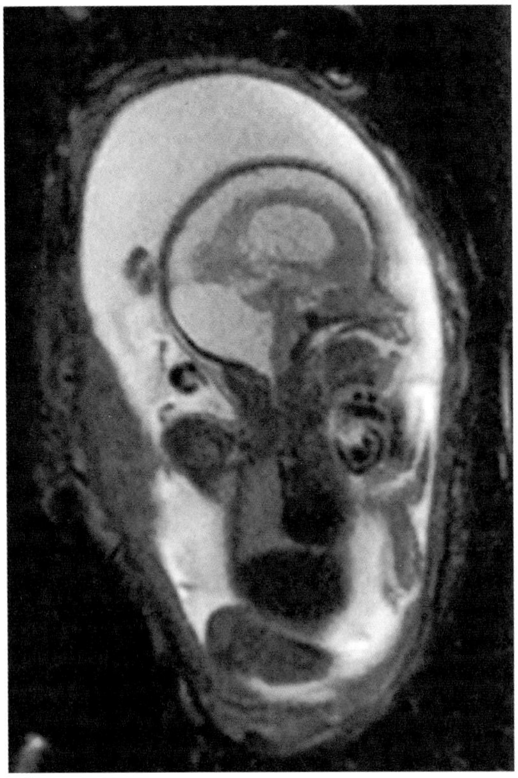

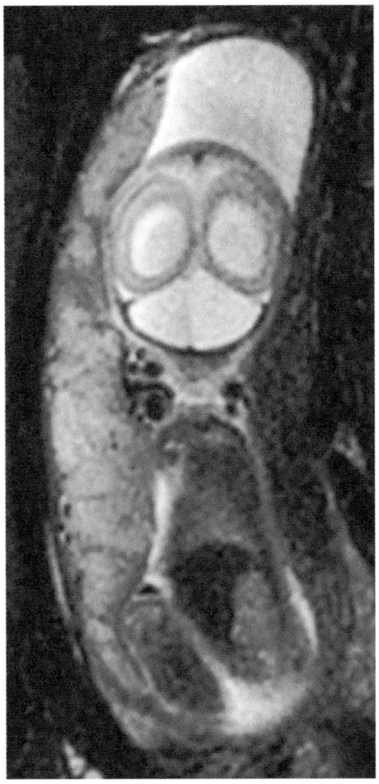

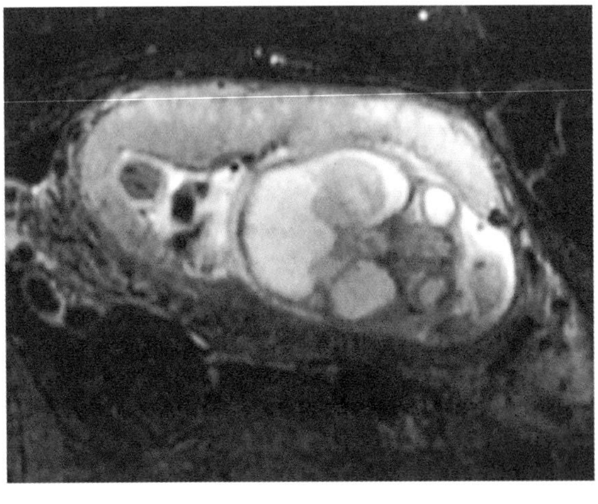

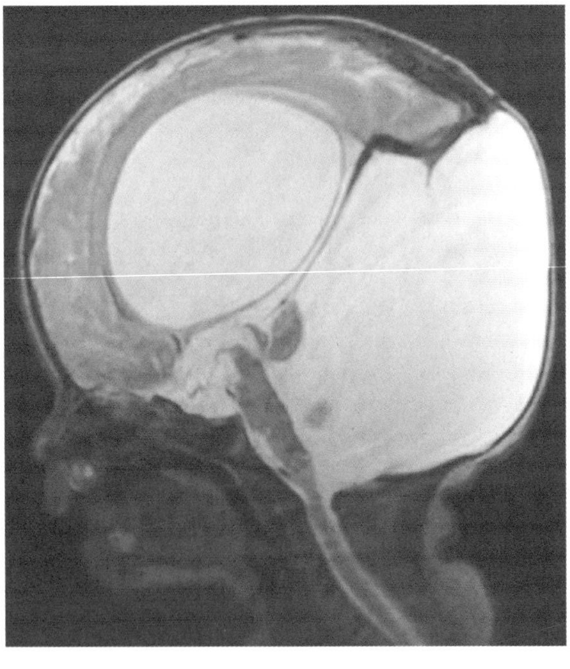

12 患儿，男，4 岁，有发育迟缓史，诊断是：

A.Dandy-Walker 畸形

B.后颅窝蛛网膜囊肿

C.大枕大池

D.先天性小脑蚓部发育不全(朱伯特综合征)

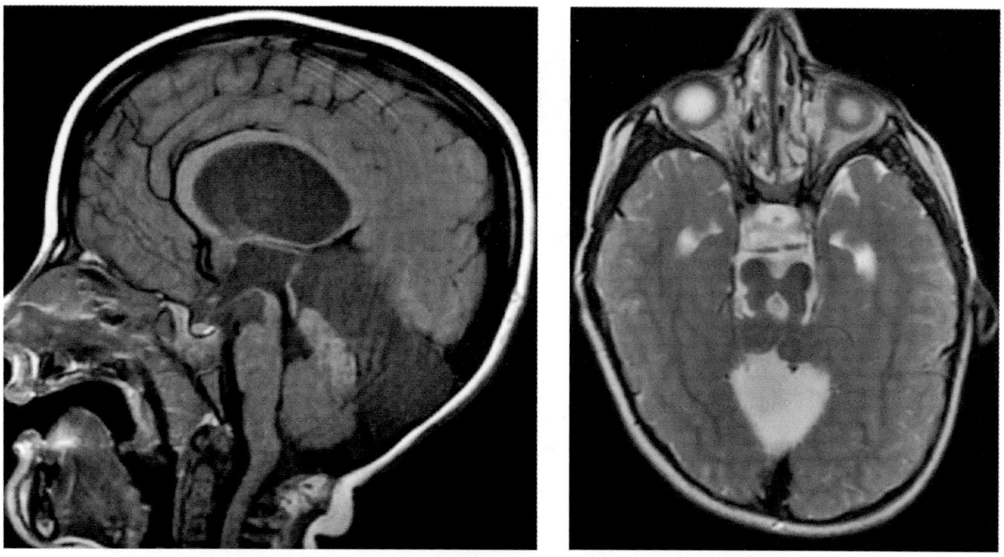

13　患儿，女，5 月龄，因评估为先天性眼外肌纤维化就诊，最可能的诊断是：

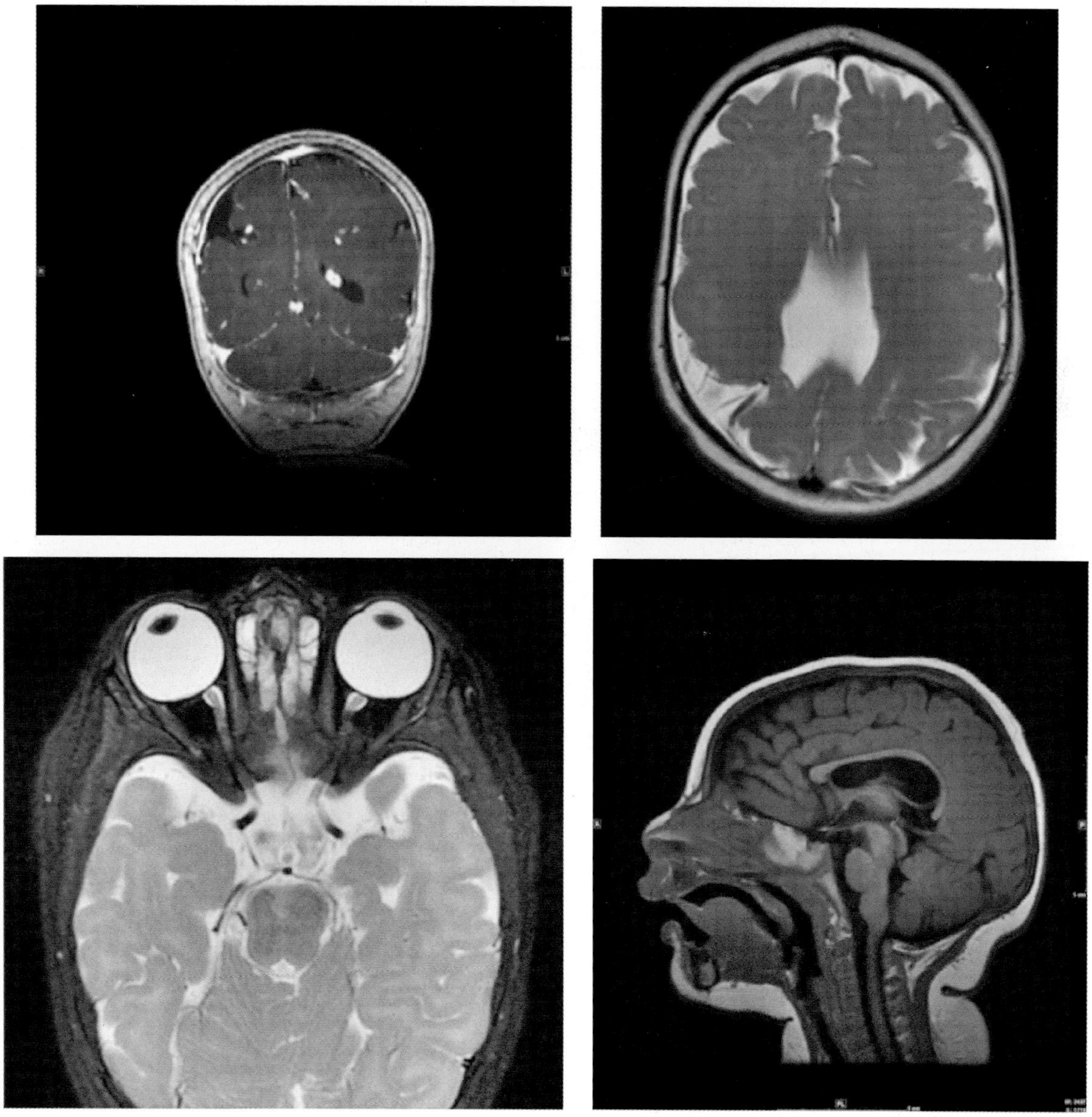

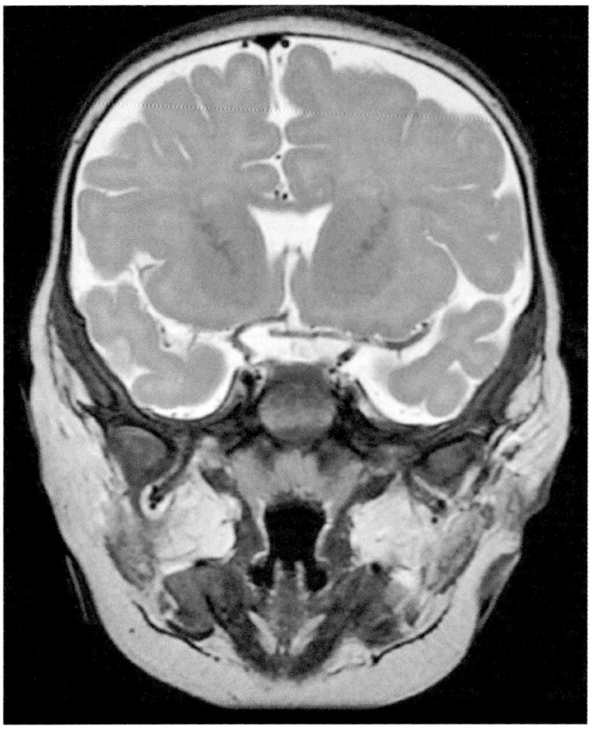

A.胼胝体缺失　　B.神经纤维瘤病 1 型

C.脑叶型前脑无裂畸形　　D.视隔发育不良

14 患者,男,18 岁,因先天性脑部异常行影像学随访,符合的综合征是:

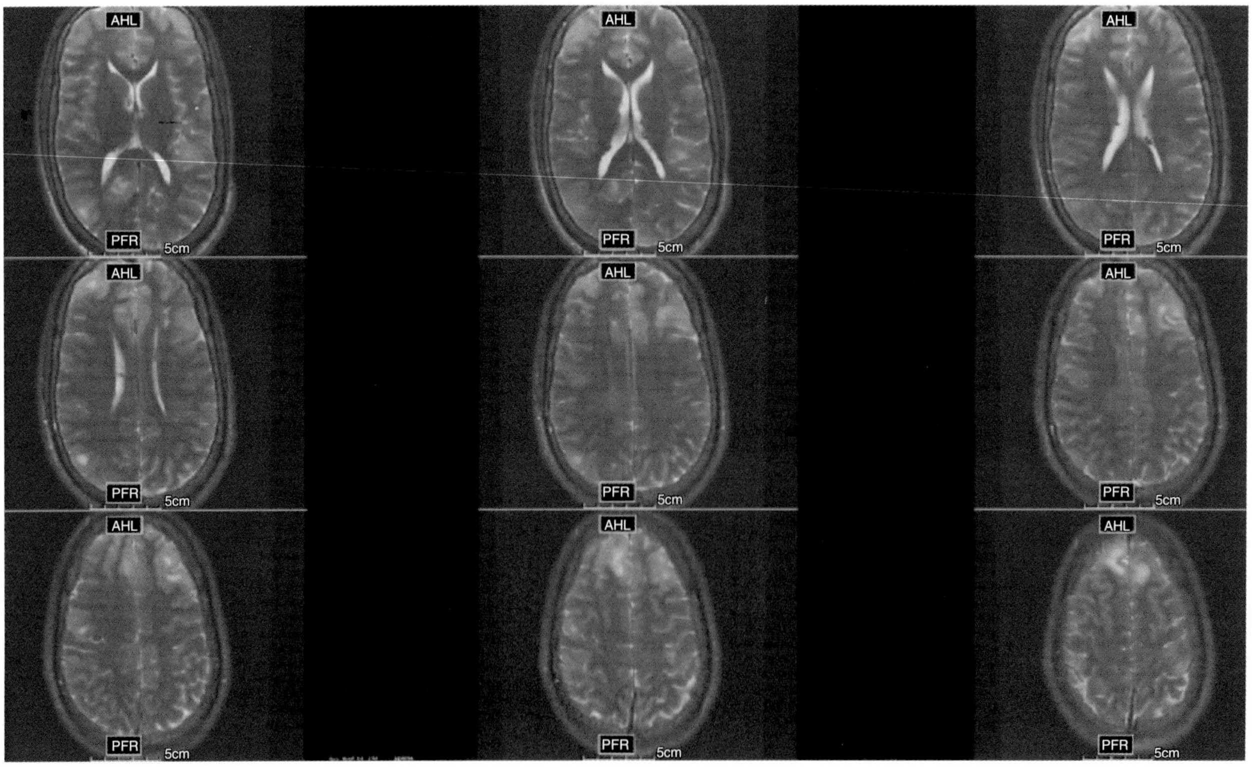

A.Sturge-Weber 综合征　　B.结节性硬化症

C.神经纤维瘤病 2 型　　D.神经纤维瘤病 1 型

15　在这种综合征中，神经系统外最常受累的部位是：

A.泌尿生殖系统　　B.胃肠道

C.心血管系统　　D.肺

16　足月婴儿，妊娠 20 周时行胎儿超声初诊为脑积水，最可能的病因是：

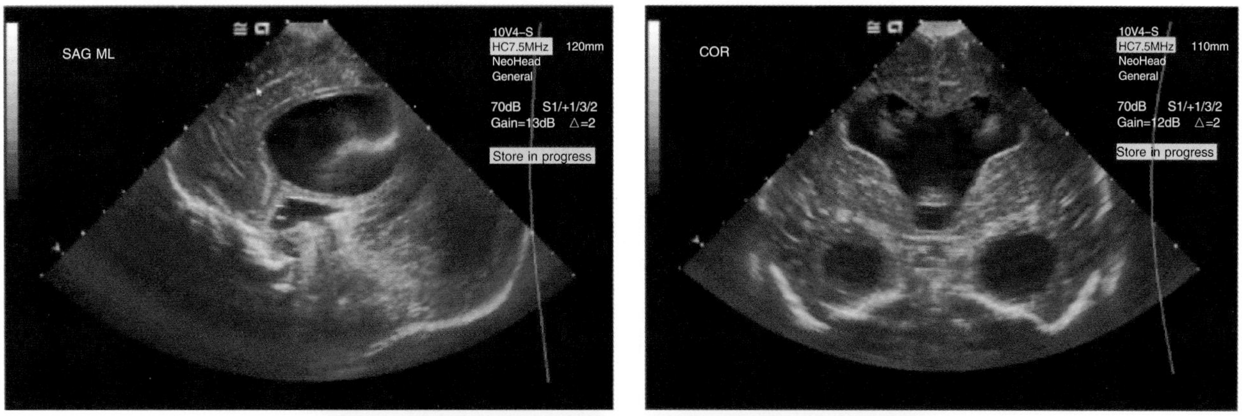

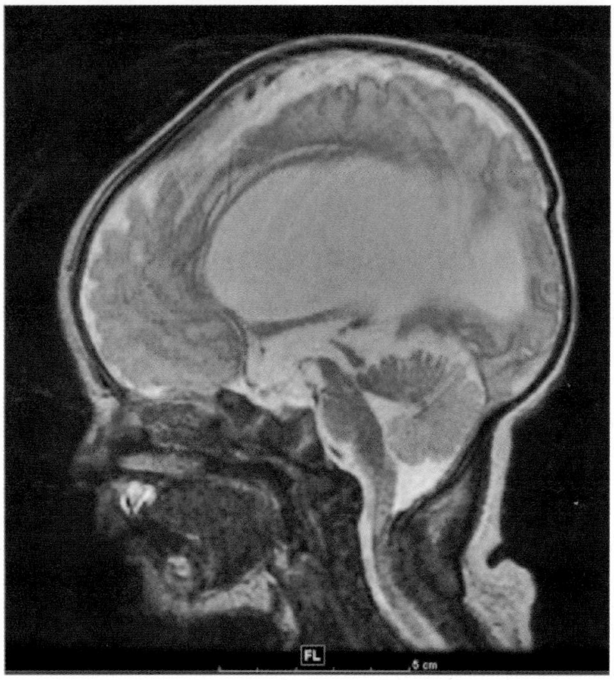

A.Chiari 畸形Ⅰ型　　B.Chiari 畸形Ⅱ型

C.导水管狭窄　　D.唐氏综合征

17 患儿,女,6岁,外院检查发现颅内占位,最可能的诊断是:

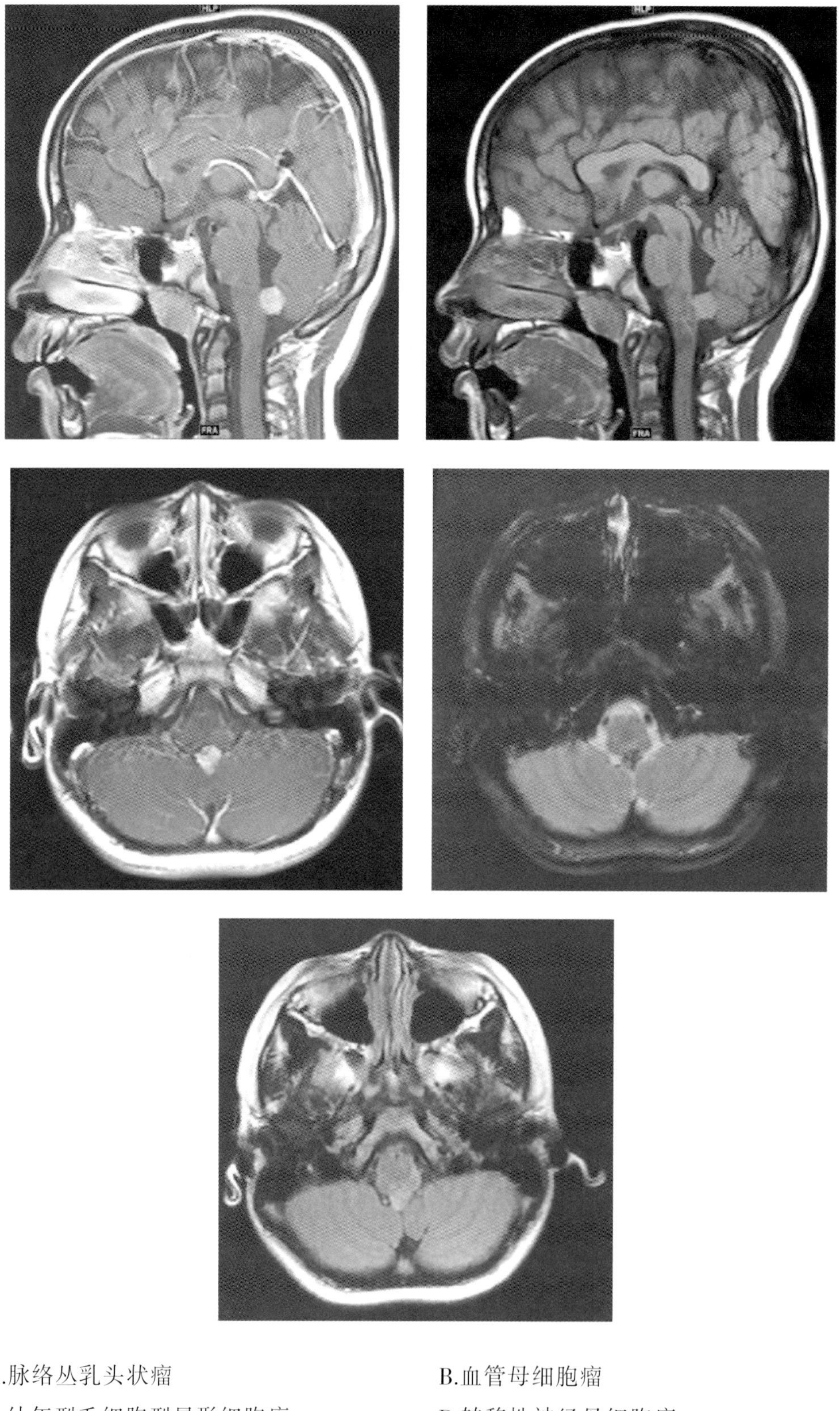

A.脉络丛乳头状瘤

B.血管母细胞瘤

C.幼年型毛细胞型星形细胞瘤

D.转移性神经母细胞瘤

18　患儿,女,出生 24 天,表现为大头畸形,诊断是:

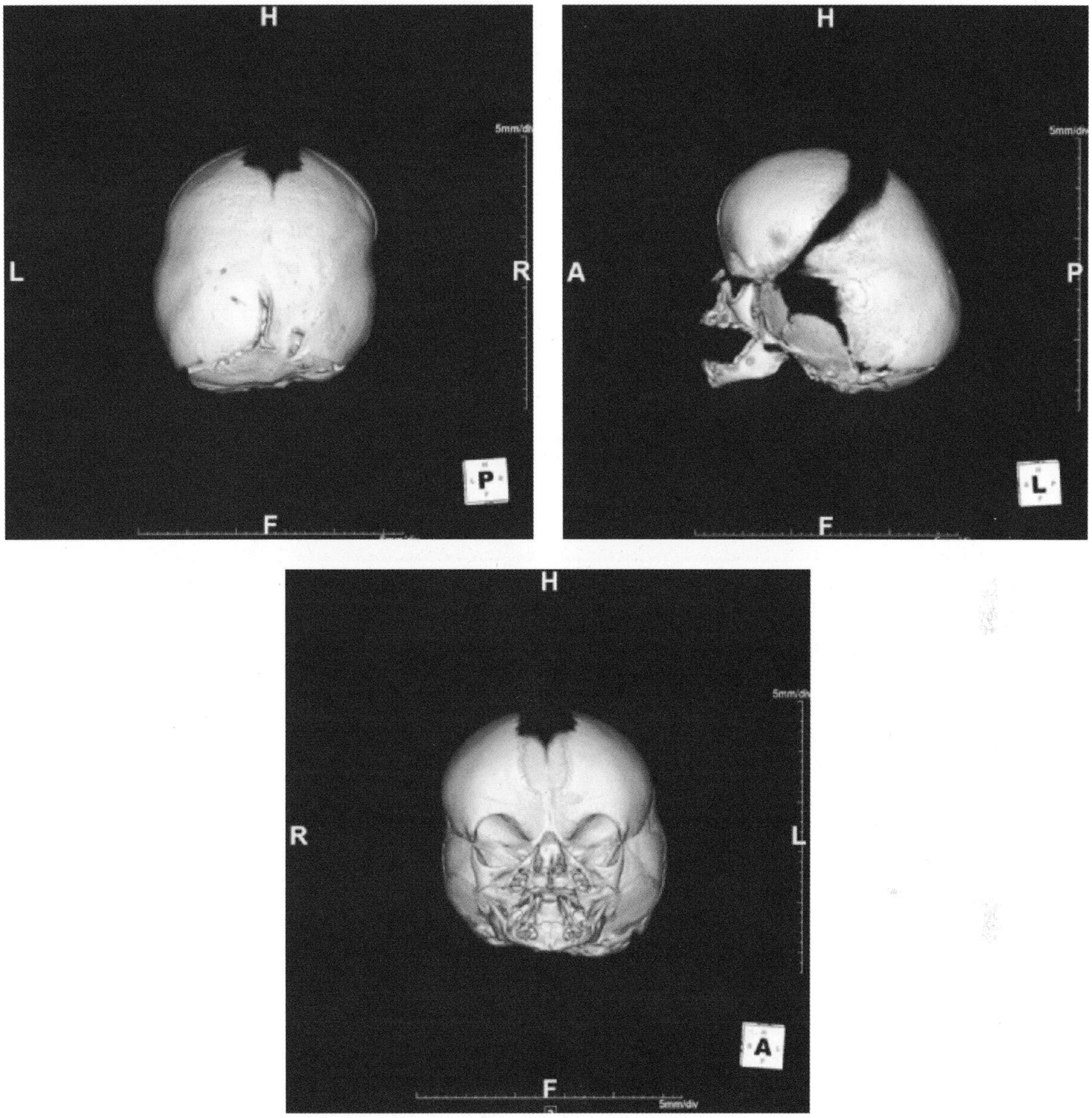

A.朗格汉斯细胞组织细胞增生症　　B.多发性骨髓瘤

C.脊髓发育不良　　D.颅缝早闭

19　患儿,男,出生 2 周,有鼻塞病史,诊断是:

A.胶质瘤　　B.脑膨出

C.真菌感染　　D.血管纤维瘤

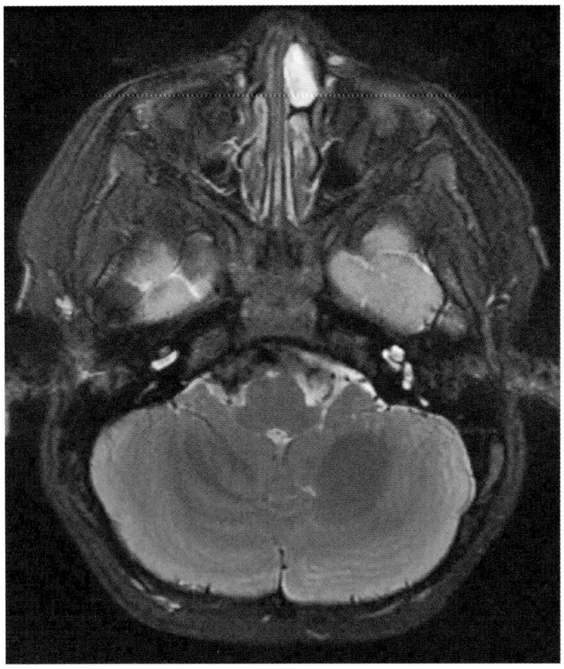

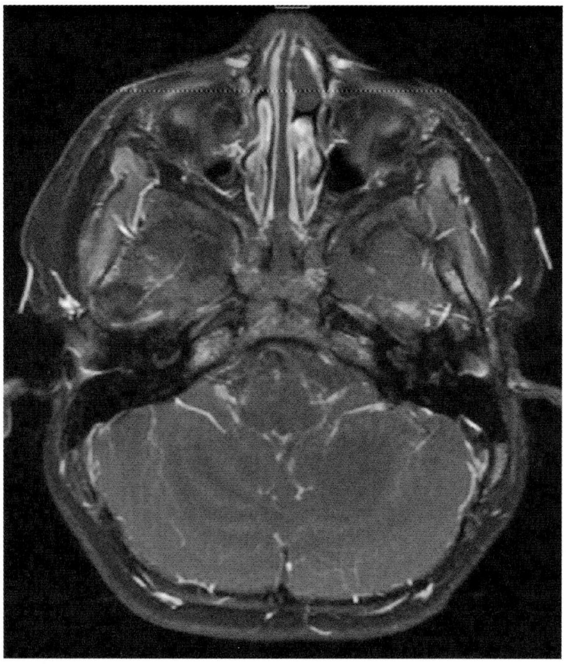

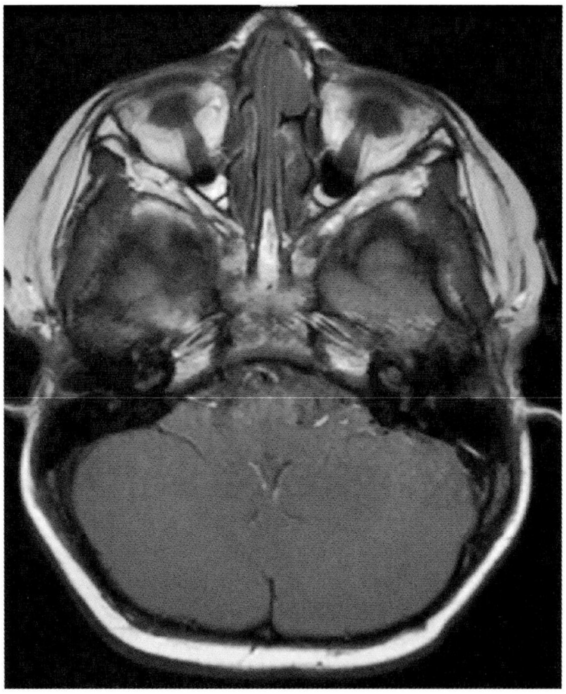

20 患者，男，17岁，自二楼窗户跌落，诊断是：

A.脑膜膨出

B.硬膜外血肿

C.朗格汉斯细胞组织细胞增生症

D.急性播散性脑脊髓炎(ADEM)

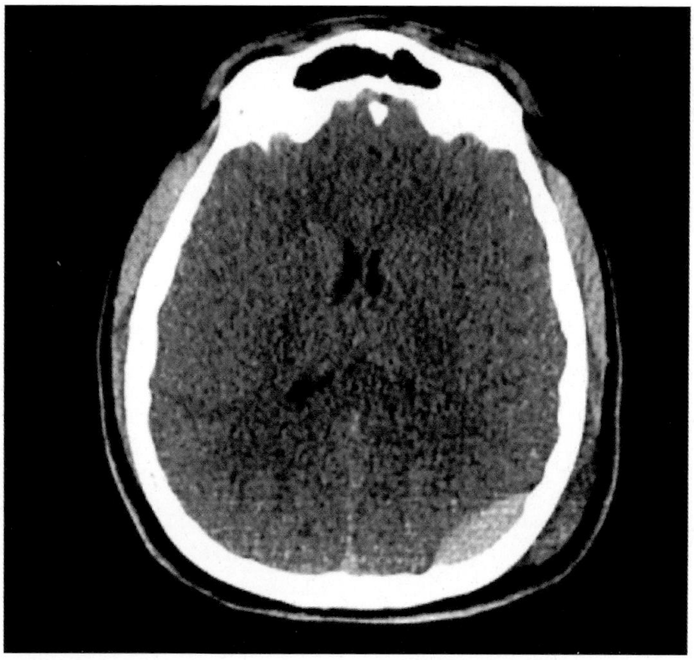

21　患儿,女,1 岁,高输出性充血性心力衰竭伴头围增大,诊断是:

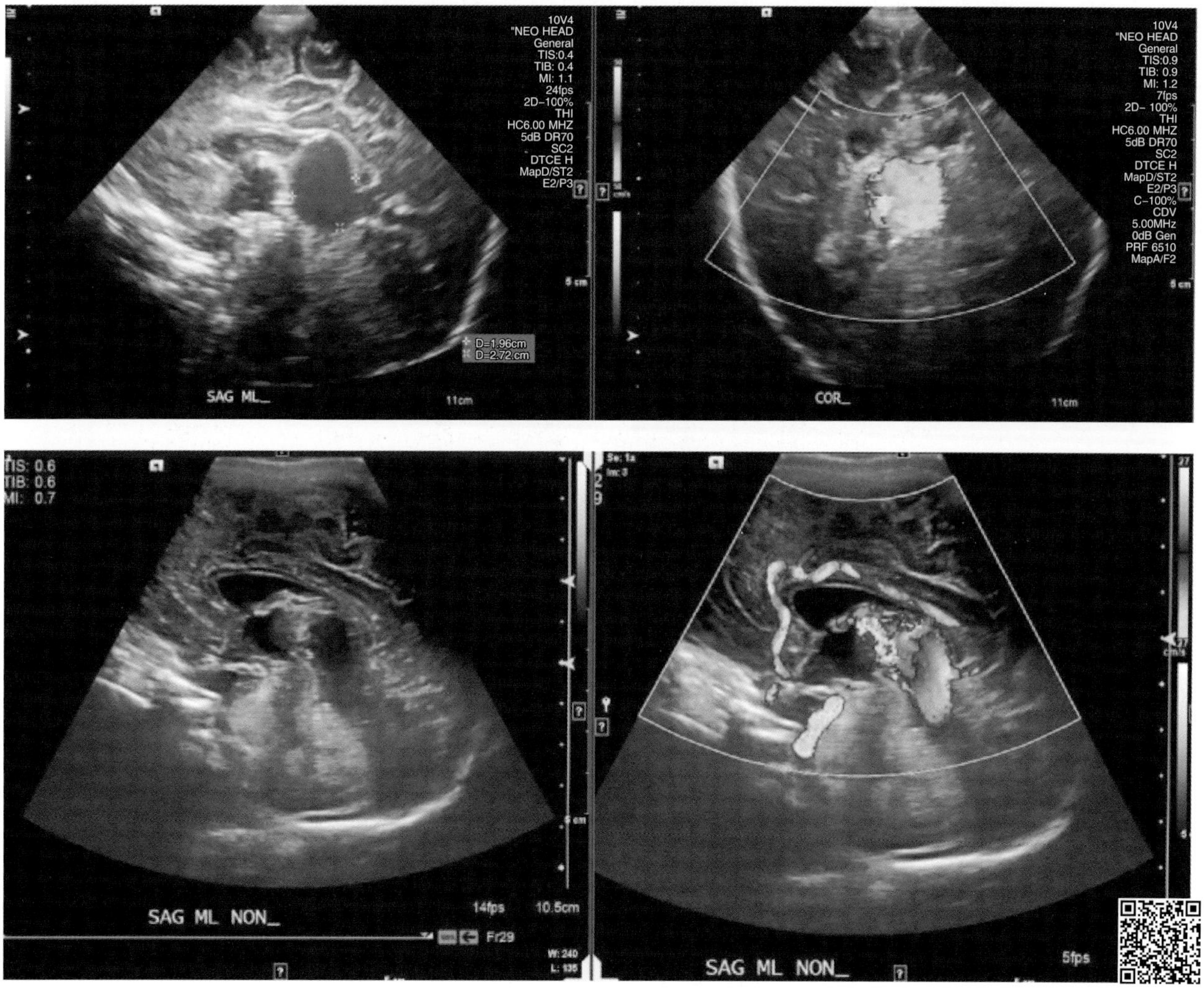

扫码看彩图

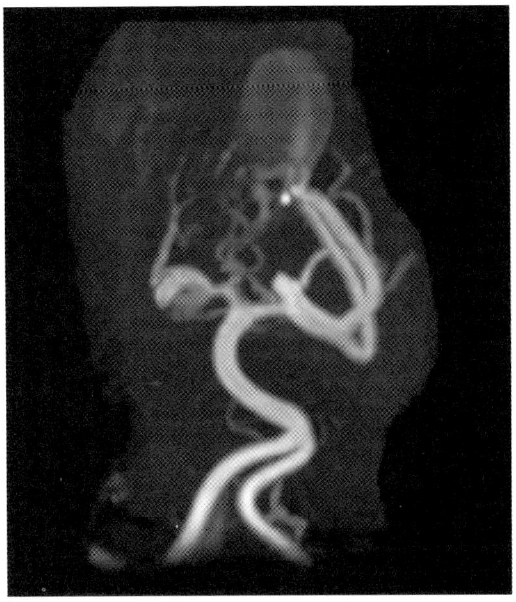

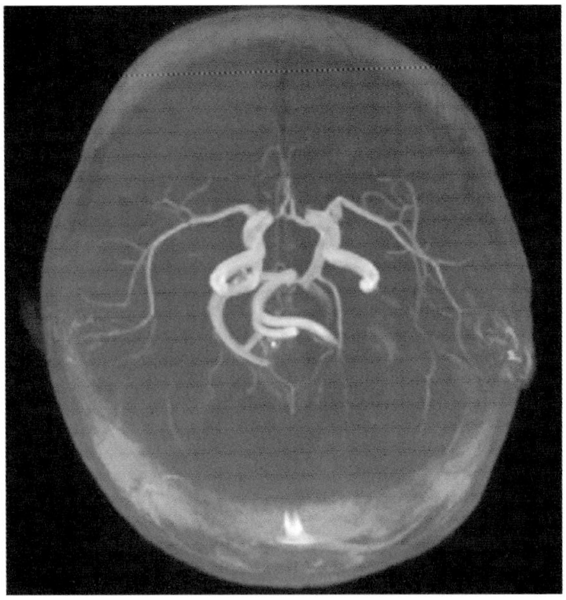

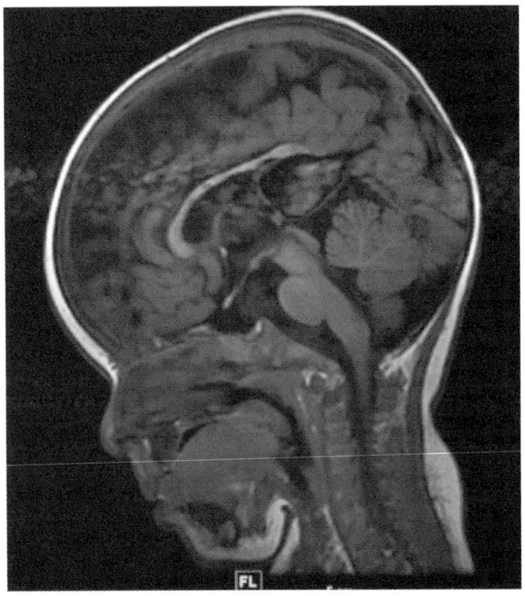

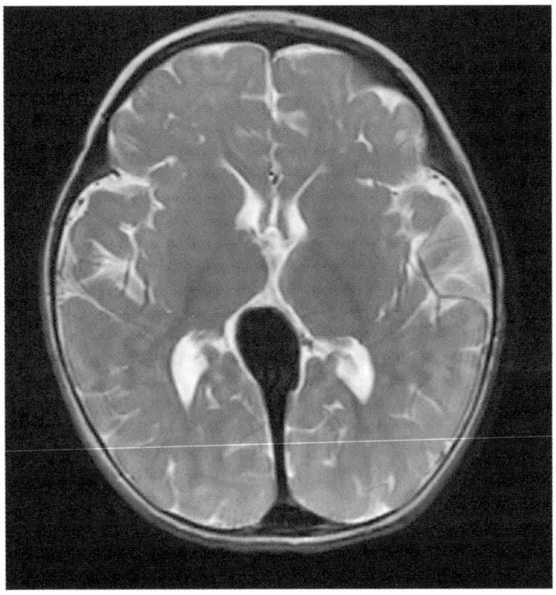

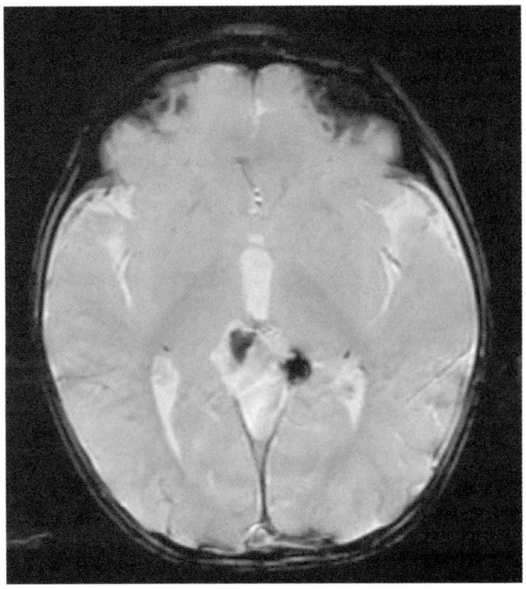

A.静脉窦栓塞　　　　　　　　B.松果体母细胞瘤

C.三侧性视网膜母细胞瘤　　　D.大脑大静脉动脉瘤样畸形

22 下一步应采取的措施是：

A.栓塞　　　　　　　　B.手术切除

C.放疗　　　　　　　　D.热消融

23 患儿，女，出生 1 天，产前超声提示异常，小头畸形。颅内异常最可能的病因是：

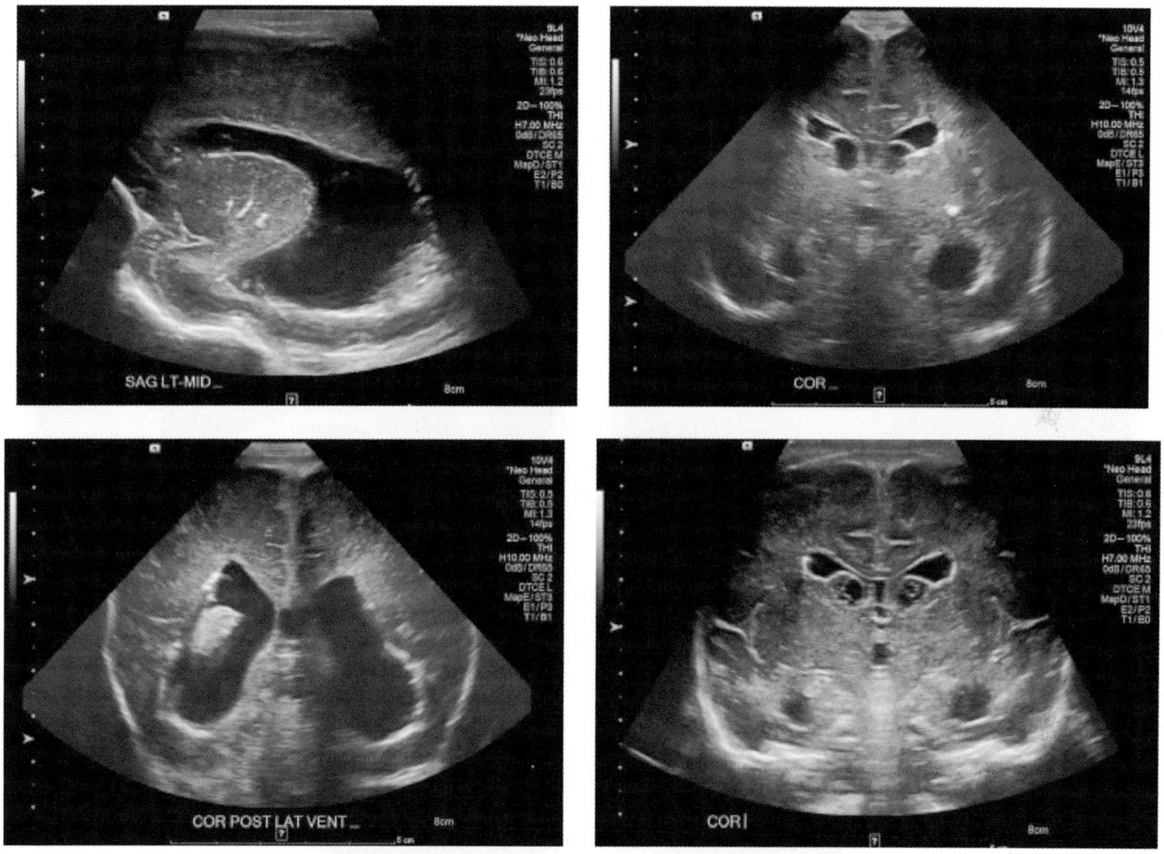

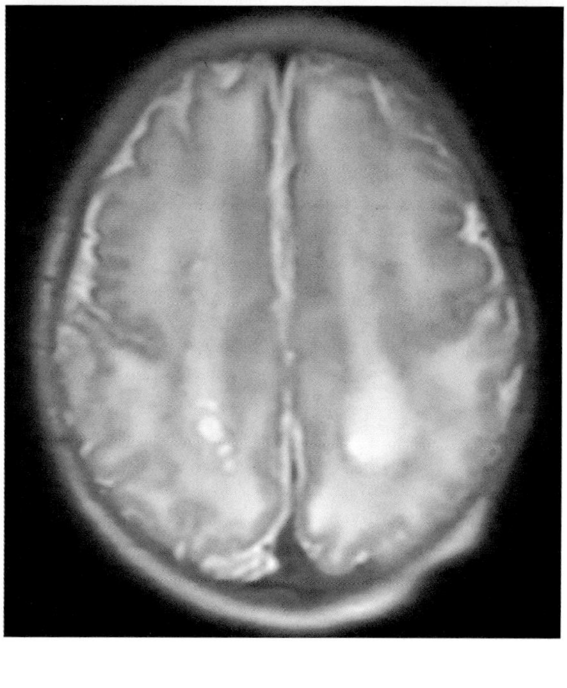

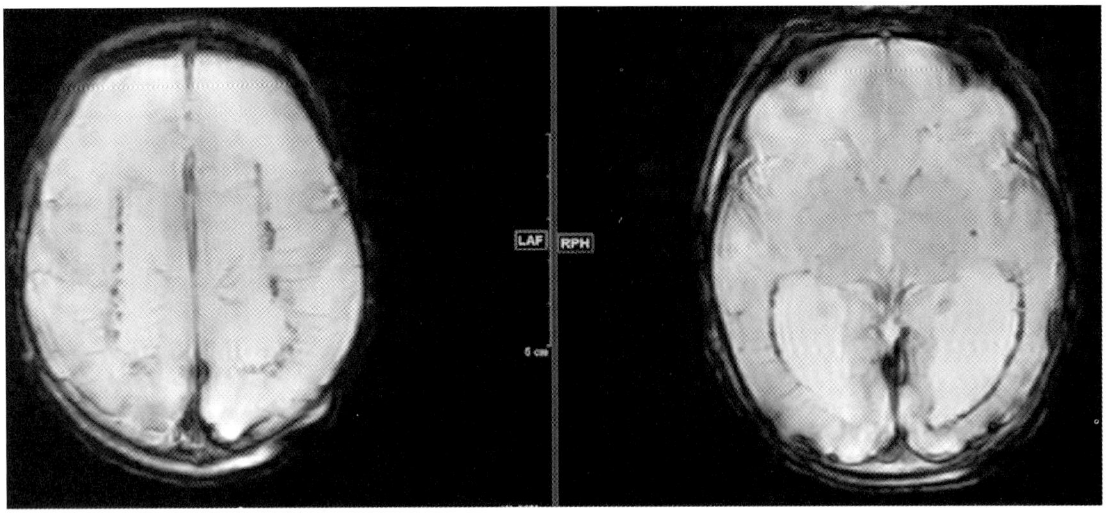

A.巨细胞病毒(CMV)感染　　B.大脑中动脉(MCA)梗死

C.先天性导水管狭窄　　D.Sturge-Weber 综合征

24　患儿,3 月龄,生长迟缓。最可能的诊断是:

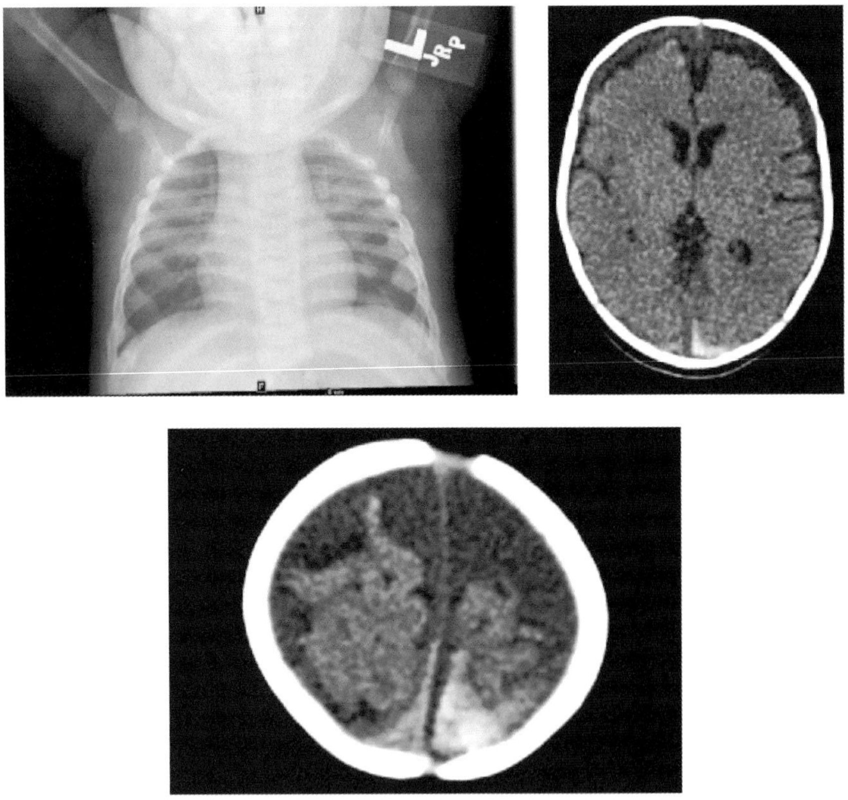

A.非意外性创伤(虐待儿童)　　B.成骨不全

C.先天性梅毒　　D.血友病

25 患儿，男，7 月龄，顶部头皮及左上颌牙槽处可触及结节。最可能的诊断是：

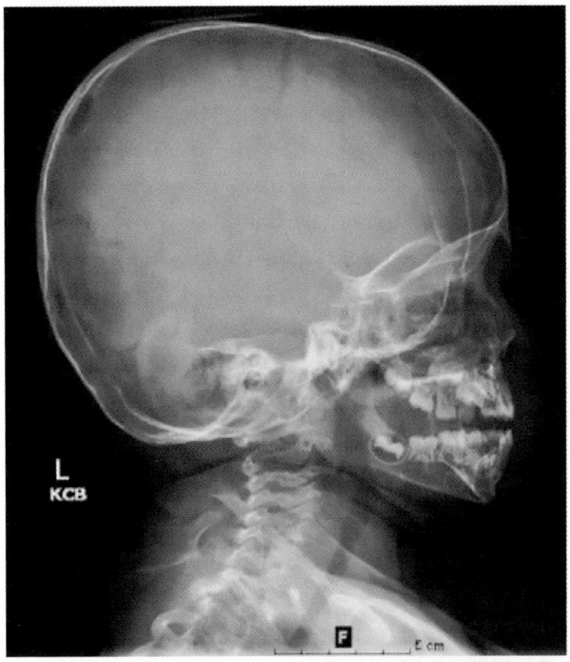

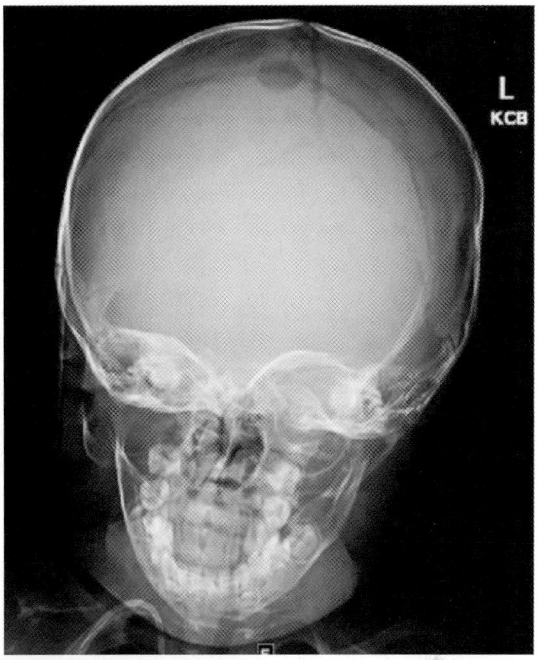

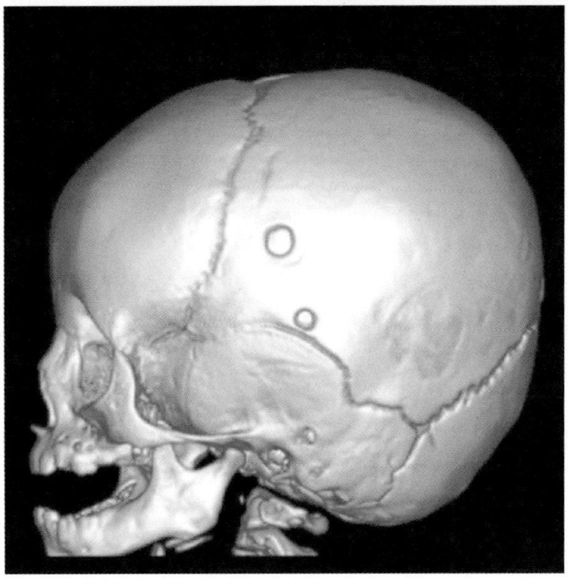

A.多发性骨髓瘤　　　　B.朗格汉斯细胞组织细胞增生症

C.神经母细胞瘤转移　　　　D.头颅血肿

26 患儿，男，6 岁，左足震颤。最可能的诊断是：

A.多发性硬化症　　　　B.脑白质营养不良

C.急性播散性脑脊髓炎　　　　D.TORCH 感染

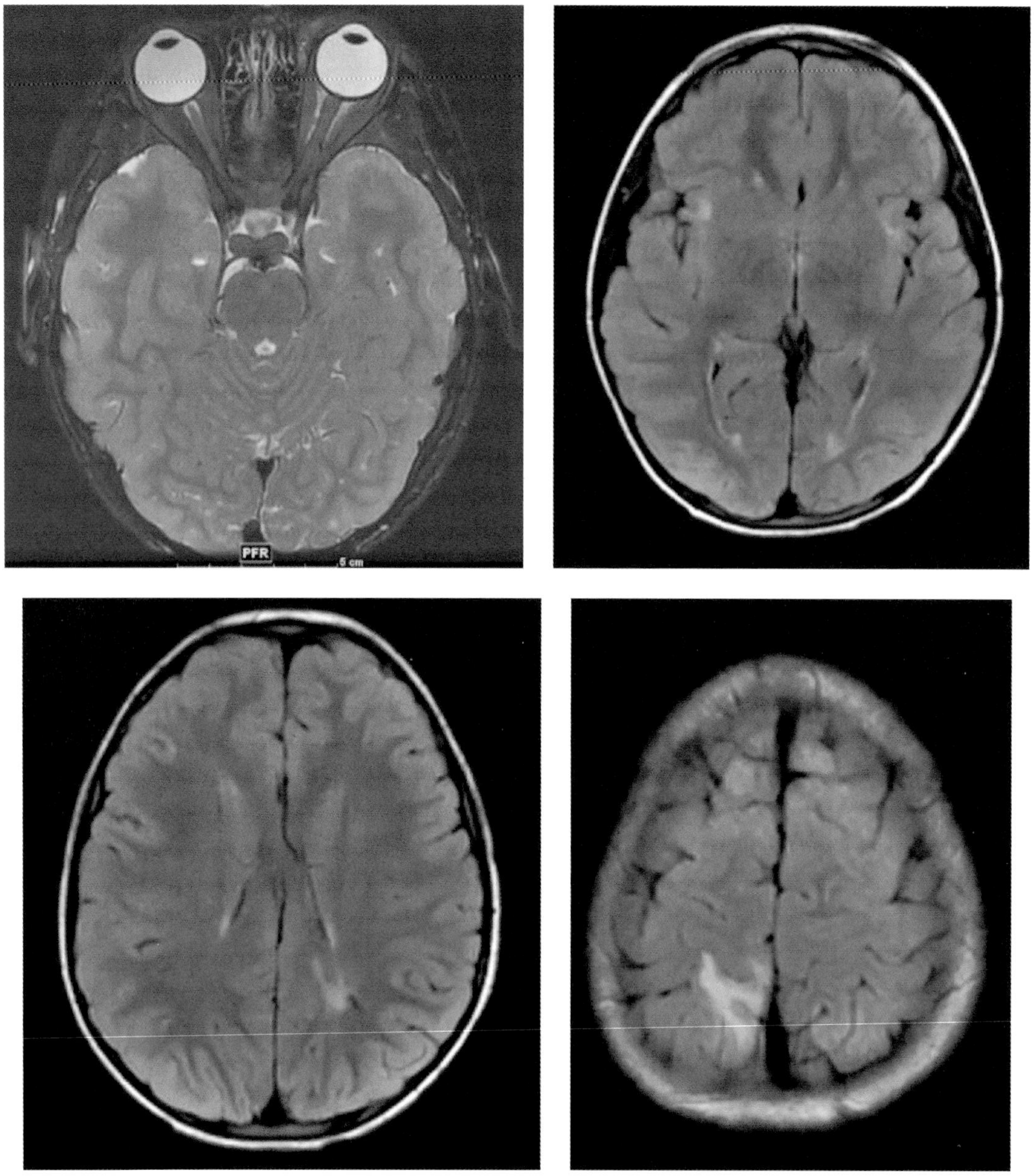

27 患儿，男，11 岁，头痛和视力障碍。最可能的诊断是：

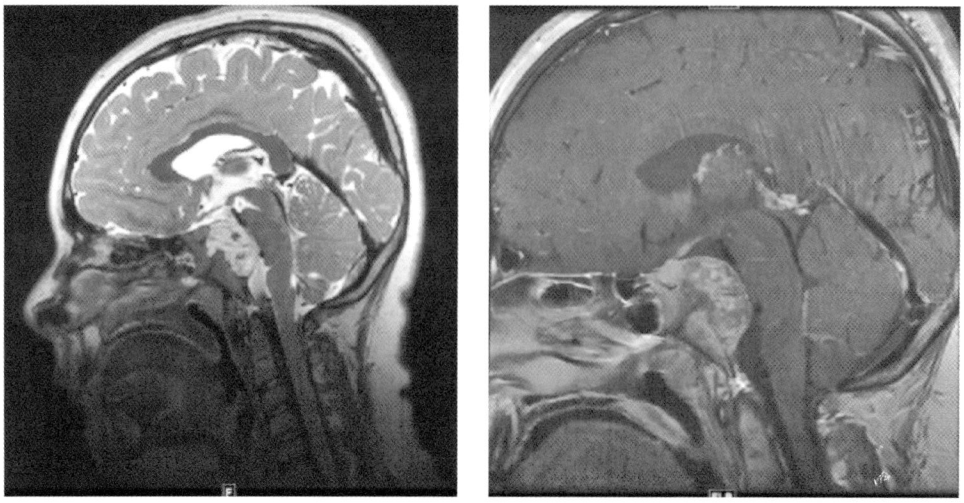

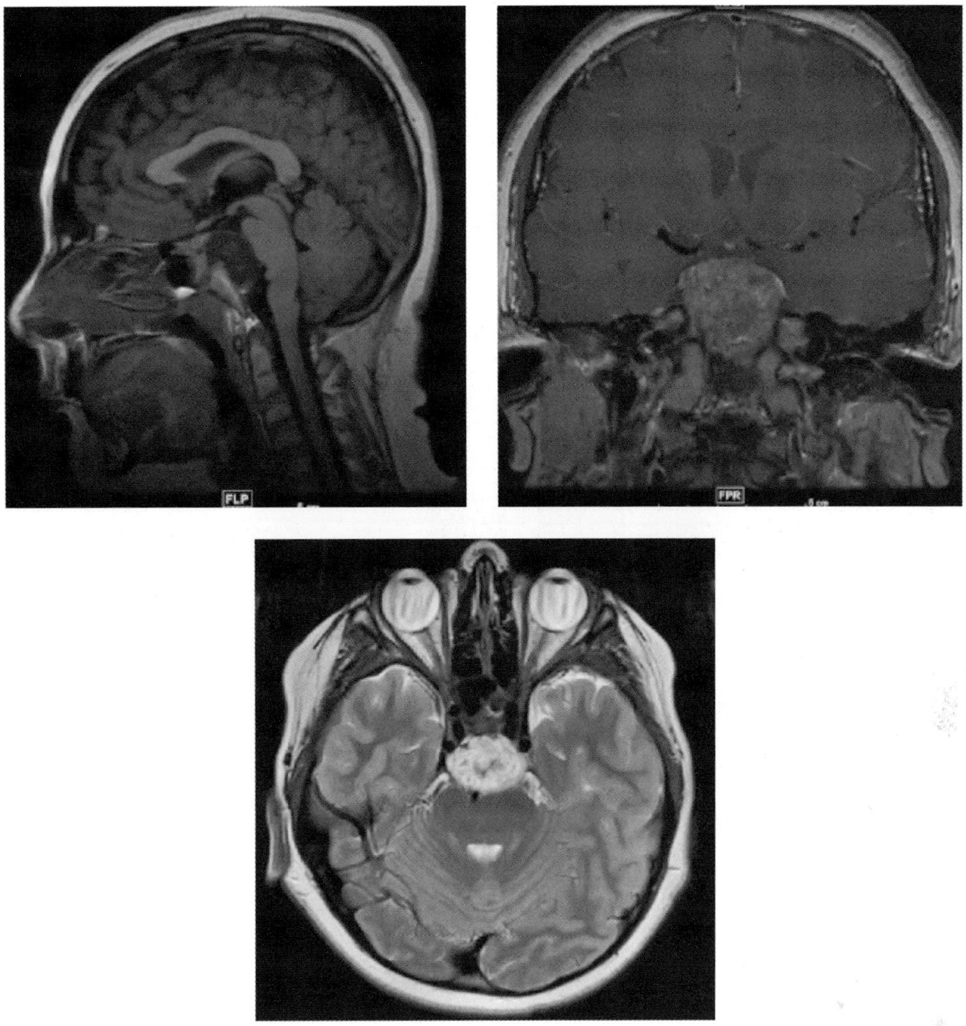

A.松果体母细胞瘤　　B.畸胎瘤

C.脊索瘤　　D.神经母细胞瘤

头颈部

28　患儿，男，4 岁，因喉咙痛、颈部僵直从外院转诊。行颈部 X 线检查后，下一步建议是：

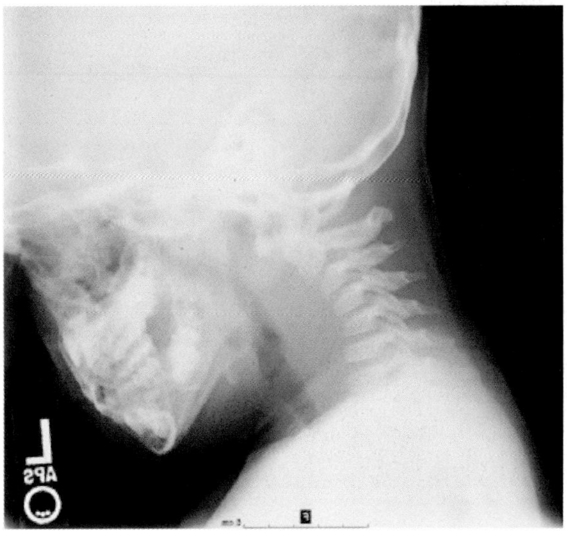

A.外科咨询　　B.颈部 CT 增强扫描

C.静脉注射抗生素　　D.静脉注射类固醇

29　诊断是：

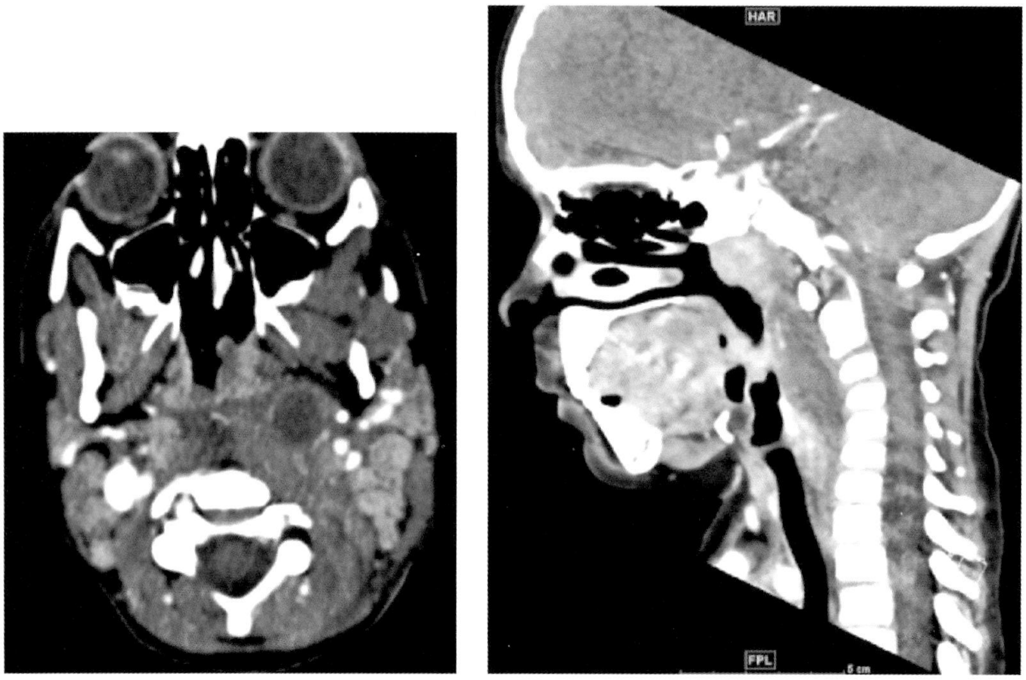

A.哮吼　　B.咽后脓肿

C.残留异物　　D.会厌炎

30　患儿，男，出生 4 周，有唐氏综合征和呼吸窘迫病史。最可能的诊断是：

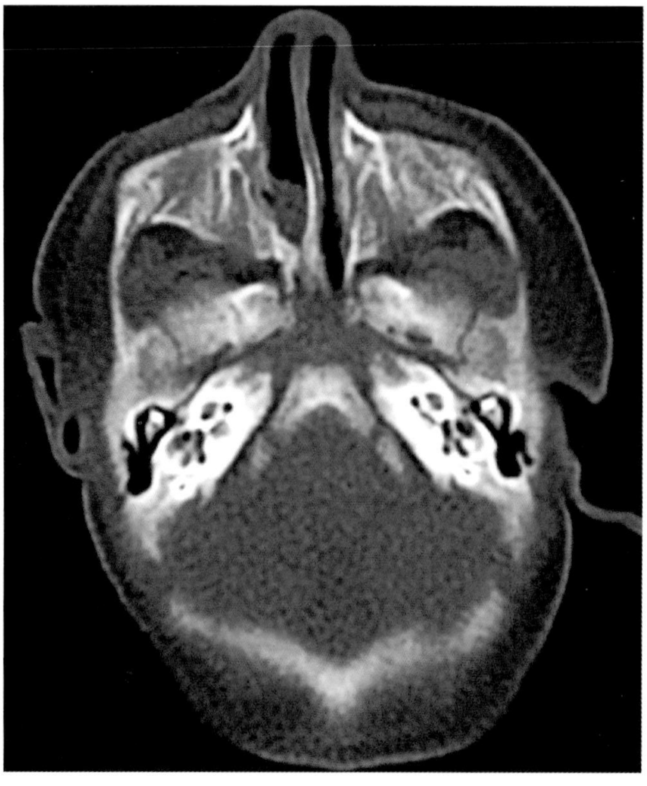

A.后鼻孔闭锁　　　　B.鼻皮样囊肿

C.鼻泪管黏液囊肿　　　　D.鼻脑膨出

31　既往体健的 15 岁男孩，出现左侧鼻塞症状。最可能的诊断是：

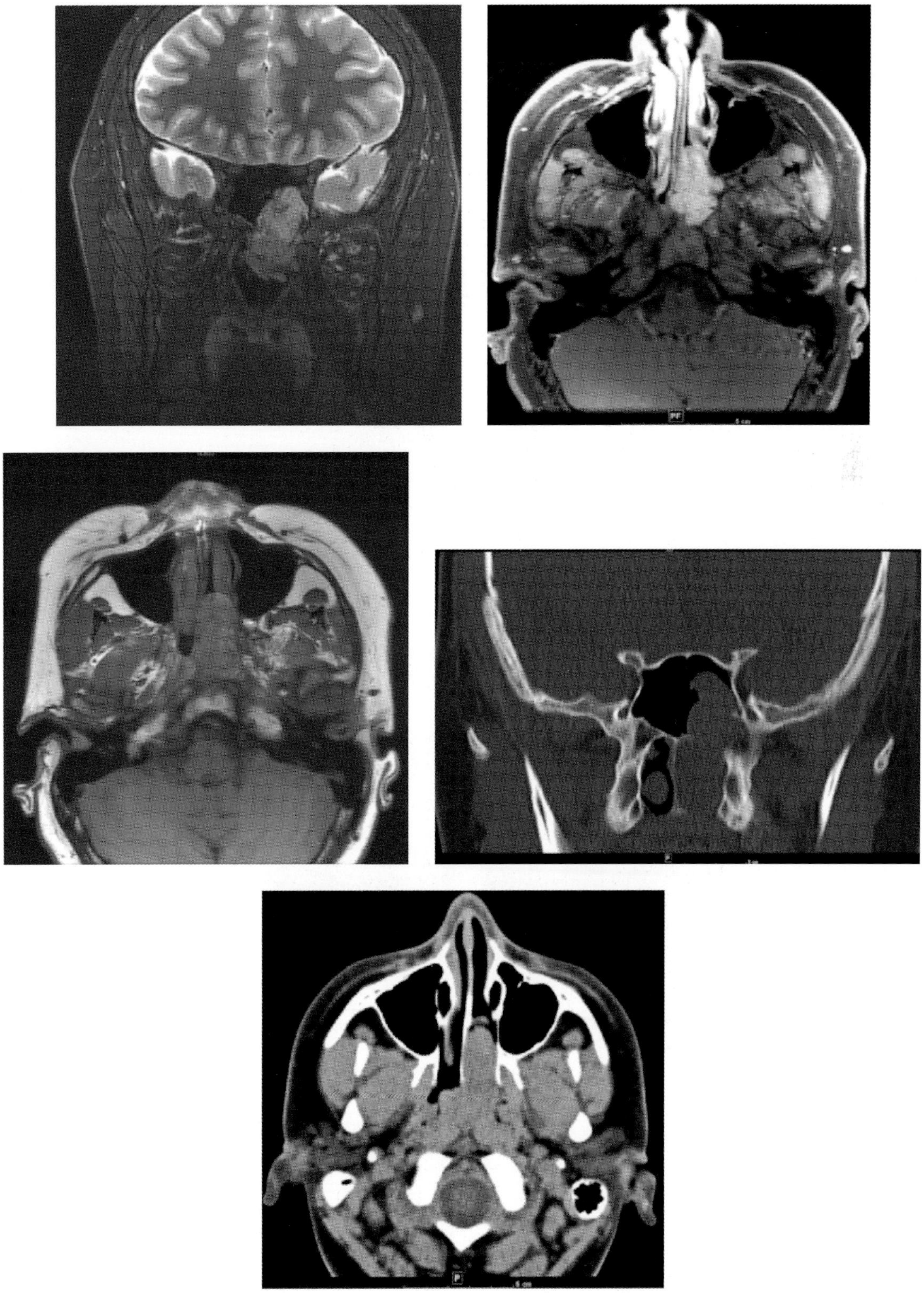

A.横纹肌肉瘤　　　　B.朗格汉斯细胞组织细胞增生症

C.鼻腔鼻窦曲霉菌病　　　　D.青少年鼻咽血管纤维瘤

32 此肿块最常见的供血血管是:

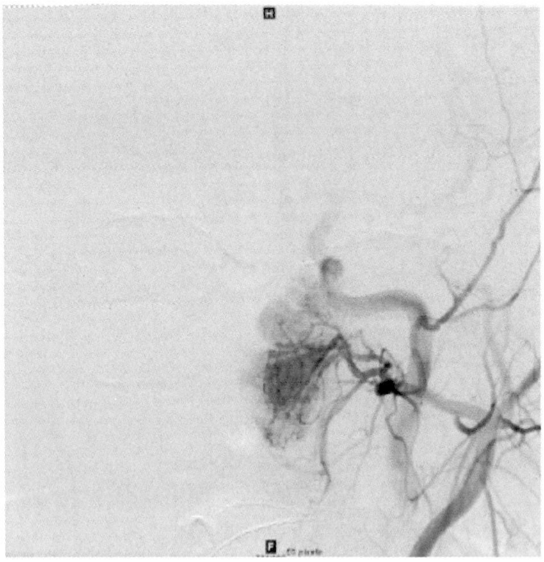

A.颌内动脉　　　　B.眼动脉

C.面动脉　　　　D.椎动脉

33 患儿,男,4 月龄,眼科检查发现异常。最可能的诊断是:

A.初级玻璃体持续性增生症　　　　B.视网膜母细胞瘤

C.早产儿视网膜病　　　　D.眼眶弓蛔虫病

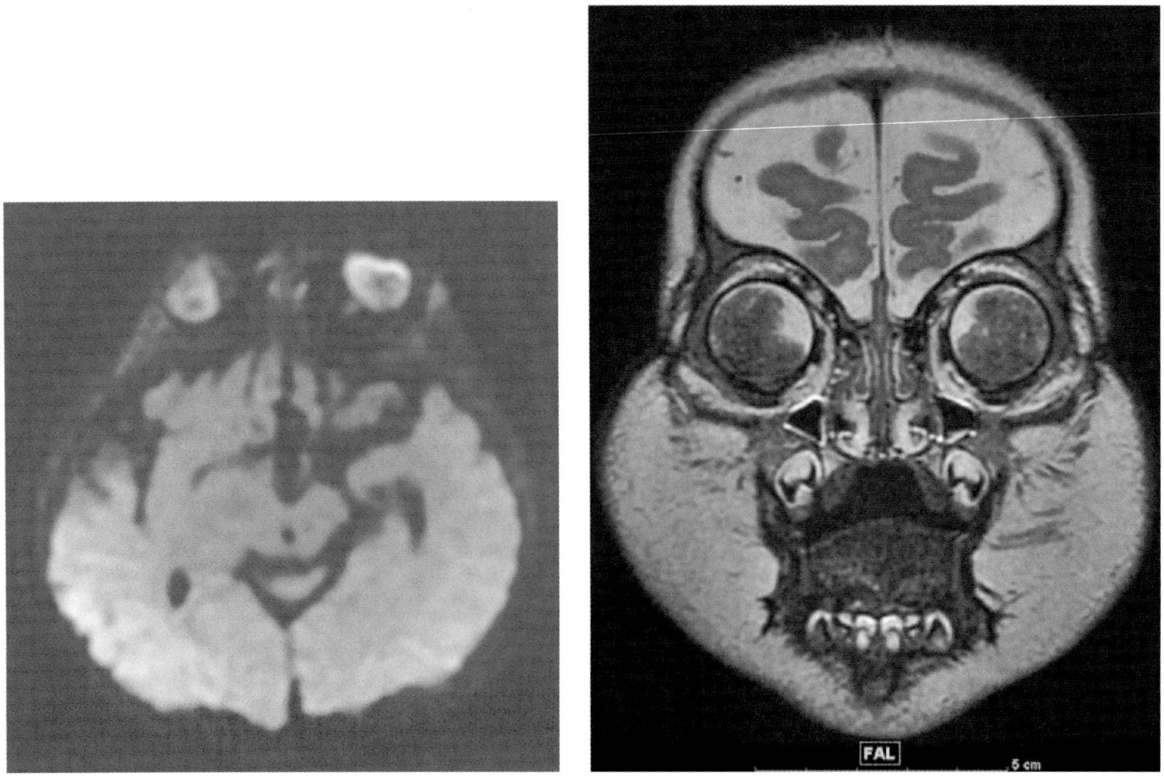

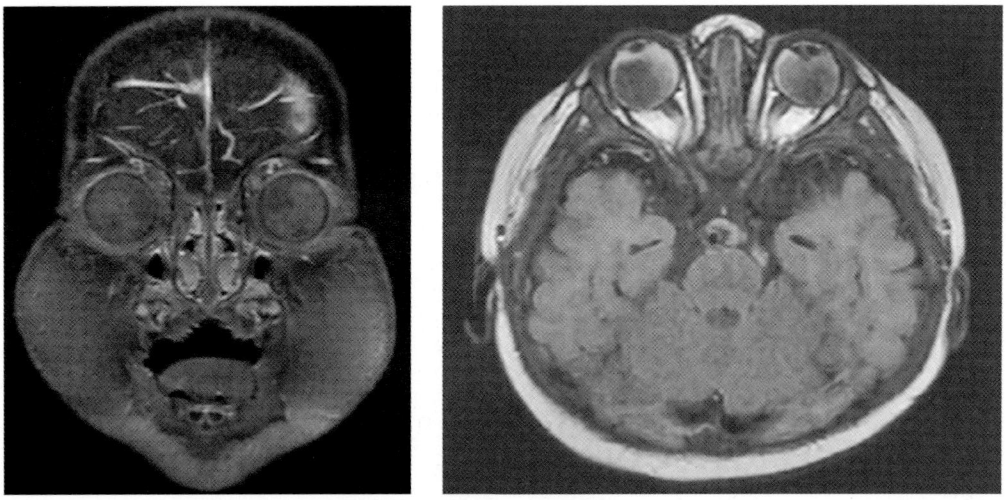

34　患儿,男,3 岁,发现左颈部肿块,最可能的诊断是:

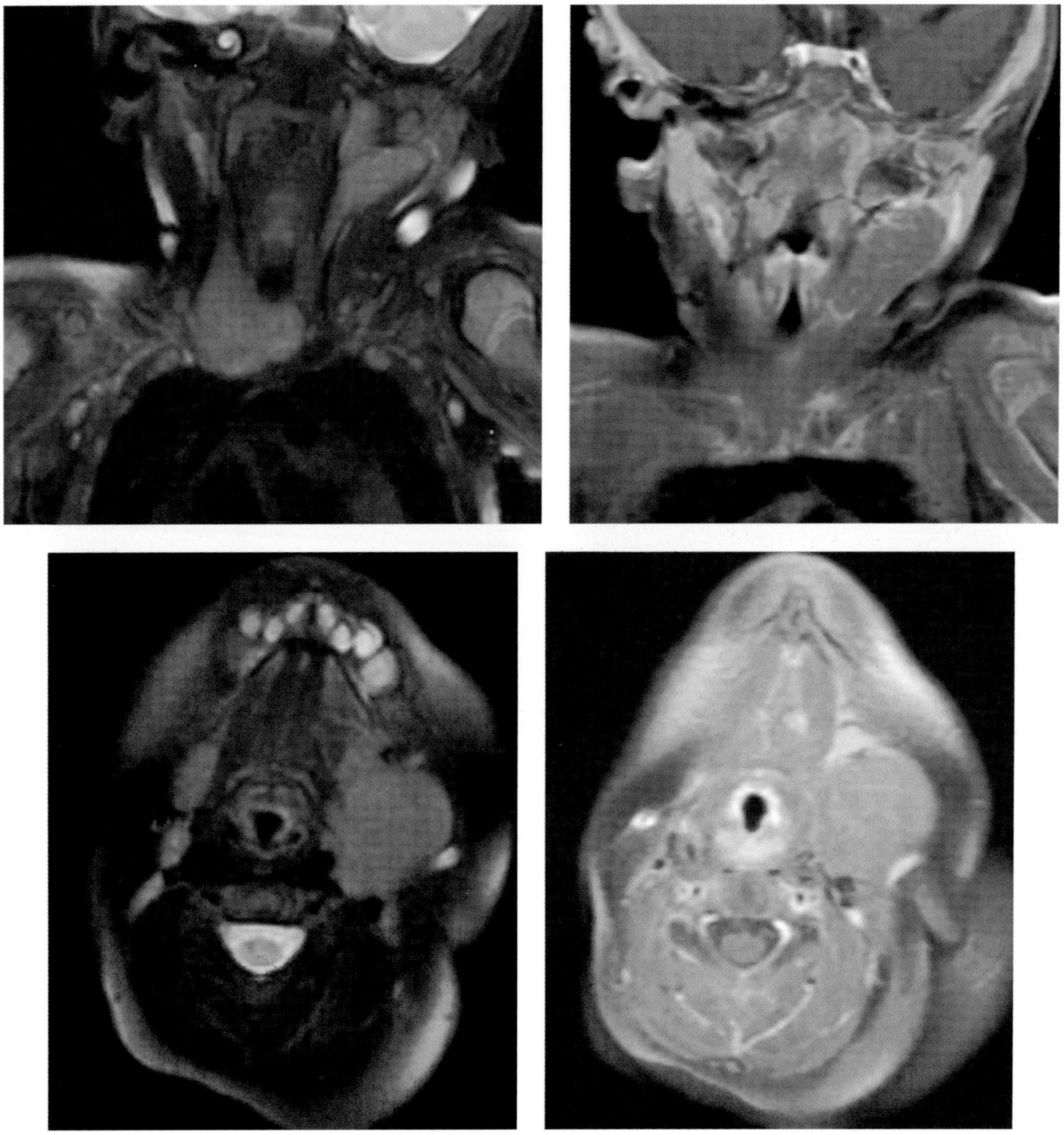

A.横纹肌肉瘤　　B.异位胸腺

C.甲状腺乳头状癌　　D.甲状舌管囊肿

35　患儿，男，4 岁，右侧面部肿胀。下列最可能受累的唾液腺是：

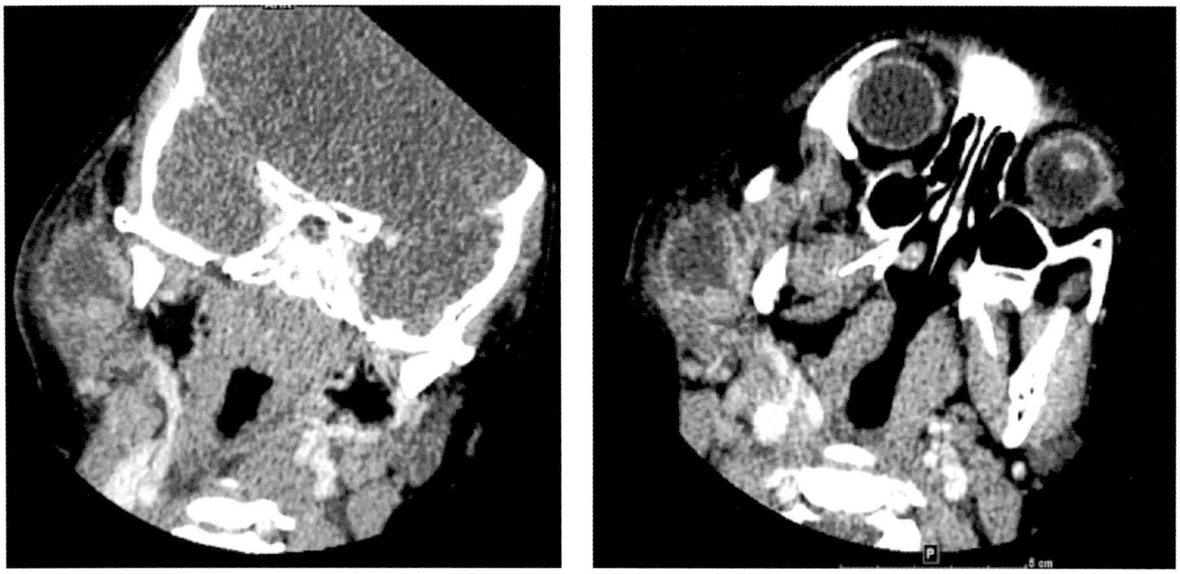

A.腮腺　　B.颌下腺

C.舌下腺　　D.小唾液腺

36　患儿，女，4 岁，发现胸骨上切迹颈部肿块。最可能的诊断是：

A.甲状舌管囊肿　　B.甲状腺炎

C.异位胸腺　　D.鳃裂囊肿

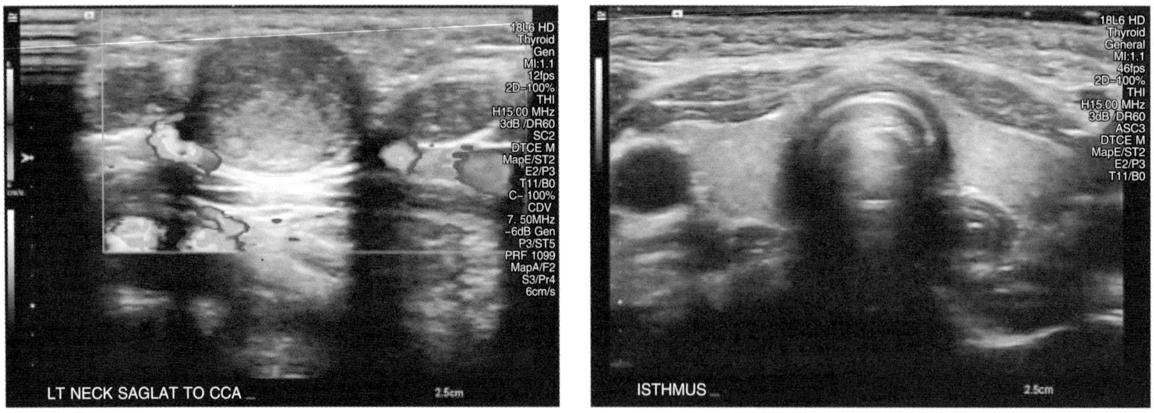

扫码看彩图

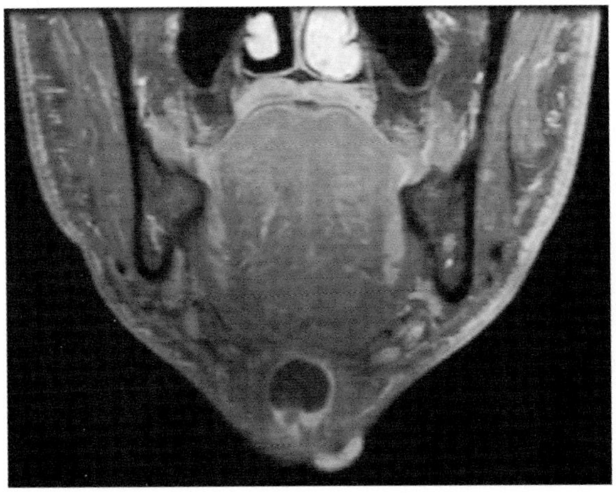

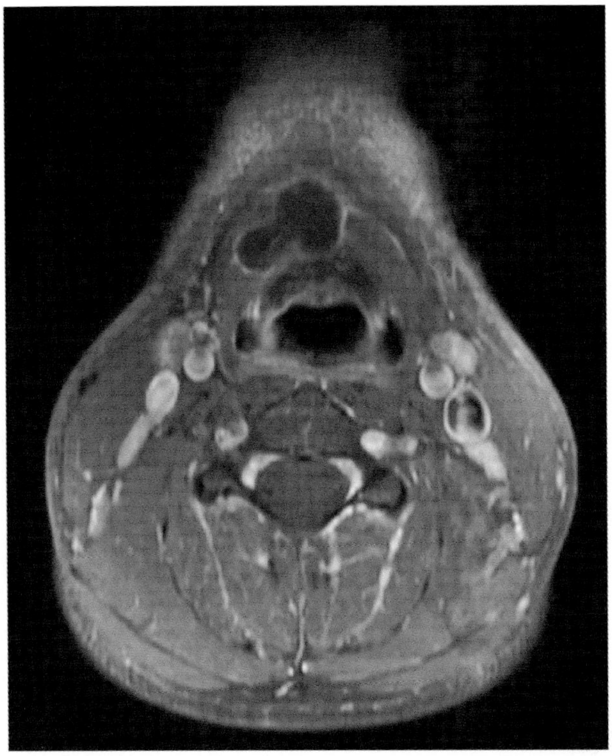

37　患儿,2 月龄,产前发现颈部肿块,最可能的诊断是:

A.颈部畸胎瘤　　　　B.脉管畸形

C.甲状舌管囊肿　　　D.第二鳃裂囊肿

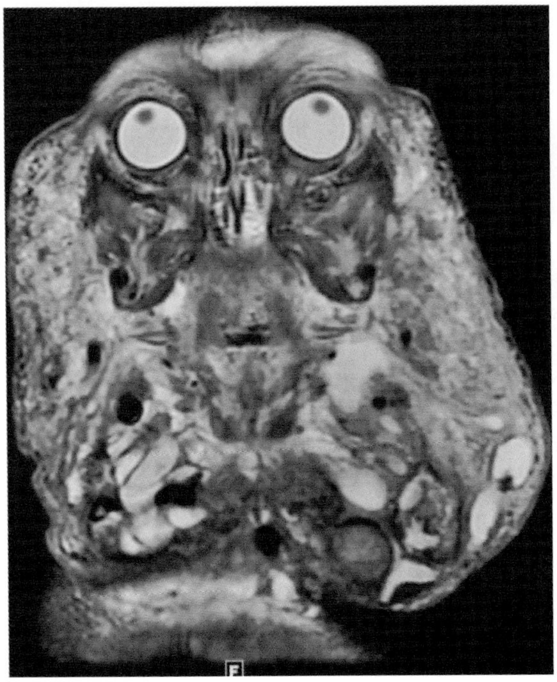

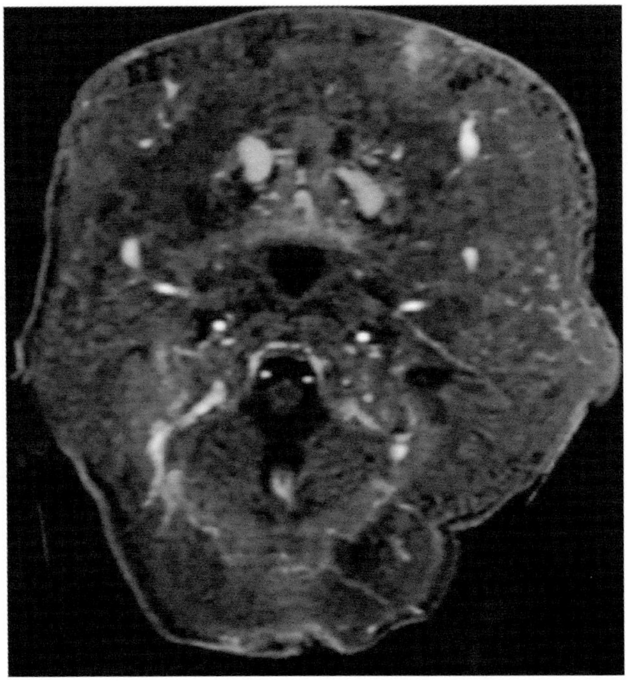

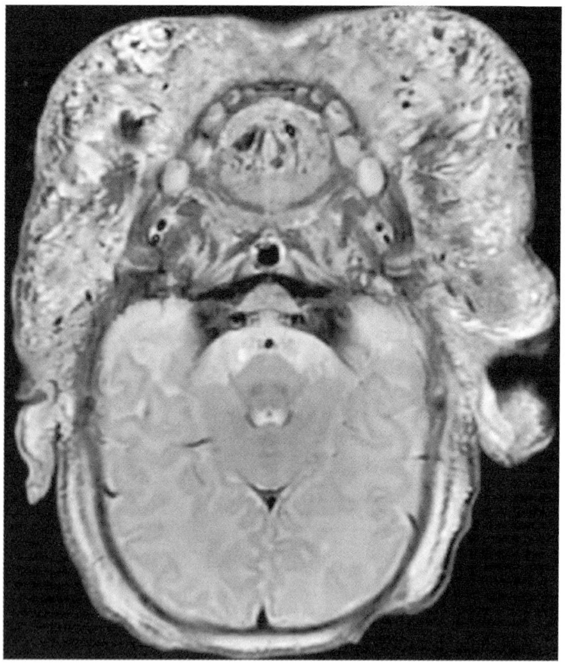

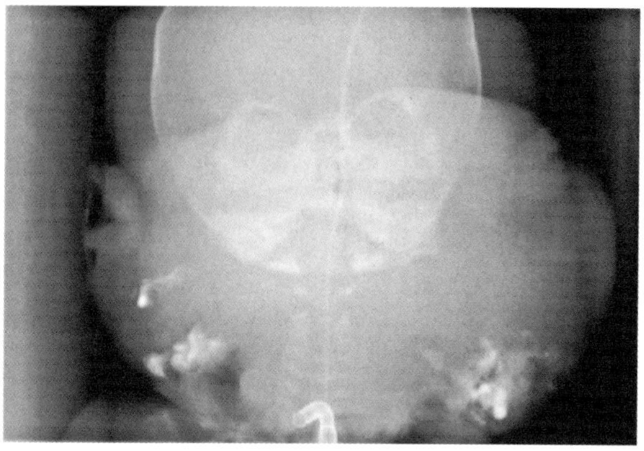

38 患儿，女，出生 29 天，右颈部肿胀。最可能的诊断是：

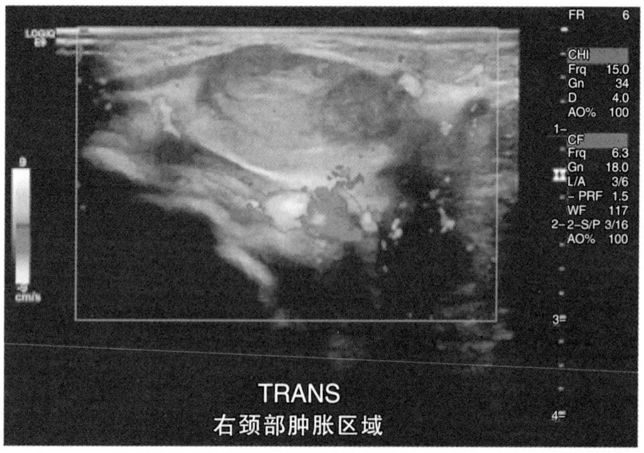

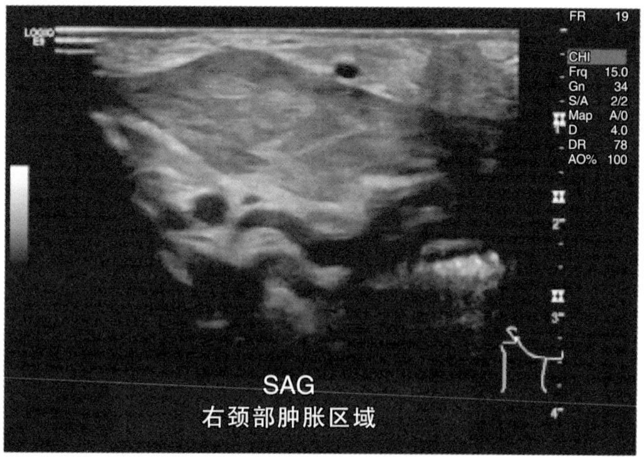

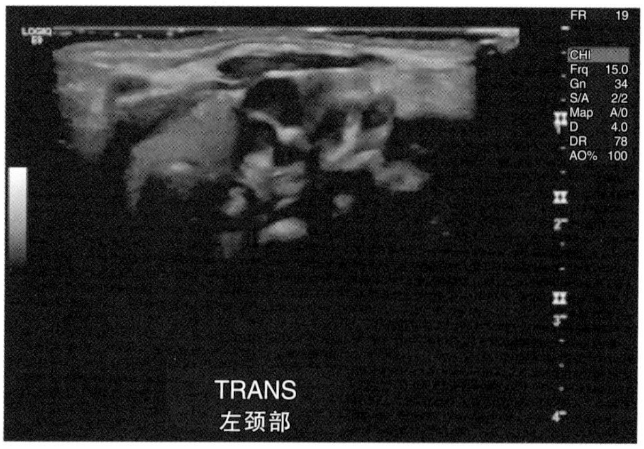

扫码看彩图

A.淋巴瘤　　B.血管瘤

C.颈纤维瘤病　　D.淋巴结炎

脊柱

39　20 岁妊娠女性，胎儿胎龄 20 周。最可能的诊断是：

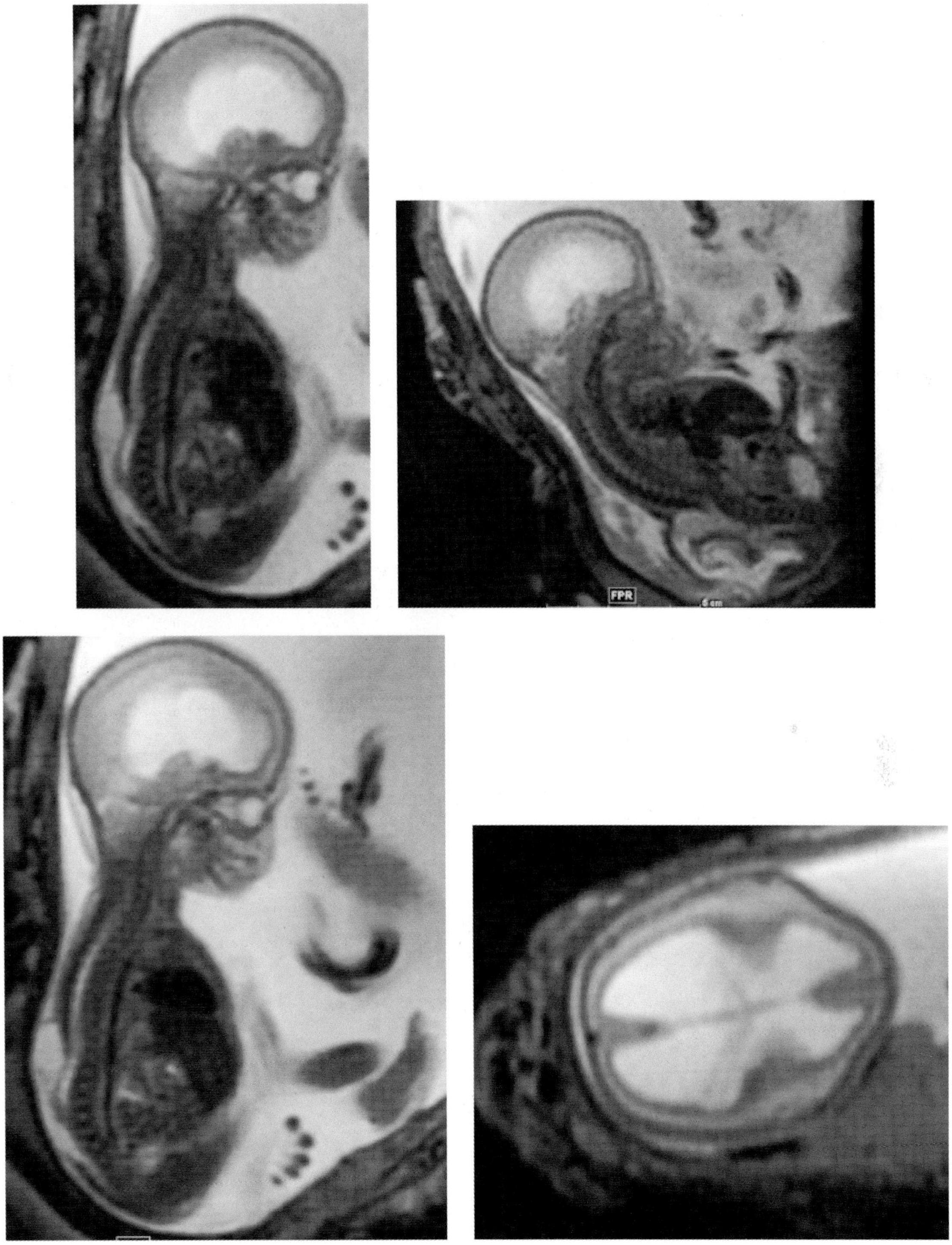

A.Dandy-Walker 畸形　　　　B.巨脑畸形

C.Chiari 畸形Ⅰ型　　　　D.Chiari 畸形Ⅱ型

40 患儿，女，3 岁，身材矮小。最可能的诊断是：

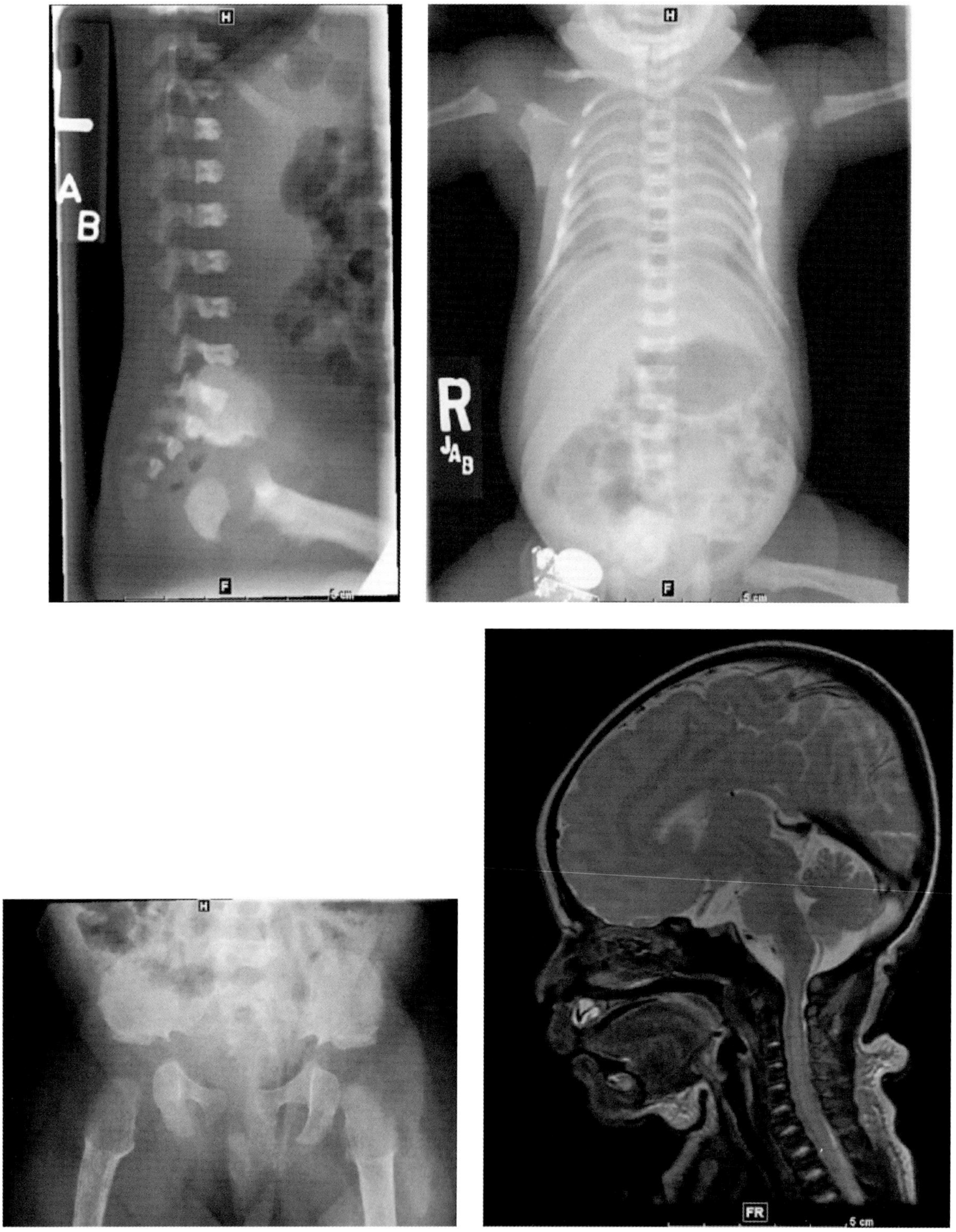

A.Jeune 综合征　　B.软骨发育不全

C.致死性侏儒症　　D.奥利尔病

41 患者，男，18 岁，有慢性骨髓炎和背痛病史。最可能的诊断是：

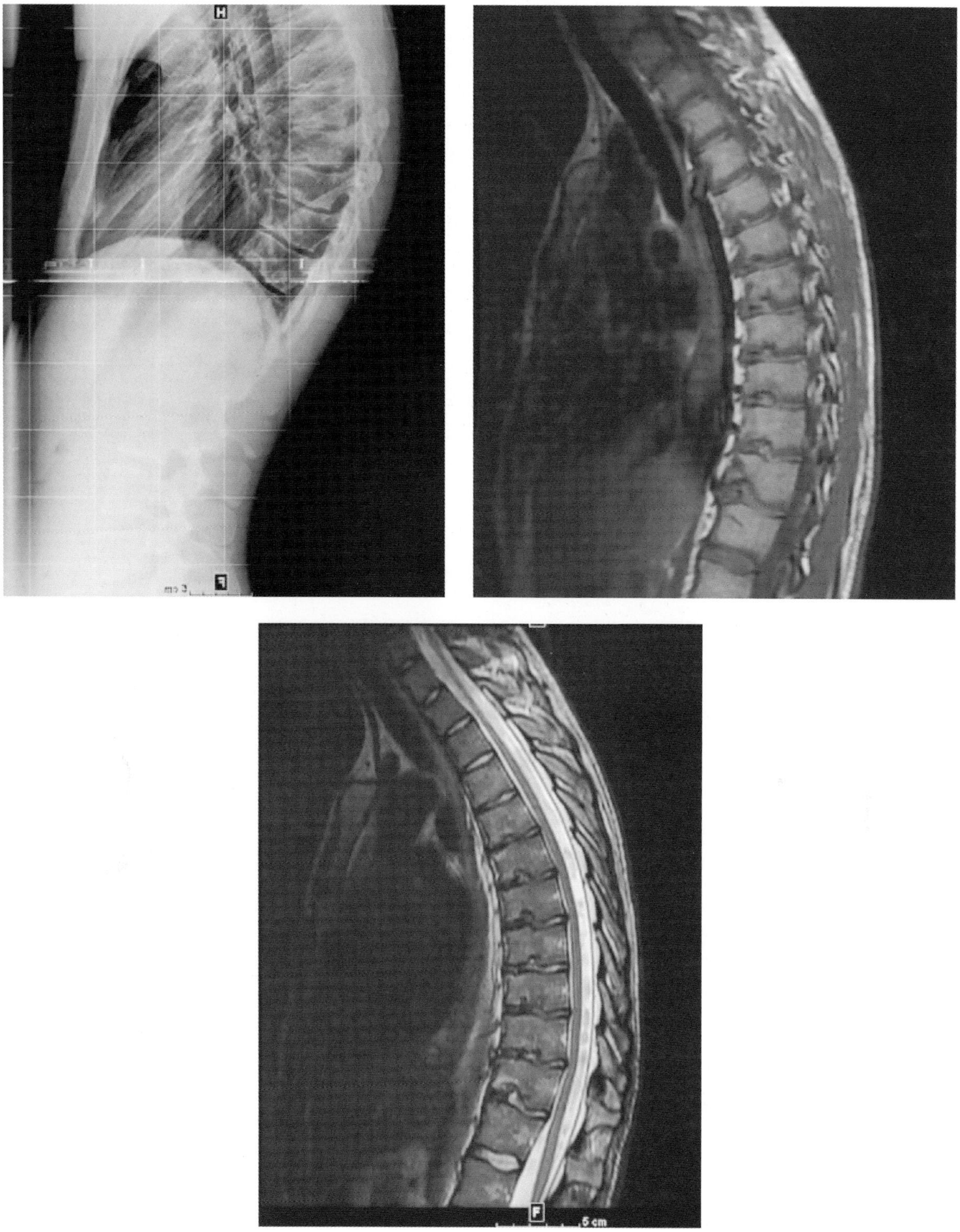

A.椎间盘炎骨髓炎

B.椎体压缩性骨折

C.椎体血管瘤

D.舒尔曼病

42 患儿,男,9 岁,多发畸形。最可能的诊断是:

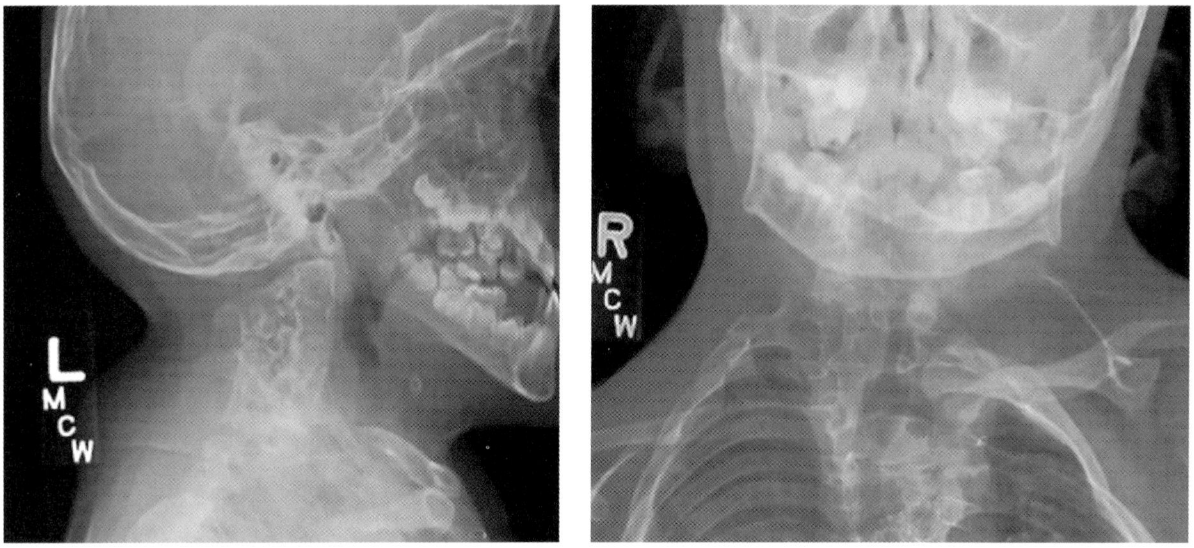

A.Klippel-Feil 综合征　　B.莫基奥综合征(黏多糖贮积症Ⅳ型)

C.戈勒姆病　　D.成骨不全

43 患者,男,15 岁,背部疼痛和渐进性下肢无力。最可能的诊断是:

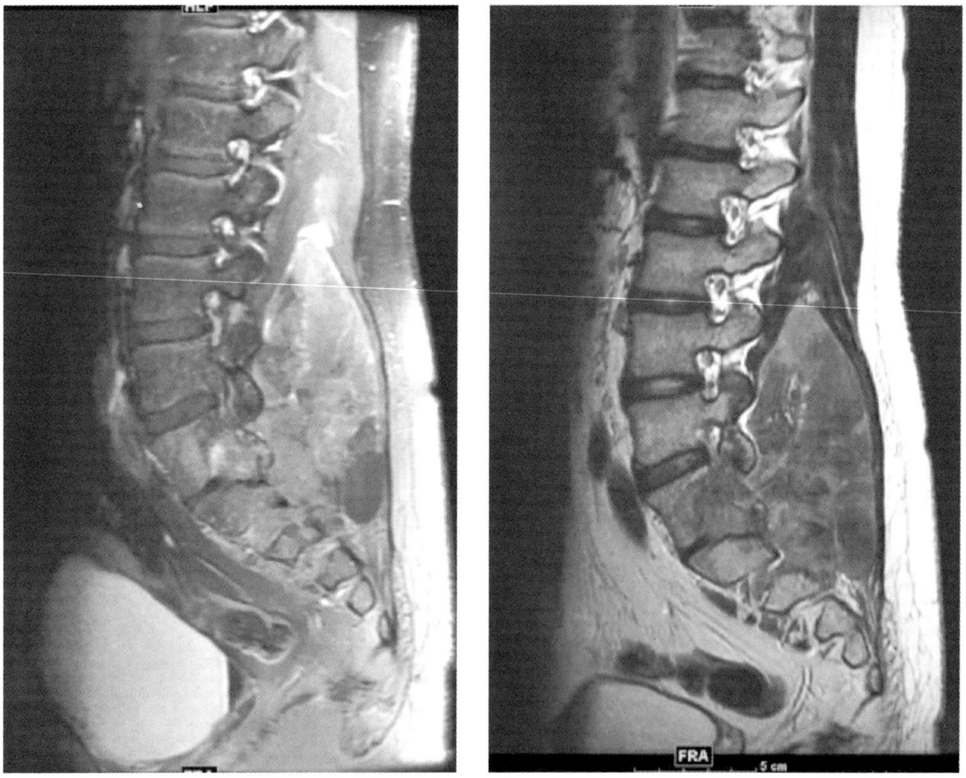

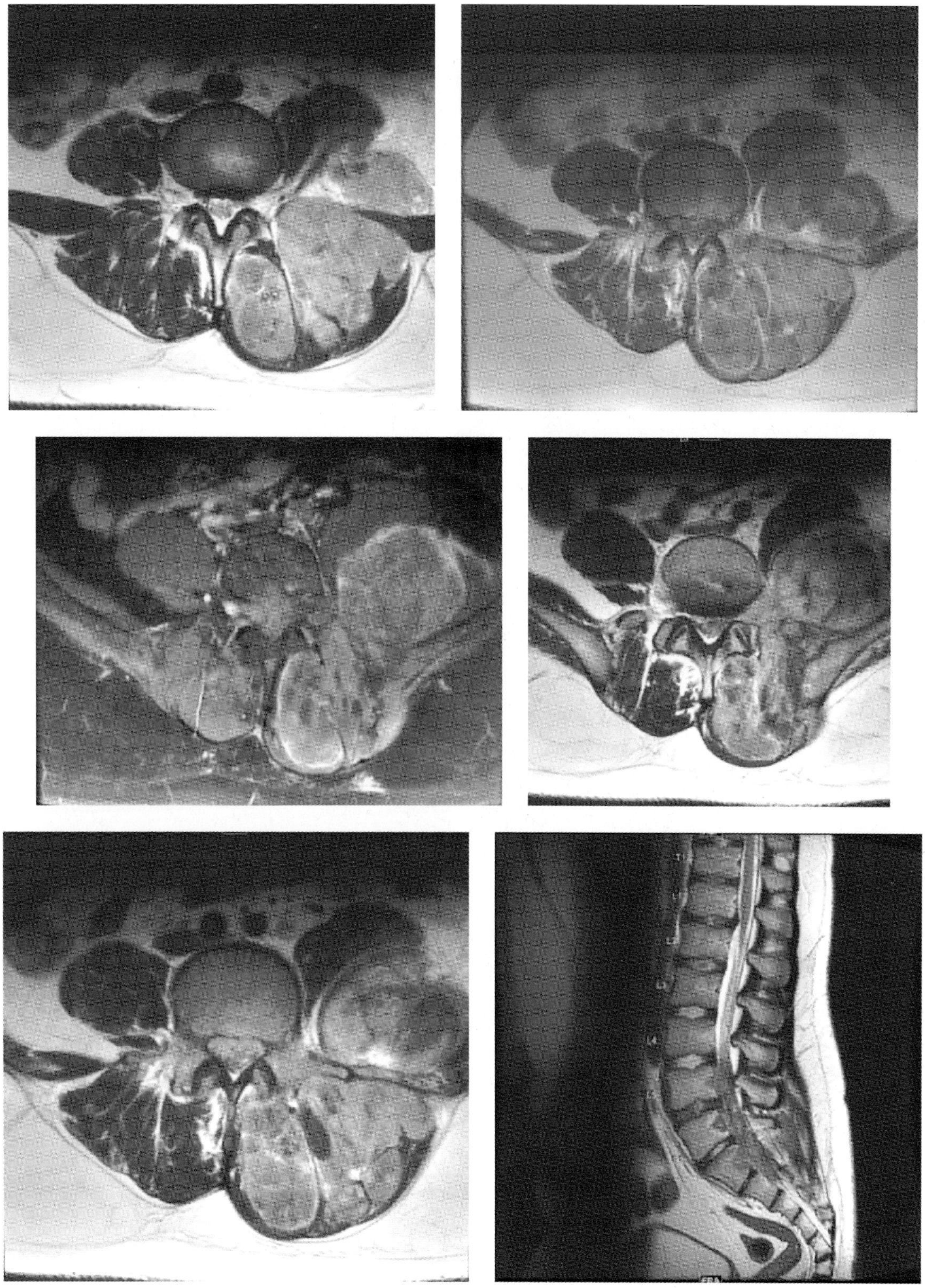

A.脊髓脊膜突出　　　　　　B.朗格汉斯细胞组织细胞增生症

C.尤因肉瘤　　　　　　　　D.室管膜瘤

44 患者，女，14 岁，背痛，最可能的诊断是：

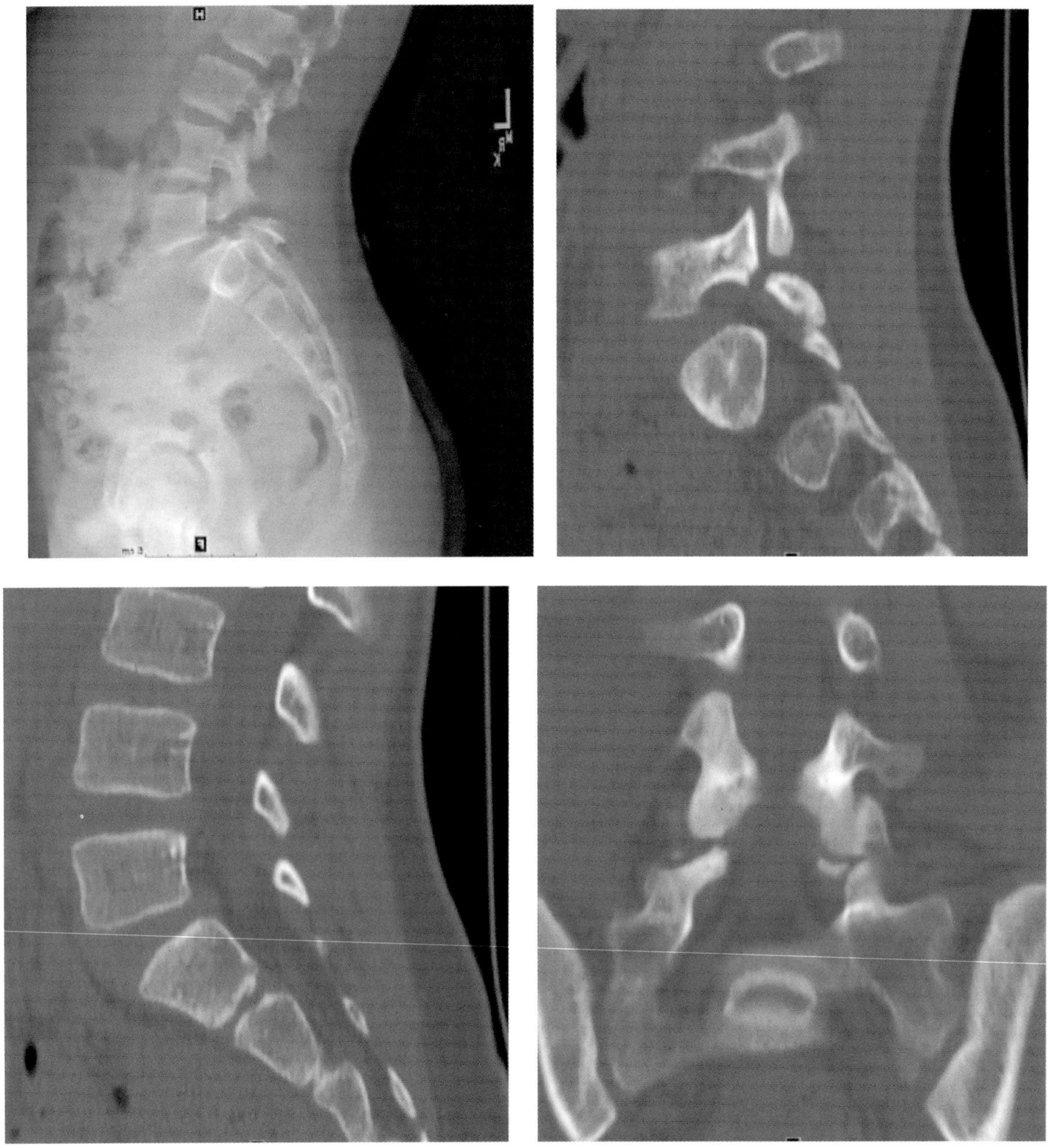

A.椎体血管瘤　　　　B.椎体滑脱

C.镰状细胞病　　　　D.戈谢病

45 婴儿，有早产史和肛门闭锁，下列中枢神经系统异常与母体糖尿病相关性最大的是：

A.Chiari 畸形Ⅱ型　　　　B.脊髓纵裂

C.尾部退化综合征　　　　D.脊索瘤

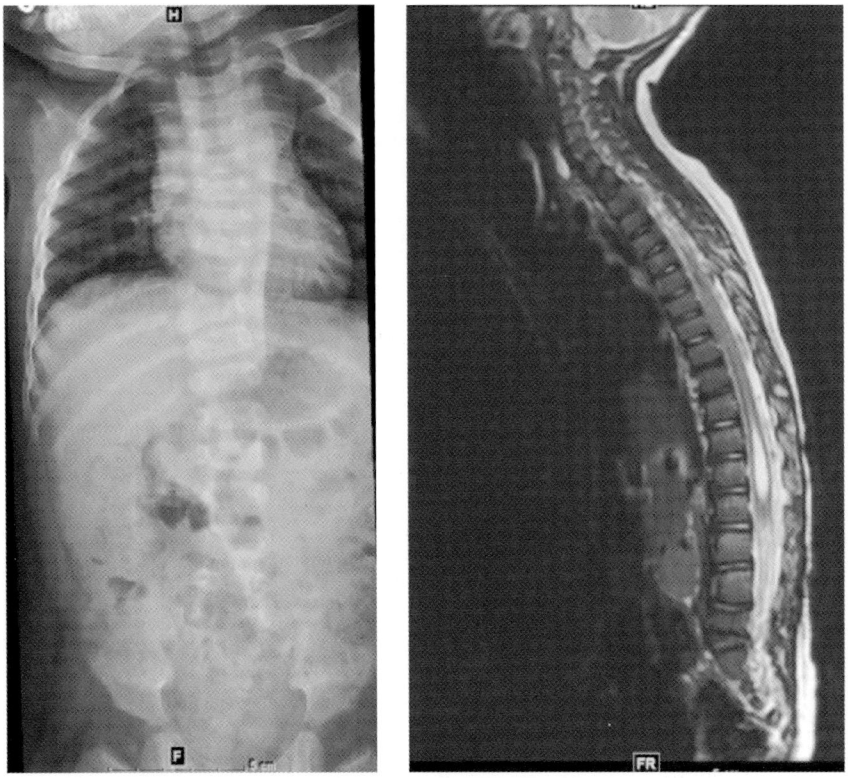

46　患者,女,17 岁,长期尿路感染。最可能的诊断是:

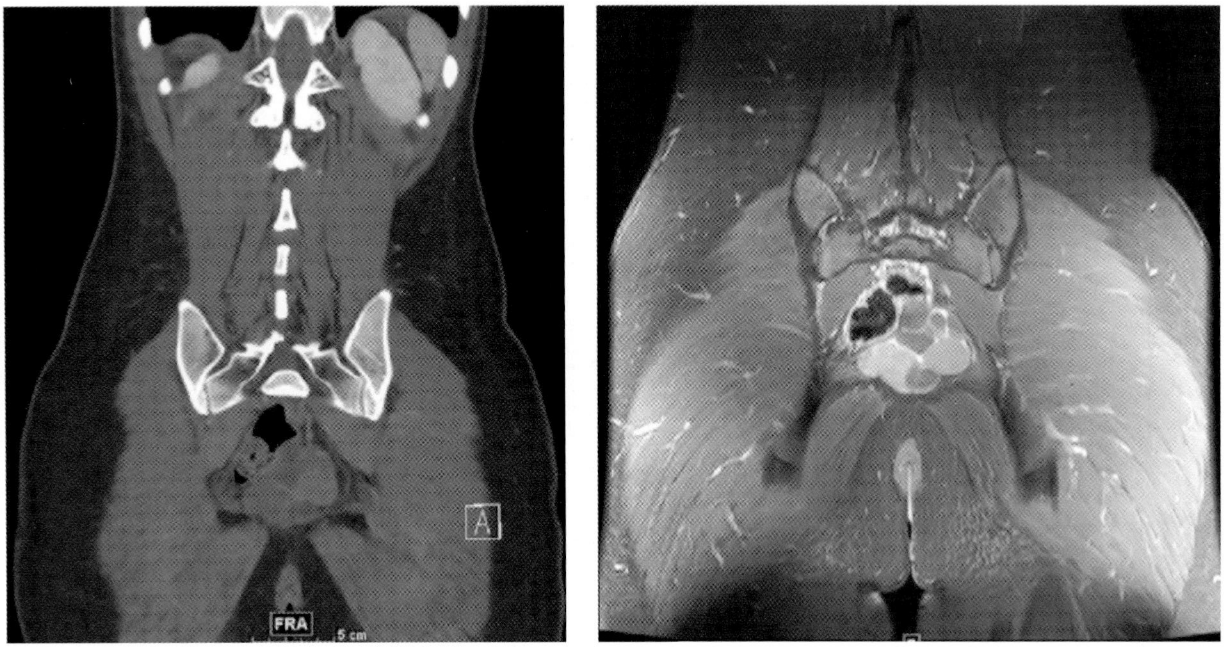

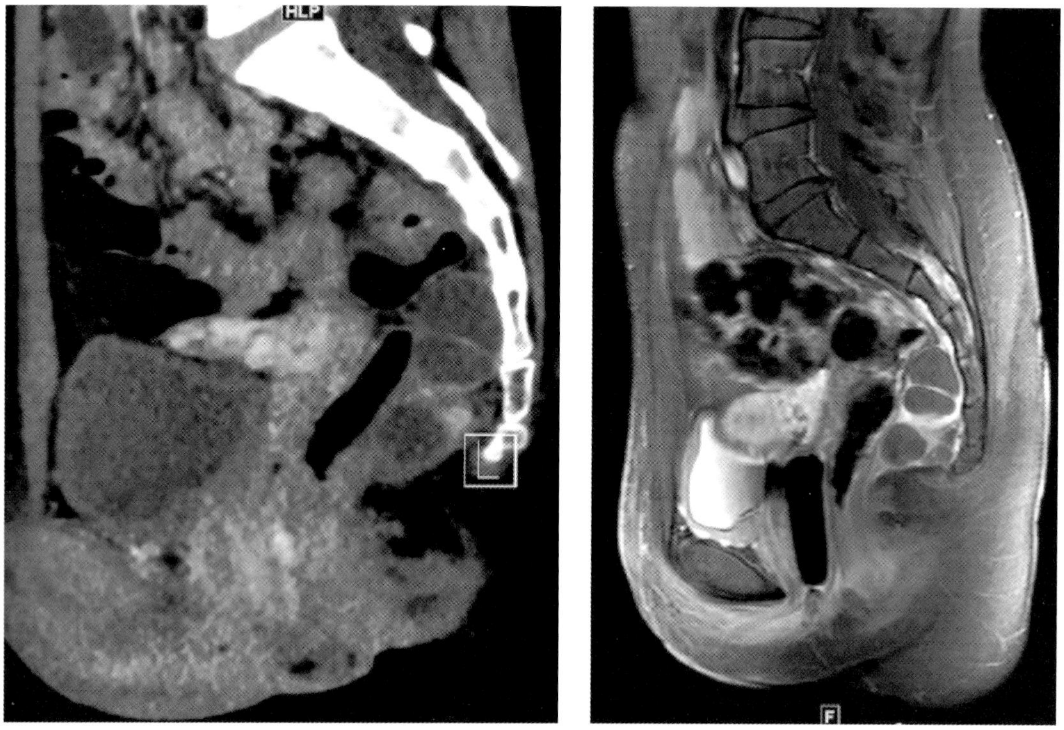

A.横纹肌肉瘤　　B.卵巢扭转

C.尤因肉瘤　　D.骶尾部畸胎瘤

47　患者，男，14 岁，颈部疼痛。最可能的诊断是：

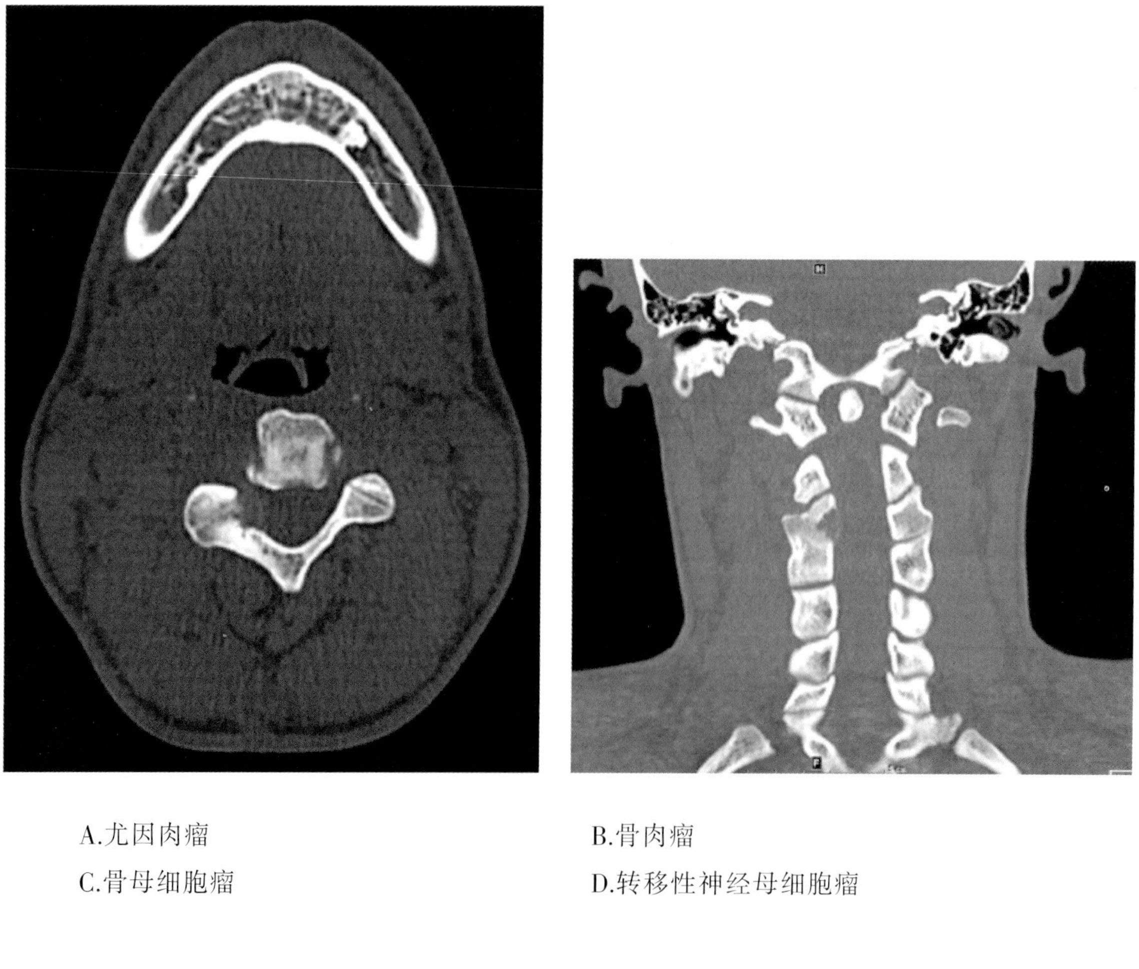

A.尤因肉瘤　　B.骨肉瘤

C.骨母细胞瘤　　D.转移性神经母细胞瘤

答案与解析

脑部

1　**答案 C**。新生儿头部超声显示第三脑室上方中线处一个有回声的肿块，伴侧脑室扩张、空洞脑及胼胝体缺失。胼胝体缺如（ACC）是最常见的发育异常，由联合缺失所致。病因包括遗传、代谢或血供异常，但大多数病例原因未明。ACC 术语本身是指整个结构未形成，但部分胎儿的胼胝体只是部分未形成，应命名为"胼胝体发育不全"（hypoplasia）。在产前畸形检测中，ACC 比胼胝体发育不全更常见。

影像学检查结果常表现为脑室扩大、空洞脑（三角区及枕角扩张）、透明隔腔缺如。矢状位图像可见来自原胼胝体的放射状、辐轮状或日光状的脑回。本病例中线处的回声性肿块为半球间脂肪瘤，约 50%的脂肪瘤与 ACC 相关。

参考文献：Barkovich AJ，et al. Congenital malformations of the brain and skull. In：Barkovich AJ，Raybaud C（eds）. *Pediatric neuroimaging*，5th ed. Philadelphia，PA：Lippincott Williams &Wilkins，2012：367–568.

Craven I，Bradburn MJ，Griffiths PD. Antenatal diagnosis of agenesis of the corpus callosum. *Clin Radiol* 2015；70（3）：248–253.

2　**答案 D**。脑 MRI 图像显示右侧开唇型脑裂畸形伴自右额顶叶软脑膜至同侧脑室室管膜旁的含脑脊液裂隙。其内见多小脑回畸形。脑裂畸形是一种罕见的皮层畸形，表现为从室管膜延伸至软脑膜的内衬灰质的裂隙。一般认为其与胚胎神经元迁移前的生发区域受损有关。

脑裂畸形分两种类型：1 型或开唇型，2 型或闭唇型。闭唇型 MRI 表现为从皮层表面延伸到脑室的不规则（裂口边缘或灰白交界区块状或凹凸不平）的灰质带。开唇型间隙可呈稍宽、楔形或平行状，灰质衬裂可能比闭唇型更难辨别。最常见的体征/症状包括癫痫（多见于单侧裂）、轻度运动障碍（先天性偏瘫）、发育迟缓、轻瘫、小头畸形和痉挛。

脑裂畸形常伴有其他脑发育异常，包括：

- 视隔发育不良
- 灰质异位
- 透明隔缺失

参考文献：Barkovich AJ，Kjos BO. Schizencephaly：correlation of clinical findings with MR characteristics. *Am J Neuroradiol* 1992；13（1）：85–94.

Nabavizadeh SA，Zarnow D，Bilaniuk LT，Schwartz ES，Zimmerman RA，Vossough A. Correlation of prenatal and postnatal MRI findings in schizencephaly. *Am J Neuroradiol* 2014；35（7）：1418–1424.doi：10.3174/ajnr.A3872.

3　**答案 A**。头部超声和脑部 MRI 显示一单脑室及背侧大囊肿，丘脑及大脑前部融合。无脑叶型前脑无裂畸形是最严重的前脑无裂畸形，它由完全无分隔的两个大脑半球和后部大的单脑室组成。大脑镰、半球间裂、透明隔、胼胝体等单个中线结构缺失，丘脑、基底节等成对的中线结构融合。患儿可有面部畸形、小头畸形、癫痫及发育迟缓。

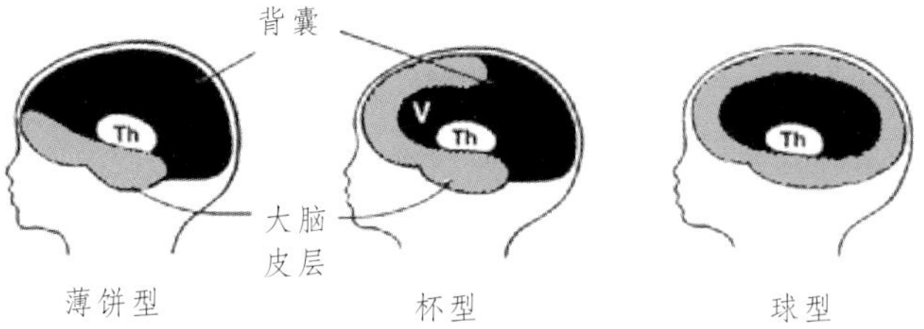

三种形态学类型的无脑叶型前脑无裂畸形(和半脑叶型前脑无裂畸形)的矢状位图像。薄饼型:大脑底部残留的扁平状脑实质,伴背侧大囊袋样结构。杯型:此类型脑实质较多,但不能覆盖单脑室,背囊与单脑室广泛交通。球型:脑实质完全覆盖单脑室,伴或不伴背囊。Th,丘脑;V,脑室。(Modified from McGahn JP, Ellis W, Lindfors KK, et al. Congenital cerebrospinal fluid-containing intracranial abnormalities: sonographic classification. *J Clin Ultrasound*. 1988;16:531-544.)

前脑无裂畸形是以大脑半球分隔不全为特征的先天性发育异常,从大脑镰和半球间裂的形成不全到仅含单脑室的大脑半球完全不分离。其可分为无脑叶型、半脑叶型和脑叶型(视隔发育不良)三种类型。无脑叶型前脑无裂畸形可伴面部中线发育异常,包括:

- 独眼畸形
- 猿头畸形(小而窄的眼睛,鼻部缺如)
- 猴头畸形(小而窄的眼睛,扁平的鼻子和一个鼻孔)
- 唇腭裂
- 孤立的上颌中切牙

任何类型的面部发育畸形都应对脑部做进一步评估。"面部能预测大脑。"

参考文献:Barkovich AJ. Congenital malformations of the brain and skull. In: Barkovich AJ (ed). *Pediatric neuroimaging*, 4th ed. Philadelphia, PA: Lippincott Williams & Wilkins, 2005:291-439.

Winter TC. *Diagnostic imaging: obstetrics*, 2nd ed. Philadelphia, PA: Lippincott Williams & Wilkins, 2011:1-2.

4 **答案 D**。CT 图像示鞍区及鞍上稍低密度占位,鞍区部分伴钙化。MRI 示同一部位 T1/T2 高信号囊样肿块伴周边强化,鞍区部分 GRE 呈低信号。病变引起视交叉受压和移位。颅咽管瘤是儿童最常见的鞍上占位,起源于沿垂体的化生鳞状上皮,男性相对多见。绝大多数发生在鞍上池,也可见于蝶鞍内,甚至位于第三脑室内。发病年龄呈双峰型分布,5~10 岁儿童病理多为造釉细胞型,40~60 岁为第二发病高峰。临床表现包括视交叉受压引起的视觉障碍、与腺体或下丘脑受压有关的垂体功能减退和(或)颅内压升高。

典型影像学表现包括囊性或囊实性肿块。80%~90%病例含囊性成分。较小病灶可完全呈实性。绝大多数伴钙化,静脉注射造影剂增强后见强化。某些囊壁可强化,实性部分强化更明显。囊性成分通常在 T2 上呈高信号,在 T1 上可能呈低信号、等信号或高信号。

参考文献:Sartoretti-Schefer S, et al. MR differentiation of adamantinous and squamous-papillary craniopharyngioma. *Am J Neuroradiol* 1997;18:77-87.

5 **答案 B**。图中显示灰结节处无强化病灶。垂体柄及垂体后叶存在高信号。本例病变位于第三脑室底水平的乳头体前方,在 T1 上呈等信号,是灰质结节错构瘤的特征性表现。

错构瘤属于良性病变,可能是先天性的。多数病例有症状,儿童相对常见。典型者包括痴笑样癫痫、"发作性大笑"和性早熟。熟知相关临床表现和影像学特征有助于此病的确诊。如遇非特异性影像学表现，如 T2 上明显高信号或病变直径>1.5cm，需考虑与下丘脑胶质瘤相鉴别。

参考文献：Boyko OB, et al. Hamartomas of the tuber cinereum: CT, MR and pathologic findings. *AJNR Am J Neuroradiol* 1991; 12: 309–314.

6　答案 A。MRI 显示松果体区分叶状、囊实性、强化的肿块，T2、T1 上的灰质呈等信号，内含数个 GRE 低信号小病灶，向左侧胼胝体压部延伸，中脑可能受累。第三脑室和侧脑室扩张，脑室周围 T2 高信号，与中度脑积水一致。小脑扁桃体轻度下移。

起源于松果体细胞的肿瘤（松果体母细胞瘤和松果体细胞瘤）仅占松果体区肿块的 15%，男女发病率相当，有别于男性好发的生殖细胞肿瘤。源于松果体的肿瘤常伴钙化，因此，年龄<7 岁儿童此区域如见钙化应排除肿瘤的可能。7 岁以上儿童的松果体开始出现生理性钙化，并随年龄增长而变大。帕里诺综合征常与年轻患者的松果体或中脑肿瘤有关，表现为眼球运动异常和瞳孔功能障碍，伴有向上凝视麻痹（向下凝视功能通常不受影响）。

诊断松果体区病变首选 MRI。儿童的松果体区肿瘤以源于顶盖的胶质瘤多见，而在成人中则为胶质瘤或源于小脑幕的脑膜瘤。生殖细胞肿瘤和松果体母细胞瘤好发于儿童，成人则多见松果体细胞瘤。

参考文献：Smirniotopoulos JG, et al. Pineal region masses: differential diagnosis. *Radiographics* 1992; 12: 577–596.

7　答案 B。帕里诺综合征是一组眼球运动异常和瞳孔功能障碍，并伴有向上凝视麻痹（向下凝视通常保留）。该综合征可见于年轻的松果体或中脑肿瘤患者。

8　答案 B。MRI 示右侧小脑半球一圆形、T2 高信号的大肿块，内含壁结节伴外周强化。第四脑室受压、中线向左移位。星形细胞瘤是最常见的儿童脑肿瘤，60%发生在后颅窝（40%小脑，20%脑干），大多数是幼年型毛细胞型星形细胞瘤（JPA），属于 WHO Ⅰ级良性肿瘤。小脑囊性肿块的鉴别诊断包括血管母细胞瘤，其外观与 JPA 相似，年轻人和年龄大的儿童相对常见，通常是 von Hippel-Lindau 病的颅内表现。髓母细胞瘤和室管膜瘤的临床病史较短，多以第四脑室为中心，CT 平扫呈等密度或高密度，极少呈囊性表现。但全实性的 JPA 病例曾见诸报道。

通常 JPA 起自中线，可延伸至小脑半球。大多数发现时直径>5cm。肿瘤多由囊肿和囊壁内的实性结节组成。囊肿最典型的情况是与肿瘤相邻（无外周强化），但在 40%的病例中，囊肿内可发展为囊样坏死中心（外周强化）。JPA 的男女发病率相当，9 岁前多见，头痛、晨吐、共济失调等症状可在数月内逐渐加重并进展为持续性和急性发作。

参考文献：Campbell JW, Pollack IF. Cerebellar astrocytomas in children. *J Neurooncol* 1996; 28: 223–231.

Rashidi M, DaSilva VR, Minagar A, Rutka JT. Nonmalignant pediatric brain tumors. *Curr Neurol Neurosci Rep* 2003; 3: 200–205.

9　答案 B。CT 上可见以第四脑室为中心的不均质软组织肿块，伴钙化灶。侧脑室和第三脑室增大。MRI 示后颅窝中线一强化肿块，弥散受限说明病灶内细胞成分密集。GRE 磁敏感序列提示出血或矿化的成分。病变向左侧 Luschka 孔延伸，压迫第四脑室引起侧脑室扩大及脑室周围水肿。儿童后颅窝中线占位需与第四脑室室管膜瘤相鉴别，后者通常会使第四脑室扩张而非受到压迫；此外，也需考虑与小脑星形细胞瘤相鉴别，其可能位于中线,但通常位于小脑半球。

髓母细胞瘤占儿童后颅窝肿瘤的1/3,常见于男童,起源于原始神经外胚层的第四脑室髓帆。儿童髓母细胞瘤多源自中线小脑下蚓部。初诊时常有软脑膜种植转移,因此,建议行脊髓影像学检查以排除脑脊液播散。髓母细胞瘤因其细胞较致密,在平扫CT图像上呈典型的高密度。10%~20%的病灶可见钙化、囊性改变和(或)出血。MRI上,大多数瘤体在T1上呈稍低信号,在T2上信号不等。增强后病变明显强化。由于脑脊液播散比较常见,建议对整个神经轴进行对比成像,以识别液滴转移和软脑膜扩散。髓母细胞瘤的神经系统外转移虽然极少见,但也有个例报道。治疗一般包括手术切除、放疗、化疗,预后与手术能否完整切除、发病时有无脑脊液播散及c-erbB-2(HER2/neu)癌基因表达有关。

参考文献:Nueller DP,Moore SA,Sato Y,Yuh WTC. MR spectrum of medulloblastoma. *Clin Imaging* 1992;16:250-255.

10 **答案A**。行脊柱影像学检查以排除播散转移。脑脊液播散在髓母细胞瘤中很常见,因此建议对整个神经轴行对比成像轴行对比成像来鉴别播散转移与软脑膜扩散。

11 **答案C**。胎儿MRI图像显示双侧脑室增大、透明隔缺如。蚓部小且向上倾斜,后颅窝脑脊液间隙增大并与第四脑室相通。出生后MRI显示侧脑室明显增大,第三脑室中度增大,伴后颅窝大囊肿,小脑蚓部分发育不全,残余蚓部倾斜向上,双侧小脑半球体积较小。

Dandy-Walker综合征[包括Dandy-Walker畸形(DWM)及其变异型]是一类先天性脑发育异常,与子宫内第四脑室损伤导致完全或部分性脑脊液流出道阻塞有关。进而导致四脑室囊样扩张并突出于小脑半球之间,从而阻止双侧半球融合,伴下蚓部分或完全形成不良。75%的DWM病例合并脑积水。此外,相当数量的患儿并发幕上发育异常,如胼胝体发育异常、神经元移行障碍和脑膨出。DWM的影像学特征是小脑后囊肿与第四脑室交通。

参考文献:Barkovich AJ,Kjos BO,Norman D,Edwards MS. Revised classification of posterior fossa cysts and cyst-like malformations based on the results of multiplanar MR imaging. *AJR Am J Roentgenol* 1989;153:1289-1300.

12 **答案D**。MRI显示小脑上蚓发育不良、下蚓发育异常。第四脑室畸形,呈"蝙蝠翼"状。发育不全的小脑蚓和发育不全的小脑上脚构成"磨牙"征。小脑上脚和脚间窝变长、变细,脑干变小。枕大池向小脑上方延伸,可伴透明隔部分发育不全。

朱伯特综合征(JS)极罕见,属于常染色体隐性遗传疾病。特征是小脑蚓发育不全、眼球运动异常伴眼球震颤、发作性喘息和呼吸暂停、全身运动发育迟缓、视网膜缺损和视网膜营养不良,可伴有多囊性肾病。小脑发育异常可分为完全性或不完全性发育不全、内侧不发育/发育不全、外侧不发育/发育不全,并可能导致第四脑室增大(大枕大池、Dandy-Walker畸形)。朱伯特综合征的主要病变是小脑蚓不发育或发育不全,以小脑上蚓多见。患儿颅内可见小脑核异位和发育不良、下橄榄核异常发育、锥体交叉不完全等发育畸形。

朱伯特综合征的特征表现如下:

- 小脑蚓小
- 第四脑室增大,呈"蝙蝠翼"状

- 小脑上脚在垂直方向转向，在前后方向伸长
- 小脑半球在中线处无融合，呈分离状

参考文献：Friede RL, Boltshauser E. Uncommon syndromes of cerebellar vermis aplasia. I: Joubert Syndrome. *Dev Med Child Neurol* 1978;20:758-763.

13　答案 D。透明隔缺失，侧脑室形态异常。胼胝体存在但形态异常，右侧大脑半球见内衬灰质的裂隙延伸至右侧脑室，符合闭唇型脑裂畸形表现。左枕顶叶及右枕顶叶和颞叶可见广泛多小脑回畸形。小脑蚓小伴发育不良。视神经和视交叉偏细。

视隔发育不良(SOD)，又称为 de Morsier 综合征，是一种以视神经发育不全和透明隔缺失为特征的疾病，2/3 的患者伴下丘脑-垂体功能障碍。属于前脑无裂畸形疾病谱的一部分。此症临床表现多样，主要取决于是否合并脑裂畸形(约 50%的病例)，由此可分为两组表现：

- 无脑裂畸形者
  - 视路受累明显
  - 60%~80%的患者伴下丘脑-垂体功能障碍
  - 新生儿期可能出现低血糖
  - 垂体小伴漏斗部发育不全或缺如，垂体后叶异位表现为下丘脑正中隆起的 T1 高信号影。
  - 嗅球可能缺失(卡尔曼综合征)
- 合并脑裂畸形者
  - 视路受累较轻
  - 皮层异常：多小脑回畸形和皮层发育不良
  - 病因可能不同
  - 有时被称为视隔发育不良+
- 合并以下畸形
  - 菱脑融合
  - Chiari 畸形Ⅱ型
  - 导水管狭窄

MRI 是评估视隔发育不良的首选方法。冠状位图像显示侧脑室前角指向下方的外观，透明隔缺失，垂体柄、视交叉/视神经及眼球发育不全。

参考文献：Barkovich AJ, Fram EK, Norman D. Septo-optic dysplasia: MR imaging. *Radiology* 1989;171(1):189-192.

Sener RN. Septo-optic dysplasia associated with cerebral cortical dysplasia(cortico-septo-optic dysplasia). *J Neuroradiol* 1996;23(4):245-247.

14　答案 B。本例显示大脑各叶皮质增厚、室管膜下多发钙化结节。左额叶结节及右侧 Monro 孔室管膜下结节见强化。儿童结节性硬化的三联征包括(Vogt 三联征)：

- 癫痫发作，见于 3/4 病例
- 智力发育落后，约见于 50%病例
- 皮脂腺瘤，见于约 3/4 病例

结节性硬化症临床表现多样，可累及多个系统。最常见的表现为：

- 皮层或室管膜下结节和白质异常
- 肾血管平滑肌脂肪瘤(AML)
- 心脏横纹肌瘤
- 皮肤表现,如皮脂腺瘤

TS 患者的肾脏是仅次于神经系统最易受累的器官。可发生以下 4 种类型病变:常染色体显性遗传多囊肾病、孤立性肾囊肿、血管平滑肌脂肪瘤和肾细胞癌。

皮层/皮层下结节通常位于额叶, 呈 T2 高信号和 T1 低信号, 约 10%的结节有强化。2 岁后结节出现钙化,室管膜下错构瘤常与钙化有关。病变增强程度多变,难以借此对结节和室管膜下巨细胞星形细胞瘤(SEGA)进行鉴别。后者的高发年龄为 8~18 岁,诊断时多较大,且呈逐渐增长趋势,病灶强化明显。白质受累表现各异,可见结节状、边界不清的囊状和带状病变。白质内放射状条带是鉴别结节性硬化与多发性硬化症具有特异性的影像学表现。

参考文献:Goh S,Butler W,Thiele EA. Subependymal giant cell tumors in tuberous sclerosis complex. *Neurology* 2004;63(8):1457–1461.

Takanashi J,Sugita K,Fujii K,et al. MR evaluation of tuberous sclerosis:increased sensitivity with fluid-attenuated inversion recovery and relation to severity of seizures and mental retardation. *AJNR Am J Neuroradiol* 1995;16(9):1923–1928.

15 答案 A。泌尿生殖系统。在 TS 的神经系统表现之后,肾脏表现是第二常见的临床表现。可发生 4 种类型的病变:常染色体显性遗传多囊肾病、孤立性肾囊肿、血管平滑肌脂肪瘤(AMLS)和肾细胞癌。

16 答案 C。导水管狭窄。颅脑超声显示侧脑室中度增大,脑外液体少见,第四脑室内压力降低。MRI 示侧脑室和第三脑室中重度扩大,第四脑室大小正常。脑导水管狭窄,显示不清。导水管狭窄(AS)是先天性梗阻性脑积水最常见原因,也可见于成人,但多为继发性。产前超声可显示胎儿脑积水,后颅窝基本正常。可出现继发性皮层变薄及大头畸形。MRI 示侧脑室、第三脑室增大,导水管可显示狭窄和上部呈漏斗状,第四脑室通常不扩大。诊断时需排除顶盖肿瘤所致的继发性导水管梗阻。利用脑脊液 MRI 流动成像,在矢状位 T2 图像上(导水管水平)如发现脑脊液流空信号消失则有助于此病的诊断。

参考文献:Mcmillan JJ,Williams B. Aqueduct stenosis. Case review and discussion. *J Neurol Neurosurg Psychiatr* 1977;40(6):521–532. doi:10.1136/jnnp.40.6.521.

Stoquart-El Sankari S,Lehmann P,Gondry-Jouet C,et al. Phase-contrast MR imaging support for the diagnosis of aqueductal stenosis. *AJNR Am J Neuroradiol* 2009;30(1):209–214.

17 答案 A。MRI 图像显示第四脑室下部一圆形肿块,T1 高信号,T2 等信号,GRE 低信号区,均匀强化。以四脑室为中心的肿块的鉴别诊断包括:

髓母细胞瘤	起自蚓部或第四脑室顶(上髓帆) 蓝色小圆形细胞;CT 上呈高密度 诊断时 50%有脑脊液播散 第四脑室内实性、强化的肿块 90%出现脑积水

(待续)

室管膜瘤	起自第四脑室底 肿瘤经第四脑室中间孔和侧隐窝向外延伸 瘤内囊肿和出血常见，2/3 位于幕下、第四脑室内 非均质、强化的肿块
毛细胞型星形细胞瘤	囊性伴强化的壁结节 典型病例多位于小脑半球而非脑室内 60%发生于小脑，30%发生于视神经/视交叉
脑干胶质瘤	起源于脑干内，而非第四脑室 可向背侧外生，突入第四脑室
室管膜下瘤	第四脑室下部，脑闩(60%) 中老年人 T2 高信号分叶状肿块 典型者无或轻度强化
脉络丛乳头状瘤	40%累及第四脑室(后髓帆)，桥小脑角，第四脑室外侧孔 成人多位于第四脑室 儿童多位于侧脑室 分叶状、明显强化的肿块

脉络丛肿瘤(CPT)分为 3 种类型：

- 脉络丛乳头状瘤(CPP)(WHO Ⅰ级)
- 非典型脉络丛乳头状瘤(aCPP)(Ⅱ级)
- 脉络丛癌(CPCa)(Ⅲ级)

CPP 典型的影像学表现为侧脑室三角区分叶状(菜花状)、明显强化的肿块。CPP 的发生与脉络丛的数量成比例。CPP 通常位于以下部位：

- 50%位于侧脑室(通常是三角区)
- 40%位于第四脑室和(或)第四脑室外侧孔
- 5%位于第三脑室(顶)

参考文献：Jaiswal AK，Jaiswal S，Sahu RN，et al. Choroid plexus papilloma in children：diagnostic and surgical considerations. *J Pediatr Neurosci* 2009；4(1)：10–16.

Smith A，Smirniotopoulos J，Horkanyne-Szakaly I. From the radiologic pathology archives：intraventricular neoplasms：radiologic-pathologic correlation. *Radiographics* 2013；33(1)：21–43.

18 答案 D。矢状缝中后部、右侧人字缝早闭，造成舟状头畸形和不对称的后部短头畸形。枕横缝/枕骨枕部和鳞部间软骨连接的颅缝也可能已闭合。狭颅症或颅缝早闭是指一个或多个颅缝的早闭。孤立性矢状缝早闭最常见，其次为单侧或双侧冠状缝早闭，再次是额缝早闭。颅缝早闭可引起颅骨和眼眶发育畸形。例如，矢状缝早闭会导致颅骨横向生长受限，即长头或舟状头，呈前后径过长。斜头畸形是单侧冠状缝或人字缝过早闭合。在大多数病例中，斜头畸形见于单侧冠状缝闭合，造成蝶骨小翼抬高及眼眶的"眼镜蛇"样外观。

颅缝早闭虽可合并 Apert 综合征、低磷酸酯酶症、Crouzon 病(颅面骨发育不全)和 Treacher Collins 综合征(下颌面骨发育不全)，但多单独发生。

参考文献：Mafee MF，Valvassori GE. Radiology of the craniofacial anomalies. *Otolaryngol Clin North Am* 1981；14：939–988.

19 答案 B。左侧前中鼻腔内见一向上延伸至筛板水平，呈 T1 低信号、T2 高信号的肿块，无明显强化。东南亚人群的鼻部脑膨出常为神经管缺陷表现之一，脑组织通过前颅底的骨质缺损区疝入鼻部。患儿出生时即有呼吸道阻塞等并发症状，可见表面覆以正常皮肤、触诊柔软的鼻部软组织肿块，咳嗽或用力时体积增大。呼吸道阻塞或鼻漏为主要临床表现。鼻部脑膨出通常与可识别的颅骨缺损相关联。影像学检查多采用 MRI（评估膨出的软组织是否与颅内脑实质相连）和 CT 骨重建（了解局部骨性解剖结构，婴儿的鼻额区域除外）。

参考文献：Tirumandas M，et al. Nasal encephaloceles：a review of etiology，pathophysiology，clinical presentations，diagnosis，treatment，and complications. *Childs Nerv Syst* 2013；29（5）：739–744.

20 答案 B。左顶后部脑外见 11mm 宽的新月形高密度血肿。硬膜外血肿（EDH）是指血液积聚在颅骨内表面与硬脑膜之间，通常与外伤和颅骨骨折有关。多由脑膜动脉（脑膜中动脉最常见）撕裂所致。典型的 EDH 呈双凸形，可伴占位效应。它们通常不跨颅缝，但不受静脉窦解剖走行影响。CT 和 MRI 都可用于评价 EDH。如能及时清除血肿（较小血肿可行保守治疗），预后良好。

参考文献：Irie F，Le Brocque R，Kenardy J，et al. Epidemiology of traumatic epidural hematoma in young age. *J Trauma* 2011；71（4）：847–853.

21 答案 D。超声显示天幕水平的无回声血管样结构，对右侧脑室轻度受压。MRI 和 MRA 示大脑大静脉/镰旁中脑周围静脉扩大伴胼胝体后部发育不全。大脑大静脉动脉瘤样畸形（VGAM）（或称大脑前正中静脉动静脉瘘）发病率低，多见于年幼儿童，以左向右分流和高输出性心力衰竭为特征。上述畸形占颅内血管畸形的 1%~2%，却在儿童脑血管畸形中占 30%，是最常见的产前诊断的颅内血管畸形，且男童发病率略高。

参考文献：Bhattacharya JJ，Thammaroj J. Vein of galen malformations. *J Neurol Neurosurg Psychiatr* 2003；74（Suppl 1）：i42–i44.

Nicholson AA，Hourihan MD，Hayward C. Arteriovenous malformations involving the vein of Galen. *Arch Dis Child* 1989；64（12）：1653–1655.

22 答案 A。血管造影是充分显示病变特征的金标准，可以导管选择性进入供血动脉进行造影。静脉引流是通过大脑大静脉、直窦（如果存在），然后经横窦/乙状窦出颅。理论上，不应引流到深静脉系统的其他部分。在开展血管内介入治疗之前，此病预后不佳，未治疗死亡率为 100%，手术治疗死亡率为 90%。为等待海绵窦发育成熟，栓塞术最好要在患儿 6 月龄（脉络膜 VGM 型）及 6 月龄以后（壁型）实施。如果心力衰竭对药物治疗无效，可以尽早栓塞。根据供血动脉数量可选择动脉或静脉进行栓塞，最佳治疗方案目前尚无定论。

23 答案 A。超声示双侧脑室扩大，双侧脑室周围高回声伴声影的钙化灶。双侧生发基质以囊性为主的混杂回声提示亚急性出血。豆纹动脉高回声提示血管病变。MRI 示脑室中度扩大、形态异常，脑室周围钙化，室管膜下囊肿，包括近 Monro 孔双侧室管膜下囊肿。双侧多小脑回畸形及额部脑沟明显减少。

先天性巨细胞病毒感染是由胎儿宫内感染巨细胞病毒引起，是最常见的宫内感染,也是先天性感染和脑损伤最常见的原因。虽然只有约 2.5%妊娠女性在妊娠期有明确 CMV 感染史,但 30%~60%妊娠女性 CMV 抗体阳性,这可能是导致胎儿感染率高达 30%的主要原因。绝大多数(90%)受感染的婴儿在出生时表现正常,但可在 6~9 个月后出现症状。

超声检查结果包括胎儿颅内钙化(脑室周围高回声灶为主,是此病的特征表现之一)、脑积水、脑实质回声不均匀、小头畸形、脑室粘连。

脑 MR 表现包括:

- 小头畸形
- 移行异常:无脑回畸形、巨脑回畸形、脑裂畸形
- 白质病变:顶叶或后部白质受累为主,脑室周围条带状及皮层下白质不受累
- 脑室增大,蛛网膜下隙间隙增大
- 髓鞘化延迟
- 脑室周围和颞叶囊肿

参考文献:Ceola AF,Angtuaco TL. US case of the day. Congenital cytomegalovirus infection. *Radiographics* 1999;19(5):1385-1387.

Malinger G,Lev D,Zahalka N,et al. Fetal cytomegalovirus infection of the brain:the spectrum of sonographic findings. *AJNR Am J Neuroradiol* 2003;24(1):28-32.

24 答案 A。胸片显示双侧肋骨骨折愈合,脑部 CT 平扫显示额部脑外(硬膜下)等密度液体,顶后部脑外(硬膜下)高密度血肿。存在颅骨骨折和(或)颅内出血。无明显外伤史的儿童,尤其是婴幼儿,如出现以上影像学表现,应排除虐童的可能。颅脑损伤是导致受虐儿童发病率和死亡率的首要原因。脑损伤可由直接创伤、剧烈摇晃或勒颈/窒息所致,而常缺乏明显外伤证据。

虽然蛛网膜下隙、硬膜外、脑室内和皮层出血也见于儿童受虐待病例,但硬膜下出血是最常见的类型。此外,双侧视网膜出血及复杂颅骨骨折、脑梗死也提示儿童虐待的诊断。

参考文献:Sato Y,Yuh WTC,Smith WL. Head injury in child abuse:evaluation with MR imaging. *Radiology* 1989;173:653-657.

25 答案 B。图像显示左侧顶叶有两处溶骨性病变,顶部顶叶有一处。骨骼是朗格汉斯细胞组织细胞增生症(LCH)最常累及的系统,单发病灶多见,通常称为嗜酸性肉芽肿(EG)。

病变可单发或多发(发病率相对低)。颅骨和长骨最常受累。

- 颅骨:约 50%
- 骨盆:23%
- 股骨:17%
- 肋骨:8%(最常见于成人)
- 肱骨:7%
- 下颌骨:7%
- 脊柱

脑部 X 线表现包括:

- 无硬化边缘的单发或多发溶骨性病灶

- 可能会出现双轮廓或斜行边缘,因为内板障受累较外板障明显,病灶常呈现双层轮廓或斜行边缘征
- 残留骨质呈纽扣样改变
- 颅骨呈地图样改变

如果病变局限于骨骼,尤其是孤立性病变,预后较好,大多数这种病变在 1~2 年内会自发消退。

参考文献:David R,Oria RA,Kumar R,et al. Radiologic features of eosinophilic granuloma of bone. *AJR Am J Roentgenol* 1989;153(5):1021-1026.

26 答案 C。MRI 显示大脑白质 FLAIR 多发高信号,左侧视神经及眼外肌增粗,视神经鞘强化。急性播散性脑脊髓炎是一种与前驱病毒感染或接种有关的免疫介导的脱髓鞘病变。病因可能与人体对髓鞘基础蛋白(因其与病毒蛋白存在交叉反应)产生过敏或自身免疫反应有关。麻疹病毒位于诱发 ADEM 病原菌之首,水痘、风疹、腮腺炎等病毒也与之相关。

ADEM 的临床及 MRI 表现都与多发性硬化症早期表现相似,患者一般在病毒感染后 2~3 周内出现症状和局灶性神经功能缺陷,但前者较少出现癫痫发作。ADEM 更常见于白质,但以皮层下区域更多见,也可能累及灰质。典型 MRI 表现为多发 T2 高信号灶,伴或不伴强化。此病程呈单相性,因此初发 6 个月后不会出现新病灶。ADEM 通常依靠临床病史和脑脊液检测结果诊断。

参考文献:Mader I,Stock KW,Ettlin T,Probst A. Acute disseminated encephalomyelitis:MR and CT features. *AJNR Am J Neuroradiol* 1996;17:104-109.

27 答案 C。图像显示一边界清晰、强化不均匀的硬膜外肿块从蝶骨体后部和斜坡处向背侧延伸,病灶在 T2 上呈高信号,内部信号混杂伴微矿化灶。脊索瘤起源于胚胎残留的脊索组织,骶骨较斜坡及上颈椎好发。虽然脊索瘤属于良性肿瘤,但其可在颅底呈侵袭性生长,侵犯神经孔和海绵窦,或延伸到中颅窝。

CT 图像上可显示钙化灶,骨侵蚀或破坏性改变最常见。MRI 表现各异,典型者呈 T1 低信号,T2 高信号,多数病例有强化。鉴别诊断包括脊索肉瘤、转移性疾病、多发性骨髓瘤和淋巴瘤。

参考文献:Myers SP,Hirsch WJ Jr,Curtin HD,Barnes I,Skhear LN,Sen C. Chordomas of the skull base:MR features. *AJNR Am J Neuroradiol* 1992;13:1627-1636.

头颈部

28 答案 B。颈侧位平片显示椎前软组织异常增厚。需要注意,由于颈部屈曲,本例患者的侧颈位置不是最理想的。侧位片上,儿童颈部应保持伸直,因为正位或屈曲位摄片会因软组织冗余而导致软组织增厚假阳性。由于患者就诊时颈部僵硬,可能难以获得正确的放射成像定位。

在紧急情况下, 当患者气道变窄且无法获得最佳放射成像定位,CT 在评估颈部软组织方面非常优秀。应进行颈静脉 CT 造影来区分液性肿块和黏液性增厚(咽后壁蜂窝织炎)。值得注意的是,CT 检查在检测脓液时可导致假阳性和假阴性结果。因此,可能需要根据临床表现进行手术探查。

29 答案 B。颈部平片显示椎前软组织异常增厚,CT 显示左侧咽旁间隙一低密度影伴外周

不完全强化，符合咽后壁脓肿表现。咽后脓肿最常见于 1 岁内婴幼儿，75%发生于 5 岁之前。这可能是与儿童咽后壁淋巴组织丰富及好发中耳、鼻咽部感染有关。男童的发病率略高，临床表现各异，部分病例仅呈非特异性表现，如易激惹、发热、食欲降低。

平片显示咽后软组织肿胀，伴椎前软组织增宽，但不易与椎前脓肿鉴别，需仔细评估椎体和椎间盘。CT 在及时评估有无气管狭窄方面有极大优势。增强 CT 扫描可鉴别局部积液与咽后壁的蜂窝织炎。但 CT 在探查脓液方面仍有一定比例的假阳性(10%)和假阴性(13%)，因此，建议根据临床表现来决定是否采取外科手术探查。治疗原则与一般感染性病变相似，采用手术引流(通常经口操作)和静脉注射抗生素，病灶较小者仅用抗生素治疗即可。

只要诊断及时、抗生素使用合理、必要时积极引流，绝大多数患者能完全康复。由于发达国家能及时行影像学检查和使用抗生素，一般很少出现严重并发症。但由于咽后壁脓肿的并发症会危及生命，故仍需谨慎对待。

参考文献：Coulthard M, Isaacs D. Retropharyngeal abscess. *Arch Dis Child* 1991;66(10):1227-1230.

Craig FW, Schunk JE. Retropharyngeal abscess in children: clinical presentation, utility of imaging, and current management. *Pediatrics* 2003;111(6 Pt 1):1394-1398.

30 **答案 A**。右侧后鼻孔闭锁伴右侧鼻腔液平，左侧鼻腔正常。后鼻孔闭锁指的是缺乏后鼻孔的开口未形成。可为单侧或双侧。约 2/3 的病例为单侧，常于新生儿期发病，是鼻塞最常见病因之一。女婴发病率略高。单侧后鼻孔闭锁出现临床症状较晚，可无症状或表现为鼻漏。而双侧闭锁者多出现新生儿呼吸窘迫综合征(因新生儿只会用鼻呼吸)。此外，无法进行鼻胃管置管。

结构上有两种类型：

- 骨性，90%
- 膜性，10%

相关综合征包括：

- CHARGE 综合征
- Crouzon 综合征
- DiGeorge 综合征
- 羊膜带综合征
- 胎儿酒精综合征
- Treacher Collins 综合征

其他相关疾病包括：

- 肠旋转不良
- 颅缝早闭
- 先天性心脏病

轴位 CT 能清晰显示：

- 单侧或双侧后鼻狭窄伴阻塞
- 气管<3mm(在横断面翼板水平测量)
- 在阻塞点以上的气液平面
- 犁骨增厚

- 上颌窦后部向内侧弯曲

治疗手段包括内镜下穿孔(膜型)和完全性后鼻孔重建。

参考文献:Hengerer AS,Brickman TM,Jeyakumar A. Choanal atresia:embryologic analysis and evolution of treatment,a 30-year experience. *Laryngoscope* 2008;118(5):862-866.

Tadmor R,Ravid M,Millet D,et al. Computed tomographic demonstration of choanal atresia. *AJNR Am J Neuroradiol* 1984;5(6):743-745.

31 答案 D。MRI 显示起源于后鼻腔蝶腭孔区域并向蝶腭隐窝内侧面延伸的不均质、强化肿块,向上通过蝶骨底延伸到左侧蝶窦,累及蝶骨内左侧翼管前部,向前延伸到鼻腔内,向后达鼻咽部。

32 答案 A。行颈外动脉造影并经上颌内动脉远端用聚乙烯醇颗粒栓塞左侧鼻咽肿瘤。

青少年鼻咽血管纤维瘤(JNA)是一种罕见的良性但具局部侵袭性的血管性肿瘤。几乎都见于男性,青少年好发。虽仅占头颈肿瘤的 0.5%,但是最常见的鼻咽部良性肿瘤。典型的表现是鼻塞、鼻出血及咽鼓管阻塞造成的慢性耳乳突炎。

CT 有利于显示骨质病变。典型者表现为分叶状、无包膜的软组织肿块,病灶中心位于蝶腭孔(通常可识别),上颌窦后壁受压弯曲。因血供极丰富,增强后呈明显强化。血管造影不仅能明确供血动脉,还能在术前进行局部栓塞。肿瘤的血供多源于以下血管:

- 大多源于颈外动脉
- 上颌内动脉
- 咽升动脉
- 腭动脉
- 颈内动脉不常见,通常见于较大肿瘤
- 蝶骨分支
- 眼动脉

参考文献:Duvall AJ,Moreano AE. Juvenile nasopharyngeal angiofibroma:diagnosis and treatment. *Otolaryngol Head Neck Surg* 1988;97(6):534-540.

Kania RE,Sauvaget E,Guichard JP,et al. Early postoperative CT scanning for juvenile nasopharyngeal angiofibroma:detection of residual disease. *AJNR Am J Neuroradiol* 2005;26(1):82-88.

33 答案 B。双侧眼球外观基本对称,内见轻度强化的 T2 低信号肿块,未累及眶内其他结构。视网膜母细胞瘤是儿童最常见的眼内肿瘤。白瞳症或红眼反射消失是最常见的临床表现,30%~40%的病例双侧同时发生,多见于遗传性及发病年龄更小者。患者通常以不均质视网膜肿块伴钙化、坏死成分,多普勒超声示富血供,CT/MRI 明显强化为特征。MRI 多用于视网膜母细胞瘤治疗前的分期。疾病预后取决于分期。总体而言,医疗水平发达国家的治愈率已超过 90%。

参考文献:de Graaf P,Barkhof F,Moll AC,et al. Retinoblastoma:MR imaging parameters in detection of tumor extent. *Radiology* 2005;235(1):197-207.

Kaufman LM,Mafee MF,Song CD. Retinoblastoma and simulating lesions. Role of CT,MR imaging and use of Gd-DTPA contrast enhancement. *Radiol Clin North Am* 1998;36(6):1101-1117.

34 答案 B。左侧颈椎旁、颌下和颈动脉间隙见一椭圆形伴轻度分叶状的病灶,T2 呈稍高信号,轻度强化。

同样值得注意的是,胸腺的形态略不对称,右侧突出。腺体的信号特征与左侧颈部病变相似。

异位胸腺见于沿胸腺咽管(胸腺从第三、第四腮囊移行到前纵隔)向尾部下行的任何部位,偶尔也可位于后纵隔及皮下。有时由于异位胸腺组织表现为颈部肿块,而被误认为是病理过程。

随着胸腺咽管萎缩,残留胸腺可能演变成囊肿。因为甲状旁腺起自第三、第四咽囊,异位甲状旁腺和甲状旁腺腺瘤可能会出现在甲状腺或胸腺附近或内部。

参考文献:Nasseri F,Eftekhari F. Clinical and radiologic review of the normal and abnormal thymus:pearls and pitfalls. *Radiographics* 2010;30(2):413–428. doi:10.1148/rg.302095131.

35 **答案 A**。右侧腮腺区有一圆形液性病灶,厚壁强化、周围软组织肿胀。结合患者年龄,需与感染性或炎性腮裂囊肿行鉴别诊断。儿童急性腮腺炎的常见病因如下:

- 细菌性、局灶性细菌感染和(或)脓肿形成
  - 由上行感染所致
  - 源于周围软组织蜂窝织炎
  - 细菌致病率从高到低依次为金黄色葡萄球菌(50%~90%)、链球菌、嗜血杆菌、大肠杆菌及厌氧菌
  - 新生儿化脓性腮腺炎源于菌血症,常累及双侧
    - –男性早产儿多见
- 病毒性,通常因机体受病毒感染引起
  - 腮腺炎副黏病毒属感染(即流行性腮腺炎)最常见
  - 流感病毒、副流感病毒、柯萨奇 A 和 B、ECHO 及淋巴细胞性脉络丛脑炎病毒
  - 巨细胞病毒、腺病毒,见于 HIV 感染患者
- 结石诱发:涎石引起的导管阻塞
- 自身免疫性疾病:慢性疾病的急性发作
  - 干燥综合征
  - Mikulicz 综合征
  - Sicca 综合征,急性期
- 儿童复发性腮腺炎(JRP):腮腺炎的间歇性发作
  - 类似流行性腮腺炎的反复发作
  - 患者常呈双侧异常影像学表现,但症状仅限于单侧
  - 腮腺造影类似干燥综合征

需与以下病变行鉴别诊断:

- 第一腮裂感染
- 腮腺婴儿型血管瘤
- 唾液腺肿瘤
- HIV 相关的良性淋巴上皮病变
- 腮腺结石

参考文献:Francis CL,et al. Pediatric sialadenitis. *Otolaryngol Clin North Am* 2014;47(5):763–778.

Spiegel R,et al. Acute neonatal suppurative parotitis:case reports and review. *Pediatr Infect Dis J* 2004;23(1):76–78.

36 答案 A。甲状腺与锁骨上区间中线处，超声示一内部见碎屑影、后方伴声影的圆形低回声肿块。MRI 示在舌骨和喉之间可见一 T2 高信号伴环形强化的囊性肿块。

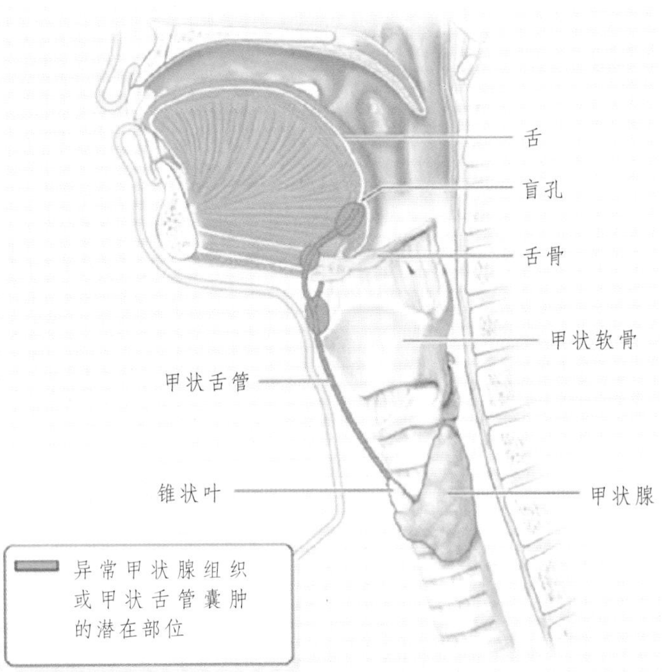

扫码看彩图

甲状舌管残留。(From Moore KL, Dalley AF, Agur AM. *Clinically Oriented Anatomy*, *7th Ed*. Philadelphia, PA: Wolters Kluwer Health 2014:1041.)

甲状舌管囊肿(TGDC)是最常见的颈部先天性病变，多位于中线，是青少年最常见的颈部中线肿块。该病多在儿童时期出现(90%见于 10 岁前)，呈无症状肿块，也可随时因感染而就诊。甲状舌管囊肿(约占 70%)是仅次于颈部淋巴结肿大的第二大颈部良性病变。典型临床表现是无痛性颈前中线处圆形隆起或在伴发感染时局部出现发热的红色触痛性肿块，病灶可随吞咽上下移动，伸舌时可见其抬高。

囊肿可位于甲状舌管的任何部位，以舌骨下最常见。

- 舌骨上，20%~25%(成人少见，约 5%)
- 舌骨水平，约 30%(15%~50%)
- 舌骨下，约 45%(25%~65%)

典型的甲状舌管囊肿位于中线，旁中线者多与甲状软骨毗邻，几乎所有病例均位于中线旁 2cm 内，病灶位置越向下越易偏离中线。可合并存在异位甲状腺。

无感染时甲状舌管囊肿呈无痛、波动性肿块，可跨越带状肌。呈薄壁、内部无血供的无回声肿块。部分病例的液性区可含有碎屑。成年患者的病灶可呈混杂回声肿块。如合并感染，周围可见炎性改变。

参考文献：Ahuja AT, King AD, King W, et al. Thyroglossal duct cysts: sonographic appearances in adults. *AJNR Am J Neuroradiol* 1999;20(4):579–582.

Meuwly JY, Lepori D, Theumann N, et al. Multimodality imaging evaluation of the pediatric neck techniques and spectrum of findings. *Radiographics* 2005;25(4):931–948. doi:10.1148/rg.254045142.

37 答案 B。双侧面部和颈部弥漫性、分叶状的混合性脉管畸形，呈多数液性小囊区，向下延伸至前胸壁和上纵隔。行皮下硬化剂治疗后，颈部平片显示造影剂残留。

淋巴管畸形是良性脉管病变，源自淋巴管系统的胚胎发育异常，包括一系列相关异常的广泛疾病谱，包括囊性淋巴管病变、血管角质瘤、发生于骨骼的破坏性淋巴管畸形（Gorham-Stout 综合征）、淋巴管和乳糜漏、淋巴水肿等。淋巴管畸形的症状与病变解剖部位及局部结构的受累范围及程度有关。

淋巴管畸形可发生于任何解剖区域，在淋巴组织丰富区域更常见，如头颈（45%~52%）、腋窝、纵隔、腹股沟和腹膜后。可能与淋巴管或颈淋巴囊胚胎异常发育，未能良好连接或引流至静脉系统有关。某些病例在囊性淋巴管附近可见到扩张的静脉。淋巴管畸形分三种类型：大囊型、小囊型和二者兼而有之。组织学上，病变由嗜酸性粒细胞和富含蛋白质液体的血管间隙组成，常伴血性成分，提示近期发生创伤或自发性病灶内出血。

大囊型淋巴管畸形最早可在妊娠中期经胎儿超声发现，但多数病例在出生时诊断。病灶在 2 岁前表现明显。与血管瘤能自行消退不同，淋巴管畸形会伴随终身，并随着年龄增长而逐渐变大。由于颈部淋巴管畸形可能引起局部气管阻塞，因此产前诊断很重要，并有助于调整分娩方式、时机和位置。用"囊性水瘤（cystic hygroma）"命名淋巴管畸形肿块并不恰当，首先，"-oma"这个后缀提示肿瘤性病变，但事实并非如此。其次，此术语在产科中多是指与染色体异常相关的、严重的宫颈后囊性，常为致死性。因此，应将"水瘤"与出生后典型的淋巴管畸形相鉴别，因为后者与染色体异常或综合征无关。

CT 或 MRI 能清楚显示囊性病灶的结构范围及其与软组织、肌肉和血管之间的关系。

参考文献：Elluru RG，Balakrishnan K，Padua HM. Lymphatic malformations：diagnosis and management. *Semin Pediatr Surg* 2014；23（4）：178–185. doi：10.1053/j.sempedsurg.2014.07.002.

38 答案 C。右侧胸锁乳突肌内见一圆形低回声不均质梭形病灶，内部血供与邻近肌肉组织相似。颈纤维瘤病是一种发生于胸锁乳突肌的少见的婴儿纤维瘤病。常表现为斜颈，多与产伤（如产钳助产）或宫内胎位不正有关。超声为首选诊断方法。当头转向健侧（乳突下拉朝向同侧锁骨头），胸锁乳突肌也随之短缩，呈梭形弥漫性增大。胸锁乳突肌的回声会有变化，彩色多普勒可能表现为高阻波形，在实时超声上胸锁乳突肌增大的区域经常与其余部分同步移动。此病为自限性，多在 4~8 个月缓解恢复，也可采用物理保守疗法。

参考文献：Crawford SC，Harnsberger HR，Johnson L，et al. Fibromatosis colli of infancy：CT and sonographic findings. *AJR Am J Roentgenol* 1988；151（6）：1183–1184.

Patrick LE，O'shea P，Simoneaux SF，et al. Fibromatoses of childhood：the spectrum of radiographic findings. *AJR Am J Roentgenol* 1996；166（1）：163–169.

脊柱

39 答案 D。胎儿 MR 显示侧脑室扩大，双侧侧脑室在三角区水平最大径线达 14mm（正常值为 10mm）。后颅窝小，菱脑低置。自 T8–T9 水平至中腰部见巨大液性囊腔伴背侧神经管闭合不全，脊髓和神经成分沿缺陷处向背侧延伸。

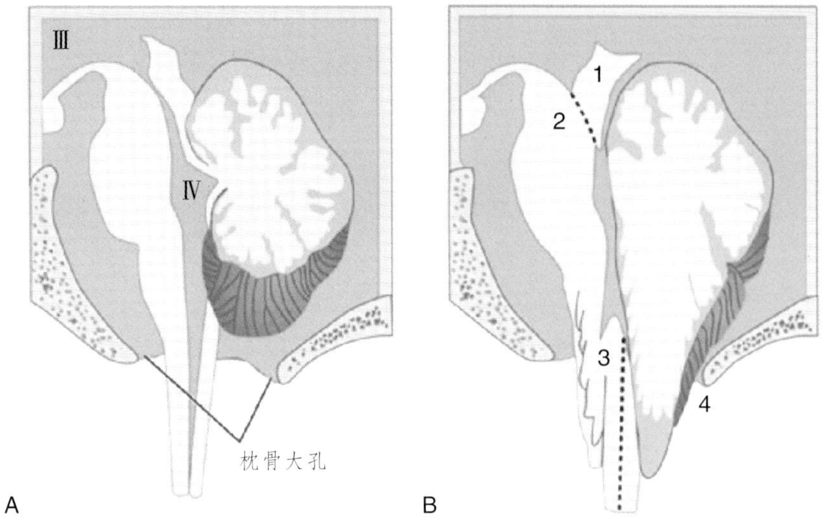

扫码看彩图

Chiari 畸形。正中矢状面。(A)正常小脑,第四脑室,脑干。(B)此症所见的先天性异常表现包括:(1)顶盖呈鸟嘴样突起;(2)导水管狭窄;(3)延髓扭曲,经枕骨大孔疝入椎管;(4)小脑蚓拉长、疝入椎管。常合并脊髓脊膜膨出。(Reprinted from Fix JD. *BRS neuroanatomy*. Baltimore, MD: Williams & Wilkins; 1996: 72, with permission.)

Chiari(Arnold-Chiari)畸形Ⅱ型是一种较常见的脊柱及后颅窝先天性发育异常,其特征为脊髓脊膜膨出、后颅窝小伴脑干、小脑扁桃体下移。根据患者年龄(大多数患者有终身后遗症)分为:

- 新生儿
  - 脊髓脊膜膨出
  - 脑干功能异常,导致脑神经麻痹
  - 神经源性膀胱
- 儿童
  - 骨骼肌肉系统异常
  - 脑积水
- 年轻成人
  - 脊髓空洞和脊柱侧凸

超声典型征象包括"柠檬"征和小脑"香蕉"征、因小脑下疝造成的胎儿脑室梗阻性扩大,以及许多相关变异(如胼胝体发育不全)。MRI 能全面评估 Chiari 畸形Ⅱ型及相关病变:

后颅窝

- 后颅窝小,幕骨和窦汇位置降低
- 脑干向下拉长,第四脑室延长,位置降低
- 顶盖呈鸟嘴样,下丘延长,尖端向后,造成导水管狭窄和脑积水
- 小脑扁桃体和蚓部向下移位进入枕骨大孔,局部狭窄

脊柱

- 开放性脊柱裂/脊髓脊膜膨出
- 脊髓栓系

参考文献:Curnes JT, Oakes WJ, Boyko OB. MR imaging of hindbrain deformity in Chiari II patients with and without symptoms of brainstem compression. *AJNR Am J Neuroradiol* 1989;10(2):293–302.

El gammal T, Mark EK, Brooks BS. MR imaging of Chiari II malformation. *AJR Am J Roentgenol* 1988;150(1):163–170.

40　答案 B。平片示股骨等长骨变短，肋骨缩短，长骨干骺端呈“喇叭口”状，指/趾骨短，椎弓间距离变小，椎体呈子弹形，椎间盘间隙增宽，胫腓骨长度不成比例。双侧髂骨翼变圆钝，髂嵴三叉样外观。双侧股骨头软骨肥大，缺乏骨化中心。脑部 MR 显示斜坡轻度呈水平方向，提示枕骨基底部发育不良(因软骨发育不全所致)。颅颈交界处可见枕骨大孔狭窄。

软骨发育不全是一种较常见的以短肢型侏儒为特点的先天性遗传性疾病。放射学表现典型。颅骨和脊柱异常征象包括：

颅骨

- 颅盖大，颅底较小
- 前额突出，鼻梁塌陷
- 枕大孔狭窄
- 颈部延髓扭曲
- 脑干相对抬高，导致鞍上池增大、直窦呈垂直走向
- 交通性脑积水(由乙状窦静脉阻塞所致)

脊柱

- 椎体后缘凹陷
- 腰椎椎弓根间距逐渐减小
- 驼背，胸腰段脊柱后凸，椎体发育不良/呈子弹形(需与 Hurler 综合征鉴别)
- 椎弓根短，椎管腔狭窄
- 层状增厚
- 椎间盘增宽
- 腰骶角度增加

因枕大孔狭窄可引起颈髓受压，因此需警惕相关临床症状。治疗方法包括整形术以矫正脊柱后凸、神经外科手术解除枕大孔压迫症状及脑积水分流术等。总体预后良好，杂合子患者的预期寿命接近正常人群，纯合子病例如合并呼吸道损伤则可能危及生命。

参考文献：Kao SC, Waziri MH, Smith WL, et al. MR imaging of the craniovertebral junction, cranium, and brain in children with achondroplasiA. *AJR Am J Roentgenol* 1989;153(3):565–569.

Wang H, Rosenbaum AE, Reid CS, et al. Pediatric patients with achondroplasia: CT evaluation of the craniocervical junction. *Radiology* 1987;164(2):515–519.

41　答案 D。胸椎中度后凸约 60°，腰椎前凸。多个相邻胸椎椎体前缘呈轻度楔形、高度降低。舒尔曼病又称为青少年驼背症、青少年椎间盘源性疾病、椎体骨软骨病，是一种常见疾病，表现为胸椎或胸腰椎脊柱后凸。有很强的家族遗传倾向(可能为常染色体显性遗传)，外显率高且表现各异，高达 75%的病例见于胸椎，其次是胸腰椎，偶见于腰椎，颈椎少见。

舒尔曼病诊断标准(Sorensen 分类法)如下：

- 胸椎脊柱后凸>40°(正常 25°~40°)
- 胸腰椎脊柱后凸>30°(正常 0°)

和

- 至少三个相邻椎体楔形变>5°

以上表现与 Schmorl 结节、椎缘骨、脊柱侧凸(约 25%)、脊柱前移有关。

其他征象包括：

- 因椎间盘疝入,椎体终板形态不规则
- 椎间盘间隙狭窄,前缘为著

参考文献：Blumenthal SL,Roach J,Herring JA. Lumbar Scheuermann's. A clinical series and classification. *Spine* 1987;12(9):929-932.

Summers BN,Singh JP,Manns RA. The radiological reporting of lumbar Scheuermann's disease:an unnecessary source of confusion amongst clinicians and patients. *Br J Radiol* 2008;81(965):383-385.

42 **答案 A**。颈椎呈多发畸形伴多个颈椎融合，脊柱形态明显异常。左侧肩胛骨抬高。Klippel-Feil 综合征(KFS)是一组以颈椎形成及分节障碍为特征,可合并其他系统器官异常的先天性畸形。女性多见。两个或两个以上未分节的颈椎即可诊断。临床三联征(短颈、发际线低和颈部活动受限)见于<50%的病例。

可合并以下影像学表现：

- 高位肩胛
- 主动脉弓及分支血管,如颈动脉、锁骨下动脉异常
- 脊柱侧凸
- 椎间盘突出
- 颈椎病
- 肾脏异常,如单侧肾脏发育不全
- 椎体融合
- 椎体前后径狭窄(蜂腰征)
- 半椎体
- 脊柱裂

参考文献：Ulmer JL,Elster AD,Ginsberg LE,et al. Klippel-Feil syndrome:CT and MR of acquired and congenital abnormalities of cervical spine and cord. *J Comput Assist Tomogr* 1993;17(2):215-224.

43 **答案 C**。左侧椎旁软组织巨大肿块,向后累及椎旁肌肉组织,向下达盆腔,侵犯腰大肌及髂血管,并通过左侧神经孔从 L5 延伸至 S2-S3,进入左侧硬膜外间隙的外腹侧,填充局部椎管腔,脑脊液信号消失,L4-L5 至 S3 神经根向后移位到右侧。L5-S1 右侧神经孔亦受累。

尤因肉瘤是一种小的圆形细胞肿瘤,占儿童原发性骨肿瘤的 25%。发病高峰年龄为 10~20 岁,30 岁以后罕见。临床特点是患病部位疼痛、肿胀。最常受累的部位从高到低依次为股骨、骨盆及其他四肢长骨,椎骨发病率低于 5%,可引起神经根或脊髓受压,预后相对较差。

尤因肉瘤是仅次于骨肉瘤的儿童第二常见的高度恶性原发性骨肿瘤。病变多源于髓腔，侵犯 Haversian 系统，好发于 10~20 岁儿童和青少年。非裔美国人罕见。尤因肉瘤与软组织肿瘤，如外周 PNET、Askin 肿瘤、神经上皮肿瘤关系密切，常被称为尤因肉瘤家族肿瘤(ESFT)。脊柱尤因肉瘤较少见，临床表现为局部疼痛、肿块及神经功能缺失的三联征。

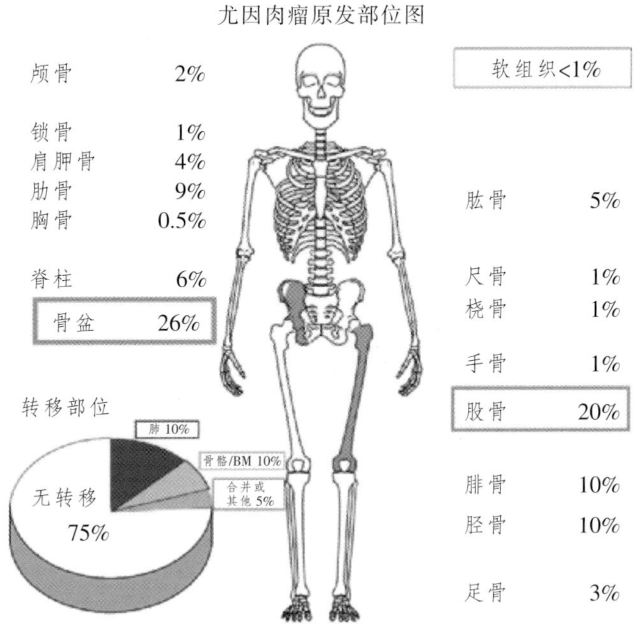

扫码看彩图

长骨内病灶多位于骨干及干骺端：

骨干中段：33%

靠近干骺端的骨干：44%

干骺端：15%

骨骺：1%~2%

参考文献：Dini LI，Mendonca R，Gallo P. Primary Ewing's sarcoma of the spine. *Arq Neuropsiquiatr* 2006；64(3-A)：654-659.

Goktepe AS，Alaca R，Mohur H，Coskun U. Paraplegia：an unusual presentation of Ewing's sarcoma. *Spinal Cord* 2002；40(7)：367-369. doi：10.1038/sj.sc.3101326.

44 答案 B。L5 椎弓峡部裂，L5 相对于 S1 向前滑脱 8mm，2 级。

椎弓峡部裂由连接上、下关节面的椎弓峡部缺陷引起，通常被称为关节间缺损。可见于约 5%的人群，青少年运动人群好发。该病常无症状，有症状者表现为腰椎伸展和(或)旋转时出现疼痛，约 25%的患者偶有症状。它是青少年，尤其是运动员下背部疼痛的常见病因。

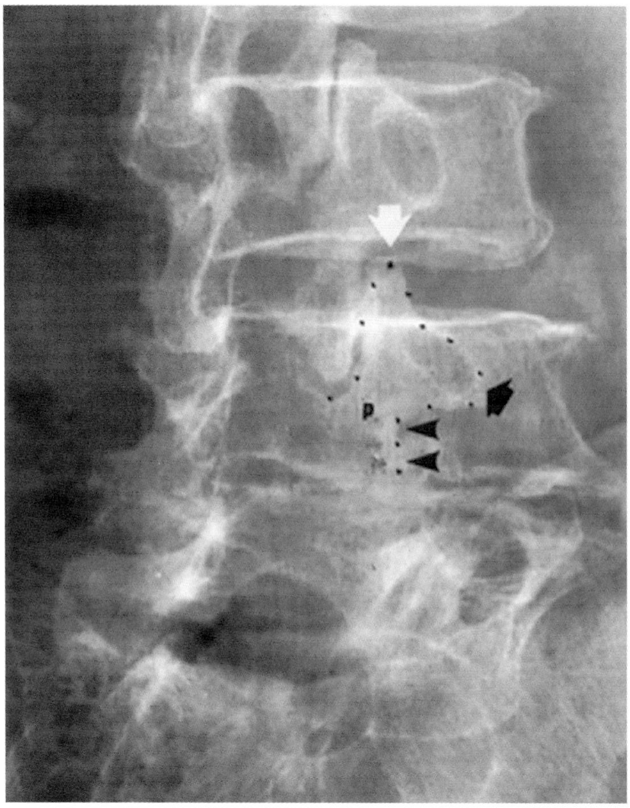

"苏格兰狗"征。在腰椎斜位片上,椎体附件像"苏格兰狗"的侧面。图中的"苏格兰狗"被(点所示)勾勒出来,上关节突(白色箭头所示)似小狗耳朵,椎弓根(黑色箭头所示)似小狗口鼻;下关节突(三角箭头所示)似小狗前腿;峡部(p)似小狗颈部。

一般认为反复轻伤造成峡部应力性骨折会引起椎弓峡部裂。此外,也可能与峡部先天性发育缺陷及遗传因素有关。男性发病率高于女性。创伤性峡部裂多由腰椎受到高强度过度拉伸所致,罕见于先天发育正常的腰椎。

位置

- 90%椎弓峡部裂发生于 L5 水平,10%发生于 L4 水平
- 可单侧或双侧

合并

- 65%的椎弓峡部裂患者会进展为椎体滑脱
- 隐性脊柱裂

影像学特征

- "苏格兰狗"征:在斜位片上,断裂的峡部可呈小狗颈部佩戴项圈征
- "倒拿破仑帽"征

大部分病例行保守治疗有效,极少数特殊情况采取手术治疗。

参考文献:Jinkins JR,Matthes JC,Sener RN,et al. Spondylolysis,spondylolisthesis,and associated nerve root entrapment in the lumbosacral spine:MR evaluation. *AJR Am J Roentgenol* 1992;159(4):799–803.

Syrmou E,Tsitsopoulos PP,Marinopoulos D,et al. Spondylolysis:a review and reappraisal. *Hippokratia* 2010;14(1):17–21.

45 答案 C。脊柱平片和 MRI 提示胸椎中段和下腰椎体分节异常。脊髓圆锥低位,脊髓空

洞。尾部退化综合征(CRS)是指骶尾部结构发育不良的一组疾病,畸形程度从单独的尾骨部分发育不良到骶尾椎发育不良不等。与母体糖尿病(1 型或 2 型)和羊水过多有关。

影像学表现取决于退化程度的轻重而表现各异,常见如下:

- 腰骶椎体发育不良/发育低下
- 闭锁/发育不良多位于 L1 水平以下,常局限于骶骨
- 脊髓末端高位、圆钝,位于正常水平上方
- 最后一块完整椎骨以下的椎管严重狭窄

参考文献:Singh SK,Singh RD,Sharma A. Caudal regression syndrome-case report and review of literature. *Pediatr Surg Int* 2005;21(7):578-581.

Stroustrup Smith A,Grable I,Levine D. Case 66:caudal regression syndrome in the fetus of a diabetic mother. *Radiology* 2004;230(1):229-233.

46 答案 D。骶前间隙一囊实性肿块,紧邻骶骨、乙状结肠远端及直肠。肿块含有不均质囊性成分,部分呈 T1 低信号,T2 高信号及 T1、T2 等信号,提示囊内含血性或蛋白成分。

骶尾部畸胎瘤起源于骶尾部,尾骨最常受累,是最常见的胎儿和新生儿先天性肿瘤。畸胎瘤由三种生殖细胞组成(如外胚层、中胚层和外胚层)。

根据病理分为:

良性(成熟性),最常见

恶性(非成熟性)

根据美国儿科外科学调查学会分类法:

Ⅰ型,占大部分,病灶位于胎儿体外(伴少许骶前病灶)

Ⅱ型,胎儿体外病灶并向盆腔骶前延伸

Ⅲ型,胎儿体外病灶并向腹盆腔延伸

Ⅳ型,肿瘤完全位于胎儿盆腔

根据肿瘤细胞成熟与否分为良性、恶性。良性多见。大龄婴儿的恶性发病率相对较高,胎儿期发病者由于发生并发症而预后较差。

并发症包括:

- 动静脉分流引起的高输出量心力衰竭,引起胎儿水肿
- 输尿管梗阻
- 胃肠道梗阻
- 神经受压引起尿/大便失禁
- 贫血
- 难产
- 肿瘤破裂

参考文献:Avni FE,Guibaud L,Robert Y,et al. MR imaging of fetal sacrococcygeal teratoma:diagnosis and assessment. *AJR Am J Roentgenol* 2002;178(1):179-183.

Danzer E,Hubbard AM,Hedrick HL,et al. Diagnosis and characterization of fetal sacrococcygeal teratoma with prenatal MRI. *AJR Am J Roentgenol* 2006;187(4):W350-W356. doi:10.2214/AJR.05.0152.

47 答案 C。C3 右侧椎板见膨胀性、溶骨/硬化混合性病变。骨母细胞瘤是少见的良性原发性骨肿瘤。局部可呈侵袭性,较有组织学相关性的骨样骨瘤更易累及中轴骨。20~30 岁

发病。病变如位于脊柱，常出现疼痛性脊柱侧凸。其他则可表现为隐匿性钝痛，夜间加剧，仅约7%（骨样骨瘤患者比例相对较高）患者对水杨酸有反应。病变局部肿胀、压痛，活动受限。

组织学上，骨母细胞瘤与骨样骨瘤相似，但前者病灶较大。肿瘤由骨和类骨质形成，包括成骨细胞。血供丰富。

位置

- 脊柱，后柱经常受累
- 颈椎
- 骶骨
- 长骨干骺端和骨干远端

骨母细胞瘤的影像学表现多样，病灶直径常>2cm。平片上，病变呈膨胀性改变，以溶骨性伴边缘反应性硬化为主，多达50%的病例可能存在周围硬化或骨膜炎。

参考文献：Atesok KI，Alman BA，Schemitsch EH，et al. Osteoid osteoma and osteoblastoma. *J Am Acad Orthop Surg* 2012；19(11)：678-689.

Kroon HM，Schurmans J. Osteoblastoma：clinical and radiologic findings in 98 new cases. *Radiology* 1990；175(3)：783-790.

Shaikh MI，Saifuddin A，Pringle J，et al. Spinal osteoblastoma：CT and MR imaging with pathological correlation. *Skeletal Radiol* 1999；28(1)：33-40.

（孙燕 译　邵虹 钟玉敏 校）

第 6 章　儿童血管影像

问题

1　新生儿，出生 9 天，有先天性喘鸣病史，上消化道造影检查图像如图 A 所示，最有可能的诊断是：

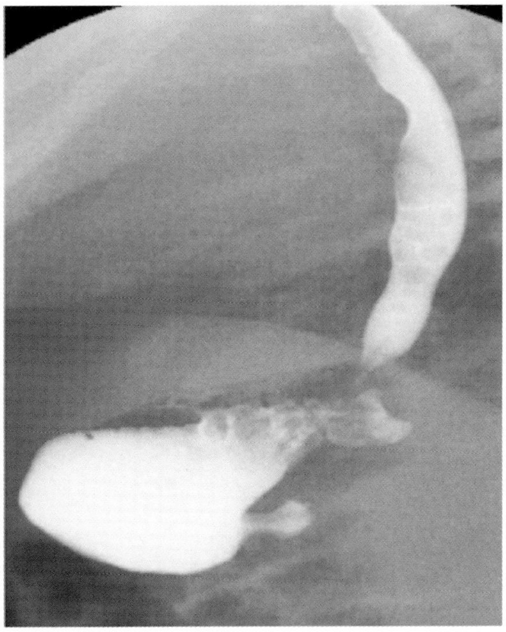
A

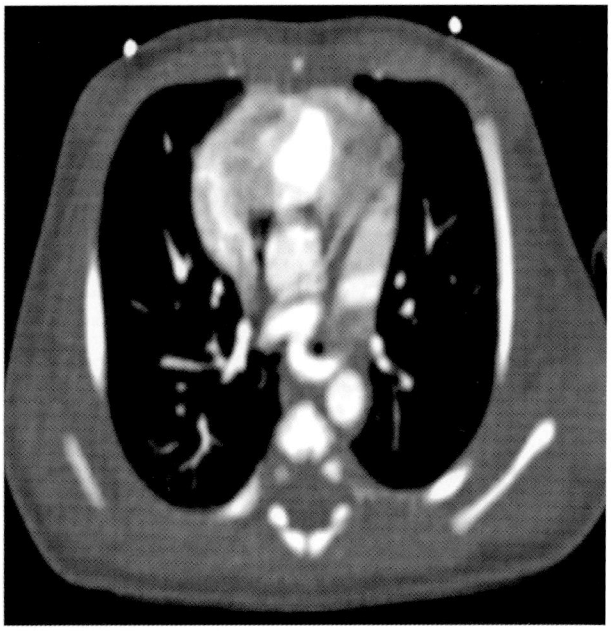
B

A.肺动脉吊带　B.右位主动脉弓伴迷走左锁骨下动脉

C.气管软化症　D.食管狭窄

2　行上消化道造影检查时，以下措施可减少对儿童的辐射剂量的是：

A.使用防散射滤线栅　B.降低放大倍数

C.增加放射源到皮肤的距离　D.增加脉冲频率

3　关于该诊断，Ⅱ型具有的特征是：

A.气管隆嵴正常位于 T4–T5 水平　B.气管隆嵴位于较低的 T6 水平

C.气管隆嵴位于较高的 T3 水平　D.气管性支气管

4 患者，女，15岁，行双侧肾血管造影，最有可能的诊断是：

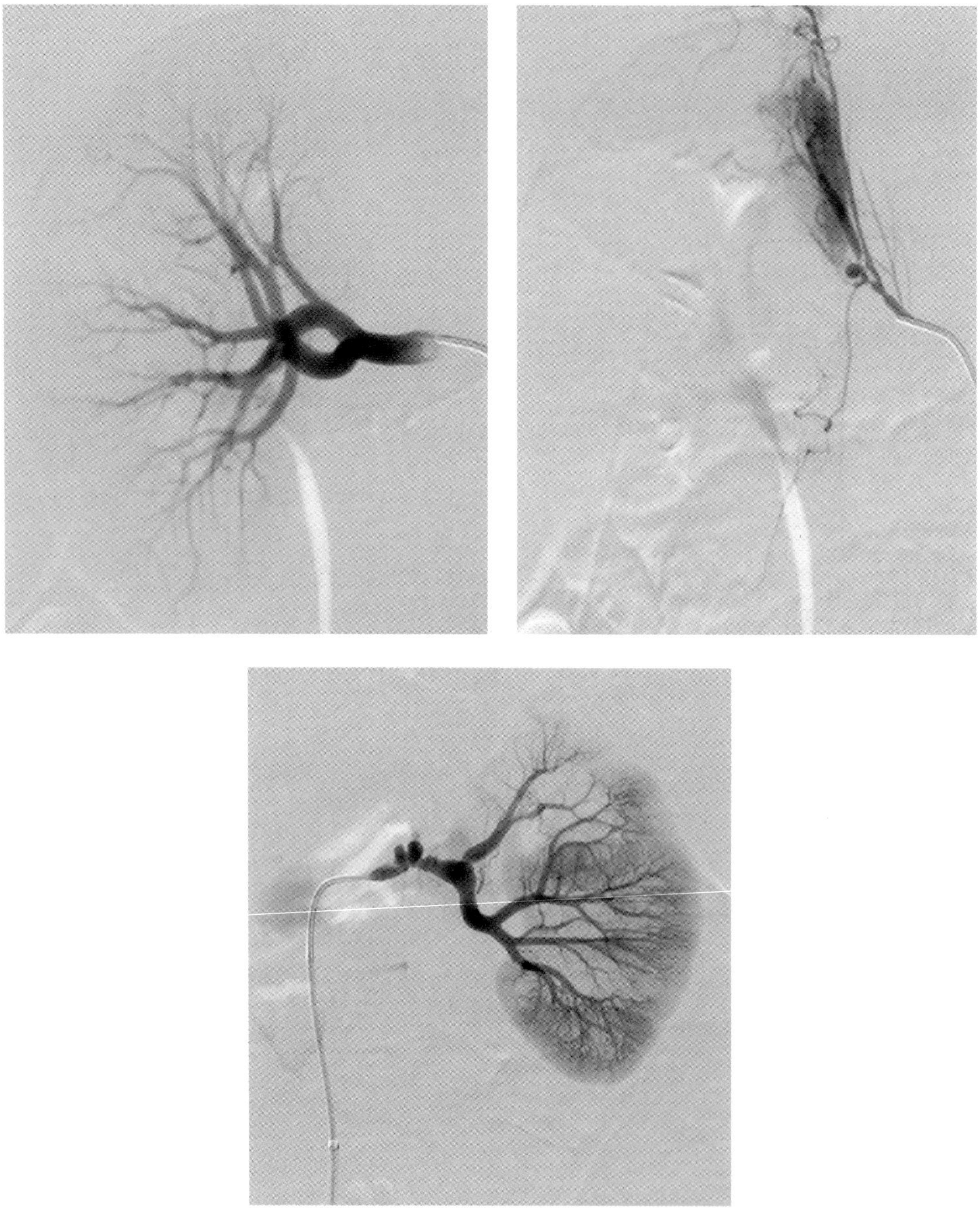

A.常染色体显性遗传多囊肾病　　B.动脉粥样硬化

C.纤维肌发育不良　　D.节段性动脉中膜溶解

5 在下列选项中，问题4中的疾病最常见的症状是：

A.胸痛　　B.头痛

C.无症状或体征　　D.高血压

6 问题4中的疾病最常见的亚型是：

A.中层　　B.中层外

C.内膜　　D.浆膜

7 问题 4 中患儿，经皮介入治疗的适应证是：

A.顽固性高血压

B.对抗高血压药物不耐受

C.肾功能损伤

D.不遵守抗高血压药物治疗

E.A 和 C

F.以上都是

8 新生儿，出生 2 天，有单脐动脉和 Williams 综合征的病史，下列选项正确的是：

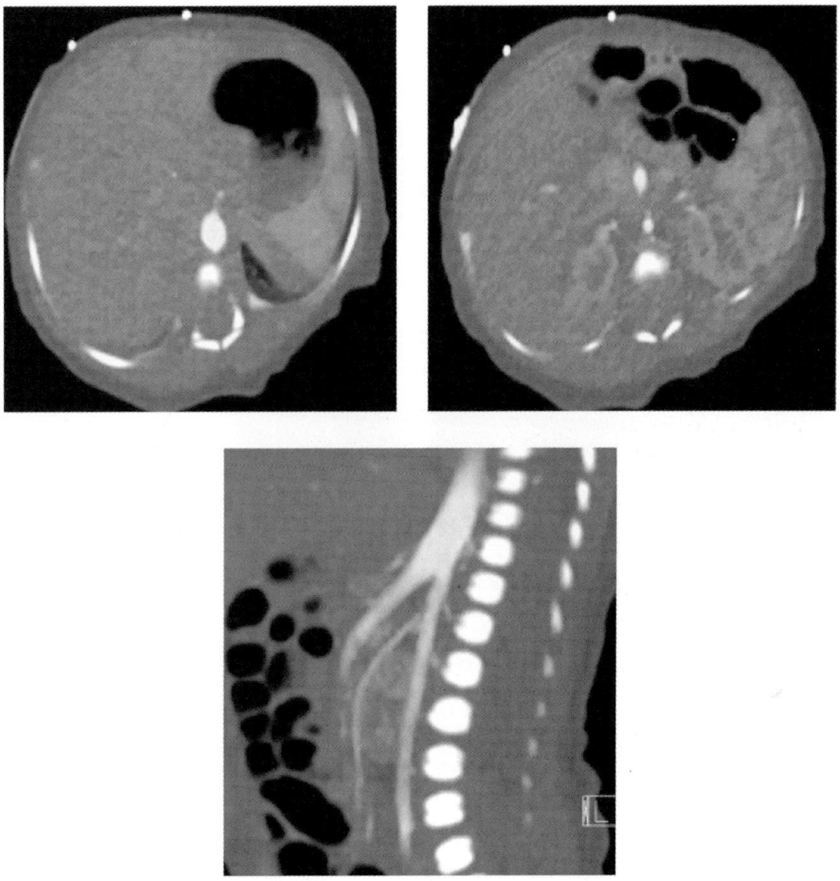

A.肾下主动脉内径减少

B.肾下主动脉内径扩大

C.肠系膜上动脉内径正常

D.肠系膜上动脉内径减少

9 在儿科人群中，评估问题 8 中所示疾病的首选影像学检查方法是：

A.多普勒超声

B.MRI 增强扫描

C.CT 增强扫描

D.数字减影血管造影

10 在问题 8 所示的疾病中，供应下肢的常见侧支血管是：

A.肋间动脉至肠系膜下动脉至痔动脉至髂外动脉

B.肋间动脉至肠系膜下动脉至肾下腹主动脉

C.肠系膜上动脉至肠系膜下动脉至痔动脉至髂外动脉

D.肠系膜上动脉至肠系膜下动脉至肾下腹主动脉

11 患儿，18 月龄，肝功能异常。在最近的腹部超声检查发现异常后，进行了 MRI 检查。轴位及容积再现重建图像如下图所示。对于延伸到肠系膜上动脉水平下方的主要血管，最可能的解释是：

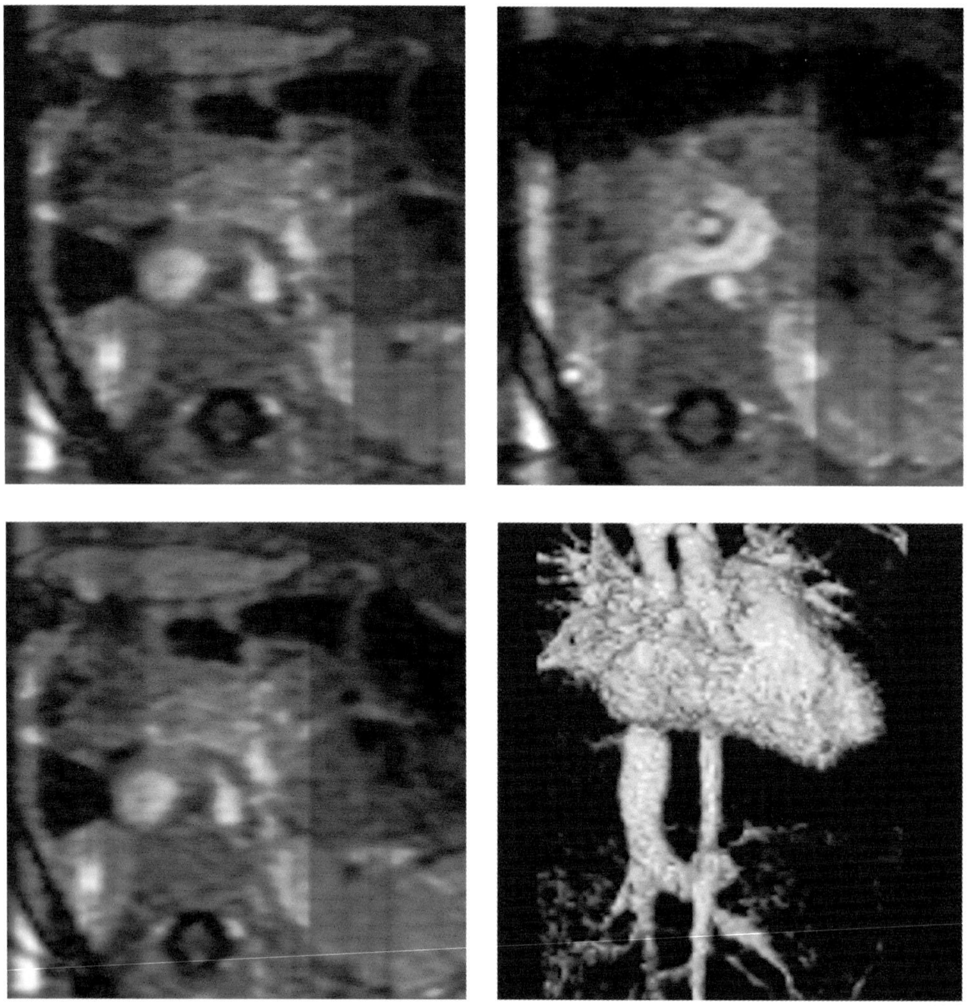

扫码看彩图

A.动静脉瘘
B.左肾静脉动脉瘤样扩张
C.先天性门体静脉分流
D.下腔静脉中断

12 问题 11 所示异常最可能的分型是：

A.Ⅰ型
B.Ⅱ型
C.Ⅲ型
D.Ⅳ型

13 Ⅰ型先天性肝外门体静脉分流可伴发：

A.保留门静脉血流供应
B.肝母细胞瘤
C.先天性心脏病
D.男性好发

14 患者，17 岁，接受胸部 CT 增强血管造影检查。在大龄患儿中，该病最常见的症状是：

A.呼吸困难
B.胸痛
C.咯血
D.晕厥
E.气促

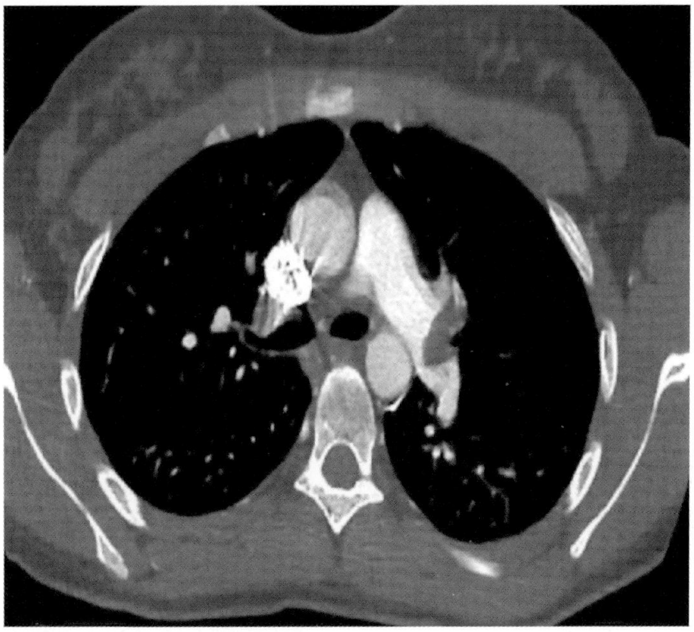

15　在儿童中，问题 14 诊断中最常见的危险因素是：

A.败血症　　B.脱水

C.恶性肿瘤　　D.先天性血栓形成倾向

E.中心静脉导管

16　问题 14 中患儿的慢性并发症是：

A.左心室功能不全　　B.血管夹层

C.肺炎　　D.肺动脉高压

17　患儿，8 岁，接受胸部 MRI 增强检查。关于诊断，以下选项正确的是：

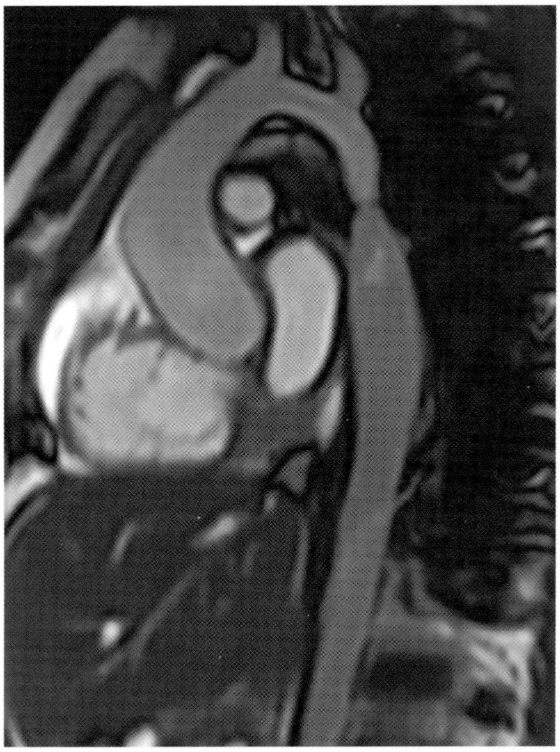

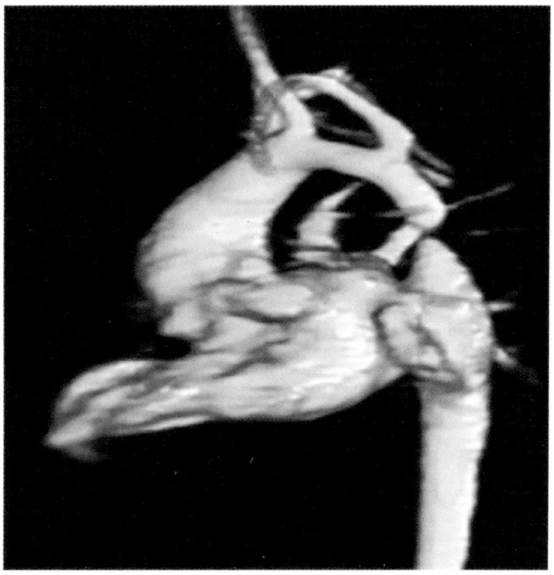

A.女性多见　　B.临床表现为下半身血压升高

C.二叶主动脉瓣可见于10%以下患者　　D.可能与脑动脉瘤相关

18 对于问题17中的疾病,与CT相比,采用MRI检查的优点是:

A.提高空间分辨率　　B.多平面成像能力

C.可量化侧支血流　　D.提高诊断准确性

19 对于新生儿和婴儿,问题17中的疾病的首选手术方法是:

A.端-端吻合　　B.左侧锁骨下动脉皮瓣吻合术

C.解剖外旁路术　　D.血管成形术

20 患儿,10岁,有气管软化症病史,接受胸部增强CT扫描。诊断是:

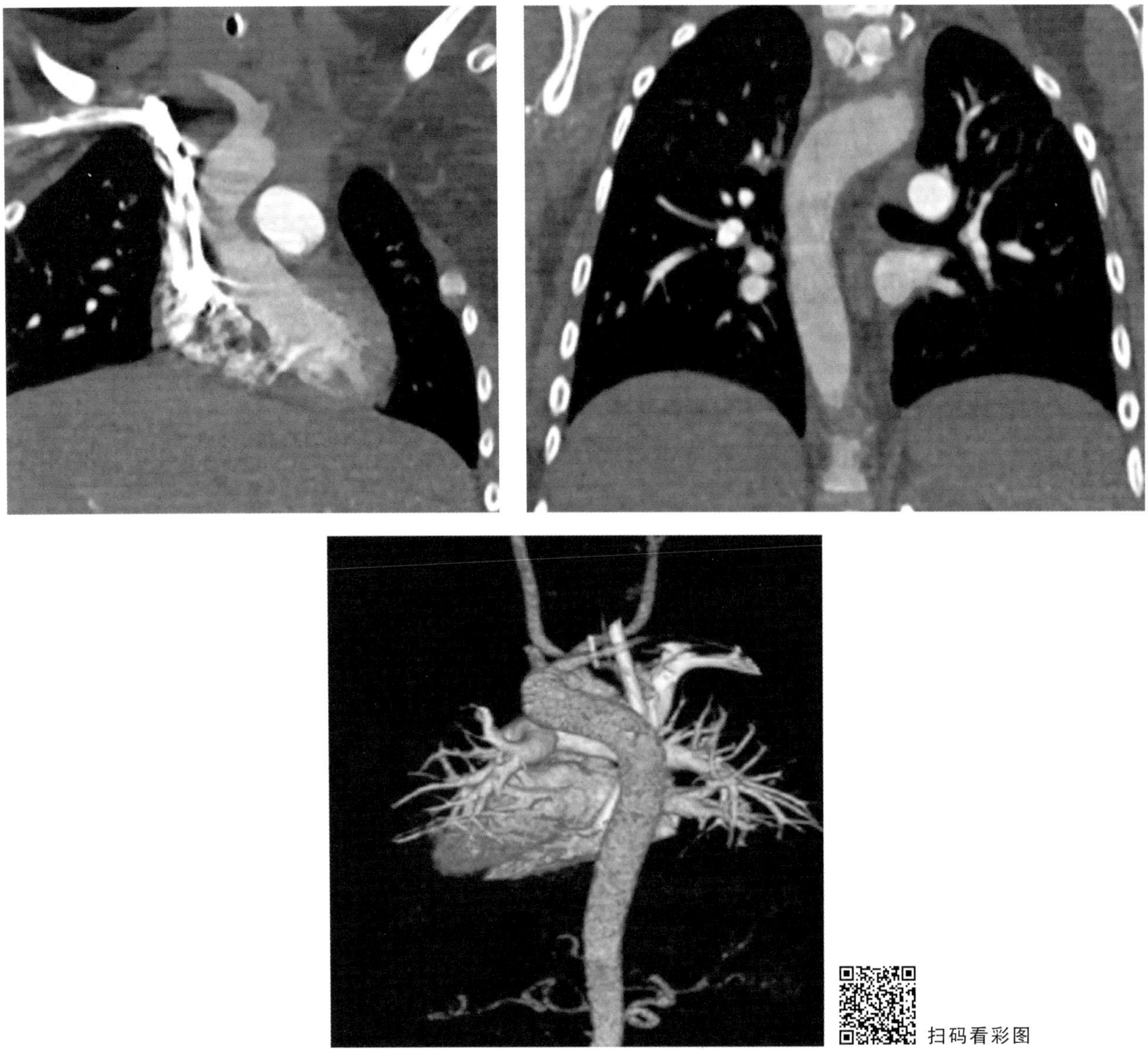

扫码看彩图

A.双主动脉弓　　B.左位主动脉弓伴迷走左锁骨下动脉

C.正常左位主动脉弓　　D.回旋主动脉弓(左弓右降或右弓左降)

21 问题20中的畸形是血管环吗?

A.是,血管环由动脉导管韧带最终组成。

B.是,血管环由一条邻近气管和食管走行的血管组成。

C.不是,动脉导管韧带在对侧,无法形成血管环。

D.不是,没有血管绕过邻近的气管和食管来形成血管环。

22 关于主动脉弓畸形,下列选项正确的是:

A.回旋主动脉弓通常为一个孤立性畸形

B.右位主动脉弓伴迷走左锁骨下动脉常伴发先天性心脏病

C.双主动脉弓(右侧优势型)通常为一个孤立性畸形

D.双主动脉弓(左侧优势型)常伴发先天性心脏病

23 患儿,5 月龄,有高热病史,行增强 MRA,最有可能的诊断是:

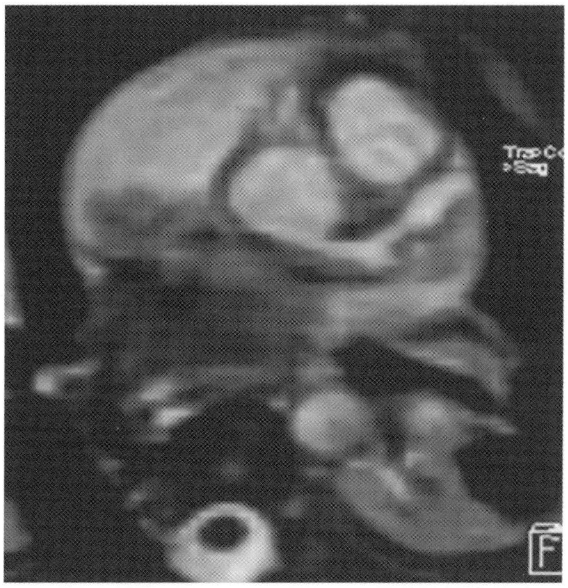

A.左冠状动脉异常　　B.过敏性紫癜

C.川崎病　　D.结节性多动脉炎

E.大动脉炎

24 问题 23 中的患儿,其他表现为:

A.弥漫性淋巴结肿大　　B.胆囊积水

C.心房黏液瘤　　D.叶外型肺隔离症

25 对这种疾病的冠状动脉进行初步的影像学评估,选用的检查是:

A.MRI/MRA　　B.CTA

C.超声心动图　　D.常规血管造影

答案与解析

1 **答案 A**。肺动脉吊带由于左肺动脉穿行于气管和食管之间,在食管前方(箭头所示)、气管后方形成压迹(图 B 中箭头所示)。左肺动脉起源于右肺动脉的后部,这种情况的发生是因为原始左侧第 6 主动脉弓闭塞。

右位主动脉弓伴迷走左锁骨下动脉会在食管后方形成压迹,而不是前方。

气管软化症是一种气道壁和气道支撑性软骨弱化的疾病。在影像上,气管腔塌陷在呼气或咳嗽时最为明显。这种情况与血管环,如肺动脉吊带有关,但未在图像上显示。

上消化道钡剂造影检查显示食管前方压迹(图 A 中箭头所示),没有明显食管狭窄的征象。

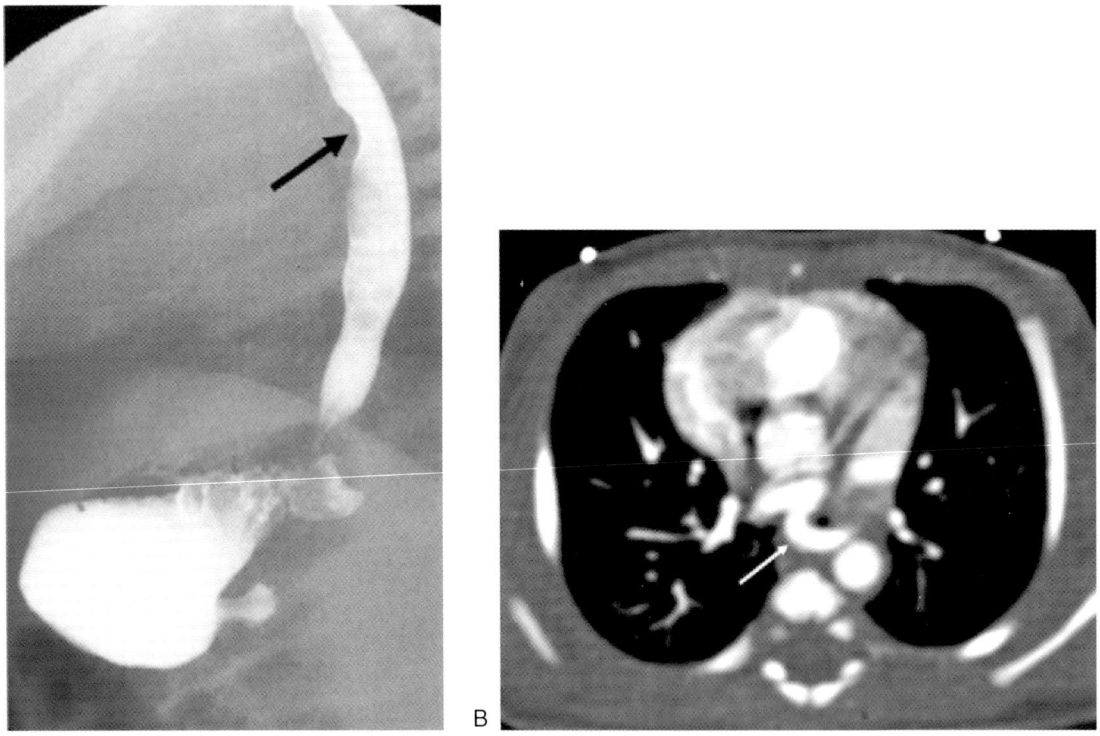

A B

参考文献:Lee EY,Dorkin H,Vargas SO. Congenital pulmonary malformations in pediatric patients:review and update on etiology,classification,and imaging findings. *Radiol Clin N Am* 2011;49(5):921–948.

Yedururi S,Guillerman P,Chung T,et al. Multimodality imaging of tracheobronchial disorders in children. *Radiographics* 2008;28(3):e29. doi:http://dx.doi.org/10.1148/rg.e29.

2 **答案 B**。当放大倍数增加时,视野变小。但当视野变小、放大倍数增加时,辐射剂量也会增加。因此,降低放大倍数或扩大视野可减少辐射剂量。

防散射滤线栅可减少散射辐射。由于散射辐射会降低图像质量,因此,在体型较大的患者中常需要使用滤线栅。随着散射辐射的消除,必须增加放射初始剂量以代替图像接收器处的散射剂量。在儿童患者中,由于体型较小,产生的散射较少,因此,使用滤线栅提高图像质量的作用有限。3~5 岁以下儿童一般可以不使用滤线栅进行摄片,图像质量相似。

减少放射源到皮肤的距离(SSD)可减少对儿童的辐射剂量。平方反比定律表明光束的辐射强度与 SSD 的平方成反比。因此,减少 SSD 可减少对儿童的辐射剂量,而增加 SSD 将增加对儿童的剂量。

脉冲频率是透视机每秒生成的透视图像数量。增加脉冲频率会增加每秒的图像数量,从而增加辐射剂量。减少脉冲频率可以减少每秒的图像数量,并减少辐射剂量。

参考文献:Hernanz-Schulman M,Strauss K,Bercha IH. *Fluoroscopy and radiation safety content for radiologists*. http://www.imagegently.org/Portals/6/Radiologists/Background4radiologists.pdf.

3 **答案 B**。Ⅱ型肺动脉吊带的特点是气管隆嵴的位置较低,在 T6 水平。Ⅱ型肺动脉吊带伴发长段气管狭窄、T 形隆突和支气管桥。

肺动脉吊带类型

Ⅰ型	隆突位置:正常(T4–T5)
Ⅱ型	隆突位置:低(T6) 合并长段气管狭窄、T 形隆突和支气管桥

参考文献:Lee EY,Dorkin H,Vargas SO. Congenital pulmonary malformations in pediatric patients:review and update on etiology,classification,and imaging findings. *Radiol Clin N Am* 2011;49(5):921–948.

4 **答案 C**。右肾和左肾血管造影显示右肾动脉主干正常,但早期的上极分支有不规则狭窄和小动脉瘤(图 A 中箭头所示)。左肾动脉主干也有不规则狭窄和两个小动脉瘤(图 B 中箭头示)。这些发现最符合纤维肌发育不良,特别是在这个年龄段。纤维肌发育不良是一种累及中等大小血管的非动脉粥样硬化性疾病,最常见的是肾动脉、颈动脉颅外段和椎动脉。经皮腔内肾动脉成形术是治疗纤维肌发育不良的方法。

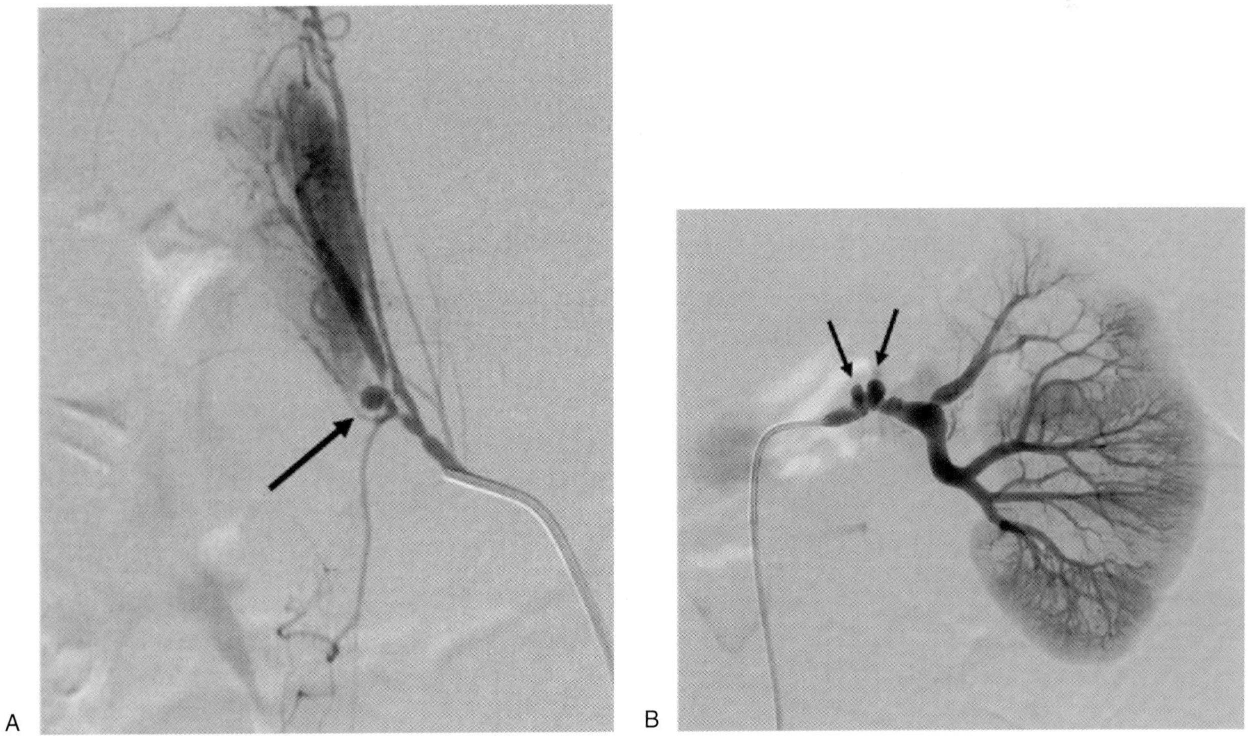

参考文献：Meuse MA，Turba UC，Sabri SS，et al. Treatment of renal artery fibromuscular dysplasia. *Tech Vasc Interv Radiol* 2010；13：126-133.

O'Connor SC，Gornik HL. Recent developments in the understanding and management of fibromuscular dysplasia. *J Am Heart Assoc* 2014；3(6)：e001259. doi：10.1161/JAHA.114.001259.

5 答案D。纤维肌发育不良最常见的症状是高血压，其次是头痛。

纤维肌发育不良最常见的症状和体征

表现	%
高血压	64
头痛	52
搏动性耳鸣	28
头晕	26
颈部杂音	22
颈部疼痛	22

参考文献：O'Connor SC，Gornik HL. Recent developments in the understanding and management of fibromuscular dysplasia. *J Am Heart Assoc* 2014；3(6)：e001259. doi：10.1161/JAHA.114.001259.

6 答案A。纤维肌发育不良最常见的组织病理学亚型为中层(70%)、中层外(15%~25%)和内膜纤维发育不良(1%~2%)。中层和中层外纤维发育不良都容易发展成狭窄和动脉瘤，而内膜纤维发育不良则发展成平滑的局灶性或管状狭窄。

参考文献：Meuse MA，Turba UC，Sabri SS，et al. Treatment of renal artery fibromuscular dysplasia. *Tech Vasc Interv Radiol* 2010；13：126-133.

7 答案F。根据美国心脏病学会，经皮介入治疗纤维肌发育不良的适应证包括：顽固性高血压、抗高血压药物不耐受、不遵守抗高血压药物治疗和肾功能损伤。其他原因有肾动脉夹层和肾动脉瘤。

参考文献：Meuse MA，Turba UC，Sabri SS，et al. Treatment of renal artery fibromuscular dysplasia. *Tech Vasc Interv Radiol* 2010；13：126-133.

O'Connor SC，Gornik HL. Recent developments in the understanding and management of fibromuscular dysplasia. *J Am Heart Assoc* 2014；3(6)：e001259. doi：10.1161/JAHA.114.001259.

8 答案A。该患者存在肾下主动脉狭窄(箭头所示)，符合中主动脉综合征。该病的病因包括遗传因素，如Williams综合征、先天性肝内胆管发育不良征和神经纤维瘤病。此外，血管炎(如大动脉炎)和宫内感染(如风疹)也与这种疾病有关。

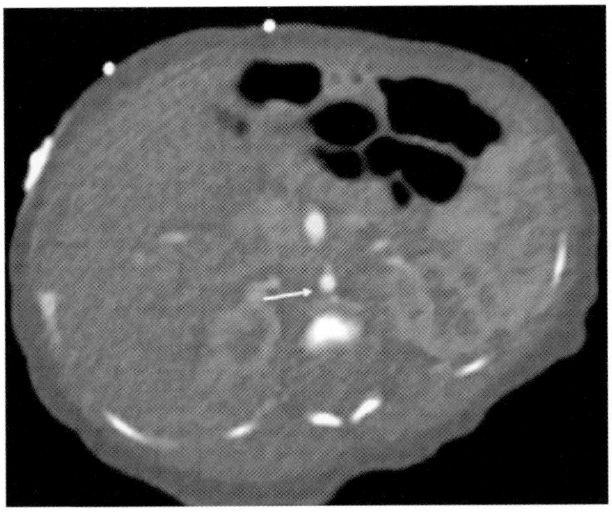

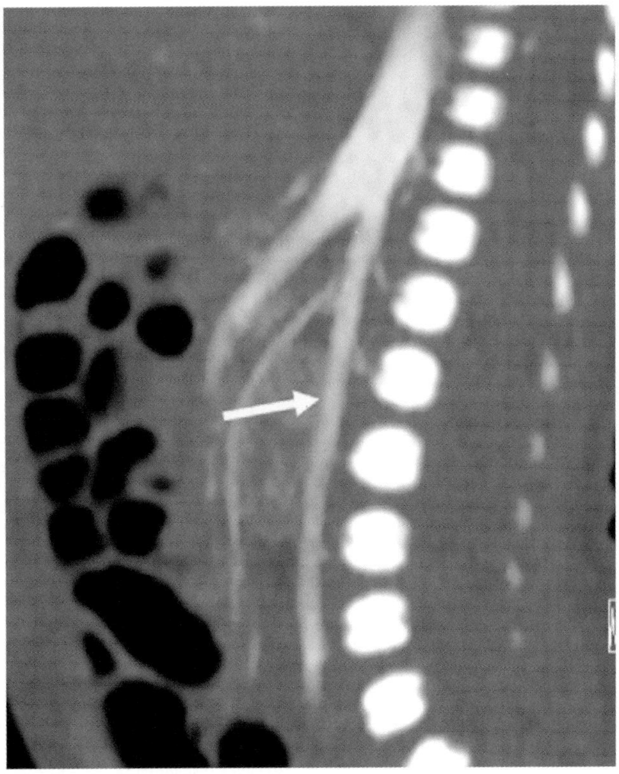

参考文献：Kim SM, Jung IM, Min SI, et al. Surgical treatment of middle aortic syndrome with takayasu arteritis or midaortic dysplastic syndrome. *Eur J Endovasc Surg* 2015;50:206–212.

Rumman RK, Nickel C, Matsuda-Abedini M, et al. Disease beyond the arch: a systemic review of middle aortic syndrome in childhood. *Am J Hypertens* 2015;28:833–846.

9　答案 A。由于无电离辐射且无须镇静，多普勒超声是初步评估疑似中主动脉综合征儿童的影像学检查方法。

10　答案 C。腹主动脉髂动脉狭窄最常见的旁路侧支血管是：

1.肠系膜上动脉至肠系膜下动脉至痔动脉至髂外动脉

2.肋间、肋下和腰动脉至臀上动脉和髂腰动脉至髂内动脉至髂外动脉

3.肋间、肋下和腰动脉至旋髂深动脉至髂外动脉

参考文献：Sebastia C, Quiroga S, Boye R, et al. Aortic stenosis: spectrum of diseases depicted at multisection CT. *Radiographics* 2003;23:S79–S91.

11　答案 C。脾静脉和肠系膜上静脉（箭头所示）与下腔静脉连接，符合先天性肝外门体静脉分流。在这种情况下，门静脉血流回流入体静脉，从而绕过肝脏。

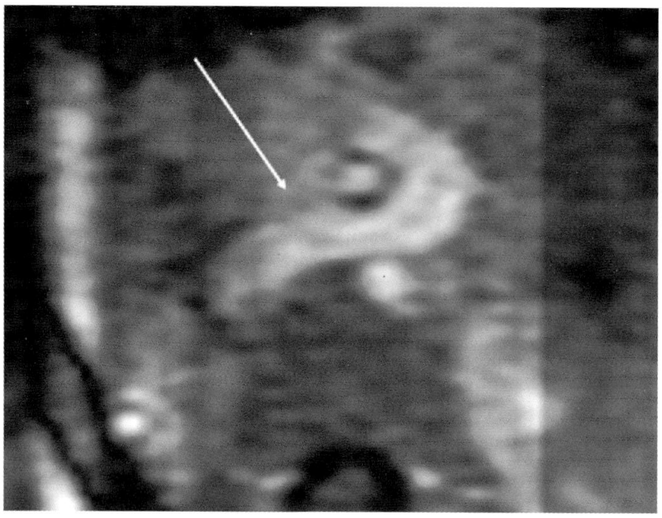

参考文献:Alonso-Gamarra E,Parrion M,Perez A,et al. Clinical and radiologic manifestations of congenital extrahepatic portosystemic shunts:a comprehensive review. *Radiographics* 2011;32:707-722.

Kobayashi N,Niwa T,Kirikoshi H,et al. Clinical classification of congenital extrahepatic portosystemic shunts. *Hepatol Res* 2010;40:585-593.

12 答案 B。先天性门体静脉分流首先分为肝内型或肝外型。本例为肝外型。肝内无门静脉供血的肝外门体静脉分流为Ⅰ型,肝内有门静脉供血的为Ⅱ型。本例没有门静脉存在,因此为Ⅱ型肝外门体静脉分流。

参考文献:Alonso-Gamarra E,Parrion M,Perez A,et al. Clinical and radiologic manifestations of congenital extrahepatic portosystemic shunts:a comprehensive review. *Radiographics* 2011;32:707-722.

Kobayashi N,Niwa T,Kirikoshi H,et al. Clinical classification of congenital extrahepatic portosystemic shunts. *Hepatol Res* 2010;40:585-593.

13 答案 C。Ⅰ型先天性肝外门体静脉分流以先天性门静脉缺如伴多发合并畸形(如多脾综合征、先天性心脏病和肠旋转不良等)为特征。女性好发。Ⅱ型先天性肝外门体静脉分流存在门静脉供血,无性别倾向,合并畸形较少。

参考文献:Alonso-Gamarra E,Parrion M,Perez A,et al. Clinical and radiologic manifestations of congenital extrahepatic portosystemic shunts:a comprehensive review. *Radiographics* 2011;32:707-722.

14 答案 B。轴位图像显示左肺动脉内的肺栓塞延伸至分支血管(箭头所示)。尽管儿童可能会出现所有列出的症状,但在年龄较大儿童中,84%的病例会出现胸膜性胸痛。

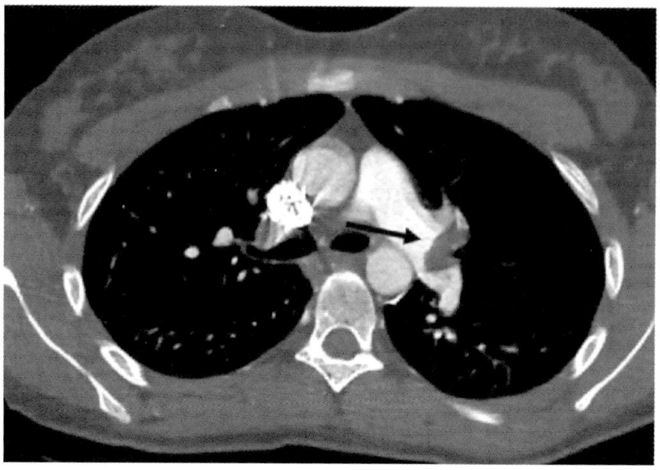

参考文献:Thacker PG, Lee EY. Pulmonary embolism in children. *AJR Am J Roentgenol* 2015;204:1278-1288.

15　**答案 E**。在新生儿和大龄儿童中,肺栓塞最常见的危险因素是中心静脉导管。新生儿的其他危险因素是脱水、败血症和围生期窒息。在年龄较大儿童中,其他危险因素包括恶性肿瘤、肾脏疾病、手术或创伤,以及先天性血栓形成倾向。96%~98%的儿童有可识别的危险因素,88%的儿童存在两个以上危险因素。

参考文献:Thacker PG, Lee EY. Pulmonary embolism in children. *AJR Am J Roentgenol* 2015;204:1278-1288.

16　**答案 D**。儿童肺栓塞的慢性并发症有肺栓塞复发,可能导致右心衰竭的肺动脉高压,以及与抗凝治疗相关的并发症。

参考文献:Thacker PG, Lee EY. Pulmonary embolism in children. *AJR Am J Roentgenol* 2015;204:1278-1288.

17　**答案 D**。图像显示动脉导管远端的胸主动脉局灶性狭窄(箭头所示),符合主动脉缩窄。主动脉缩窄是一种先天性主动脉狭窄。男性多发,男女比例为 1.5:1。临床表现为上半身高血压伴下半身低灌注。该病合并其他多种畸形,包括二叶主动脉瓣、颅内动脉瘤、特纳综合征和努南综合征。在主动脉缩窄的患者中,20%~85%的患者出现二叶主动脉瓣。

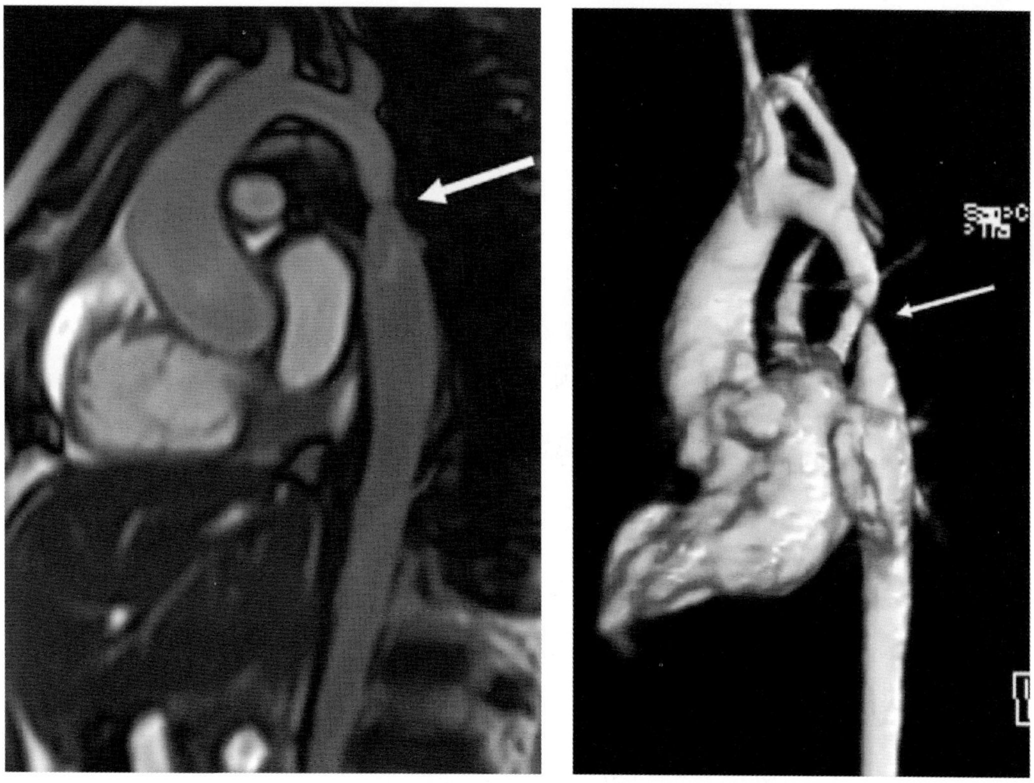

参考文献:Nance JW, Ringel RE, Fishman EK. Coarctation of the aorta in adolescents and adults: a review of clinical features and CT imaging. *J Cardiovasc Comput Tomogr* 2016;10:1-12.

Sebastia C, Quiroga S, Boye R, et al. Aortic stenosis: spectrum of diseases depicted at multisection CT. *Radiographics* 2003;23:S79-S91.

18 **答案 C**。对比 CT,MRI 在主动脉缩窄成像方面具有几个优点,包括不存在电离辐射,能够使用相位对比成像来量化通过狭窄区域的侧支血管的血流和流速。CT 具有较高的空间分辨率,较 MRI 能更快速地获得图像。两种方法都具有多平面成像能力,比较这些检查方法,在诊断准确性方面并无差异。

参考文献:Nance JW,Ringel RE,Fishman EK. Coarctation of the aorta in adolescents and adults:a review of clinical features and CT imaging. *J Cardiovasc Comput Tomogr* 2016;10:1-12.

19 **答案 A**。新生儿或婴儿的首选手术修补方法是端-端吻合。这种术式降低了再缩窄和再干预的风险,改善了预后。

参考文献:Nance JW,Ringel RE,Fishman EK. Coarctation of the aorta in adolescents and adults:a review of clinical features and CT imaging. *J Cardiovasc Comput Tomogr* 2016;10:1-12.

20 **答案 D**。回旋主动脉弓是指主动脉从气管的左侧通过,但在成为降主动脉时向气管和食管后方走行。该病最常伴有异常右锁骨下动脉,但也可表现为正常分支。

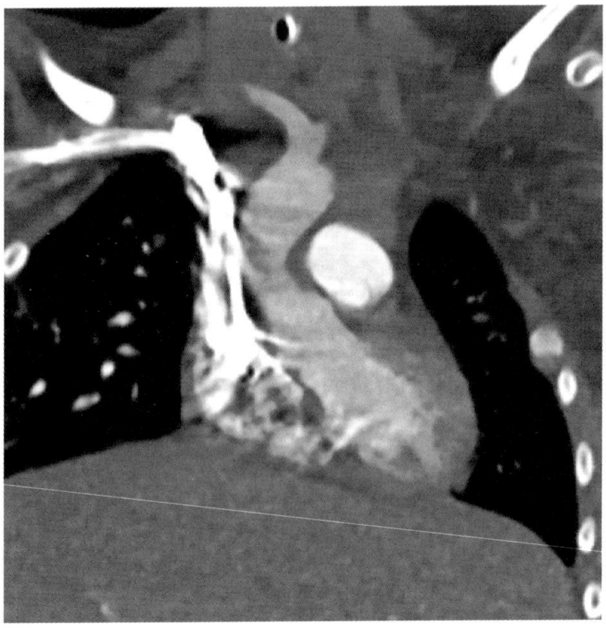

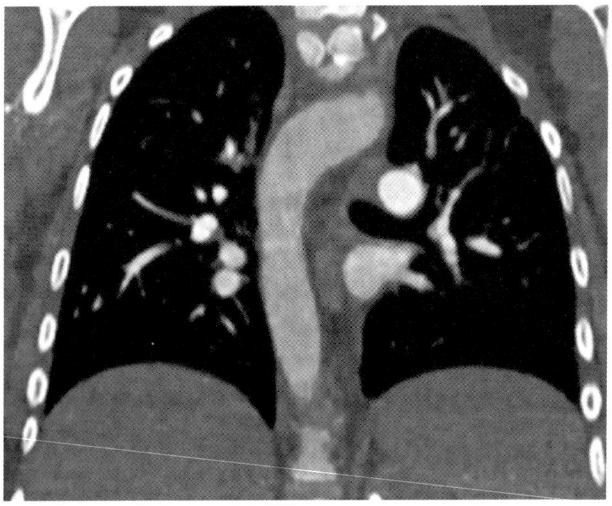

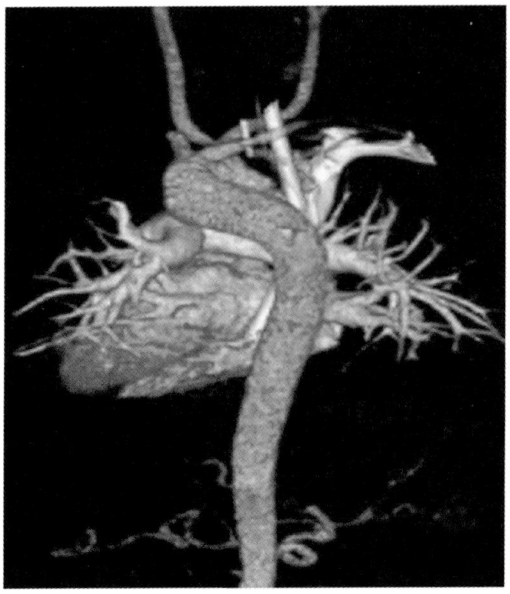

扫码看彩图

参考文献：Smith BM，Lu JC，Dorfman AL，et al. Rings and slings revisited. *Magn Reson Imaging Clin N Am* 2015；23：127–135.

Weinberg PM. Aortic arch anomalies. *J Cardiovasc Magn Reson* 2006；8：633–643.

21 **答案 A**。回旋主动脉弓总是形成一个血管环。血管环由连接降主动脉和肺动脉的右侧动脉导管或韧带形成。动脉导管韧带在影像上不显示。

参考文献：Smith BM，Lu JC，Dorfman AL，et al. Rings and slings revisited. *Magn Reson Imaging Clin N Am* 2015；23：127–135.

Weinberg PM. Aortic arch anomalies. *J Cardiovasc Magn Reson* 2006；8：633–643.

22 **答案 C**。双主动脉弓，无论是右侧优势型、均衡型，还是左侧优势型，通常都是孤立性畸形。

主动脉弓畸形	合并先天性心脏病
右位主动脉弓伴迷走左锁骨下动脉	通常为孤立性畸形
双主动脉弓	通常为孤立性畸形
右位主动脉弓伴镜像分支	合并先天性心脏病，如法洛四联症、共同动脉干和室间隔缺损
回旋主动脉弓	合并先天性心脏病，如室间隔缺损、右心室双出口和主动脉缩窄

参考文献：Smith BM，Lu JC，Dorfman AL，et al. Rings and slings revisited. *Magn Reson Imaging Clin N Am* 2015；23：127–135.

23 **答案 C**。图像显示左冠状动脉前降支动脉瘤（箭头所示）。考虑到动脉瘤，最有可能的诊断是川崎病。川崎病是一种发生在婴幼儿的自限性血管炎。其特点是最初急性期长达 14 天，恢复期持续数月至数年。患者表现为高热，对退烧药的反应很小。85%的儿童会发生结膜炎。其他症状包括腹泻、腹痛、呕吐、阴囊肿胀和关节炎。20%未经治疗的儿童发生冠状动脉瘤，大多数发生在恢复期。

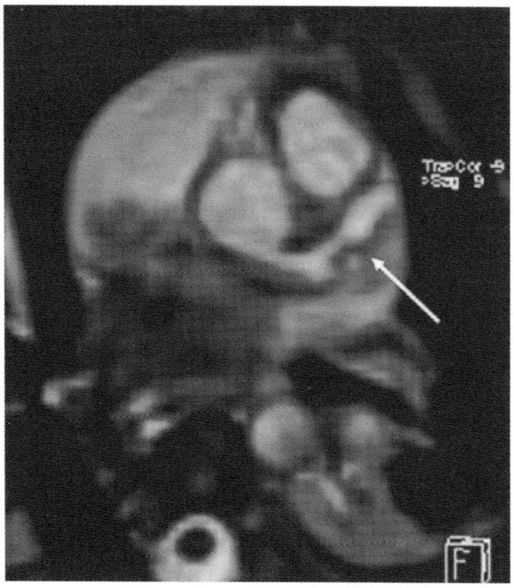

参考文献：Pipitone N，Versari A，Hunder GG，et al. Role of imaging in the diagnosis of large and medium-sized vessel vasculitis. *Rheum Dis Clin N Am* 2013；39：593–608.

Weiss PF. Pediatric vasculitis. *Pediatr Clin N Am* 2012;59:407–423.

24 **答案 B**。尽管 25%的川崎病患者有单侧颈部淋巴结病变,但弥漫性淋巴结病变不常见。可见胆囊积水,伴有腹泻、呕吐和腹痛。在急性期,患者可能会出现瓣膜炎、心包炎或心肌炎。动脉瘤见于冠状动脉,也可见于内脏血管,如肠系膜动脉和肾动脉。

参考文献:Khanna G,Sargar K,Baszis KW. Pediatric vasculitis:recognizing multisystemic manifestations at body imaging. *Radiographics* 2015;35:849–865.

Weiss PF. Pediatric vasculitis. *Pediatr Clin N Am* 2012;59:407–423.

25 **答案 C**。根据美国心脏协会,川崎病患者应首先进行超声心动图评估。随后应在 2 周及 6~8 周行超声心动图复查。超声心动图对于评价冠状动脉病变具有较高的敏感性和特异性。

参考文献:Pipitone N,Versari A,Hunder GG,Salvarani C. Role of imaging in the diagnosis of large and medium-sized vessel vasculitis. *Rheum Dis Clin N Am* 2013;39:593–608.

(郭辰 译　孙爱敏 钟玉敏 校)

第 7 章 儿童心脏影像

问题

1 患儿,3 岁,有先天性心脏病病史,修复术后接受心脏 MRI 扫描。

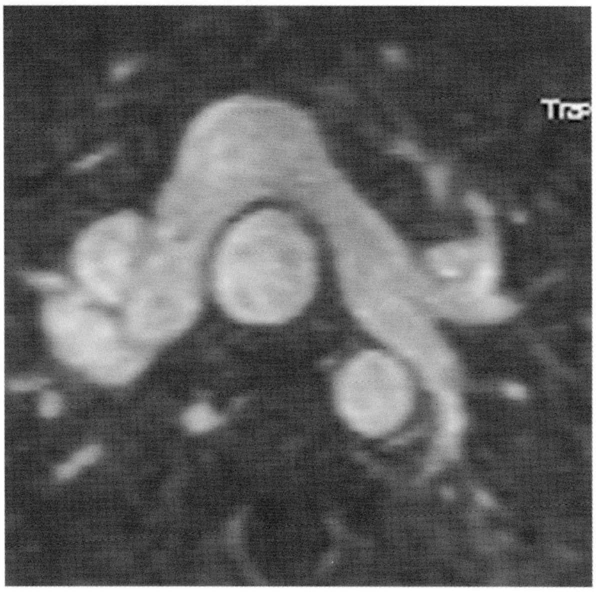

该患者可能的诊断是:

A.法洛四联症(TOF) B.左心发育不全综合征(HLHS)

C.全肺静脉异位引流(TAPVR) D.完全性大动脉转位(D-TGA)

2 关于诊断,下列选项正确的是:

A.心室大动脉连接不一致,心房、心室连接不一致。

B.心室大动脉连接不一致,心房、心室连接一致。

C.心室大动脉连接一致,心房、心室连接不一致。

D.心室大动脉连接一致,心房、心室连接一致。

3 问题 1 中患儿手术纠治后最常见的术后并发症是:

A.冠状动脉阻塞 B.肺静脉狭窄

C.二尖瓣关闭不全 D.主动脉瓣狭窄

4　新生儿胸部正位X线片如下图所示。

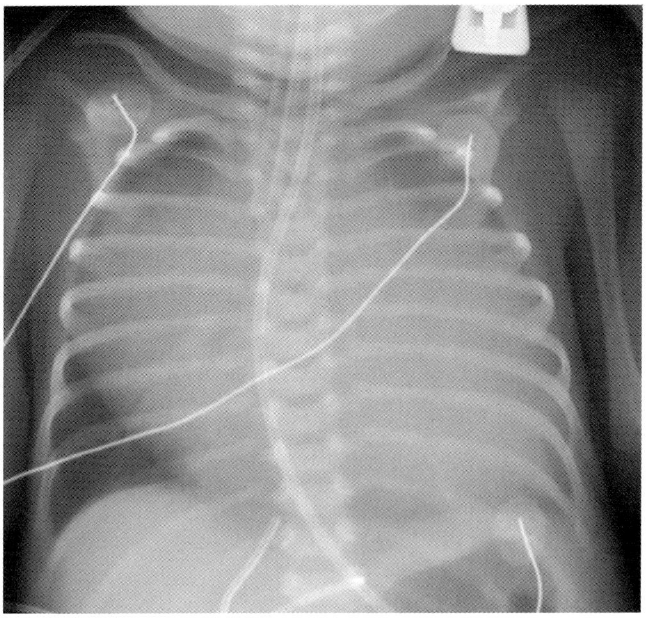

最有可能的诊断是：

A.房间隔缺损(ASD)　　B.Ebstein 畸形

C.法洛四联症　　D.全肺静脉异位引流

5　鉴于问题4中诊断，肺血管影：

A.增多　　B.正常

C.减少

6　用于纠治问题4中疾病的手术方式是：

A.三尖瓣成形术　　B.Jatene 动脉转位术

C.左锁骨下皮瓣修复术　　D.冠状动脉去顶术

7　患儿，4岁，胸部X线片如下图所示：

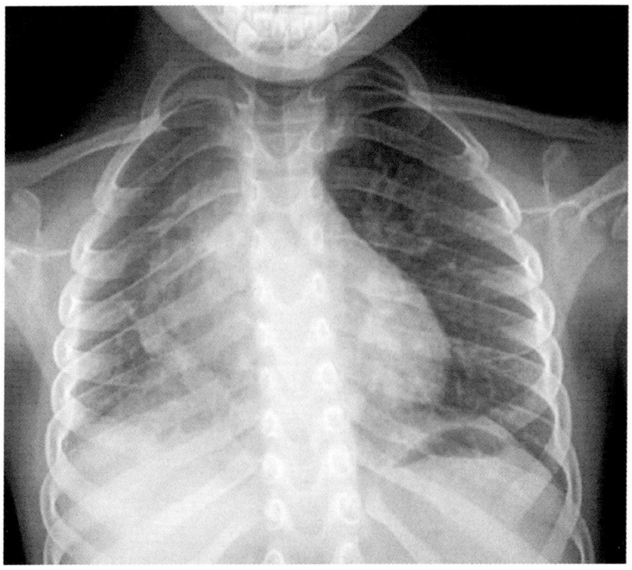

诊断是：

A.部分肺静脉异位引流(PAPVR)

B.法洛四联症伴体-肺动脉侧支血管形成

C.室间隔缺损(VSD)

D.房间隔缺损

8 问题7中疾病常伴发的异常是：

A.胸膜肺母细胞瘤

B.马蹄肺

C.先天性心包缺如

D.三房心

9 对于问题7中儿科患者，针对该病进行的下一步影像学检查是：

A.CTA

B.MRA

C.超声心动图

D.心导管检查

10 患儿，7岁，有心脏占位病史。MRI平衡梯度回波序列(A)、首过灌注序列(B)和延迟增强序列(C)图像如下图所示。

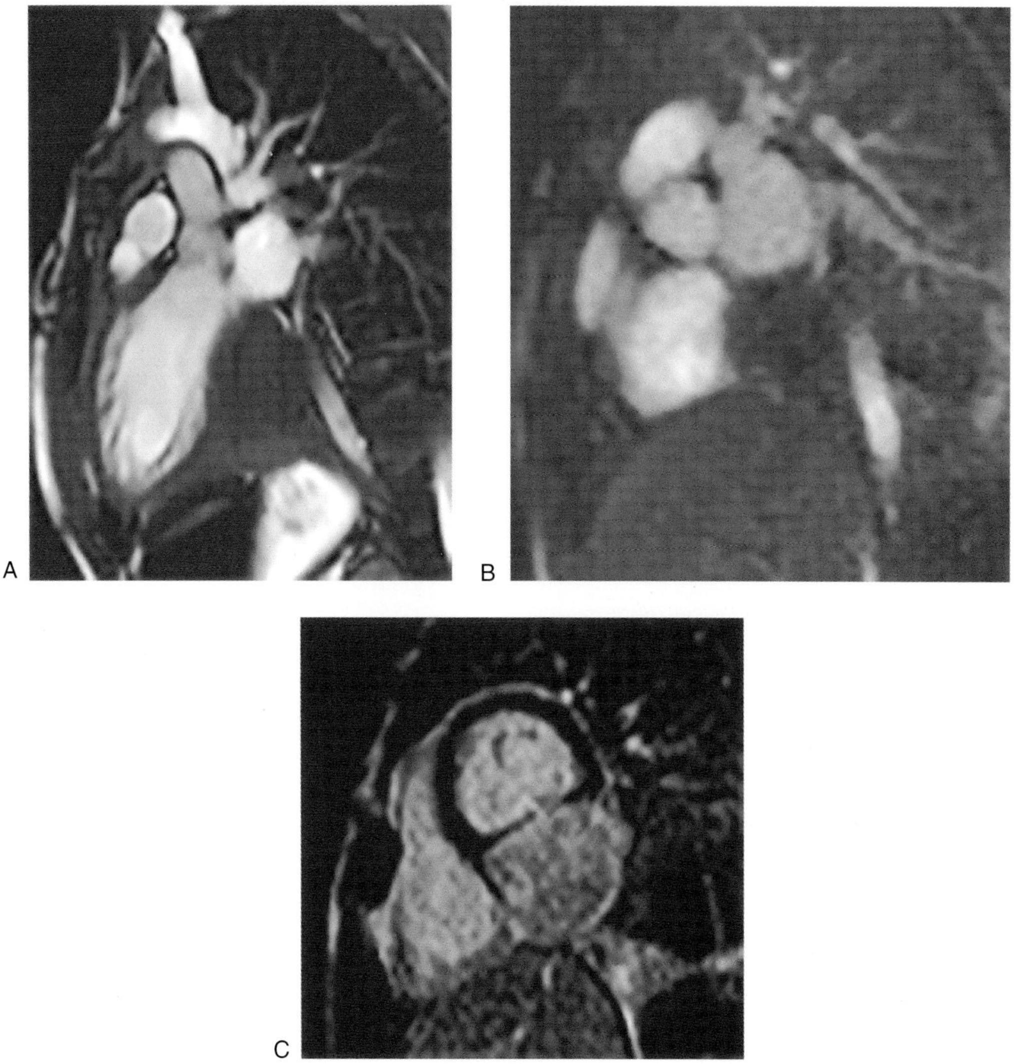

最有可能的诊断是：

A.横纹肌瘤

B.黏液瘤

C.纤维瘤

D.脂肪瘤

E.畸胎瘤

11 问题 10 中肿瘤的典型影像学特征是:

A.首过灌注异常增强
B.典型发病部位在心包内
C.心肌延迟增强可见强化
D.超声心动图呈低回声表现

12 关于心脏纤维瘤,下列选项正确的是:

A.可能保持多年不变或消退
B.无症状患者最常行化疗治疗
C.术后复发常见
D.心律失常不常见

13 患儿,男,10 岁,有胸痛病史,进行 MRA 检查。

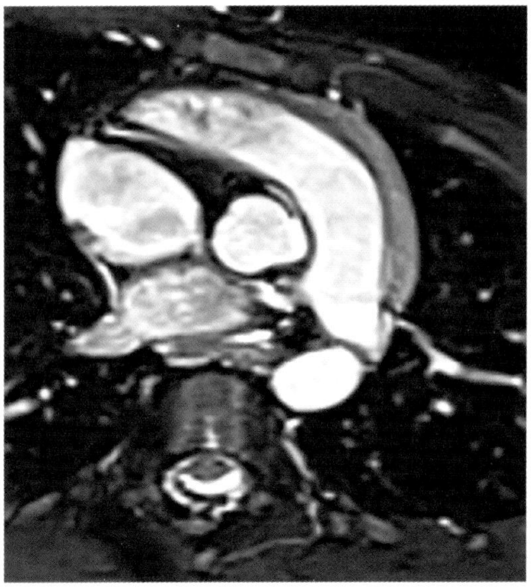

诊断是:

A.左冠状动脉异常起源于右冠状窦
B.右冠状动脉异常起源于左冠状窦
C.左冠状动脉异常起源于肺动脉
D.右冠状动脉异常起源于肺动脉
E.正常冠状动脉解剖

14 用于诊断问题 13 中异常的影像学方法是:

A.超声心动图
B.通气灌注扫描
C.ECG 门控 CTA
D.心肌延迟增强 MI 描记

15 冠状动脉高位开口的定义是:

A.主动脉瓣环上方 1cm
B.主动脉瓣环上方 2cm
C.主动脉窦上方 1cm
D.主动脉窦上方 2cm
E.窦管交界处上方 1cm
F.窦管交界处上方 2cm

16 下列具有潜在血流动力学意义的冠状动脉异常是:

A.(左或右)冠状动脉重复畸形
B.冠状动脉高位开口
C.冠状动脉走行于动脉间
D.冠状动脉走行于肺动脉前
E.冠状动脉走行于室间隔内
F.冠状动脉走行于主动脉后方

17 患儿,3 岁,有先天性心脏病病史,进行心脏 MRI 检查。

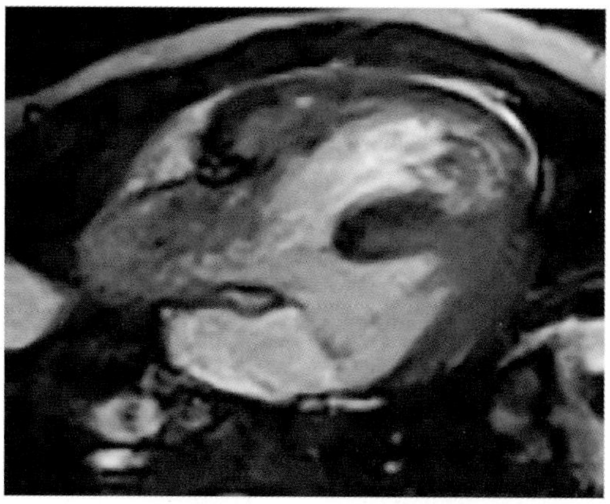

诊断是：

A.大动脉转位(TGA)　　B.全肺静脉异位引流

C.三房心　　D.法洛四联症

E.左心发育不全综合征

18 下列选项不属于问题17中疾病特征的是：

A.主动脉骑跨　　B.室间隔缺损(VSD)

C.右心室肥大　　D.肺静脉异位引流

E.肺动脉总干和(或)分支梗阻　　F.肺动脉瓣闭锁

19 问题17中该诊断最常合并的冠状动脉畸形是：

A.右冠状动脉起自左前降支(LAD)　　B.右冠状动脉起自左回旋支

C.右冠状动脉起自左冠状动脉主干　　D.左冠状动脉起自右冠状动脉

20 下列选项不属于问题17中疾病术后并发症的是：

A.左心室功能不全　　B.右心室功能不全

C.残余室间隔缺损　　D.主动脉瓣关闭不全

E.肺动脉瓣关闭不全

21 新生儿,出生2天,出现呼吸窘迫,首先拍摄胸部X线片。下列哪项不是可能的诊断？

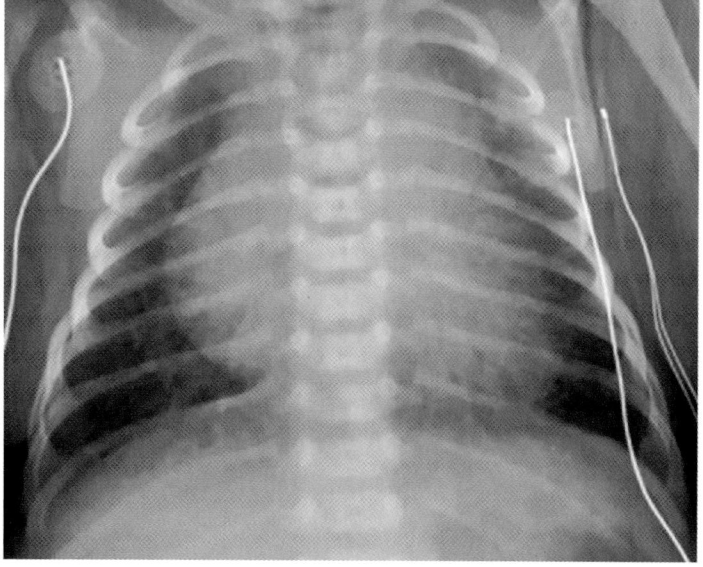

A.共同动脉干　　B.法洛四联症

C.大动脉转位　　D.左心发育不良综合征

22 遂行心脏 MRI 检查,平衡梯度回波序列四腔心图(A)和矢状位 MRA 图(B)如下图所示。

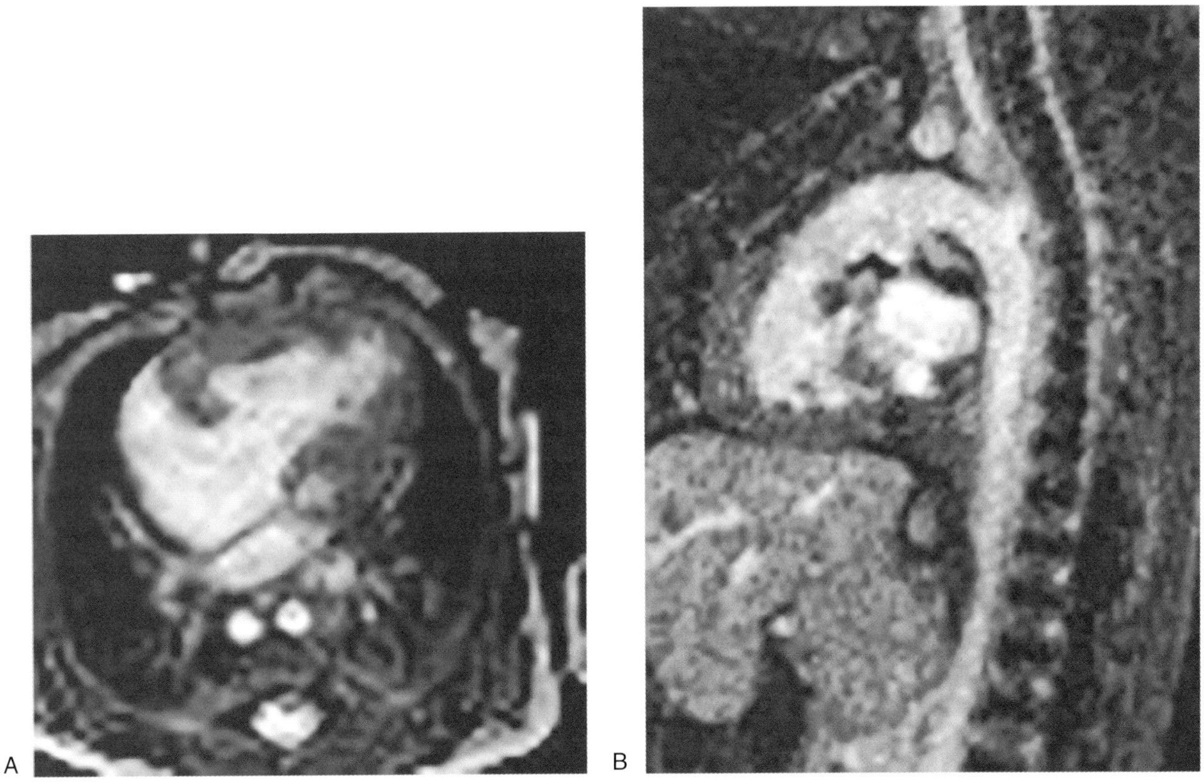

诊断是:

A.共同动脉干　　B.法洛四联症

C.大动脉转位　　D.左心发育不良综合征

23 在患有问题 22 中疾病的新生儿中,手术前的冠状动脉灌注为:

A.心室收缩期经动脉导管从左向右分流　　B.心室舒张期经动脉导管从左向右分流

C.心室收缩期经动脉导管从右向左分流　　D.心室舒张期经动脉导管从右向左分流

24 关于 Norwood 手术矫正左心综合征,下列选项正确的是:

A.Norwood 手术的Ⅰ期手术通常建立双向 Glenn 分流

B.Norwood 手术的Ⅰ期手术通常在出生后 1 个月进行

C.Norwood 手术的Ⅱ期手术通常建立 Blalock-Taussig 分流

D.Norwood 手术的Ⅱ期手术通常在出生后 2 个月进行

E.Norwood 手术的Ⅲ期手术通常行改良 Fontan 手术

F.Norwood 手术的Ⅲ期手术通常在出生后 6 个月进行

25 在儿童的心脏 MR 检查中,由于存在运动伪影导致图像质量受到影响。下列技术可用于减少儿童检查时的运动伪影的是:

A.径向 k 空间填充　　B.改变成像视野

C.减小像素大小　　D.梯度瞬间无效技术

答案与解析

1 答案 D。该患儿为大动脉转位行调转术及 LeCompte 术后。在这个手术中,将冠状动脉从主动脉和升主动脉上切下,与肺动脉总干进行调转。LeCompte 术包括将升主动脉(*)置于肺动脉总干分叉处的后方,这种术式减少了冠状动脉受压或扭曲的风险。

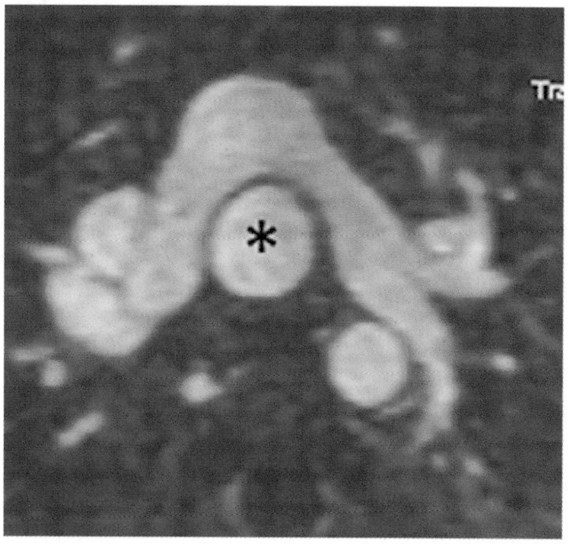

参考文献:Gaca AM,Jaggers JJ,Dudley LT,et al. Repair of congenital heart disease:a primer-part 1. *Radiology* 2008;247:617-631.

2 答案 B。在完全性大动脉转位(D-TGA)中,存在心室大动脉连接不一致,但心房、心室连接一致。主动脉起源于解剖右心室,肺动脉总干起源于解剖左心室。左心房连接左心室,右心房连接右心室,符合心房、心室连接一致。在先天性纠正性或 L 型大动脉转位(L-TGA)中,存在心房、心室及心室大动脉连接均不一致。

参考文献:Gaca AM,Jaggers JJ,Dudley LT,et al. Repair of congenital heart disease:a primer-part 1. *Radiology* 2008;247:617-631.

Warnes CA. Transposition of the great arteries. *Circulation* 2006;114:2699-2709.

3 答案 A。冠状动脉阻塞导致心肌缺血是 D-TGA 行大动脉调转术后最常见的发病和死亡原因。这种风险最常见于大动脉调转术后的最初 3 个月。此外,几乎所有大动脉调转术后的患者都发生了新主动脉根部扩张,大多数患者术后发生了新主动脉瓣反流。较不常见的长期后遗症是肺动脉瓣上狭窄和主动脉狭窄。

参考文献:Villafane J,Lantin-Hermoso MR,Bhatt AB,et al. D-transposition of the great arteries. *J Am Coll Cardiol* 2014;64:498-511.

4 答案 B。胸片上 Ebstein 畸形的特征性表现为心脏显著增大和肺血管影减少。虽然法洛四联症也可能在胸片上表现为肺血管影减少,但并不典型地表现为明显的心脏增大。

在 Ebstein 畸形中,三尖瓣的隔瓣和后叶(箭头所示)移位至右心室,形成房化右心室。

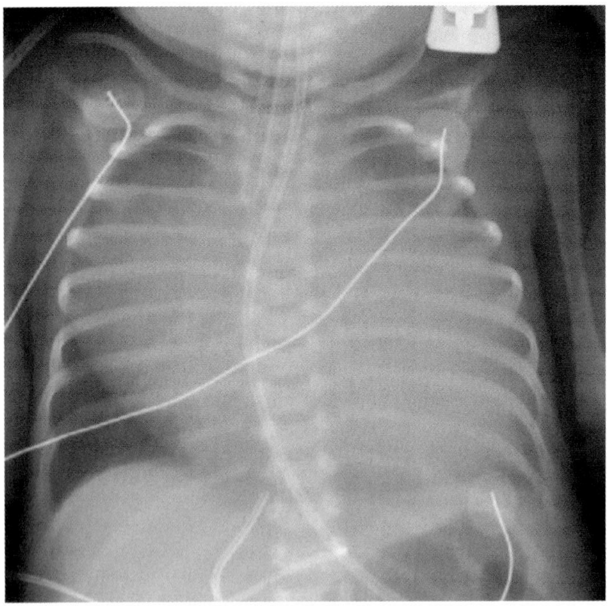

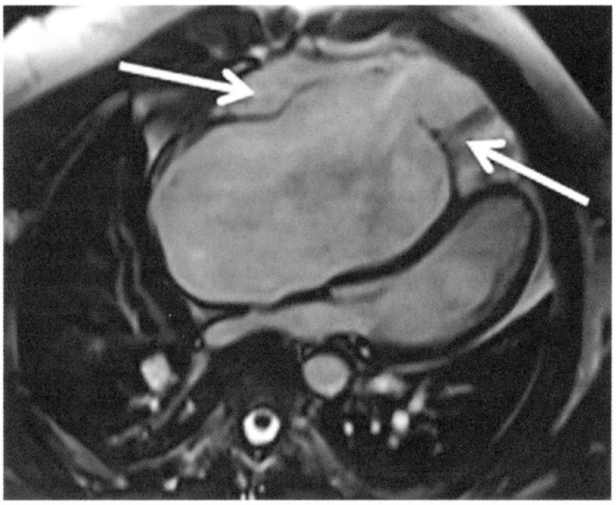

参考文献：Epstein ML. Tricuspid atresia, stenosis, and regurgitation. In: Moss AJ, Allen HD, eds. *Moss and adams' heart disease in infants, children, and adolescents: including the fetus and young adult*, 7th ed. Philadelphia, PA: Wolters Kluwer Health/Lippincott Williams & Wilkins, 2008: 817-834.

5　答案 C。尽管 Ebstein 畸形患者的异常程度不同，但肺血管影通常会减少。在心室收缩期，大部分心排血量逆行进入真正的右心房，而不是顺行进入真正的右心室和肺动脉总干。

参考文献：Epstein ML. Tricuspid atresia, stenosis, and regurgitation. In: Moss AJ, Allen HD, eds. *Moss and adams' heart disease in infants, children, and adolescents: including the fetus and young adult*, 7th ed. Philadelphia, PA: Wolters Kluwer Health/Lippincott Williams & Wilkins, 2008: 817-834.

6　答案 A。Ebstein 畸形的处理根据疾病的严重程度而不同。双心室修补术包括三尖瓣成形术，如锥形重建。三尖瓣置换术是另一种用于 Ebstein 畸形修复的手术方法。对于右心室功能不良的患儿，可能需要行单心室修补术，包括双向腔肺吻合术（Glenn 手术）和（或）全腔肺吻合术（Fontan 手术）。

参考文献：Gaca AM, Jaggers JJ, Dudley LT, et al. Repair of congenital heart disease: a primer-part 1. *Radiology* 2008; 247: 617-631.

Jinghao Z, Kai L, Yanhui H, et al. Individualized surgical treatments for children with Ebstein anomaly. *Thorac Cardiovasc Surg* 2016 [Epub ahead of print].

7　答案 A。在胸片上，右侧胸腔内有一条突出的血管（图 A 中箭头所示）符合异常的肺静脉回流至下腔静脉。这一发现符合右肺下叶肺静脉异位引流。肺静脉正常情况下回流入左心房。在部分肺静脉异常中，一些静脉异常地回流入体静脉系统，而不是左心房（图 B 中箭头所示）。

在这个病例中，与左肺相比，右肺的大小也随着右半横膈的抬高而减小。除部分肺静脉异位引流外，这一发现符合肺发育不全综合征或弯刀综合征。在该综合征中，右肺静脉部分回流入下腔静脉并伴有不同程度的肺发育不全。右肺动脉可能发育不良或缺如。

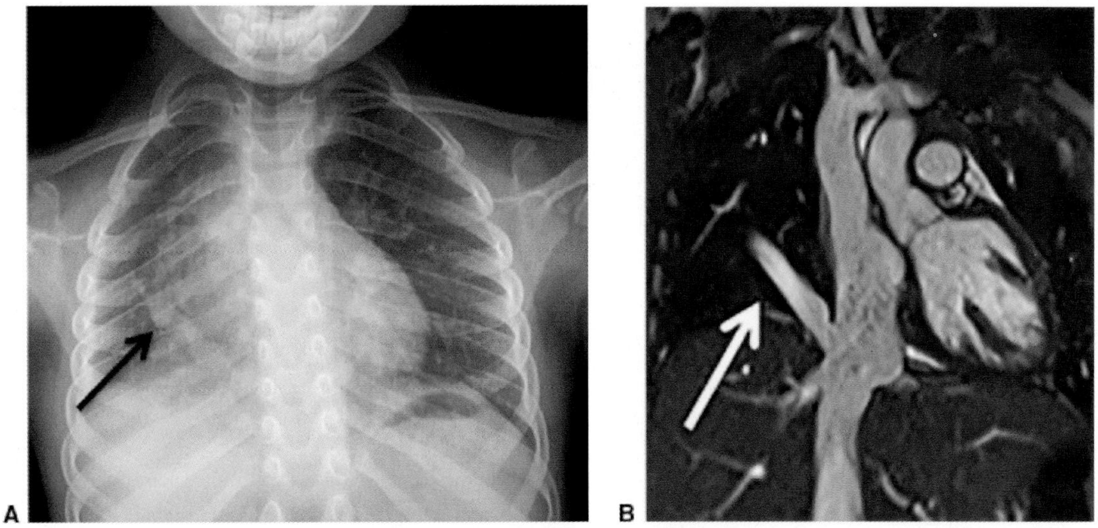

参考文献:Konen E,Raviv-Zilka L,Cohen RA,et al. Congenital pulmonary venolobar syndrome:spectrum of helical CT findings with emphasis on computerized reformatting. *Radiographics* 2003;23:1175–1184.

8 答案 B。如上所述,该患者不仅表现为部分肺静脉异位引流(PAPVR),还表现为肺发育不全综合征或弯刀综合征。弯刀综合征患者伴有先天性心脏病,特别是静脉窦型房间隔缺损(ASD)、支气管囊肿、副膈和疝。弯刀综合征也可伴发马蹄肺,在马蹄肺中,右肺底峡部向后延伸,连接右肺和左肺的后基底段。

参考文献:Konen E,Raviv-Zilka L,Cohen RA,et al. Congenital pulmonary venolobar syndrome:spectrum of helical CT findings with emphasis on computerized reformatting. *Radiographics* 2003;23:1175–1184.

9 答案 C。胸片是用于评估疑似部分性肺静脉异位引流(PAPVR)患者的初步筛查方法。鉴于超声心动图是无创的,它是进一步评估患该病儿童的影像学检查方法。如果需要额外的影像学检查,可以进行轴位成像,如 MRI/MRA 和 CT/CTA。考虑到没有电离辐射,以及能够评估肺循环和体循环血流的能力,通常更倾向于 MRI。如果需要对肺实质进行评估,则 CT 更好。如果需要获得额外的血流动力学数据,可以进行心导管检查。

参考文献:Sung LY,Ting C,Varghese C,Hellinger JC. Scimitar syndrome. In:Reid JR,Paladin A,Davros WJ,et al.(eds). *Pediatric radiology*. New York,NY:Oxford University Press,2013:105–109.

10 答案 C。最有可能的诊断是心脏纤维瘤。纤维瘤在平衡梯度回波序列图像(箭头所示)上呈低信号,首过灌注不强化(+),心肌呈现延迟强化(*)。需要考虑横纹肌瘤,但横纹肌瘤心肌延迟增强无强化。

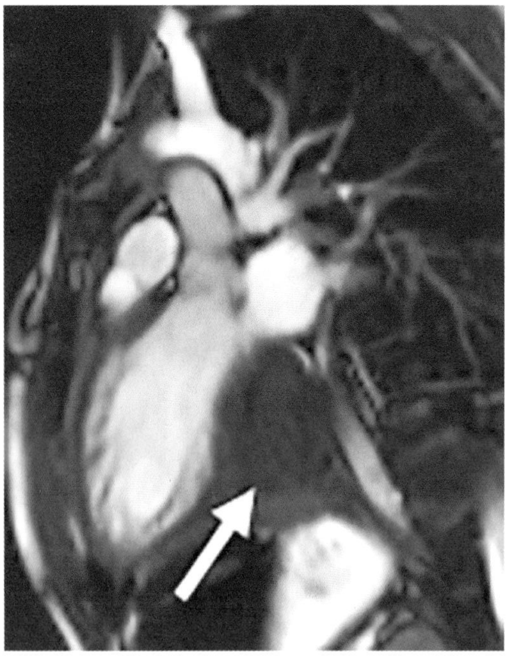

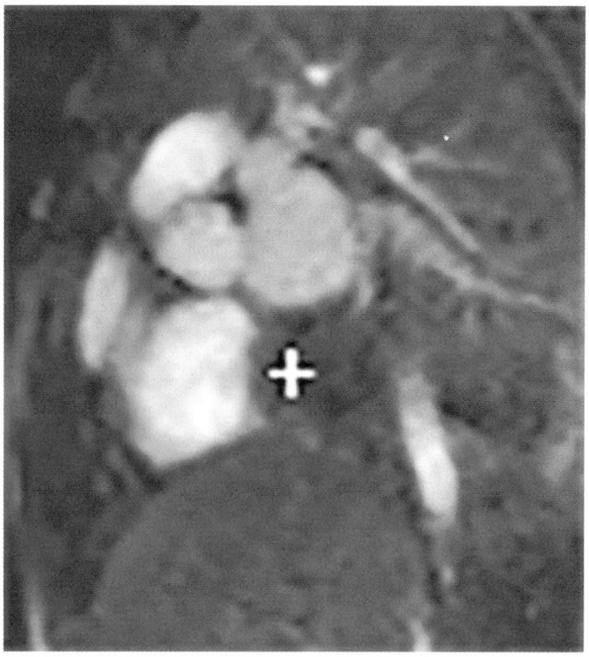

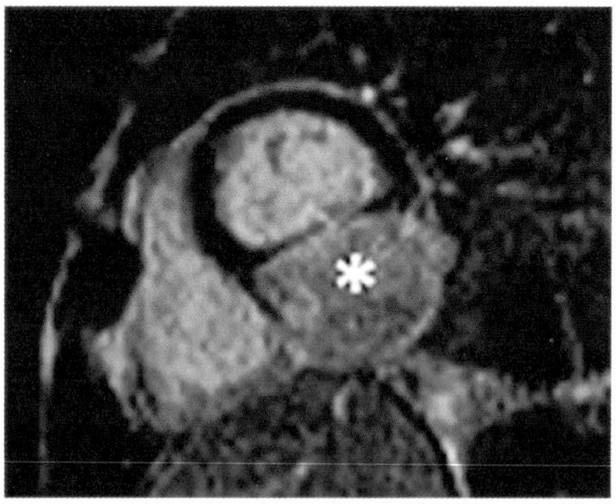

下表描述了所选儿童心脏肿块的特征。

肿瘤	位置	T1	T2	首过灌注(FPP)	心肌延迟强化(MDE)
纤维瘤	心肌内、室间隔或游离壁	多变	多变	无	阳性
横纹肌瘤	心肌内或心腔内	多变	高	无	阴性
黏液瘤	左心房(典型)	多变	高	无	多变
血管瘤	部位多变	低	高	强	多变，如有则呈均匀强化
恶性肿瘤	部位多变但呈浸润性生长	多变	多变	多变	多变，如有则呈不均匀强化

参考文献：Beroukhim RS，Prakash A，Buechel ERV，et al. Characterization of cardiac tumors in children by cardiovascular magnetic resonance imaging. *J Am Coll Cardiol* 2011；58：1044–1054.

11 **答案 C**。心脏纤维瘤在心肌延迟显像上呈明显延迟强化。其在 T1 和 T2 加权图像中的信号大多是不均匀的。首过灌注无强化。在超声心动图上，病变最常呈回声增强。发病部位通常位于心肌内，累及室间隔或心室游离壁。

参考文献:Beroukhim RS, Prakash A, Buechel ERV, et al. Characterization of cardiac tumors in children by cardiovascular magnetic resonance imaging. *J Am Coll Cardiol* 2011;58:1044–1054.

Grebenc ML, Rosado de Christenson M, Burke AP, et al. Primary cardiac and pericardial neoplasms: radiologic-pathologic correlation. *Radiographics* 2000;20:1073–1103.

12 **答案 A**。心脏纤维瘤可以稳定多年甚至消退。尽管 1/3 的患者可能无症状,但出现的症状可能包括心律失常、心力衰竭或猝死。如果患者有症状,这些肿瘤需被切除。广泛生长的肿瘤被部分切除后,患者亦可从中获益。术后复发很少见。

参考文献:Grebenc ML, Rosado de Christenson M, Burke AP, et al. Primary cardiac and pericardial neoplasms: radiologic-pathologic correlation. *Radiographics* 2000;20:1073–1103.

13 **答案 B**。图像显示右冠状动脉(箭头所示)起源于左冠状动脉窦,符合右冠状动脉异常起源。右冠状动脉于主动脉根部呈切线走行,并于主动脉及右心室流出道之间走行。

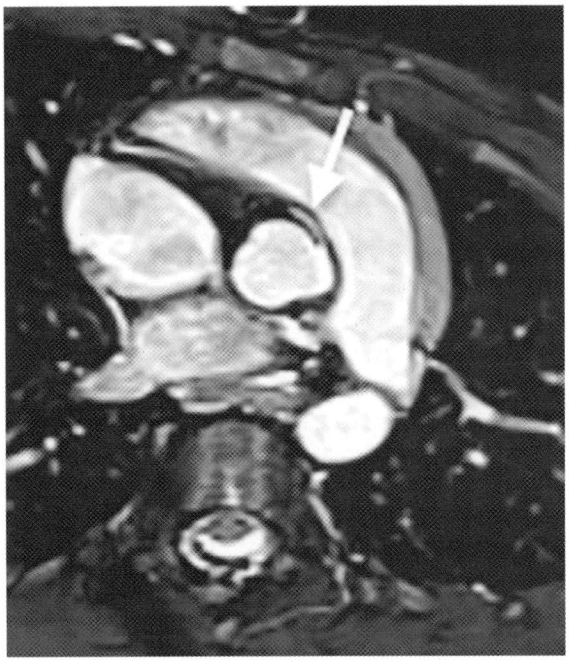

参考文献:Shriki JE, Shinbane JS, Rashid MA, et al. Identifying, characterizing, and classifying congenital anomalies of the coronary arteries. *Radiographics* 2012;32:453–468.

14 **答案 C**。尽管病史和体格检查用于初步筛查冠状动脉异常的患儿,但仍需要进行影像学检查。轴位成像,如 MRA 和 CTA,是直接显示冠状动脉起源的常用方法。也可以行超声心动图,但这种方法不如轴位成像精确。

参考文献:Angelini P. Novel imaging of coronary artery anomalies to assess their prevalence, the causes of clinical symptoms, and the risk of sudden cardiac death. *Circ Cardiovasc Imaging* 2014;7:747–754.

15 **答案 E**。冠状动脉高位开口定义为开口高于升主动脉窦管交界处上方 1cm。这种异常不具有显著的血流动力学意义,但在接受主动脉瓣手术的患者中可能有重要意义。此外,有报道称二叶主动脉瓣患者右冠状动脉高位开口的发生率增加。

参考文献:Shriki JE, Shinbane JS, Rashid MA, et al. Identifying, characterizing, and classifying congenital anomalies of the coronary arteries. *Radiographics* 2012;32:453–468.

16 **答案 C**。具有潜在血流动力学意义的冠状动脉异常包括冠状动脉走行于动脉间、冠状动脉起源于肺动脉和冠状动脉瘘。走行于动脉间的异常冠状动脉,无论是左冠状动脉起源于右冠状窦,还是右冠状动脉起源于左冠状窦,都走行于肺动脉与主动脉之间。动脉间走行与心源性猝死更相关。其他可能增加心源性猝死风险的特征是冠状动脉裂缝状开口、异常冠状动脉和主动脉之间呈锐角,以及主动脉壁内走行。

参考文献:Biko DM,Chung C,Hitt SM,et al. High-resolution coronary MR angiography for evaluation of patients with anomalous coronary arteries:visualization of the intramural segment. *Pediatr Radiol* 2015;45:1146-1152.

Shriki JE,Shinbane JS,Rashid MA,et al. Identifying,characterizing,and classifying congenital anomalies of the coronary arteries. *Radiographics* 2012;32:453-468.

17 **答案 D**。影像学表现符合法洛四联症(TOF)。如图所示,患儿有右心室肥大(箭头所示)、主动脉骑跨(+)和室间隔缺损(*)。法洛四联症是最常见的发绀型先天性心脏病。典型法洛四联症包括:①右心室流出道梗阻;②室间隔缺损;③主动脉骑跨;④右心室肥大。

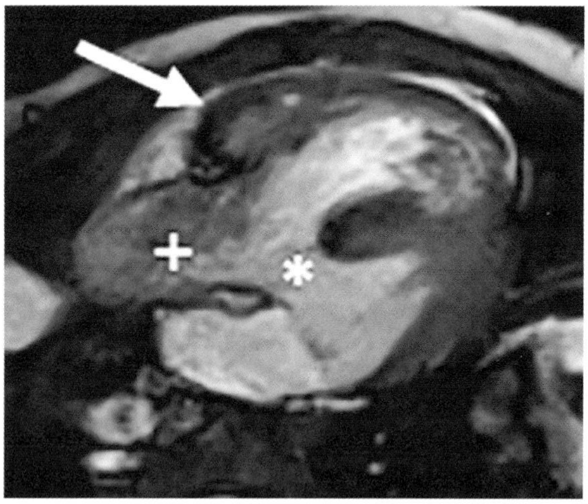

参考文献:Lapierre C,Dubois J,Rypens F,et al. Tetralogy of Fallot:preoperative assessment with MR and CT imaging. *Diagn Interv Imaging* 2016;97:531-541.

Norton KI,Tong C,Glass RB,Nielsen JC. Cardiac MR imaging assessment following tetralogy of Fallot repair. *Radiographics* 2006;26:197-211.

18 **答案 D**。如问题 17 的解释所述,法洛四联症包括:①右心室流出道梗阻;②室间隔缺损;③主动脉骑跨;④右心室肥大。法洛四联症的梗阻程度从右心室流出道轻度梗阻到肺动脉主干或分支梗阻,再到肺动脉闭锁。法洛四联症伴肺动脉闭锁是本病最严重的表现形式。

参考文献:Lapierre C,Dubois J,Rypens F,et al. Tetralogy of Fallot:preoperative assessment with MR and CT imaging. *Diagn Interv Imaging* 2016;97:531-541.

Norton KI,Tong C,Glass RB,Nielsen JC. Cardiac MR imaging assessment following tetralogy of Fallot repair. *Radiographics* 2006;26:197-211.

19 **答案 A**。约有 5%的法洛四联症(TOF)病例合并冠状动脉畸形,最常见的畸形是右冠状动脉起源于左前降支(LAD)。这一发现非常重要,因为它将改变该病的手术方式。此外,25%的患者出现右位主动脉弓,5%的患者出现房间隔缺损,11%的患者出现左上腔静脉。

参考文献：Lapierre C，Dubois J，Rypens F，et al. Tetralogy of Fallot：preoperative assessment with MR and CT imaging. *Diagn Interv Imaging* 2016；97：531-541.

20 **答案 D**。法洛四联症的外科修补包括解除右心室梗阻。最常见包括跨瓣补片或管道放置，还有室间隔缺损的关闭及漏斗部肌肉切除。术后并发症包括残余室间隔缺损、肺动脉瓣关闭不全及随后的右心室扩大和功能不全、残余肺动脉狭窄、三尖瓣关闭不全、右心室流出道瘤样扩张、管道梗阻和左心室功能不全。

参考文献：Norton KI，Tong C，Glass RB，Nielsen JC. Cardiac MR imaging assessment following tetralogy of Fallot repair. *Radiographics* 2006；26：197-211.

21 **答案 B**。胸片显示肺血管影增多。共同动脉干、大动脉转位和左心发育不全综合征都可能表现为肺血管影增多。由于右心室流出道梗阻，法洛四联症和 Ebstein 畸形通常在胸片上表现为肺血管影减少或正常。

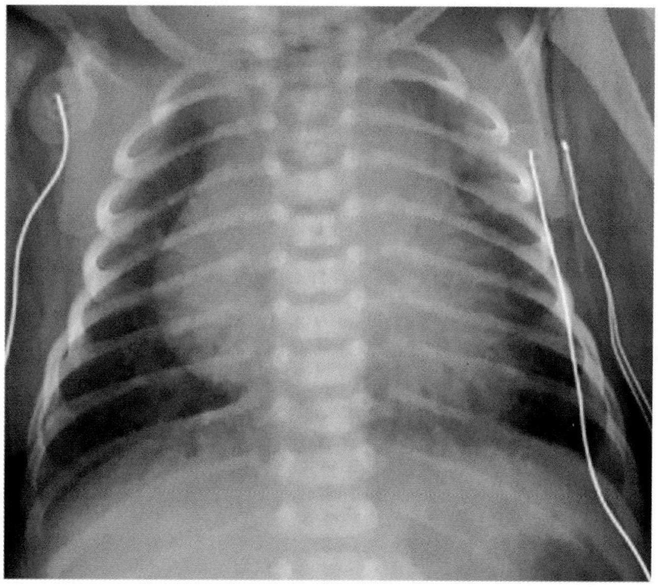

参考文献：Ferguson EC，Krishnamurthy R，Oldham SA. Classic imaging signs of congenital cardiovascular abnormalities. *Radiographics* 2007；27：1323-1334.

22 **答案 D**。左心发育不全综合征（HLHS）是一种包括左心室发育不全或缺失伴升主动脉发育不良的疾病。该病例中，左心室严重发育不全（箭头所示），通过右心室血流供应主动脉，符合这个诊断。可能有二尖瓣和（或）主动脉瓣狭窄或闭锁。患有该病的新生儿依靠动脉导管维持体循环灌注。

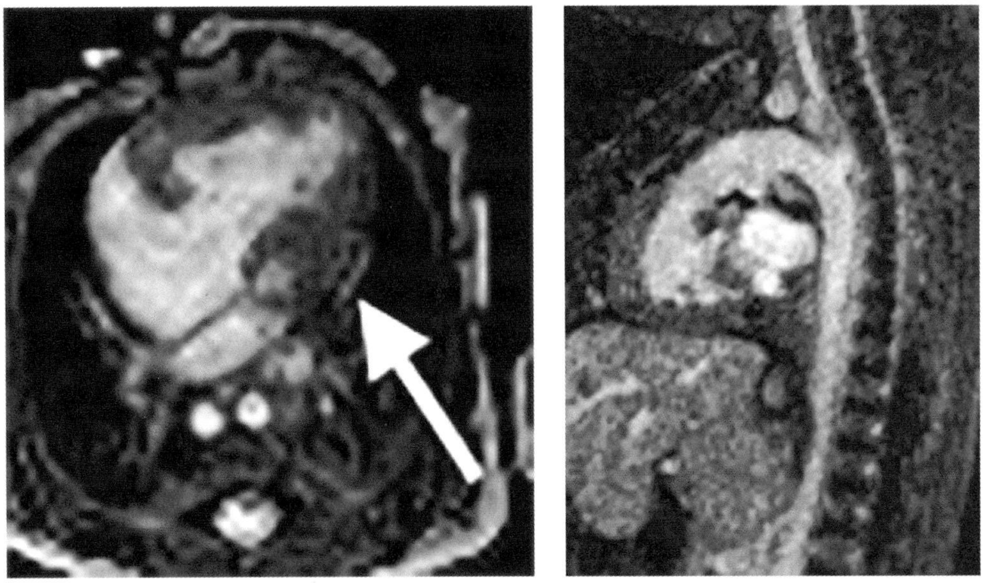

参考文献:Bardo DM,Frankel DG,Applegate KE,et al. Hypoplastic left heart syndrome. *Radiographics* 2001;21:705-717.

Greenleaf CE,Urencio JM,Salazar JD,et al. Hypoplastic left heart syndrome:current perspectives. *Transl Pediatr* 2016;5:142-147.

23 答案 D。在左心发育不全综合征中,动脉导管必须开放以维持体循环灌注。新生儿出生后,在心室收缩期,血液经动脉导管从右向左分流以灌注体循环。在心室舒张期,血液经动脉导管从左向右分流。在心室舒张期,血流也逆行进入升主动脉灌注冠状动脉。

参考文献:Bardo DM,Frankel DG,Applegate KE,et al. Hypoplastic left heart syndrome. *Radiographics* 2001;21:705-717.

24 答案 E。Norwood 手术是一种适用于生理性单心室如左心发育不全综合征患者的三期手术方式。经过分期手术后,右心室成为体循环泵。它的目的是保护肺血管床并过渡到婴儿期行根治手术,如下表所示。

	手术干预	手术年龄
Ⅰ期	分离肺动脉形成新主动脉	
	建立 Blalock-Taussig 分流(锁骨下动脉和同侧肺动脉之间的分流)	出生后数天
Ⅱ期	移除 Blalock-Taussig 分流	
	建立双向 Glenn 分流(上腔静脉-肺动脉吻合)	3~6 月龄
Ⅲ期	Fontan 手术(下腔静脉-肺动脉吻合)	
	保留双向 Glenn 分流	18 月龄至 4 岁

参考文献:Bardo DM,Frankel DG,Applegate KE,et al. Hypoplastic left heart syndrome. *Radiographics* 2001;21:705-717.

Gaca AM,Jaggers JJ,Dudley LT,Bissett GS. Repair of congenital heart disease:a primer-part 1. *Radiology* 2008;247:617-631.

25 答案 A。有几种技术可以纠正由患者自主或不自主运动产生的 MRI 图像的运动伪影(鬼影或模糊影)。相对于直线 k 空间填充,径向 k 空间填充的运用是其中之一。利用这种技术，在径向切面采集数据，用以改变相位编码方向。在径向切面而非直线切面上分散患者的运动，从而提高图像质量。下表总结了一些用来纠正几种常见的由运动引起的 MRI 伪影的技术。

伪影类型	MRI 校正技术	解释
运动伪影（鬼影及模糊影）	径向 k 空间填充	数据在径向切面中采集，改变相位编码方向，并在径向切面上分散患者的运动
	心电门控	在每一次心跳的某一特定时相采集 k 空间线
	呼吸门控	在每一次呼吸的某一特定时相采集 k 空间线
搏动性流动伪影	梯度瞬间无效技术	应用梯度脉冲以消除运动质子产生的相位位移
	饱和脉冲	垂直或平行于图像平面施加射频脉冲以消除运动伪影

参考文献：Morelli JN，Runge VM，Ai F，et al. An image-based approach to understanding the physics of MR artifacts. *Radiographics* 2011；31：849–866.

（郭辰　译　孙爱敏　钟玉敏　校）

第 8 章 儿童多系统疾病影像

问题

1 患儿，女，11 岁，慢性视觉障碍。下列影像学表现可见于以下哪种神经皮肤综合征？

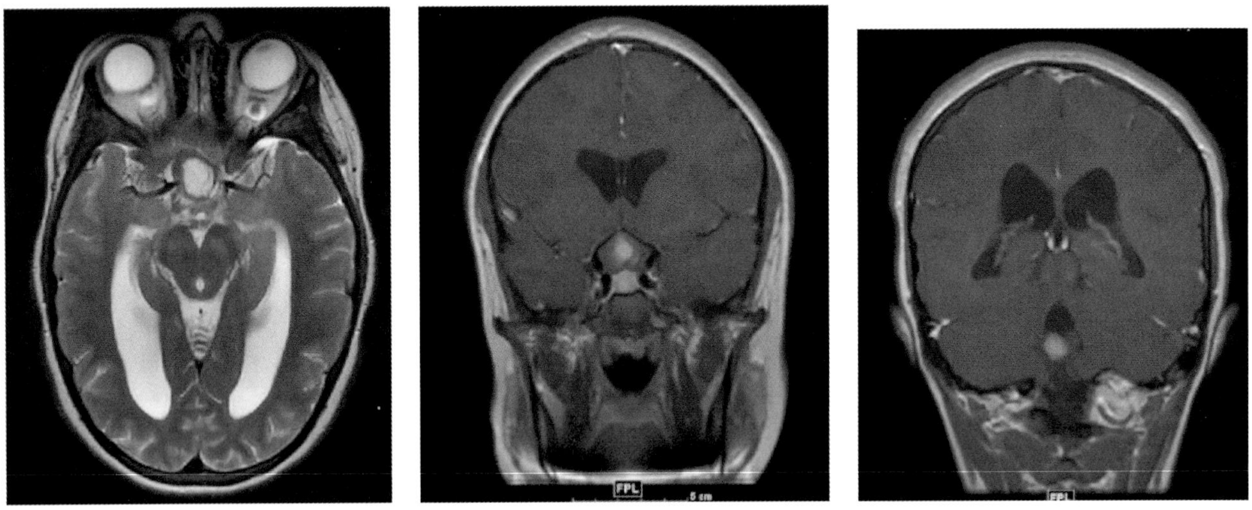

A.神经纤维瘤病 1 型　　B.神经纤维瘤病 2 型

C.Sturge-Weber 综合征　　D.异染性脑白质营养不良

2 以下皮肤表现与该综合征相关的是：

A.葡萄酒色斑　　B.牛奶咖啡斑

C.面部血管纤维瘤　　D.白癜风

3　患儿，女，13 岁，为缓解难治性癫痫行左侧功能性半球切除术。导致患儿癫痫发作的可能原因是：

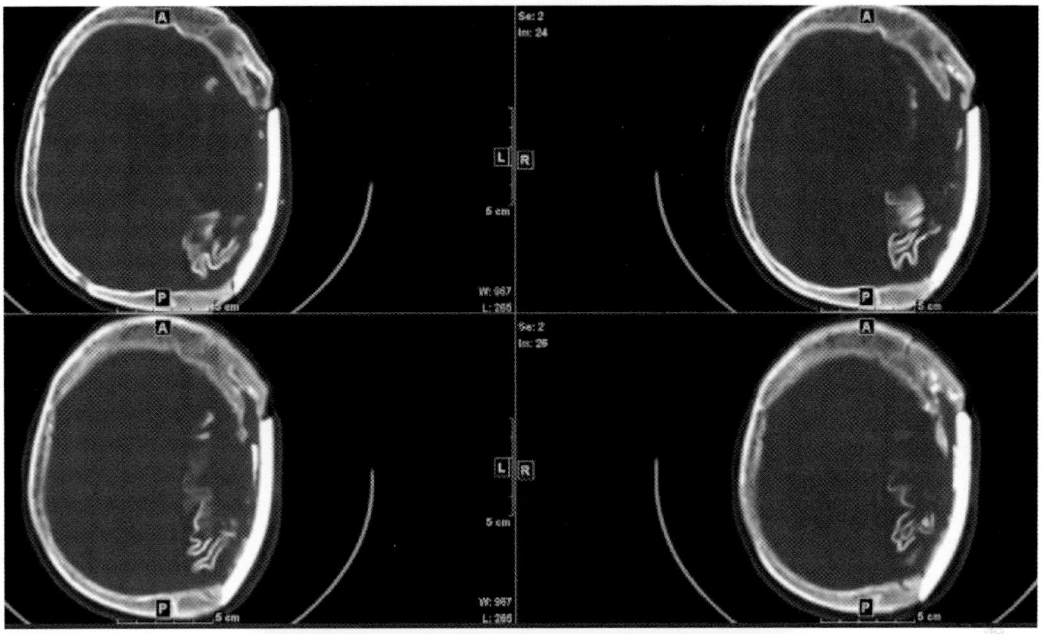

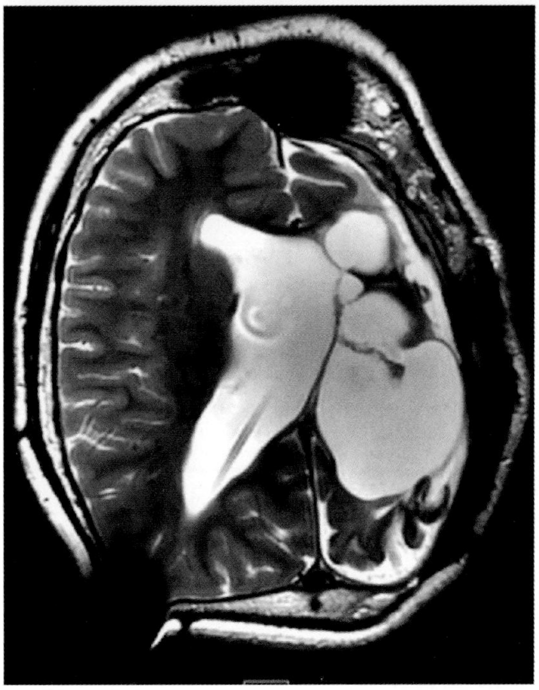

A.神经纤维瘤病 1 型　　B.神经纤维瘤病 2 型

C.Sturge-Weber 综合征　　D.结节性硬化症

4　以下皮肤表现与该综合征相关的是：

A.葡萄酒色斑　　B.牛奶咖啡斑

C.面部血管纤维瘤　　D.白癜风

5 新生儿,产前超声异常。与以下产前影像学表现相关的是:

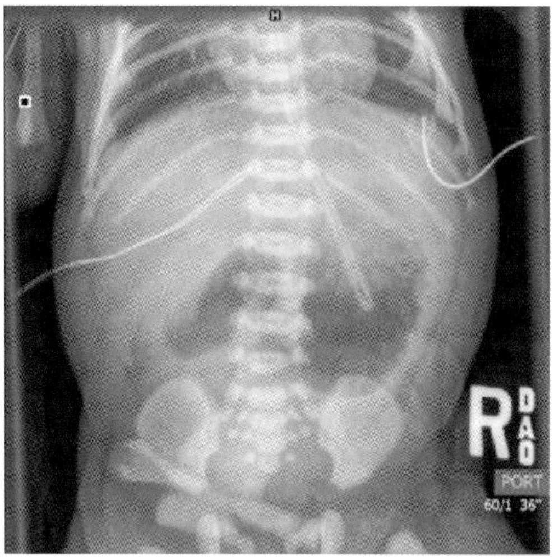

A.摇椅足 B.小头畸形

C.多指/趾畸形 D.脑室扩大

6 最可能的诊断是:

A.13 三体 B.18 三体

C.21 三体 D.23 三体

7 患儿,女,出生 21 天,眼科检查异常。与以下影像学表现相关的综合征是:

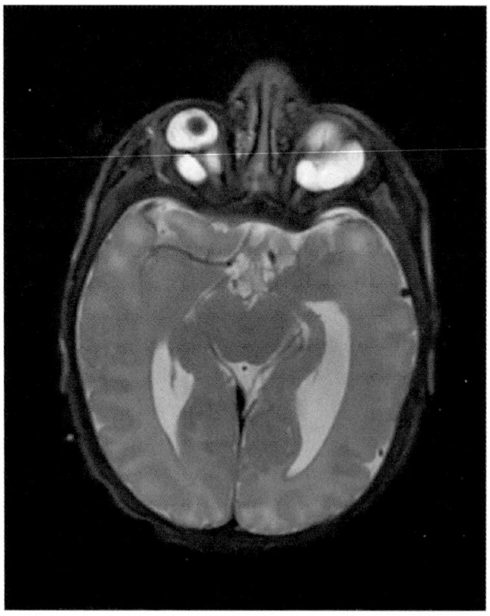

A.Chiari 畸形Ⅱ型 B.CHARGE 综合征

C.结节性硬化症 D.Sturge-Weber 综合征

8 患儿,男,10 岁,身材高大,有自发性气胸病史。该患儿可能患有的综合征是:

A.唐氏综合征 B.马方综合征

C.纤维性骨营养不良综合征 D.Birt-Hogg-Dube 综合征

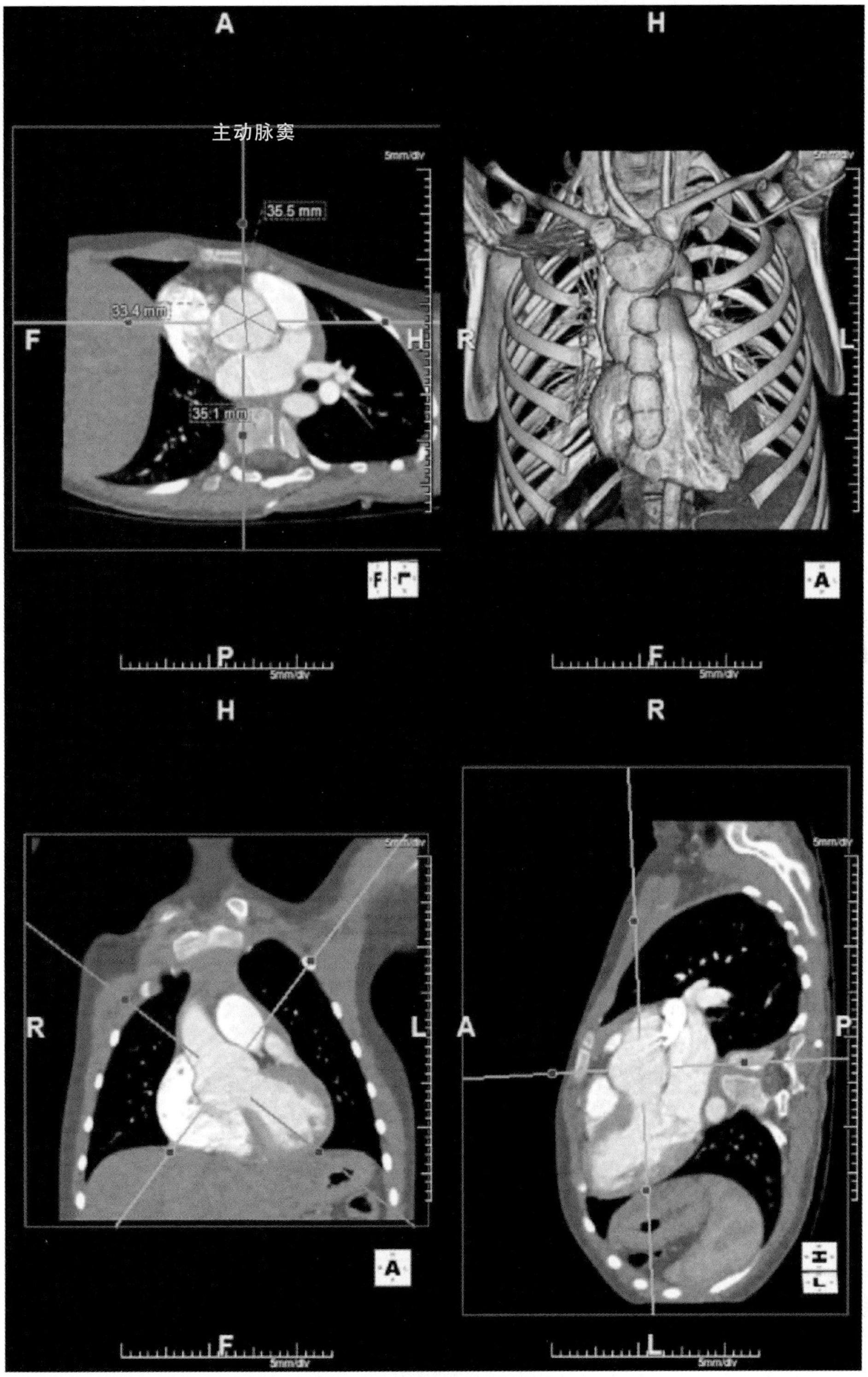

扫码看彩图

9　对于此综合征中扩张的或动脉瘤样的主动脉根部，介入治疗的阈值(mm)是：

A.25　　　　B.35

C.45　　　　D.55

10 患儿,女,4 月龄,进行影像学检查。以下综合征符合该患儿影像学表现的是:

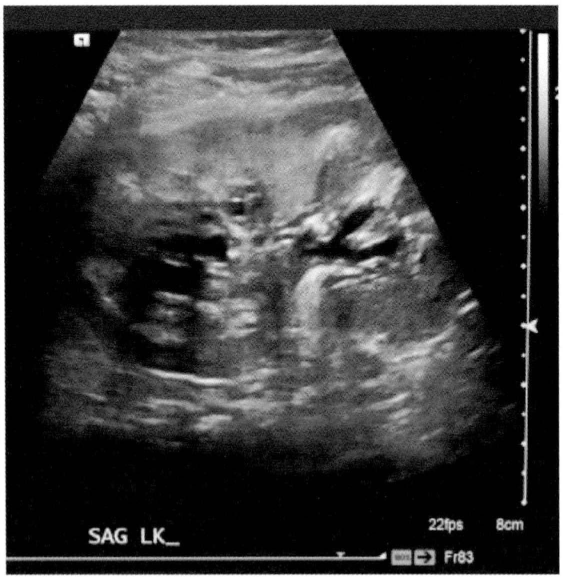

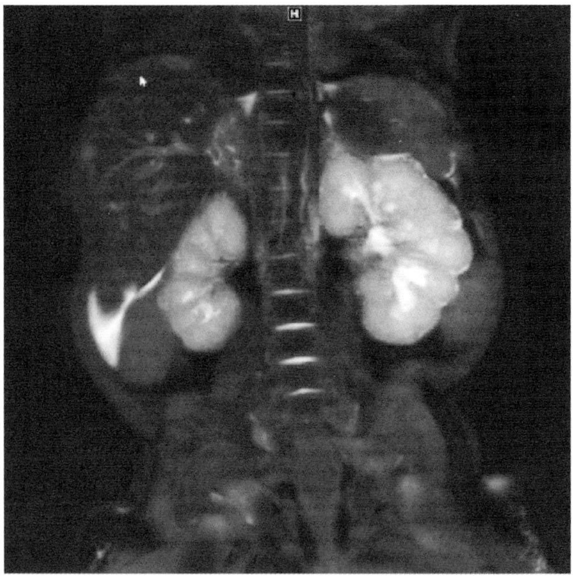

A.希佩尔-林道病　　B.神经纤维瘤病 1 型

C.神经纤维瘤病 2 型　　D.贝-维综合征

11 WT1 相关的肾母细胞瘤包括以下哪种综合征?

A.神经纤维瘤病 2 型　　B.希佩尔-林道病

C.Denys-Drash 综合征　　D.唐氏综合征

12 妊娠女性,26 岁,妊娠 33 周,超声及 MRI 提示胎儿颈部包块。最常见的与胎儿颈部包块相关的综合征是:

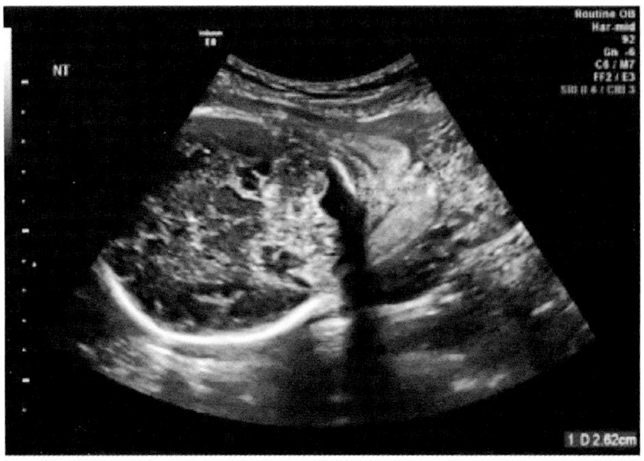

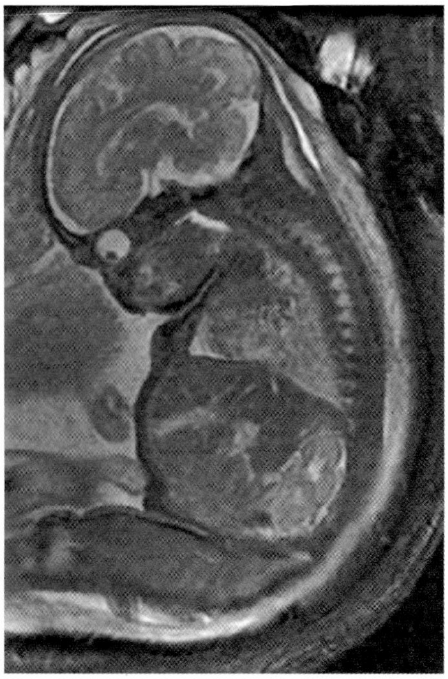

A.Klinefelter 综合征　　B.特纳综合征

C.13 三体综合征(帕托综合征)　　D.18 三体综合征(爱德华综合征)

13 在筛查非整倍体时,最适宜行妊娠期颈项透明层检查的时间是:

A.妊娠 8~10 周　　B.妊娠 11~13 周

C.妊娠 14~16 周　　D.妊娠 17~19 周

14 患者,女,17 岁,反复关节脱位。最常见的与关节松弛及复发性关节脱位相关的综合征或疾病是:

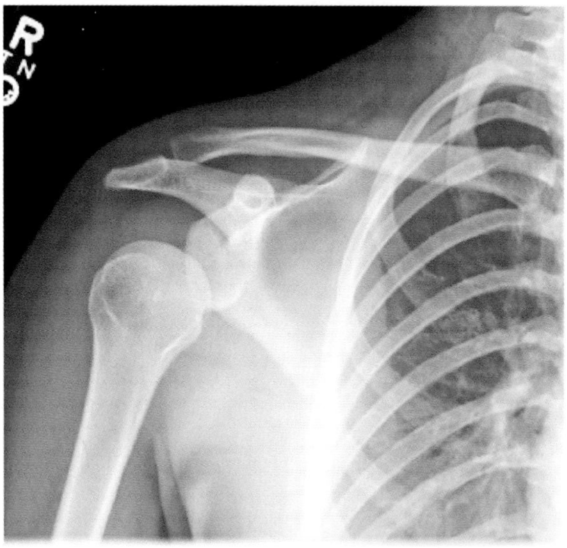

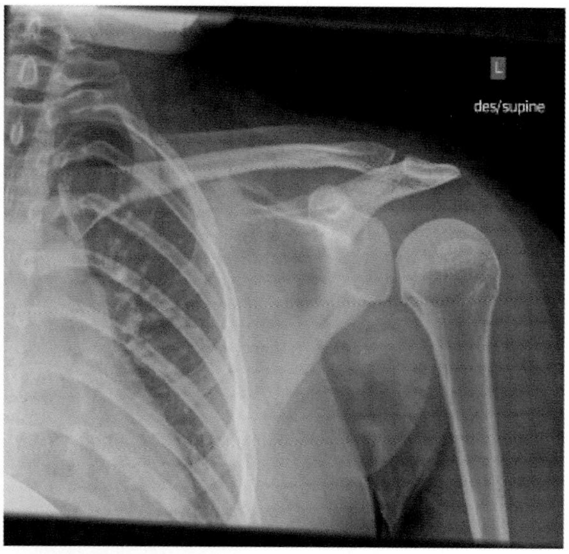

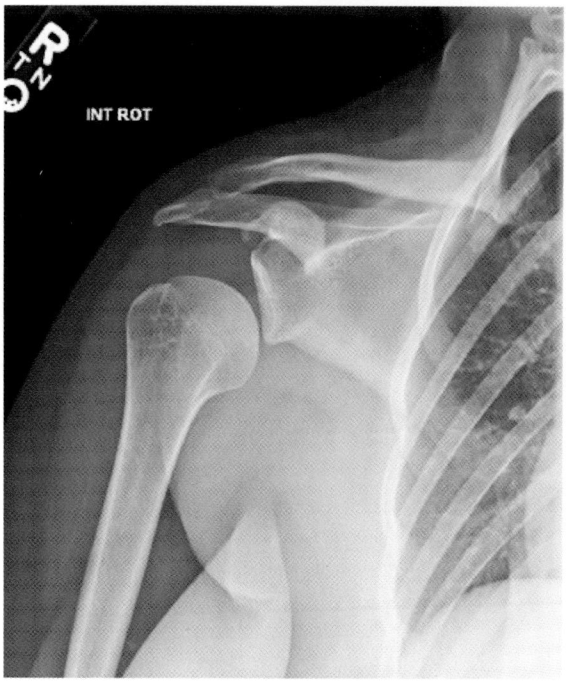

A.唐氏综合征　　B.成骨不全

C.Enlers-Danlos 综合征　　D.戈谢病

15 该综合征或疾病最常见的遗传模式是:

A.常染色体隐性遗传　　B.常染色体显性遗传

C.X 连锁隐性遗传　　D.X 连锁显性遗传

16 患儿,10 月龄,胸外科手术后出现 DiGerorge 综合征。与 DiGerorge 综合征最相关的是:

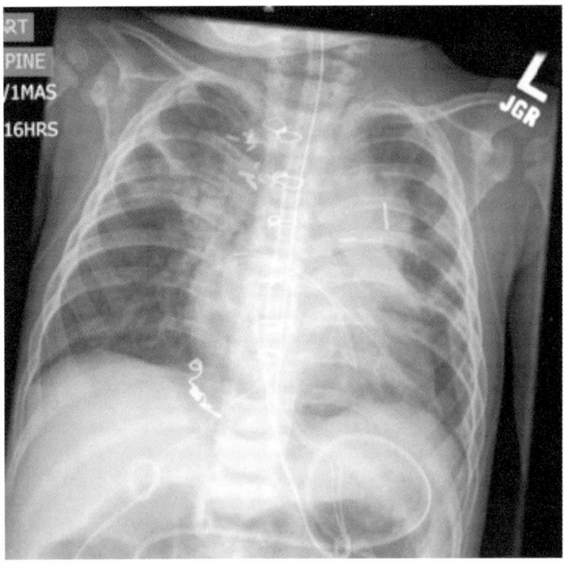

A.主动脉缩窄　　B.法洛四联症

C.三尖瓣闭锁　　D.二尖瓣反流

17 以下导致 DiGerorge 综合征的染色体缺失是:

A.13　　B.18

C.21　　D.22

18 患者,女,17 岁,脉管性病变。最可能有下图表现的综合征是:

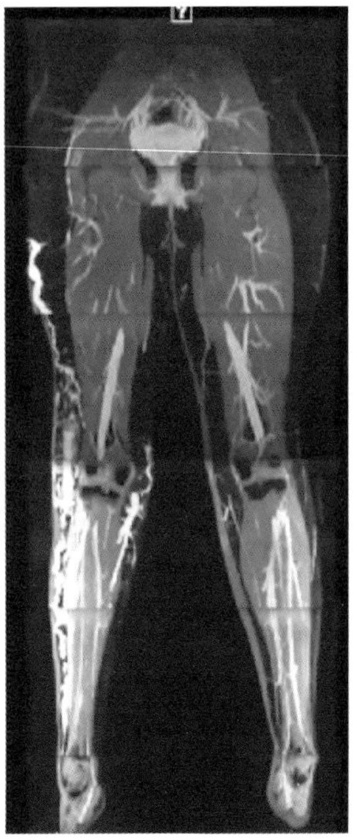

A.血管骨肥大综合征　　B.偏侧肥大

C.贝-维综合征　　D.Maffucci 综合征

19　患儿，女，8 岁，有小肠移植史。最常见的与该疾病过程相关的微生物是：

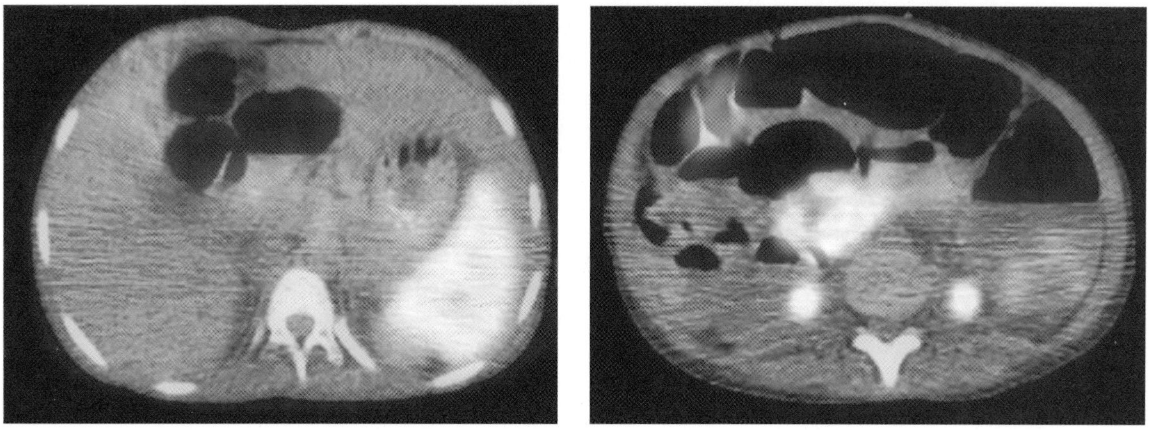

扫码看彩图

A.巨细胞病毒　　　　B.结核分枝杆菌

C.大肠杆菌　　　　D.EB 病毒

20　患儿，女，出生 8 周，有包括肛门闭锁等多种先天异常。鉴于以下影像学异常，最可能的诊断是：

A.VACTERL 联合征　　　　B.贝-维综合征

C.舒尔曼病　　　　D.Denys-Drash 综合征

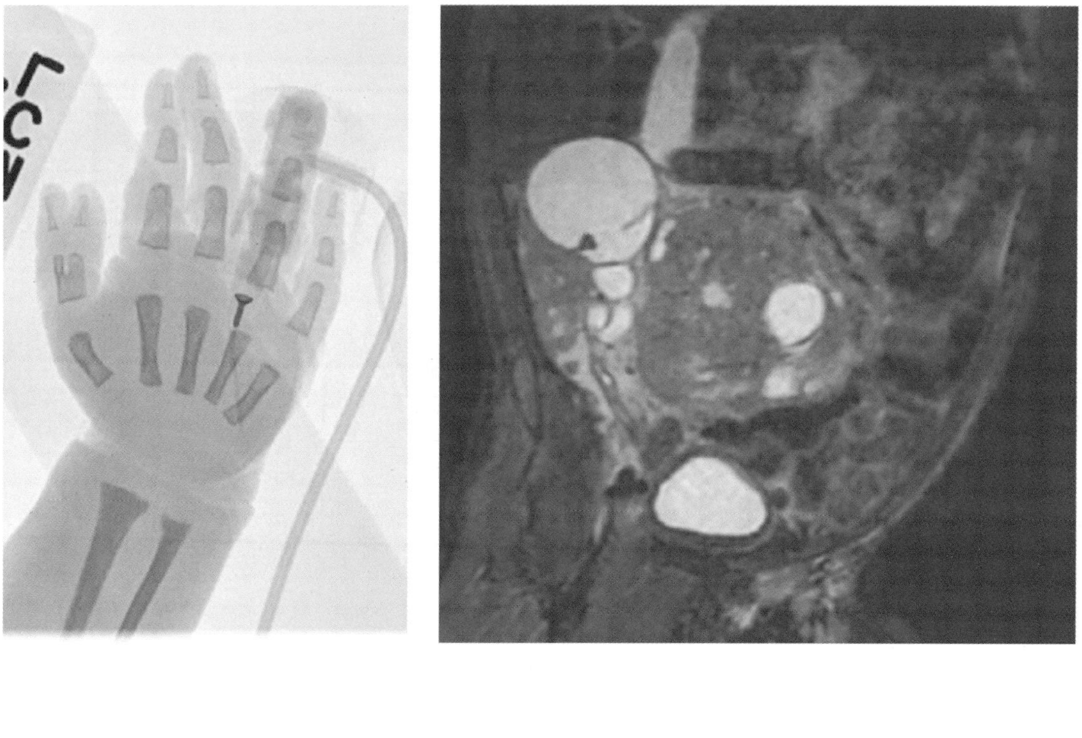

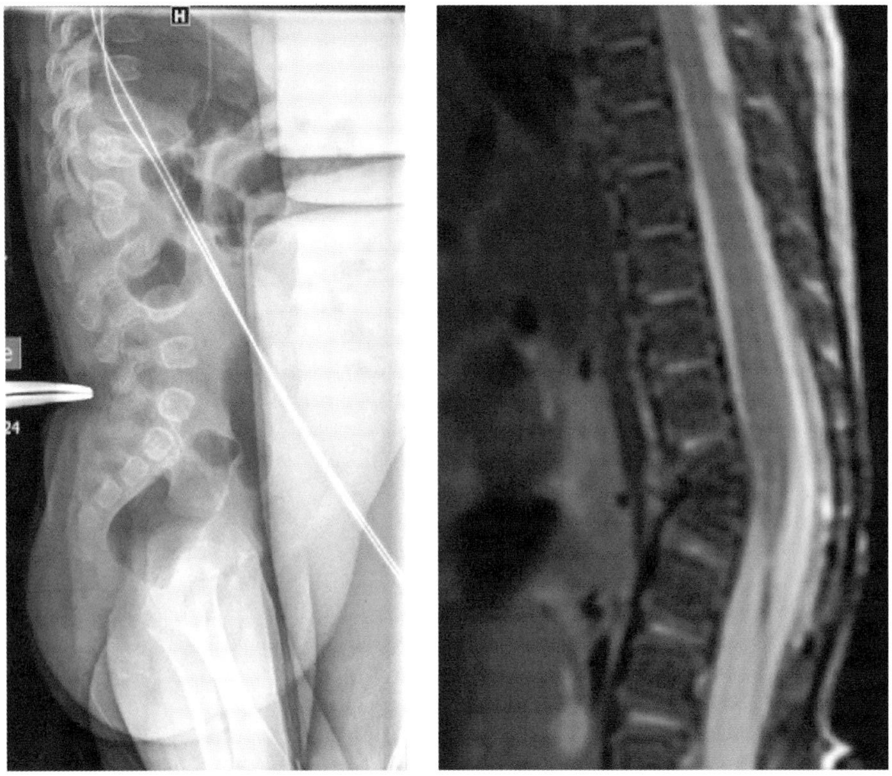

21 患儿,3 岁,因头痛至急诊就诊。行脑部 CT 扫描,冠状位图像如图 A 所示。将其与 1 年前脑部冠状位 MRI 图像(图 B 所示)进行对比。下一步最适合的措施是:

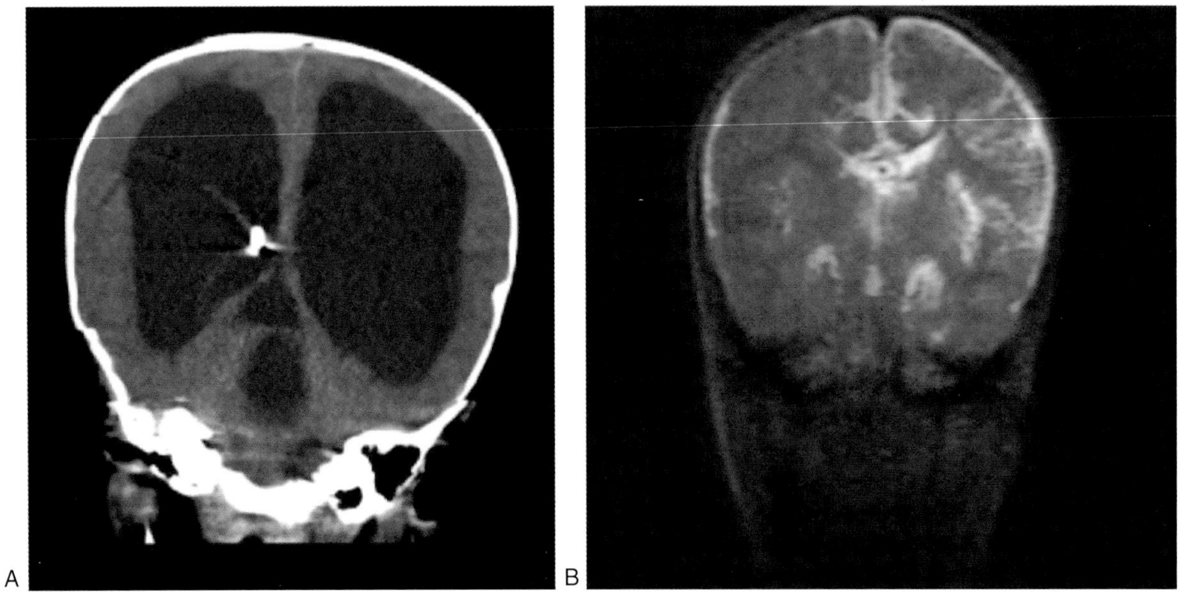

A.全身骨 MR　　B.不需要进一步措施

C.骨骼 X 线检查评估非意外性创伤(NAT)　　D.分流串联

22 随后进行分流串联,以评估上述问题中描述的患儿脑室腹腔分流管的完整性。注意导管是完整的,但远端头端扭曲(图 A 所示)。因为这一发现,行头端周围区域的超声检查,典型图像如下图所示。关于最可能的诊断,以下选项正确的是:

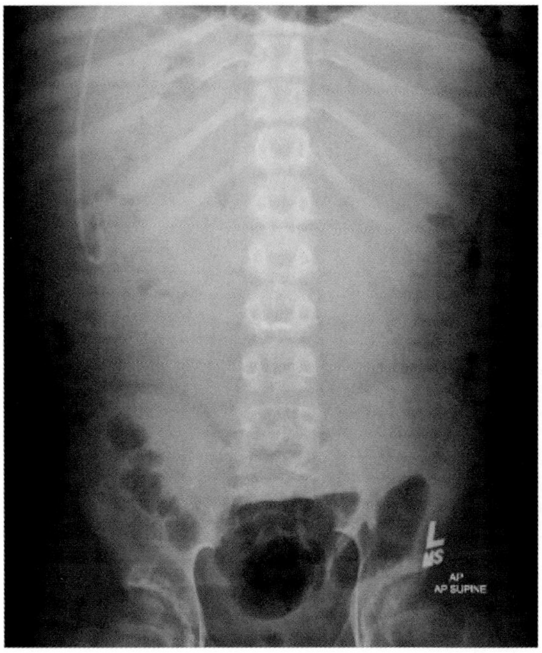

A

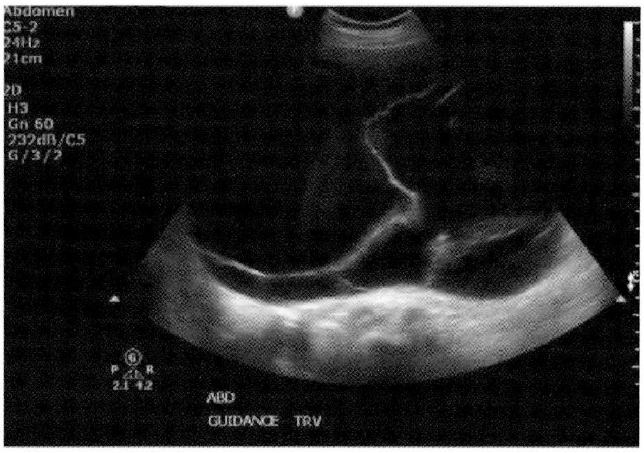

B

A.该情况通常发生于分流术后的1周内

B.如果存在感染,病灶壁应被切除,但脑脊液分流管可保留

C.细针穿刺有时用于鉴别该病变与腹水

D.这种病变的形成是今后脑脊液腹膜腔分流术的禁忌证

23 关于脑脊液跨室管膜流动,以下选项正确的是:

A.这是由于脑室内压力下降而引起的一种间质水肿

B.CT检测脑脊液跨室管膜流动较MR更敏感

C.不经干预,该病变最终会发展为脑萎缩及胶质细胞增生

D.这个发现是脑脊液分流障碍的明确病因

24 颅内压升高最常见的影像学表现是:

A.后部半球变平　　B.小脑扁桃体低位

C.空蝶鞍　　D.脑室扩大

25 脑积水最敏感的MRI表现是:

A.视盘水肿　　B.颅缝增宽

C.颞角扩大　　D.静脉扩张

26 患者,女,16岁,胸片如下图所示。该患儿最可能的诊断是:

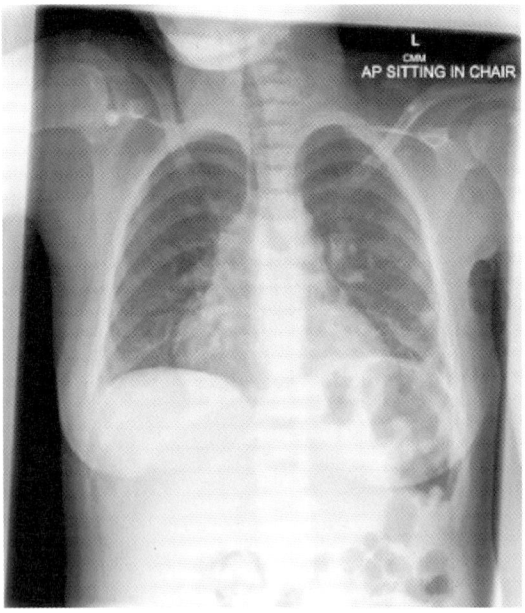

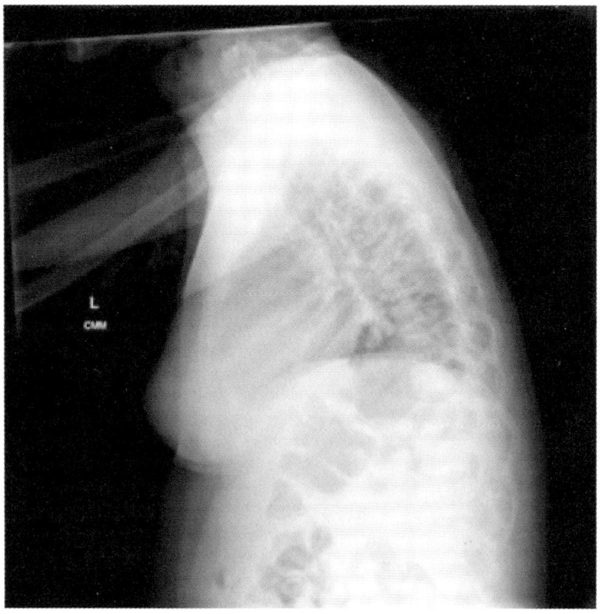

A.神经纤维瘤病1型　　B.结节性硬化症

C.镰状细胞贫血　　D.希佩尔-林道综合征

27 问题26中患儿,数月后出现发热、胸痛及咳嗽,复查胸片如下图所示。根据患儿的临床病史,针对该患儿的症状最可能采取的治疗是:

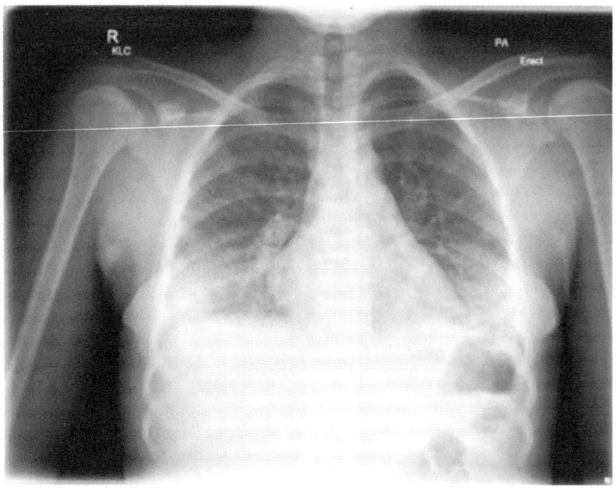

A.门诊口服抗生素治疗　　B.无须治疗

C.抗病毒治疗　　D.住院补液、输血、吸氧及镇痛

28 以下进一步检查对上述问题中的患儿最有利的是:

A.经颅多普勒超声检查　　B.^{123}I-MIBG扫描

C.钡灌肠造影　　D.排尿期膀胱尿道造影(VCUG)

29 关于儿童幼年特发性关节炎(JIA)的影像学评估,以下选项正确的是:

A.有完善的影像学方法来评估 JIA

B.平片是评估滑膜炎的好方法

C.MRI 发现骨侵蚀的能力约为平片或超声的 2 倍

D.颞下颌关节只在 JIA 一种亚型中受累

30 关于朗格汉斯细胞组织细胞增生症(LCH),以下选项正确的是:

A.扁平椎是该病的病理表现

B.大多数病例出现肝脏受累

C.中枢神经系统 LCH 最常见的表现是尿崩症

D.多灶性多系统形式是最常见的亚型

答案与解析

1 **答案 A**。视神经通路及下丘脑区有一个强化肿块，与胶质瘤特点一致。延髓右背外侧有一个外生性强化肿块，也与胶质瘤特点一致。神经纤维瘤病 1 型(NF1)是一种称为神经纤维瘤的以非癌性肿瘤生长为特征的疾病。神经纤维瘤可以位于皮肤表面或皮下，也可位于大脑及周围神经系统；它们也可以位于身体其他部位，包括眼睛及眼眶。

NF1 的眼科表现如下：

- Lisch 结节
- 丛状神经纤维瘤
- 脉络膜错构瘤
- 视网膜肿瘤
- 视神经胶质瘤
- 突出的角膜神经

15%~40%的 NF1 型患儿有视神经胶质瘤或视路胶质瘤，累及视神经、视交叉及视束。其中一些病变是非对称性的。双侧视神经胶质瘤几乎是 NF1 型的特征性表现。视神经胶质瘤是局部侵犯、缓慢生长的低度恶性肿瘤。然而，视交叉胶质瘤可侵犯下丘脑及第三脑室，造成梗阻性脑积水。

参考文献：Listernick R, Charrow J, Greenwald MJ, Esterly NB. Optic gliomas in children with neurofibromatosis type 1. *J Pediatr* 1989;114(5):788-792.

2 **答案 B**。牛奶咖啡斑。皮肤的扁平色素性病变称为牛奶咖啡斑，是一种色素沉着病变，颜色从浅棕色到深棕色不等。边界可光滑或不规则。这些斑点可在出生时开始生长并在一生中持续生长。在青春期前有 6 个或以上直径>5mm 的 NF1 牛奶咖啡斑，或青春期后直径>15mm 是 NF1 的诊断特征，但诊断 NF-1 还需要其他特征。

葡萄酒色斑(鲜红斑痣)，又称为焰色痣，几乎都是胎记；在极少数情况下，它可在儿童早期出现。它是由血管异常(皮肤内的毛细血管畸形)引起的。葡萄酒色斑是根据其颜色命名的，它与葡萄酒的颜色相似。葡萄酒色斑可能是某种综合征的一部分，如 Sturge-Weber 综合征或 Klippel-Trénaunay-Weber 综合征。

面部血管纤维瘤(皮脂腺瘤)是一种在鼻部及面颊上呈蝶形分布的红色斑点或凸起的皮疹。它们包含血管及纤维组织。面部血管纤维瘤是结节性硬化症的典型皮肤表现之一。

共济失调性毛细血管扩张症可引起早衰特征，如头发早白。该病还会导致白癜风(一种自身免疫性疾病，会导致皮肤色素缺失，出现斑点状“白斑”外观)和疣，可能是广泛且难以治愈的。

参考文献：Crino PB, Nathanson KL, Henske EP. The tuberous sclerosis complex. *N Engl J Med* 2006;355(13):1345-1356.

Nowak CB. The phakomatoses: dermatologic clues to neurologic anomalies. *Semin Pediatr Neurol* 2007;14(3):140-149.

3 **答案 C**。CT 显示软脑膜血管钙化伴有左侧大脑半球缩小及左侧脑室变形。MRI 显示左侧颅骨切开术及大脑半球切除术后改变。左侧半球有脑萎缩及沿残存左半球脑回样强化。Sturge-Weber 综合征或脑三叉神经血管瘤病是一种以面部葡萄酒色斑及软脑膜血管瘤为特征的斑痣性错构瘤病。存在先天性面部皮肤血管瘤(又称为葡萄酒色斑或鲜红斑痣)通常会被怀疑该诊断。这个特征几乎一直存在,通常累及三叉神经的眼支(V1)。如果未累及三叉神经 V1 区,那么不太可能为 Sturge-Weber 综合征。鉴别点在于多发颅内钙化,大脑半球萎缩及软脑膜强化的综合表现,其他鉴别诊断包括:

- 脑动静畸形(AVM)
- 感染(包括 TORCH 感染)
- 脑囊尾蚴病
- PHACE 综合征
- 恢复期的皮质梗死
- 放射治疗
- Gobbi 综合征

参考文献:Comi AM. Update on Sturge-Weber syndrome:diagnosis,treatment,quantitative measures,and controversies. *Lymphat Res Biol* 2007;5(4):257-264.

Griffiths PD. Sturge-Weber syndrome revisited:the role of neuroradiology. *Neuropediatrics* 1996;27(06):284-294.

4　**答案 A**。葡萄酒色斑(鲜红斑痣),又称为焰色痣,几乎都是胎记;在极少数情况下,它可在儿童早期出现。它是由血管异常(皮肤内的毛细血管畸形)引起的。葡萄酒色斑是根据其颜色命名的,它与葡萄酒的颜色相似。葡萄酒色斑可能是某种综合征的一部分,如 Sturge-Weber 综合征或 Klippel-Trénaunay-Weber 综合征。

皮肤的扁平色素性病变称为牛奶咖啡斑,是一种色素沉着病变,颜色从浅棕色到深棕色不等。边界可光滑或不规则。这些斑点可在出生时开始生长并在一生中持续生长。在青春期前有 6 个或以上直径>5mm 的牛奶咖啡斑,或青春期后直径>15mm,是 NF1 的诊断特征,但诊断 NF-1 需要其他特征。

面部血管纤维瘤(皮脂腺瘤)是一种在鼻部及面颊上呈蝶形分布的红色斑的或凸起的皮疹。它们包含血管及纤维组织。面部血管纤维瘤是结节性硬化症的典型皮肤表现之一。

共济失调性毛细血管扩张症可引起早衰特征,如头发早白。该病还会导致白癜风(一种自身免疫性疾病,会导致皮肤色素缺失,出现斑点状“白斑”外观)和疣,可能是广泛且难以治愈的。

参考文献:Crino PB,Nathanson KL,Henske EP. The tuberous sclerosis complex. *N Engl J Med* 2006;355(13):1345-1356.

Nowak CB. The phakomatoses:dermatologic clues to neurologic anomalies. *Semin Pediatr Neurol* 2007;14(3):140-149.

5　**答案 D**。腹部平片显示上腹部可见两个透亮影(双泡),与 21 三体合并十二指肠闭锁诊断一致。这两个气泡分别代表胃泡及十二指肠球部。唐氏综合征(21 三体)是最常见的三体综合征,也是最常见的染色体畸变。它是智力障碍的主要原因,也有众多多系统表现。

产前染色体非整倍体的“软性标记物”包括：

- 颈项部皱褶厚度>6mm
- 鼻骨发育不全
- 心内灶状强回声
- 肠管强回声
- 肱骨缩短
- 股骨缩短
- 单脐动脉
- 肾盂扩张

结构异常包括：

- 心脏
  - 房室间隔缺损（AVSD）
- 腹部
  - 十二指肠闭锁
  - 食管闭锁
- 中枢神经系统
  - 脑室扩大
- 颅面/颅骨
  - 短上颌骨
  - 轻度短头畸形

参考文献：Smith-Bindman R，Hosmer W，Feldstein VA，et al. Second-trimester ultrasound to detect fetuses with Down syndrome：a meta-analysis. *JAMA* 2001；285（8）：1044–1055.

6 **答案 C**。21 三体。非整倍体是指染色体数目异常，是一种染色体异常。临床上存在大量潜在的非整倍体异常疾病。在产科和儿科人群中，最常见的三种非整倍体异常包括 21 三体（最常见）、18 三体及 13 三体。在腹部平片中显示的双泡与 21 三体的十二指肠闭锁诊断最符合。13 三体综合征又称为帕托综合征，表现为心脏缺陷、大脑或脊髓异常、小眼畸形、多指畸形、唇腭裂及肌张力低下。18 三体综合征也又为爱德华综合征，表现为宫内生长受限、出生低体重、心脏缺陷、头型异常、小颌畸形、手指交叉紧握拳。23 三体综合征又称为 XXY 男性综合征，Klinefelter 综合征与男性不育、男性乳房发育、小睾丸、面部及体毛减少相关。

参考文献：Estroff JA. Imaging clues in the prenatal diagnosis of syndromes and aneuploidy. *Pediatr Radiol* 2012；42（Suppl 1）：5–23. https：//doi.org/10.1007/s00247-011-2264-3.

7 **答案 B**。双侧小眼畸形及眼后囊样结构，与眼组织缺损诊断符合。双侧嗅觉器官缺失。CHARGE 综合征是几种疾病首字母缩略词，是头颈部、心脏、中枢神经系统及泌尿生殖系统疾病的典型组合。

C：眼组织缺损（coloboma）

H：心脏缺陷（heart defects）（先天性心脏病）

A：闭锁（atresia）（内鼻孔）

R：延迟发育（retardation）（心智）

G:生殖器发育不全(genital hypoplasia)

E:耳异常/耳聋(ear abnormalities/deafness)

眼组织缺损是一个统称,包括眼结构中的任何局灶性不连续。眼组织缺损是由脉络膜裂后部闭合失败引起的。典型的眼组织缺损是双侧小病变,不伴有其他更深部的异常。它发生在眼球及视神经的中下部。在CT或MRI上,受累的眼球通常很小,眼球后方局灶性缺损伴有玻璃体疝。可能存在球后液体密度囊肿。

参考文献:Simmons JD,LaMasters D,Char D. Computed tomography of ocular colobomas. *AJR Am J Roentgenol* 1983;141(6):1223–1226.

Tellier AL,Cormier-daire V,Abadie V,et al. CHARGE syndrome:report of 47 cases and review. *Am J Med Genet* 1998;76(5):402–409.

8 **答案B**。胸部CTA示主动脉根部/升主动脉扩张,在主动脉窦处直径达3.6cm。马方综合征是一种多系统结缔组织疾病,伴纤维蛋白1基因缺陷的常染色体显性遗传。患者身材高大,四肢长度不成比例,有漏斗胸及蜘蛛样指/趾,也可发生向上、外侧眼晶状体脱位。心血管疾病常见,尤其是主动脉根部扩张及夹层,这是患者猝死的最常见原因。

心血管并发症主要是由血管壁中央囊性坏死引起的,这是最常见的死亡原因。主动脉根部扩张和二尖瓣黏液瘤样变性导致二尖瓣反流是最常见的两种心脏表现。在所有主动脉根部动脉瘤患者中,马方综合征患者占比不多且偏年轻。马方综合征患者易发生急性主动脉夹层,在行预防性主动脉根部替换术治疗之前,这是2/3的年轻患者死亡的原因。

参考文献:Ha HI,Seo JB,Lee SH,et al. Imaging of Marfan syndrome:multisystemic manifestations. *Radiographics* 2007;27(4):989–1004.

Treasure T,Takkenberg JJM,Pepper J. Surgical management of aortic root disease in Marfan syndrome and other congenital disorders associated with aortic root aneurysms. *Heart* 2014;100 (20):1571–1576. doi:10.1136/heartjnl–2013–305132.

9 **答案C**。45mm。目前瓣膜性心脏病的治疗指南提出,无论主动脉瓣膜反流是否存在及其程度如何,存在危险因素(夹层家族史,复查发现每年增大2mm)和患有主动脉根部疾病,以及最大升主动脉直径≥45mm的马方综合征患者应当考虑手术。

参考文献:Treasure T,Takkenberg JJ,Pepper J. Surgical management of aortic root disease in Marfan syndrome and other congenital disorders associated with aortic root aneurysms. *Heart* 2014;100 (20)1571–1576. doi:10.1136/heartjnl–2013–305132.

10 **答案D**。超声显示左肾上部一个囊实性混合肿块。MRI显示左肾增大,上极髓质内含多个囊肿,以及多个周围皮质下囊肿。行左肾切除术,病理提示肾母细胞瘤。贝–维综合征(BWS)是一种先天性的过度生长紊乱。该综合征的特征是脐膨出、巨舌症、巨人症、新生儿低血糖、偏侧肥大、肝脾大、巨肾、心脏畸形、肾上腺巨细胞症、胰岛细胞增生、面部鲜红斑痣及耳垂皱褶。胚胎性肿瘤发展的风险很高(约10%),伴有偏侧肥大的BWS儿童尤其容易发生肾母细胞瘤。

参考文献:Andrews MW,Amparo EG. Wilms' tumor in a patient with Beckwith-Wiedemann syndrome:onset detected with 3-month serial sonography. *AJR Am J Roentgenol* 1993;160(1):139–140.

Choyke PL,Siegel MJ,Oz O,et al. Nonmalignant renal disease in pediatric patients with Beckwith-Wiedemann syndrome. *AJR Am J Roentgenol* 1998;171(3):733–737.

11 答案 C。Denys-Drash 综合征。WT1 相关的肾母细胞瘤综合征是一组由 WT1 基因改变引起的遗传性疾病。这组疾病包括:

- WAGR(肾母细胞肿瘤-无虹膜-泌尿生殖系统畸形-发育迟缓)综合征
- Denys-Drash 综合征(DDS)
- Frasier 综合征(FS)
- 泌尿生殖系统异常(生殖及泌尿系统畸形)综合征

Denys-Drash 综合征患者可出现以下临床特征:

- 有较高风险发展为肾母细胞瘤(风险估计超过 90%)
- 男孩的生殖器官异常或男性化不足
- 女性生殖器官正常或异常
- 有较高风险发展为成性腺细胞瘤(发育中生殖器官的肿瘤,包括卵巢、睾丸肿瘤)
- 终末期肾病:患者可发展为肾衰竭,通常与弥漫性系膜硬化相关

除了 WT1 相关的肾母细胞瘤综合征外,还有许多其他与肾母细胞瘤发生相关的遗传性疾病,包括以下几种疾病:

- 贝-维综合征
- Li-Fraumeni 综合征
- NF1
- Sotos 综合征
- 范科尼贫血综合征
- Bloom 综合征
- Simpson-Golabi-Behmel 综合征
- Perlman 综合征
- 18 三体综合征

患有这些疾病的患者发生肾脏恶性肿瘤(如肾母细胞瘤)的风险更高。肾母细胞瘤是儿童最常见的肾脏肿瘤,罕见于成人。

参考文献:Lowe LH,Isuani BH,Heller RM,et al. Pediatric renal masses:Wilms tumor and beyond. *Radiographics* 2000;20(6):1585-1603.

12 答案 B。超声显示颈后软组织回声肿块。MRI 用来评估基因证实的特纳综合征中有无肺淋巴管扩张。囊性水瘤如下图所示(白色箭头所示)。

囊性水瘤可作为孤立性的发现或其他先天性缺陷综合征的一部分。它们由环境因素、遗传因素或未知因素导致。

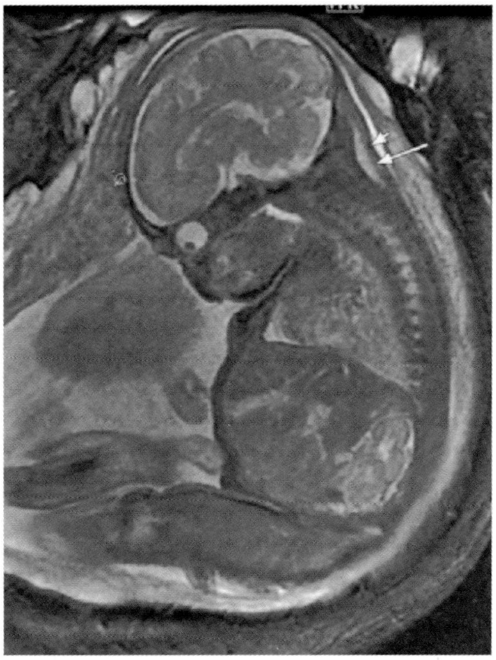

环境因素导致的囊性水瘤包括：

- 母体病毒感染，如第五病种的细小病毒
- 母体酗酒等

以囊性水瘤为临床特征的遗传综合征包括：

- 大多数产前诊断的囊性水瘤与特纳综合征相关，也称为 45X，这是女性最常见的性染色体异常
- 染色体异常，如 13 三体、18 三体、21 三体
- 努南综合征

这些综合征的遗传模式因具体的综合征而异。孤立的囊性水瘤可能为常染色体隐性遗传病，父母是“无声”的携带者。发生囊性水瘤的原因可能不明。

特纳综合征的其他影像学表现包括：

- 颈项厚度增加
- 颈项透明层增厚
- 主动脉缩窄
- 二叶主动脉瓣
- 马蹄肾/盆腔肾
- 宫内发育迟缓（IUGR）
- 胎儿水肿
- 胎儿短肢

参考文献：Chen C-P，Chien S-C. Prenatal sonographic features of Turner syndrome. *J Med Ultrasound* 2007；15：251–257.

13　答案 B。妊娠 11~13 周。在妊娠 11~13 周进行颈项透明层的扫描（又称为妊娠早期筛查）。这种扫描使用超声波来筛查胎儿唐氏综合征及其他染色体或遗传性疾病。其他非染色体疾病，如神经管缺陷、腹壁缺陷、肢体异常及一些先天性心脏病，也可在妊娠的该阶段检测到。

筛查可确定异常风险的可能性,但不能诊断。如果筛查确定了一种可能的风险,并不意味着必然有存在异常,但意味着有必要进行进一步检测。颈项透明层扫描结合母亲的年龄及显示母亲的妊娠激素水平的验血结果,提供了一个“综合风险”评估。

如果不进行血液检查,筛查对预测唐氏综合征的准确率为 75%;血液检测后,准确率提升至 85%。筛查后提示高危结果的女性将通过其他程序接受正式的基因检测,如羊膜穿刺术或绒毛膜取样(CVS)。

参考文献:ACOG Committee on Practice Bulletins. ACOG Practice Bulletin No. 77:screening for fetal chromosomal abnormalities. *Obstetr Gynecol* 2007;109(1):217-227.

14 答案 C。左右盂肱关节半脱位或脱位。Ehlers-Danlos 综合征(EDS)属于一种胶原蛋白疾病或遗传性结缔组织疾病。至少有 10 个不同遗传模式亚型。多数为常染色体显性遗传。EDS 临床表现为皮肤弹性及脆性增高,关节活动度增大,血管脆弱出血。骨骼表现包括关节积血(特别是膝关节),反复发生关节脱位,包括颞下颌关节自发性脱位,过早发生的骨关节炎、脊柱后凸侧弯及滑椎。

参考文献:Ayres JG,Pope FM,Reidy JF,et al. Abnormalities of the lungs and thoracic cage in the Ehlers-Danlos syndrome. *Thorax* 1985;40(4):300-305.

15 答案 B。常染色体显性遗传。

16 答案 B。该患者因法洛四联症、大的主-肺动脉侧支动脉及肺动脉发育不良而接受治疗。除了 ASD 和 VSD 的补片修补外,还进行了右心室流出道跨瓣补片。22q11.2 缺失综合征,又称为 DiGeorge 综合征(DGS)或腭心面综合征,是一种 22 号染色体小部分缺失的综合征,具有多变的但可识别的生理及行为特征模式。DGS 的典型三联征表现为圆锥动脉干畸形、胸腺发育不全、低血钙。以下最常见的心脏缺损占 DGS 患者心脏异常的 2/3:

- 主动脉弓中断
- 永存动脉干
- 法洛四联症
- 房间隔或室间隔缺损
- 血管环

参考文献:Alikaşifoğlu M,MalkoçN,Ceviz N,et al. Microdeletion of 22q11(CATCH 22)in children with conotruncal heart defect and extracardiac malformations. *Turk J Pediatr* 2000;42(3):215-218.

McDonald-McGinn DM,Sullivan KE.Chromosome 22q11.2 deletion syndrome(DiGeorge syndrome/velocardiofacial syndrome). *Medicine*(*Baltimore*)2011;90:1-18.

17 答案 D。22 号染色体缺失。

18 答案 A。MRI 显示右侧下肢广泛静脉血管畸形,从腹股沟水平延伸至远端胫距关节,累及皮下及肌间隔。血管骨肥大综合征(KTS)是一种复杂的先天性疾病,表现为典型的三联征,即毛细血管畸形、静脉畸形及四肢过度生长,伴或不伴淋巴管畸形。在 KTS 中,胚胎性无瓣膜静脉结构持续存在,最明显的是大腿外侧静脉(Servelle 外侧缘静脉)及坐骨静脉,可导致屈曲性静脉曲张,浅表静脉多位于大腿前外侧和腿部。

MRI 钆对比剂增强或平扫检查是明确 KTS 患者脉管性病变性质及程度的首选影

像学检查。MRI 在评估潜在的静脉及淋巴管畸形、软组织及骨骼过度生长方面提供了最高的诊断准确率。静脉畸形表现为均匀强化，淋巴管畸形表现为囊壁环状或分隔样强化；液液平面及 T2 高信号是淋巴管畸形的特征；存在无信号静脉石是静脉畸形的特征。

偏侧肥大或偏侧发育过度是指身体左右两侧大小不对称。这可能是偶发、孤立的偏侧肥大或是综合征的一部分：

- 贝–维综合征
- Proteus 综合征
- 血管骨肥大综合征
- NF1
- 偏侧肥大–多发脂肪瘤病（HHML）
- 纤维性骨营养不良综合征
- Langer–Giedion 综合征

贝–维综合征（BWS）是一种先天性过度生长疾病，其特征是：

- 巨舌症（最常见的临床表现）
- 耳发育不良
- 脐膨出
- 局部巨人症或巨大儿
- 偏侧肥大
- 心脏畸形
- 胰岛细胞增生
- 器官增大
  - 巨肾
  - 肝脾大

Maffucci 综合征是一种先天性非遗传性中胚层发育不良，其特征是多发内生软骨瘤伴有软组织静脉畸形（血管瘤）。影像学上，它常表现为短肢伴干骺端畸形，由于多发内生软骨瘤可表现为畸形，软组织肿块伴静脉石表现为静脉畸形。

参考文献：Flors L, et al. MR imaging of soft-tissue vascular malformations: diagnosis, classification, and therapy follow-up. *Radiographics* 2011;31:1321–1340; discussion: 1340–1341.

Roebuck DJ, Howlett DC, Frazer CK, et al. Pictorial review: the imaging features of lower limb Klippel-Trenaunay syndrome. *Clin Radiol* 1994;49(5):346–350.

19　**答案 D**。PET 显示脾脏内弥漫性 FDG 摄取增高，其范围大小会因淋巴瘤浸润而扩大。多发增大的肠系膜及腹膜后淋巴结表现为 FDG 摄取升高。移植后淋巴组织增生性疾病（PTLD）是在实性脏器或异基因造血细胞移植中由于免疫抑制而发生的淋巴和（或）浆细胞增生。它们是移植最严重且可能致命的并发症。虽然大多数似乎与 EB 病毒存在有关，但 EBV 阴性也可存在 PTLD。

由于可能发生的部位很多，其表现范围很大。一般来说，结外受累的发生率是淋巴结受累的 3~4 倍，与以下器官的原发性淋巴瘤相似：

- 实性脏器（肝、脾、肾）

- ○ 结节或弥漫性浸润
- 肠道
  - ○ 肠壁环形增厚
  - ○ 动脉瘤样扩张
  - ○ 溃疡/穿孔
- 肺
  - ○ 结节或弥漫性浸润
- 脑
- 淋巴结
  - ○ 非特异性淋巴结增大,与其他淋巴瘤相似
  - ○ 最常见的累及纵隔(淋巴结病或前纵隔肿块)或腹膜后(淋巴结病或肿块)

参考文献:Pickhardt PJ,Siegel MJ,Hayashi RJ,et al. Posttransplantation lymphoproliferative disorder in children:clinical,histopathologic,and imaging features. *Radiology* 2000;217(1):16-25.

Meador TL,Krebs TL,Cheong JJ,et al. Imaging features of posttransplantation lymphoproliferative disorder in pancreas transplant recipients. *AJR Am J Roentgenol* 2000;174(1):121-124.

20 **答案 A**。左手平片显示第一指多指。腹部 MRI 显示双侧肾脏发育不良伴多发囊肿、肾积水、左肾异位。脊柱平片及 MRI 显示腰椎上段分节及融合异常伴脊柱后凸,无变化。

VACTERL 是疾病首字母缩略词,用来描述一系列非随机的先天性异常。它并不是真正的综合征,它等同于 VATER 异常。

VACTERL 缩写如下。

V:椎体异常(vertebral anomalies)

- 半椎体
- 先天性脊柱侧凸
- 尾部退化
- 脊柱裂

A:肛门直肠异常(anorectal anomalies)

- 肛门闭锁

C:心脏异常;唇裂(cardiac anomalies;cleft lip)

TE:气管食管瘘+/-食管闭锁(tracheoesophageal fistula +/- esophageal atresia)

R:肾异常;桡骨异常(renal anomalies;radial ray anomalies)

L:肢体异常(limb anomalies)

- 多指
- 少指

诊断该疾病必须至少包含以上特征中的 3 项(每个种类中)。

参考文献:Solomon BD,et al. An approach to the identification of anomalies and etiologies in neonates with identified or suspected VACTERL (vertebral defects,anal atresia,tracheoesophageal fistula with esophageal atresia,cardiac anomalies,renal anomalies,and limb anomalies)association. *J Pediatr* 2014;164:451-457.e1.

21 **答案 D。** 该患者 CT 扫描冠状位图像(A)显示脑室明显增大,与患者先前的 MR(B)相比,当时脑室未扩张。此外,右侧脑室周围脑白质(箭头所示)有少许低密度影,与脑脊液经室管膜流动相一致。可见一高密度结构穿过右侧脑室,它代表分流导管的一部分。因此,这些发现提示分流障碍。

常规 X 线检查主要用于评估导管破裂、断开或远端移位。一个典型的分流系列摄片包括头部及颈部的正侧位片和胸腹部正位片。目的是摄片要包括整个分流过程。

非意外创伤(NAT)可表现为硬膜下血肿。然而,图像上没有硬膜下血肿的证据,病史中也没有任何提示非意外创伤的可能性。因此,包括中轴骨和四肢骨平片的骨骼检查是没有必要的。

与成人一样,儿童全身 MRI 最重要的临床应用是恶性疾病的分期及转移播散的筛查。然而,使用全身 MRI 评估其他多系统疾病的过程正在增加,如慢性复发性多灶性骨髓炎。

参考文献:Chavhan GB,Babyn PS. Whole-body MR imaging in children:principles,technique,current applications,and future directions. *Radiographics* 2011;31(6):1757–1772.

Donnelly LF. *Pediatric imaging the fundamentals*. Philadelphia,PA:Elsevier/Saunders,2009.

Ho ML,Rojas R,Eisenberg RL. Cerebral edema. *Am J Roentgenol* 2012;199(3):W258–W273.

Lonergan GJ,Baker AM,Morey MK,et al. From the archives of the AFIP. Child abuse:radiologic-pathologic correlation. *Radiographics* 2003;23(4):811–845.

Wallace AN,McConathy J,Menias CO,et al. Imaging evaluation of CSF shunts. *Am J Roentgenol* 2014;202(1):38–53.

22 **答案 C。** 超声检查显示 VP 分流管顶端周围有边界清晰的无回声囊性病变,内含分隔。若怀疑患者存在分流障碍,则超声表现与脑脊液假性囊肿相符。此外,假性囊肿中见分隔提示病灶可能被感染。

假性囊肿的形成是 VP 分流导管远端阻塞的常见原因。假性囊肿是围绕导管末端形成的脑脊液包裹性积聚。脑室腹腔分流的患者中,假性囊肿是由腹膜粘连或大网膜移行于分流管顶端所致。假性囊肿也可发生于脑室胸腔分流周围,可由慢性胸膜刺激引起的粘连所致。常规平片可显示远端导管在腹部软组织内或包裹性胸腔积液内盘绕。最终的诊断需要 CT 或超声显示导管尖端周围的液体积聚。从上一次分流术到腹部假性囊肿形成的时间间隔 3 周至 5 年不等,通常发生在 1 周以后。

脑脊液假性囊肿可通过腹部平片上特征性肠气移位及无移动性浊音来与腹水鉴别。虽然超声和 CT 可准确定位腹腔积液,但不易鉴别腹水与假性囊肿。因此,需要在超声或 CT 引导下在局部脑脊液积聚处行细针穿刺来提高诊断率。

如果有感染,需切除假性囊肿壁并拔除腹膜分流管。脑脊液假性囊肿的形成是腹膜腔分流预后不良的标志。虽然在一些报道中,前期的腹腔假性囊肿形成和腹膜炎并不是后续行腹腔分流术的禁忌证,但会由于囊肿复发或腹膜吸收液体失败而导致脑脊液改道至其他腔内。据报道,腹膜导管顶端的培养比脑脊液培养更敏感。

参考文献:Chung JJ,Yu JS,Kim JH,et al. Intraabdominal complications secondary to ventriculoperitoneal shunts:CT findings and review of the literature. *Am J Roentgenol* 2009;193(5):1311–1317.

Wallace AN,McConathy J,Menias CO,et al. Imaging evaluation of CSF shunts. *Am J Roentgenol*

2014;202(1):38-53.

23 答案 C。间质性或脑积水样水肿发生在脑室内压力升高的情况下,它会导致室管膜内层破裂。这就使得脑脊液经室管膜迁移到细胞外间隙,最常见于脑室周围白质。液体组成与脑脊液相同。间质性水肿的多种原因包括阻塞性肿块、脑膜炎、蛛网膜下隙出血及脑压正常的脑积水。与此相反,颗粒性室管膜炎是指前外侧额角周围的小三角形异常信号区。这种正常解剖变异是由局部髓鞘减少,细胞外液增多,或者室管膜局部破裂伴神经胶质增生所致。在 CT 上,脑室增大及脑室周围低密度区增大提示间质水肿的诊断。MRI 是一种更为敏感的成像方式,表现为 T1WI 低信号、脑室周围 T2WI/FLAIR 高信号。

对于有症状的患者,通过切除阻塞病变(非交通性脑积水)或放置脑室造瘘导管(交通性脑积水)来减压,可使脑脊液压力恢复正常,从而使间质液跨过室管膜正常顺利吸收并回流到脑室系统。如果不进行任何干预,间质性水肿最终进展为脑萎缩和胶质细胞增生。

参考文献:Ho ML,Rojas R,Eisenberg RL. Cerebral edema. *Am J Roentgenol* 2012;199(3):W258-W273.

24 答案 A。后眼球变平反映了视周脑脊液压力升高,传递到可压缩性后巩膜上。研究发现,这是颅内压升高最具特异性的指标之一。小脑扁桃体低位是颅内低压的一种表现。空蝶鞍可见于颅内压升高,但不是特异性或最常见的表现。慢性分流伴脑室僵直患者的脑室大小可能没有明显变化。

参考文献:Brodsky MC,Vaphiades M. Magnetic resonance imaging in pseudotumor cerebri. *Ophthalmology* 1998;105(9):1686-1693.

Passi N,Degnan AJ,Levy LM. MR imaging of papilledema and visual pathways:effects of increased intracranial pressure and pathophysiologic mechanisms. *Am J Neuroradiol* 2013;34(5):919-924.

25 答案 C。侧脑室颞角比额角扩张得更快,这可能是因为它们对压力的抵抗力较差或由脑脊液流动力学所致。视盘水肿发生于颅内压升高时,发生脑积水时并不一定伴有视盘水肿。颅缝增宽只发生在颅缝未闭合的情况下。静脉扩张发生于颅内低压时。

参考文献:Heinz ER,Ward A,Drayer BP,et al. Distinction between obstructive and atrophic dilatation of ventricles in children. *J Comput Assist Tomogr* 1980;4(3):320-325.

Hosoya T,Yamaguchi K,Adachi M,et al. Dilatation of the temporal horn in subarachnoid haemorrhage. *Neuroradiology* 1992;34(3):207-209.

Naidich TP,Epstein F,Lin JP,et al. Evaluation of pediatric hydrocephalus by computed tomography. *Radiology* 1976;119:337-345.

26 答案 C。正位片显示右上腹胆囊切除术后银夹,左上腹未见脾脏阴影。侧位片显示多发椎体终板异常,呈“林肯积木”形,这些发现常见于镰状细胞病。

镰状细胞贫血(SCA)是一种溶血性贫血,其特征是形态异常的(镰状)红细胞,红细胞从血液循环中被清除,并以较高的速度被破坏,从而导致贫血。更重要的是,镰状细胞会引起血管闭塞,从而导致组织缺血和梗死。

脾脏具有缓慢、曲折的微循环,使它容易充血、淤血和聚合。这个过程的最终结果是脾梗死,随着时间推移进展为功能性自体脾切除。梗死的脾脏被纤维化取代,并伴有钙化和含铁血黄素沉积。到 5 岁时,94%的镰状细胞贫血患者是无脾的,这例患者很可能是这种情况。

胆石症是 SCA 常见的并发症之一。胆囊切除是治疗 SCA 患者胆石症的方法。这些通常是由慢性溶血导致胆红素水平升高而产生的色素结石。据报道,SCA 患者的胆囊结石的发病率为 5%~55%,总体上有 70%的 SCA 患者在生命的某个阶段会出现胆结石。

脊柱中,梗死可表现为中央的方形终板凹陷,这是由终板微血管闭塞、终板周围部分过度生长所致。约 10%的患者出现这种表现,但它本质上是 SCA 的病理征象,被称为林肯积木或 H 形椎体畸形。

NF1、希佩尔-林道病和结节性硬化症通常不影响胆囊和脾脏。此外,在这些情况下看不到林肯积木形椎体。

参考文献:Fortman BJ, Kuszyk BS, Urban BA, et al. Neurofibromatosis type 1: a diagnostic mimicker at CT. *Radiographics* 2001;21(3):601–612.

Leung RS, Biswas SV, Duncan M, et al. Imaging features of von Hippel-Lindau disease. *Radiographics* 2008;28(1):65–79.

Lonergan GJ, Cline DB, Abbondanzo SL. Sickle cell anemia. *Radiographics* 2001;21(4):971–994.

Umeoka S, Koyama T, Miki Y, et al. Pictorial review of tuberous sclerosis in various organs. *Radiographics* 2008;28(7):e32.

27 **答案 D**。新的胸部平片显示两侧基底段模糊片影。右侧模糊影看起来更像渗出,虽然很难判断左侧基底部模糊影是肺不张还是渗出。这些不是典型病毒感染表现,通常表现为过度充气和支气管周围增厚。有这些发现及特定临床病史的患者必须怀疑急性胸部综合征(ACS)。

急性胸部综合征是一种急性肺部疾病,其特征是新的肺部实变,伴有发热、胸痛及肺损害的体征,如咳嗽、呼吸困难和呼吸急促。ACS 的病因尚不完全清楚,目前已明确了许多致病因素,包括感染和脂肪栓子;通常情况下,潜在的原因在个体患者并未发现。ACS 可进展为呼吸窘迫综合征及死亡。ACS 的临床症状严重程度与临床上较轻的肺炎有明显区别。因为 ACS 可由肺炎引起,这两者可构成一个连续体。

ACS 是导致 SCA 患者住院的第二大原因,仅次于疼痛危象。它占 SCA 患者死亡原因的 25%,目前是导致 SCA 患者死亡的唯一主要原因。儿童比成人更易患 ACS(50%的儿童至少会经历一次 ACS),但成人的死亡率(4.3%)高于儿童。

诊断 ACS 所必需的平片表现为单发或多发的肺部实变。然而,30%~60%的患者初始没有 X 线异常表现,他们通常是由于其他原因(通常是疼痛危象)被收治,随后发展为 ACS。异常的胸片表现为中叶和下叶气腔病变,较上叶常见。胸腔积液常见,但不能帮助鉴别感染性与非感染性原因所致 ACS。大多数(70%)ACS 患者缺氧(脉搏血氧仪测定的血氧饱和度<90%)。

治疗包括补液、输血、吸氧和镇痛。激励吸气法可改善肺不张,疑似感染的患者给予抗生素治疗,也可使用类固醇。在一项研究中,13%的患者需要机械通气。在严重的病例中,体外膜氧合(ECMO)已被成功应用。成人平均住院时间为 7 天,儿童为 4 天。

参考文献:Donnelly LF. *Pediatric imaging the fundamentals*. Philadelphia, PA: Elsevier/Saunders, 2009.

Lonergan GJ, Cline DB, Abbondanzo SL. Sickle cell anemia. *Radiographics* 2001;21(4):971–994.

28 答案 A。卒中、脑萎缩和认知障碍是 SCA 的主要结果。约 25%的 SCA 患者在一生中会出现神经系统并发症;11%的并发症会在 20 岁时发生。许多患儿经历过“无症状脑梗死”(定义为无临床症状,由 MRI 发现的梗死)。无症状脑梗死的发生率是临床诊断的脑梗死的 2 倍,在 12 岁以下儿童中发生率可高达 22%。

由于卒中会导致相当严重的终身认知和功能障碍,人们一直致力于确定有卒中风险的患者,以便开展预防性治疗。经颅多普勒超声已成为评估大脑大动脉血流动力学的重要工具。研究表明,颈内动脉远端及大脑中动脉近端血流速度升高与卒中风险增加相关。在常规序列及 MR 血管造影中,这些血管的流速增加与 MRI 异常及血管狭窄的区域相关。现在为这些患者提供预防性治疗(通常每月维持输血)。经颅多普勒超声筛查应从 3 岁开始。

SCA 罕见的结肠病变报道包括成人急性坏死性结肠炎、儿童伪膜性结肠炎(PMC)、缺血性结肠炎和危及生命的中毒性巨结肠。这些炎性并发症的发病机制可能是由于小肠缺血性微血管闭塞。这些肠道病变如果伴急腹症,则忌用钡剂灌肠,穿孔的风险高。口服水溶性对比剂的增强 CT 扫描是首选的影像学检查方式,与克罗恩病的对称均匀型相比,可显示为长节段的肠壁增厚,形态不规则且粗糙;CT 检查也可显示出著名的“手风琴”征,由对比剂集聚于增厚水肿的结肠袋皱襞之间所致。

^{123}I-MIBG 扫描有助于发现肿瘤是否是 MIBG 浓集,类似神经嵴来源的肿瘤,如通常起源于肾上腺区域的神经母细胞瘤。

镰状细胞贫血与此类肿瘤的发生无相关性。此外,镰状细胞贫血和膀胱输尿管反流的后续发展之间没有已知的关联,因此 VCUG 对该患者没有益处。

参考文献:Agha M,Eid AF,Sallam M. Sickle cell anemia:imaging from head to toe. *Egyptian J Radiol Nucl Med* 2013;44(3):547-561.

Lonergan GJ,Cline DB,Abbondanzo SL. Sickle cell anemia. *Radiographics* 2001;21(4):971-994.

29 答案 C。幼年特发性关节炎(JIA)是指在 16 岁之前出现的,持续至少 6 周,且无明确病因的各种关节炎。JIA 是儿童最常见的风湿性疾病,据报道,儿童发病率为 16~150/10万。JIA 是一种临床表现多样且受遗传和环境因素影响的疾病。过去,对已知的或怀疑为 JIA 的患者进行影像学评估主要依赖于平片。然而,平片表现如骨侵蚀、由软骨破坏导致的关节间隙狭窄及生长障碍都是在病程后期不可逆的表现。治疗药物的改进及发展可防止关节破坏,特别是在早期开始治疗时,强调了炎症早期(X 线平片前)检测的重要性。这些新的治疗药物在儿科患者中潜在的严重副作用强调了准确评估疾病活动、疾病进展及治疗反应的重要性。因此,JIA 的治疗体系已发展到更多地使用先进的成像技术,如对比增强 MRI 及多普勒超声(US)。这两种方式都有助于在永久性关节破坏发生前检测炎症病灶并监测疾病进展和治疗反应,从而更有效地指导治疗。

与监测成人类风湿关节炎的系统方案不同,JIA 没有明确的成像方案。在 JIA 中,成像的时机和应用必须根据患者的具体情况进行调整,并考虑到每种可用的模式在评估相关关节和指导治疗决策方面的优缺点。

炎症的前兆症状,如滑膜炎及骨炎,在平片上是检测不到的。早期 JIA 的影像学表现通常是非特异性的。最常见的影像学表现包括软组织肿胀、关节积液及骨量减少。在疾病早期阶段，继发于关节炎症的骨量减少通常发生在关节周围，而在 JIA 的进展期，由于活动减少或使用类固醇，骨量减少可变得更广泛。

由于其多平面成像能力及良好的骨与软组织对比分辨率，MRI 是 JIA 患者的理想成像方式。MRI 可全面评价滑膜、关节软骨、生长软骨、骨髓、皮质骨和软组织。在 JIA 早期，MRI 有助于在体格检查发现异常前发现滑膜炎症，这是一个潜在的重要预后指标。MRI 是唯一能显示骨髓水肿的成像方法，虽然其在 JIA 预后中的意义尚未明确，但在成人类风湿关节炎中，骨髓水肿是预测未来骨侵蚀的指标。因此，在 JIA 中出现骨髓水肿被认为是一种异常前兆，是开始治疗防止永久性关节损伤的一种指标。在儿科患者中，MRI 已被证明有助于发现腕关节骨质侵蚀，发现的腕关节骨质侵蚀是超声或平片的两倍多，发现的骶髂关节炎是平片的两倍多。MRI 还可以帮助识别平片上隐匿的关节外炎性病变，如腱鞘炎和附着点炎症。MRI 无电离辐射，这是应用于儿科患者的一个重要考虑因素。然而，当用 MRI 评估关节时，应同时拍摄平片以记录结果，并在治疗监测期间供日后参考。

颞下颌关节可发生在任何一种 JIA 亚型中，占患者总数的 17%~87%。考虑到颞下颌关节的形态和复杂的解剖结构，当该关节受到炎性关节炎影响时，患者发生生长障碍的风险特别高，并且长期累积可能会导致美观及功能上的不良后果。有充分的文献证明，即使存在严重的侵蚀性颞下颌关节疾病，患者也可能不存在疼痛等临床症状，而且主观症状可导致对早期炎症程度的低估。

参考文献：Sheybani EF，Khanna G，White AJ，et al. Imaging of juvenile idiopathic arthritis：a multimodality approach. *Radiographics* 2013；33(5)：1253-1273.

30 答案 C。组织细胞疾病是一组由巨噬细胞和树突状细胞引起的疾病。朗格汉斯细胞组织细胞增多症（LCH）是最常见的树突状细胞疾病，因其与皮肤和黏膜中的朗格汉斯细胞相似而得名。然而，后来发现 LCH 中的异常细胞实际上来源于具有与朗格汉斯细胞相同抗原（CD1a、S100 和 CD207）和相同独特细胞质内细胞器的髓样树突状细胞。这些细胞质内的细胞器被称为 Birbeck 颗粒，在电子显微镜下呈网球拍状，有助于鉴别 LCH 与其他组织细胞疾病和黄色肉芽肿性疾病。LCH 细胞在各个器官中增殖和聚集是引发临床疾病的主要原因。

LCH 根据病变的数量及涉及的系统分为三类。单灶（局限性）病变见于约 70%的 LCH 病例，病变局限于一根或几根骨骼，可累及肺。患者年龄通常为 5~15 岁。单系统多灶（慢性复发性）病变约占 20%，涉及多根骨骼及网状内皮系统（肝、脾、淋巴结和皮肤）。当累及垂体时，患者常伴有尿崩症。这种疾病类型的患者比单灶性疾病患者发病早，一般发生于 1~5 岁。多灶多系统（暴发性）病变约占 LCH 病例的 10%，通常是致命的。该病通常在出生后的头 2 年被诊断，其特征是网状内皮系统的弥漫性累及、贫血及血小板减少症。

LCH 的临床表现取决于其严重程度和累及的器官数量，范围从自限性疾病到致命性疾病（如果疾病扩散到多个系统）。LCH 诊断取决于证实的临床特征、组织病理学、免疫组化及影像学表现。

约 16%的 LCH 病例累及中枢神经系统（CNS）。如果面部骨骼或颅前窝或颅中窝受到影响,CNS 的发生率更高,高达 25%。LCH 患者最常见的临床 CNS 表现是继发于垂体后叶浸润的尿崩症,导致抗利尿激素分泌减少。T1WI 显示正常垂体后叶的高信号消失。约 70%的患者还会出现垂体柄增粗,在增强 MRI 图像中显示最佳。

骨骼病变是 LCH 最常见的影像学表现,约 80%的患者有骨骼病变。虽然任何骨骼均可受累,但 LCH 常见于扁骨。颅骨是最常见的扁骨,其次是下颌骨、肋骨、骨盆和脊柱。

椎体是 LCH 最常见的脊柱受累部位。早期病变在平片及 CT 上表现为溶骨性病变。MRI 表现为 T1 信号降低,T2 信号升高,并伴有强化。随着疾病的进展,早期的溶骨性病变可导致椎体对称性均匀塌陷(前缘楔形变或单侧压迫少见),保留椎间盘间隙。扁平的椎体被称为扁平椎,可导致疼痛和严重的神经系统缺陷。脊柱畸形少见。虽然在儿童中可由其他原因引起扁平椎,如白血病、转移性神经母细胞瘤、动脉瘤样骨囊肿或尤因肉瘤,但儿童扁平椎最常见的原因是 LCH。

此外,约 10%的 LCH 患者肺部受累。这在成人中更为常见,几乎总是与吸烟有关。在 CT 上,LCH 以小叶中心微结节为特征,主要对称分布于上中肺部。通常不累及肋膈角。随着疾病的进展,囊肿出现并最终成为主要的影像学表现。囊肿大小不一,但通常直径<1cm。囊肿融合可导致肺大疱形成,从而使患者出现反复发作的自发性气胸。

参考文献:Zaveri J,La Q,Yarmish G,et al. More than just Langerhans cell histiocytosis:a radiologic review of histiocytic disorders. *Radiographics* 2014;34(7):2008-2024.

(徐琳 译 盛茂 钟玉敏 校)

索 引

B

贝-维综合征 230

部分肺静脉异位引流 213

C

肠旋转不良 2

成骨不全 81

处女膜闭锁 49

川崎病 28,201

D

大脑大静脉动脉瘤样畸形 153

胆囊积水 201

胆总管囊肿 22

导水管狭窄 147

多房性囊性肾瘤 49

F

法洛四联症 215

肥厚性幽门狭窄 21

肺动脉吊带 195

肺动脉高压 199

肺静脉异位引流 215

跗骨融合 81

腹裂 12

G

肝门空肠吻合术 7

肝母细胞瘤 8

功能性排尿障碍 49

骨母细胞瘤 172

骨肉瘤 78

骨样骨瘤 70

冠状动脉阻塞 211

H

后鼻孔闭锁 159

坏死性小肠结肠炎 13

灰质异位 136

回旋主动脉弓 200

J

急性播散性脑脊髓炎 155

急性肾盂肾炎 50

脊索瘤 157

间质性肺气肿 116

结肠功能性发育不良 23

结节性硬化症 146

颈纤维瘤病 164

巨大发育脂质过多症 73

K

克罗恩病 18

髋关节发育不良 97

L

阑尾炎 33

朗格汉斯细胞组织细胞增生症 155

镰状细胞贫血 236

颅缝早闭 149

颅咽管瘤 138

M

马方综合征 228

马蹄肺 213

脉管畸形 163
脉络丛乳头状瘤 148
慢性复发性多灶性骨髓炎 73
毛细胞型星形细胞瘤 141

N

囊性纤维化 10
脑膨出 149

P

帕里诺综合征 141
胼胝体缺如 136

Q

前肠重复囊肿 109
青少年鼻咽血管纤维瘤 159

R

桡骨发育不良 77
软骨发育不全 166
软骨母细胞瘤 82

S

神经纤维瘤病 1 型 226
肾钙质沉积症 68
肾母细胞瘤 41
十二指肠梗阻 11
视隔发育不良 146
视网膜母细胞瘤 160
舒尔曼病 167
松果体母细胞瘤 141
髓母细胞瘤 142

T

胎粪性肠梗阻 5
唐氏综合征 11
特发性软骨溶解症 73
特纳综合征 230

W

完全性大动脉转位 211
尾部退化综合征 170
胃食管反流 15

X

细小结肠 5
下丘脑错构瘤 139
下消化道梗阻 23
先天性门体静脉分流 198
先天性小脑蚓部发育不全 144
纤维肌发育不良 196
纤维瘤 213
血管骨肥大综合征 232
血管平滑肌脂肪瘤 48

Y

咽后脓肿 158
异位胸腺 162
婴儿型血管内皮瘤 18
硬膜外血肿 150
尤因肉瘤 114,169

Z

致死性发育不良 74
主动脉瓣关闭不全 215
主动脉假性动脉瘤 122
椎体滑脱 170
左心发育不良综合征 216